头颈部与甲状腺疑难肿瘤诊断解析

TOUJINGBU YU JIAZHUANGXIAN
YINAN ZHONGLIU ZHENDUAN JIEXI

主编 王强修 欧海玲 徐嘉雯

河南科学技术出版社
·郑州·

内容提要

本书作者参考国内外最新文献资料，结合自己多年来诊断疑难肿瘤的丰富实践经验，通过以图引文形式，对精心筛选的35例头颈部与甲状腺疑难肿瘤病例结合最新版WHO肿瘤分类做了详细介绍。全书共9章，40余万字，近500余幅精美图片，主要内容包括了头颈部与甲状腺肿瘤2017年版WHO肿瘤分类概述，疑难肿瘤病例的临床特征、病理特征、鉴别诊断、临床诊断思路和病理诊断思路等。本书内容新颖，图文并茂，实用性强，适合病理科、头颈外科和甲状腺外科初、中级医生阅读参考。

图书在版编目（CIP）数据

头颈部与甲状腺疑难肿瘤诊断解析/王强修，欧海玲，徐嘉雯主编. —郑州：河南科学技术出版社，2019.7

ISBN 978-7-5349-9567-5

Ⅰ.①头… Ⅱ.①王… ②欧… ③徐… Ⅲ.①头颈部肿瘤—诊疗②甲状腺疾病—肿瘤—诊疗 Ⅳ.①R739.91②R736.1

中国版本图书馆CIP数据核字（2019）第114994号

出版发行： 河南科学技术出版社

北京名医世纪文化传媒有限公司

地址：北京市丰台区万丰路316号万开基地B座1-114　　邮编：100161

电话：010-63863186　010-63863168

策划编辑： 杨磊石

文字编辑： 曹　霞　殷晓雯

责任审读： 周晓洲

责任校对： 龚利霞

封面设计： 吴朝洪

版式设计： 崔刚工作室

责任印制： 陈震财

印　　刷： 北京盛通印刷股份有限公司

经　　销： 全国新华书店、医学书店、网店

开　　本： 787 mm×1092 mm　1/16　**印张：** 18.5　**字数：** 422千字

版　　次： 2019年7月第1版　2019年7月第1次印刷

定　　价： 198.00元

主编简介-1

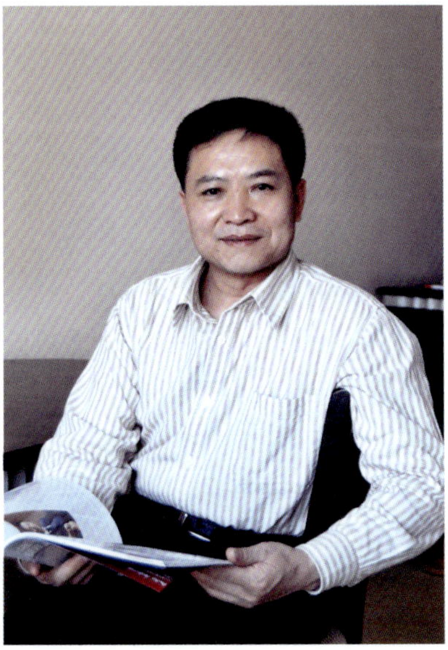

王强修　主任医师，山东省五莲县人。1984 年毕业于山东医学院医疗系医学专业，毕业后分配到山东大学附属省立医院病理科工作至今。1997－1999 年和 2001－2003 年两次参加中国援助坦桑尼亚医疗队，2003 年获“山东省卫生厅优秀援外医疗队员”荣誉称号。2000 年在首都医科大学附属北京友谊医院病理科师从余小蒙老师学习细针穿刺细胞学诊断；2004 年在北京大学医学部病理学系进修班专项学习外科病理诊断，得到我国著名病理学家廖松林教授悉心指导。

现任山东大学附属省立医院病理科副主任，兼任第一、二届山东省医师协会临床病理科医师分会常委，山东省病理质控中心专家组专家，《中国肺癌杂志》审稿专家，济南市和山东省医疗技术事故专家鉴定库成员，国家卫健委远程医学（山东省远程医学中心）病理会诊专家。

从事外科病理学诊断、教学及研究工作 35 年，擅长肿瘤病理诊断，尤其在乳腺、甲状腺、女性生殖系统及消化系统肿瘤病理诊断方面具有丰富的临床实践经验。主持山东省科技发展计划和山东省医药卫生科技发展计划课题各 1 项，承担省部级课题 10 余项。曾获山东省科技进步奖二等奖 1 项、三等奖 1 项，山东省医学科技进步奖三等奖 3 项。1992 年入选首批“山东省卫生厅专业技术拔尖人才”。发表专业论文 100 余篇，其中 16 篇被 SCI 收录。主编、副主编和参编专业著作 30 余部，其中主编 20 部，主要有《现代乳腺疾病诊断病理学》《甲状腺疾病诊断治疗学》《肺癌诊断与治疗》《消化道肿瘤内镜活检诊断与治疗》《女性生殖系统及乳腺肿瘤》等。曾获发明专利 1 项，实用新型专利 6 项。

主编简介-2,3

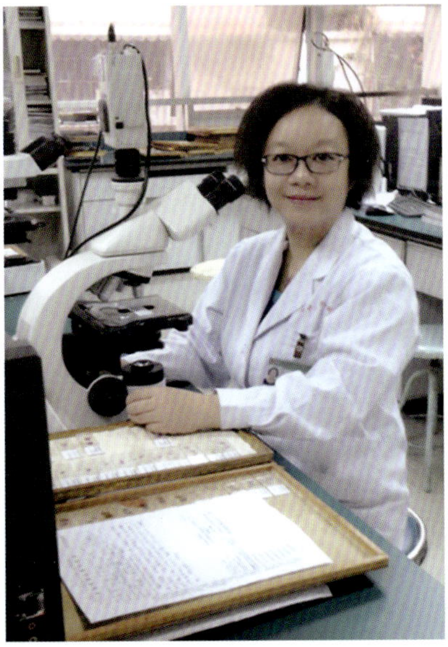

欧海玲 副教授，副主任医师，硕士研究生导师，广西桂林人。1998年毕业于广西医科大学临床医学系，毕业后分配到广西中医药大学第一附属医院病理科工作至今。2008年获广西中医药大学硕士学位。现任广西中医药大学第一附属医院病理科副主任，兼任中国医学装备协会病理装备分会委员，中国非公立医疗机构协会肾脏病透析专业委员会病理委员会委员，广西医师协会病理科医师分会常委，广西抗癌协会肿瘤病理专业委员会常委，广西病理分会常委，广西抗癌协会淋巴瘤专业委员会委员。

长期从事病理诊断、教学和科研工作，擅长女性生殖系统、淋巴造血系统及肾穿刺活检等病理诊断。主持和承担课题48项。曾获广西医药卫生适宜技术推广二等奖、三等奖各1项。广西中医药大学教学成果三等奖2项和"广西中医药大学第一附属医院十佳教师"荣誉称号。发表论文13篇。副主编全国教材1部、专著1部，参编全国教材9部、专著6部。

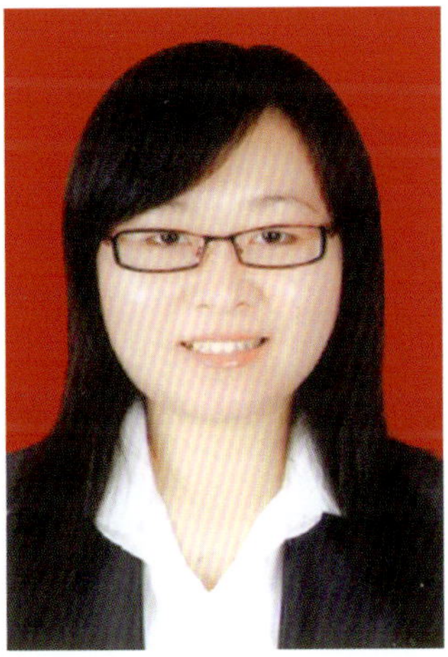

徐嘉雯 副主任医师，山东潍坊人。2005年毕业于青岛大学医学院临床医学系，2008年获山东大学医学院病理学与病理生理学硕士学位，2012年获复旦大学上海医学院病理学与病理生理学博士学位。2012年至今在山东大学附属省立医院病理科工作，并于2015年进入山东大学临床医学站做博士后研究工作。2018年在四川大学华西医院研修乳腺病理诊断，得到步宏教授和魏兵教授悉心指导。兼任第一届中国抗癌协会康复会学术指导委员会乳腺甲状腺肿瘤分会青年委员、省预防医学会肿瘤早诊早治青年分会委员和《临床与病理杂志》审稿专家。

从事病理诊断和科研工作，擅长乳腺及女性生殖系统疾病的诊断和基础研究，能独立承担常规病理诊断工作。主持国家自然基金项目、山东省重点研发计划项目、山东省自然基金和中国博士后面上项目各1项，承担省部级课题10余项。发表论文20余篇，其中被SCI收录13篇。副主编《肝胆胰肿瘤诊断进展》《心肺及纵隔疑难肿瘤诊断解析》《消化道肿瘤诊断病理学》3部专著，参编专著5部。获实用新型专利1项。

编著者名单

主　编　王强修　欧海玲　徐嘉雯

副主编　李　青　王翠娟　王宏量　王　丹　李亚琼

主　审　李新功

编　者　（以姓氏笔画为序）

于　娟　复旦大学附属中山医院
王　丹　山东大学附属省立医院
王东关　山东省立医院集团东营医院
王宏量　山东省职业卫生与职业病防治研究院
王强修　山东大学附属省立医院
王翠娟　山东省职业卫生与职业病防治研究院
毛山山　中南大学湘雅医学院附属海口医院
尹迎春　山东省淄博市中心医院
吕玉波　上海嘉会国际医院
刘晓红　中国人民解放军原济南军区总医院
刘晓莉　宁夏医科大学总医院
李　青　山东省立医院集团东营医院
李亚琼　山东大学附属省立医院
李建峰　山东省耳鼻喉医院
李新功　山东省立医院集团东营医院
苏文敬　山东大学附属省立医院
余小蒙　首都医科大学附属北京友谊医院
宋　琳　山东大学附属省立医院
张华伟　山东大学附属省立医院
张廷国　山东大学基础医学院
陈海荣　山东大学附属千佛山医院
林晓燕　山东大学附属省立医院
孟　斌　天津医科大学附属肿瘤医院
欧海玲　广西中医药大学第一附属医院
赵文博　山东大学附属省立医院

姚志刚　山东大学附属省立医院
顾永耀　广西医科大学第一附属医院
徐　滨　山东省胜利油田中心医院
徐嘉雯　山东大学附属省立医院
陶丽丽　北京大学深圳医院
曹智新　山东大学附属省立医院

序

肿瘤的诊断与治疗不仅需借助先进的医疗设备，更重要的是依靠医生的学识和经验。只有医生具有正确的诊疗思路，才能使患者得到及时准确的诊断和合理有效的治疗，就疑难肿瘤而言更是如此。作为一名常年工作在临床一线的头颈外科医生，对头颈部与甲状腺疑难肿瘤的诊断与治疗常备感棘手。最近我有幸浏览了《头颈部与甲状腺疑难肿瘤诊断解析》全书初稿，深感这部专著是契合当前肿瘤临床与病理相结合诊疗模式的力作。山东大学附属省立医院病理科王强修主任医师等作者通过本院手术、外院疑难病例会诊和远程病理会诊等途径，积累了大量的疑难肿瘤病例，同时结合国内外最新文献资料，组织国内十多家大型三甲医院的专家，以精益求精的态度，对精选的 35 例头颈部与甲状腺疑难肿瘤进行了系统、全面分析介绍，实属可贵。

本书共 9 章，40 余万字，近 500 幅精美图片，条理清晰，层次分明，图文并茂。尤其是精选的 35 例实际工作中遇到的疑难肿瘤病例，结合作者丰富的临床实践经验，从临床病理特点、鉴别诊断及临床病理诊断思路等方面进行了系统阐述，适用于各级医院具有一定临床病理诊断基础的医师阅读参考。为此特向广大读者推荐本书，希望对提高头颈部与甲状腺疑难肿瘤的诊疗水平起到触类旁通之作用。

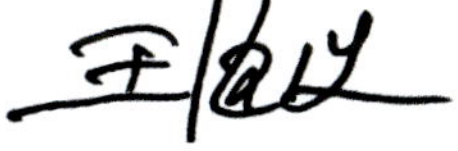

博士生导师

山东省耳鼻喉医院 院长

中华医学会耳鼻咽喉科分会常委，耳科组组长

2018 年 10 月

前　言

在策划编写《头颈部与甲状腺疑难肿瘤诊断解析》前，我们思考了以下几个问题：一是在当前数字化新媒体飞速发展的今天，还有多少人在阅读纸质版图书？二是如何提高年轻医生的认知能力？三是怎样分享他人的智慧？经过与图书出版界、医学界相关专家沟通和请教后，根据自己的体会决定以疑难肿瘤诊断解析为切入点编写本书，原因在于通过网络获取的碎片化信息难以系统了解本就疑难的肿瘤病例；采用临床病理诊断解析的方式不仅可以帮助基层和低年资医师提高对疑难肿瘤的认识，而且也有助于提高他们获得知识和应用知识的能力；再就是我们长期工作在综合性三级甲等医院，遇到疑难肿瘤病例的机会较多，在通过纸质版图书形式与同行分享智慧的同时，也使我们由疑难肿瘤病例资料的单纯拥有者转变成为提供分享者。如此，期望达到不断提高我们诊治疑难肿瘤水平的目的。

随着分子生物学技术的飞速发展，一些新的肿瘤实体被逐渐认识，主要包括少见或罕见的肿瘤、缺乏典型形态学特征的肿瘤，还包括出现一些未曾遇到过的临床症状或形态学改变，但限于目前技术水平，尚不能做出科学解释的肿瘤等。如何进一步加强认识，提高诊治这些疑难肿瘤的水平已成为当务之急。为此，我们组织国内十几家医院的部分专家，结合最新文献资料，历时两年编写了这本《头颈部与甲状腺疑难肿瘤诊断解析》。本书共 9 章，40 余万字，近 500 幅精美图片，是一部系统介绍头颈部与甲状腺疑难肿瘤的专业性著作，采用以图引文的形式编写，内容全面，图文并茂，实用性强，适合病理科、头颈外科和甲状腺外科初、中级医务人员阅读参考。

在本书编写过程中，中华医学会耳鼻咽喉科分会常委、耳科组组长、山东省耳鼻喉医院院长王海波教授给予悉心指导，并赐序，河南科学技术出版社也为本书的策划、编辑及出版给予了大力支持与帮助，在此一并致以最诚挚的感谢！

本书的组织编写力求内容翔实、叙述准确、简洁实用，但限于我们学浅才疏，书中难免存在不当之处，恳请读者不吝赐教。

王强修

2018 年 10 月于山东大学附属省立医院

目 录

第1章

耳鼻及鼻咽部肿瘤WHO组织学分类概述

WHO 在 2017 年发布了新版的头颈部肿瘤分类，以体现在头颈部肿瘤病理学研究和临床实践的新进展，更好地为头颈部肿瘤的诊断治疗提供支持。2017 年版 WHO 耳部、鼻部和鼻咽部肿瘤的组织学分类较上一版更加简明规整。明显的改变表现在对一些肿瘤类型的增删。2017 年版分类增加了一些肿瘤类型和一些病变，也删除了一些肿瘤类型，并对一些肿瘤的归属做了调整。分类在概述中特别说明，所包含的肿瘤实体要符合以下三个条件之一：①仅发生于鼻腔鼻窦；②可发生于头颈的其他部位，但特别好发于鼻腔鼻窦；③为鼻腔鼻窦的重要肿瘤。分类对于仅发生于鼻腔鼻窦的肿瘤做了重点介绍，并尽量与上一版分类保持延续性，也与其他部位肿瘤新分类保持了一致性。由于一些不同肿瘤之间在形态学等方面存在重叠，新分类仍然存在不尽如人意之处，有待更多的观察数据和更进一步深入研究加以完善。

一、WHO(2017)耳鼻及鼻咽部肿瘤组织学分类的变化

对耳部肿瘤的分类，2017 年版较上一版更加简明，只分为外耳肿瘤和中耳、内耳肿瘤两组，将中耳、内耳肿瘤合并为一组叙述，并不再保留淋巴造血肿瘤和继发性肿瘤的条目（表 1-1）。外耳肿瘤只保留了常见的肿瘤和发生于外耳特殊结构的肿瘤，而将上一版收入的软骨样汗腺瘤、乳头状汗腺囊腺瘤、圆柱瘤等皮肤汗腺良性肿瘤，胚胎性横纹肌肉瘤、骨瘤及外生骨疣、血管淋巴增生伴嗜酸性粒细胞浸润等软组织肿瘤、骨肿瘤去除，使分类更加集中地反映外耳肿瘤类型的特点。中耳、内耳肿瘤保留了侵袭性乳头状肿瘤，而未将 Schneiderian 乳头状瘤、内翻性乳头状瘤列入。中耳、内耳发生的软组织肿瘤如内耳道脂肪瘤、血管瘤等也没有被收入，但仍保留了前庭 Schwann 细胞瘤。中耳、内耳肿瘤分类中加入了耳硬化症。上一版中胆脂瘤与胆固醇性肉芽肿并列，而 2017 年版胆固醇性肉芽肿未再列入。

2017 年 WHO 鼻腔鼻窦肿瘤分类扩大了包含范围，加入了颅底肿瘤，改称为鼻腔鼻窦和颅底肿瘤分类（表 1-2），由上一版分类的 8 大类 76 种肿瘤类型调整为 11 大类 45 种肿瘤及病变类型，更加简洁明晰。新分类去除了骨和软骨肿瘤、生殖细胞肿瘤和继发性肿瘤部分，将生殖细胞肿瘤中的畸胎癌肉瘤单独作为一组，将原归属软组织肿瘤的脑膜瘤与原属骨软骨肿瘤的软骨间叶性错构

表 1-1 WHO(2017)耳部肿瘤组织学分类

1. 外耳肿瘤(neoplasms of the external ear)	
1.1 鳞状细胞癌(squamous cell carcinoma)	8070/3
1.2 腺癌(adenocarcinoma)	8420/3
1.3 耵聍腺腺癌(adenocarcinoma of ceruminous glands)	8420/3
1.4 腺样囊性癌(adenoid cystic carcinoma)	8200/3
1.5 黏液表皮样癌(mucoepidermoid carcinoma)	8430/3
1.6 耵聍腺腺瘤(adenoma of ceruminous glands)	8420/0
2. 中耳和内耳肿瘤(neoplasms of the middle ear and the internal ear)	
2.1 鳞状细胞癌(squamous cell carcinoma)	8070/3
2.2 侵袭性乳头状肿瘤(aggressive papillary tumor)	8260/1
2.3 内淋巴囊肿瘤(endolymphatic sac tumor)	8140/3
2.4 耳硬化症(otosclerosis)	
2.5 胆脂瘤(cholesteatoma)	8850/0
2.6 前庭 Schwann 细胞瘤(vestibular Schwannoma)	9560/0
2.7 脑膜瘤(meningioma)	9530/0
2.8 中耳腺瘤(adenoma of the middle ear)	8140/0

国际肿瘤分类(ICD-O)和医学系统性命名。生物学行为编号/0 为良性肿瘤,/1 为非特异性,交界性或不确定性生物学行为,/2 为原位癌和上皮内瘤变 3 级,/3 为恶性肿瘤

表 1-2 WHO(2017)鼻腔鼻窦和颅底肿瘤组织学分类

1. 癌(carcinomas)	
1.1 角化型鳞状细胞癌(keratinzing squamous cell carcinoma)	8071/3
1.2 非角化型鳞状细胞癌(non-keratinzing squamous cell carcinoma)	8072/3
1.3 梭形细胞鳞状细胞癌(spindie cell squamous cell carcinoma)	8074/3
1.4 淋巴上皮样癌(lymphoepithelial carcinoma)	8082/3
1.5 鼻腔鼻窦未分化癌(sinonasal undifferentiated carcinoma)	8020/3
1.6NUT 癌(NUT carcinoma)	
1.7 神经内分泌癌(neuroendocrine carcinomas)	
1.7.1 小细胞神经内分泌癌(small cell neuroendocrine carcinomas)	8041/3
1.7.2 大细胞神经内分泌癌(large cell neuroendocrine carcinomas)	8013/3
1.8 腺癌(adenocarcinomas)	
1.8.1 肠型腺癌(intestinal-type adenocarcinoma)	8144/3
1.8.2 非肠型腺癌(non-intestinal-type adenocarcinoma)	8140/3
2. 畸胎癌肉瘤(teratocarcinoma)	8081/3
3. 鼻腔鼻窦乳头状瘤(sinonasal papillary tumors)	
3.1 鼻腔鼻窦乳头状瘤,内翻型(sinonasal papilloma,inverted type)	8121/1
3.2 鼻窦乳头状瘤,嗜酸细胞型(sinonasal papilloma,oncocytic type)	8121/1
3.3 鼻窦乳头状瘤,外生型(sinonasal papilloma,exophytic type)	8121/0
4. 呼吸性上皮病变(respiratory epithelial lesions)	
4.1 呼吸性上皮腺瘤样错构瘤(respiratory epithelial adenomatoid hamartoma)	
4.2 浆黏液性错构瘤(seromucinous hamartoma)	

（续 表）

5. 唾液腺型肿瘤(salivary gland tumours)	
5.1 多形性腺瘤(pleomorphic adenoma)	8940/0
6. 恶性软组织肿瘤(malignant soft tissue tumours)	
6.1 纤维肉瘤(fibrosarcoma)	8810/3
6.2 未分化多形性肉瘤(undifferentiated pleomorphic sarcoma)	8802/3
6.3 平滑肌肉瘤(leiomyosarcoma)	8890/3
6.4 横纹肌肉瘤(rhabdomyosarcoma,RMS)	8900/3
6.5 胚胎性横纹肌肉瘤(embryonal rhabdomyosarcoma)	8910/3
6.6 腺泡状横纹肌肉瘤(alveolar rhabdomyosarcoma)	8920/3
6.7 多形性横纹肌肉瘤,成人型(pleomorphic rhabdomyosarcoma,adult type)	8901/3
6.8 梭形细胞横纹肌肉瘤(spindle cell rhabdomyosarcoma)	8912/3
6.9 血管肉瘤(angiosarcoma)	9120/3
6.10 恶性外周神经鞘膜瘤(malignant peripheral nerve sheath tumor)	9540/3
6.11 双表型鼻腔鼻窦肉瘤(biphenotypic sinonasal sarcoma)	9045/3*
6.12 滑膜肉瘤(synovial sarcoma)	9040/3
7. 交界性/低度恶性软组织肿瘤(borderline/low-grad malignant soft tissues tumors)	
7.1 韧带样纤维瘤病(desmoid-type fibromatosis)	8821/1
7.2 鼻腔鼻窦血管周细胞瘤(sinonasal glomangiopericytoma)	8150/1
7.3 孤立性纤维性肿瘤(solitary fibrous tumor)	8815/1
7.4 上皮样血管内皮细胞瘤(epithelioid haemagioendothelioma)	9133/3
8. 良性软组织肿瘤(benigh soft tissue tumours)	
8.1 平滑肌瘤(leiomyoma)	8890/0
8.2 血管瘤(haemangioma)	9120/0
8.3 神经鞘瘤(Schwannoma)	9560/0
8.4 神经纤维瘤(neurofibroma)	9540/0
9. 其他肿瘤(other tumours)	
9.1 脑膜瘤(meningioma)	9530/0
9.2 鼻腔鼻窦成釉细胞瘤(sinonasal ameloblastoma)	9310/0
9.3 软骨间叶性错构瘤(chondromesenchymal hamartoma)	
10. 淋巴造血系统肿瘤(haematolymphoid tumours)	
10.1 结外 NK/T 细胞淋巴瘤(extranodal NK/T-cell lymphoma)	9719/3
10.2 骨外浆细胞瘤(extraosseous plasmacytoma)	9734/3
11. 神经外胚叶/黑色素细胞肿瘤(neuroectodermal/melanocytic tumours)	
11.1 尤因肉瘤/外周原始神经外胚层瘤(Ewing sarcoma/primitive neuroectodermal tumor)	9364/3
11.2 嗅神经母细胞瘤(olfactory neuroblastoma)	9533/3
11.3 黏膜黑色素瘤(mucosal melanoma)	8720/3

国际肿瘤分类(ICD-O)和医学系统性命名。生物学行为编号/0 为良性肿瘤,/1 为非特异性,交界性或不确定性生物学行为,/2 为原位癌和上皮内瘤变 3 级,/3 为恶性肿瘤

瘤、成釉细胞瘤一起放在了其他肿瘤组。在分类中,使用了角化型、非角化型鳞状细胞癌的命名,而未再采用疣状癌、乳头状鳞状细胞癌、棘层松解性鳞状细胞癌的名称。新分类增加了

NUT 癌。神经内分泌癌采用了小细胞神经内分泌癌和大细胞神经内分泌癌的名称，不再使用类癌、非典型类癌、小细胞癌名称，与新版的肺肿瘤分类所用名称一致。新分类将呼吸性上皮病变单独作为一组，包括了呼吸性上皮腺瘤样错构瘤，增加了浆黏液性错构瘤。对唾液腺型肿瘤进行了精简，只列入多形性腺瘤，而将唾液腺型癌和其他唾液腺型良性肿瘤省略。恶性软组织肿瘤中将横纹肌肉瘤的胚胎性、腺泡状、多形性、梭形细胞性亚型全部列出，体现了对横纹肌肉瘤的高度重视。新分类不再使用恶性纤维组织细胞瘤的名称，而改用了未分化多形性肉瘤，与新版软组织肿瘤分类相一致，体现了对这组肿瘤的新认识。在恶性软组织肿瘤组内新增了双标型鼻腔鼻窦肉瘤这一类型和滑膜肉瘤。交界性和低度恶性软组织肿瘤中将血管外皮细胞瘤更名为血管球周细胞瘤，增加了上皮样血管内皮细胞瘤。淋巴造血系统肿瘤中仅列出结外 NK/T 细胞淋巴瘤和骨外浆细胞瘤，而骨外浆细胞瘤在上一年版使用的名称是髓外浆细胞瘤，新采用的名称试图将其与骨发生者明确区分。神经外胚叶肿瘤组的名称改为神经外胚叶/黑色素细胞肿瘤，包含的内容基本未变，只是把尤因肉瘤和外周原始神经外胚层瘤并列放在了一起，更准确地反映了两者的关系。

2017 年版 WHO 鼻咽部肿瘤分类改变相对较少（表 1-3）。唾液腺型肿瘤列出了腺样囊性癌和上一版中归于良性上皮性肿瘤的唾液腺原基瘤。与鼻腔鼻窦、颅底肿瘤分类一样，也将髓外浆细胞瘤改用了骨外浆细胞瘤的名称。

表 1-3　WHO（2017）鼻咽肿瘤组织学分类

1. 癌（carcinomas）	
1.1 鼻咽癌（nasopharyngeal carcinoma）	
1.1.1 非角化型鳞状细胞癌（non-keratinizing squamous cell carcinoma）	8072/3
1.1.2 角化型鳞状细胞癌（keratinizing squamous cell carcinoma）	8071/3
1.1.3 基底细胞样鳞状细胞癌（basaloid squamous cell carcinoma）	8083/3
1.2 鼻咽部乳头状腺癌（nasopharyngeal papillary adenocarcinoma）	8060/3
2. 唾液腺型肿瘤（salivary gland tumours）	
2.1 腺样囊性癌（adenoid cysic carcinoma）	8200/3
2.2 唾液腺原基瘤（salivary gland anlage tumour）	
3. 良性和交界性病变（benign and borderline lesions）	
3.1 毛状息肉（hairy polyp）	
3.2 异位垂体腺瘤（ectopic pituitary adenoma）	9272/0
3.3 颅咽管瘤（craniopharyngioma）	9350/1
4. 软组织肿瘤（Soft tissus tumours）	9160/0
4.1 鼻咽血管纤维瘤（nasopharyngeal angiofibroma）	
5. 淋巴造血系统肿瘤（haematolymphoid neoplasms）	
5.1 弥漫性大 B 细胞淋巴瘤（diffuse large B-cell lymphoma）	9680/3
5.2 骨外浆细胞瘤（extraosseous plasmacytoma）	9734/3
5.3 髓外髓样肉瘤（extramedullary myeloid sarcoima）	9930/3
6. 脊索样肿瘤（notochordal tumours）	
6.1 脊索瘤（chordoma）	9370/3

国际肿瘤分类（ICD-O）和医学系统性命名。生物学行为编号/0 为良性肿瘤，/1 为非特异性，交界性或不确定性生物学行为，/2 为原位癌和上皮内瘤变 3 级，/3 为恶性肿瘤

二、新出现的肿瘤和病变

1. NUT 癌　2017 年版 WHO 分类中增加了伴睾丸核蛋白(NUT)癌，这是一种罕见的、分化很低的恶性肿瘤，多发生在身体膈肌以上的中线器官，如鼻咽、鼻窦、会厌、气管、胸腔、纵隔等部位，故又称为中线癌。但近年有发生于膈肌下器官，如髂骨、膀胱等的报道，还有发生于非中线部位，如腮腺、颌下腺、腹部脏器的报道，表明随着对这个肿瘤的认识深入，可能在更多部位被发现。NUT 癌的临床进展显示很强的侵袭性，常早期发生转移，转移部位多为引流淋巴结、骨、肺、胸膜、皮肤及皮下组织。NUT 癌的病理组织学显示，肿瘤细胞分化极低，呈低分化、未分化形态，片状巢状分布，有纤维性间质分隔。癌细胞有 2～3 倍淋巴细胞大小，核质比高，核大小较一致，但异型性明显，不规则，可呈空泡状或染色质较细腻，颗粒状，核仁明显，核分裂多见。肿瘤细胞有时显示不同程度的鳞状分化，出现“鳞状细胞陡然分化”现象，低分化或未分化的肿瘤细胞中突然出现分化较好的成熟鳞状细胞巢，并且不显示不同层次细胞逐渐分化的情况，是 NUT 癌的特征性组织学改变。这些鳞状细胞巢中央可出现角化，有时类似胸腺小体样。肿瘤组织中常有大片凝固性坏死。肿瘤间质中可见淋巴细胞灶性浸润，类似淋巴上皮样癌。免疫组化标记 NUT 核蛋白约 50% 的癌细胞阳性，弥散性或灶性表达 CKpan、P40、P63，55% 的病例表达 CD34，局灶性表达 EMA、CEA，偶有 TTF-1、CgA、Syn、CD56 表达。FISH 技术可用于检测 NUT 基因易位、BRD-NUT 融合基因。免疫组化结合 FISH 检测可使 NUT 癌诊断的敏感性和特异性达到 100%。需要指出，少数生殖细胞肿瘤也可少量表达 NUT 核蛋白，要注意鉴别。NUT 癌临床进展快，平均生存期仅 7～12 个月，尚无特殊治疗方法。

2. 双表型鼻腔鼻窦肉瘤　为新近认识的一种低度恶性的少见软组织肿瘤，在 2017 年版 WHO 鼻腔鼻窦和颅底肿瘤分类中作为一个独立疾病单元收入。双表型鼻腔鼻窦肉瘤 2012 年由 Lewis 等首先报道了 28 例，当时使用了“低级别鼻腔鼻窦肉瘤伴有神经和肌源性特征”的描述性名称。2014 年 Wang 等发现了这个肿瘤具有 t(2;4)(q35;q31.1)转位和 PAX3-MAML3 基因融合，而命名为双表型鼻腔鼻窦肉瘤。本肿瘤发病年龄为 24—85 岁，平均年龄 52 岁。女性发生较多，男女比例为 1∶3～1∶2。几乎全部发生于鼻腔鼻窦，多见于鼻腔上部及筛窦，也可累及眶。少数病例累及筛板和颅内。临床表现缺乏特异性，以鼻塞、面部受压、疼痛为多。影像学检查显示肿瘤破坏性生长，呈异质强化肿块影。肿瘤不同于一般鼻息肉水肿样的形态，表面灰红或灰褐色，实性。病理组织学检查见肿瘤细胞呈梭形，胞质少，核伸展或波浪形，形态较温和，核仁不明显。瘤细胞密集，束状、编织状、旋涡状及鱼骨样排列，肉瘤样，可见所谓血管外皮瘤样结构。核分裂少见(<1/50HPF)，无溃疡、坏死形成。良性呼吸性黏膜上皮呈小的腺体样或小囊状增生，下陷于肿瘤组织内，与梭形肿瘤细胞紧邻，颇似女性生殖道的腺肉瘤图像，成为双表型鼻腔鼻窦肉瘤的组织学特征。增生的上皮可呈巢状，在伴有鳞状化生和嗜酸性化生时类似于内翻型乳头状瘤结构。少数瘤细胞可有丰富的嗜酸性胞质，甚至出现胞质内横纹，核仁明显，似横纹肌母细胞样。双表型鼻腔鼻窦肉瘤免疫组化标记特征性地一致共表达神经和肌源性标志物。这里神经性标志物是指 S-100 蛋白，因为双表型鼻腔鼻窦肉瘤不表达原始神经嵴分化相关的转录因子 SOX10，而施万细胞、黑色素细胞、少突胶质细胞均表达 SOX10。肌源性标志物 SMA、肌特异性抗原、calponin、结蛋白、myogenin、MyoD1 等均在双表型鼻腔鼻窦肉瘤表达阳

性。S-100蛋白和SMA、肌特异性抗原一般弥散强表达,或斑驳状表达或散在个别细胞表达;结蛋白局灶性表达;myogenin、MyoD1在伴有横纹肌母细胞分化的肿瘤局灶表达。另外,90%的双表型鼻腔鼻窦肉瘤还弥散或局灶核表达β-catenin。双表型鼻腔鼻窦肉瘤生长较缓慢,侵袭性低,可手术切除治疗,辅以放疗。文献报道术后约50%复发,未见转移。

3. *鼻腔鼻窦浆黏液性错构瘤* 上一版分类仅列有呼吸性上皮腺瘤样错构瘤,而将浆黏液腺错构瘤作为其同义语。2017年分类将呼吸道上皮腺瘤样错构瘤,浆黏液腺错构瘤并列于呼吸性上皮病变项下。浆黏液性错构瘤是鼻腔鼻窦上皮的良性过度生长,又称为上皮性错构瘤、腺性错构瘤、微腺体腺病,少见。患者以成人为主,发病年龄14—85岁,平均年龄56岁。男性发病较多,男女比例为3∶2。本病的发生与特定的药物无关,常在炎症息肉部位发生。病变呈息肉样结节,多发生于后鼻部、鼻咽部,很少在鼻侧壁或鼻窦。典型的症状为鼻塞。肿块息肉样或外生型,质地呈橡胶状,较一致,表面棕褐色或灰红色,0.6~6cm大小。显微镜下见病变为被覆呼吸道上皮的息肉样肿物,具有大小不一的腺体,衬覆单层浆液性或黏液性扁平或柱状上皮,胞质嗜中性或酸性染色,可见透明细胞、杯状细胞。上皮细胞核呈卵圆形,无核分裂。腺体外周硬化、基膜厚。周围纤维性间质中常有淋巴细胞、浆细胞浸润。增生的小管状腺体与下陷的呼吸性上皮形成的小囊混杂,类似呼吸性上皮腺瘤样错构瘤。这种形态学的表现,提示浆黏液性错构瘤和呼吸道上皮腺瘤样错构瘤可能为同一类病变的一系列谱系变化。免疫组化显示病变CK7、CK19、EMA、S-100蛋白、溶菌酶阳性。腺体外围缺少肌上皮(基底)细胞。周围基质calponin、SMA、desmin阳性,表明具有肌纤维母细胞分化。病变良性,手术治疗可痊愈,无转移,仅个别病例复发。

4. *上皮样血管内皮细胞瘤* 上皮样血管内皮细胞瘤是比较少见的血管源肿瘤,曾被认为属于交界性肿瘤,2002年版WHO分类中被归为低度恶性血管肉瘤中,是一种具有转移性潜能的中心性血管肿瘤。肿瘤可发生于任何年龄,但以成年人为多,婴幼儿罕见。发病无性别差异。好发于四肢浅表部位和深部软组织,多与较小的静脉关系密切。肿瘤也可发生于前纵隔和肺、肝、骨、脑等器官,发生于鼻腔鼻窦的上皮样血管内皮细胞瘤较少。肿块灰白色或灰红色,质地较实,纤维样,可有钙化或骨化,边界不清,浸润性生长。典型的图像是肿瘤呈离心状从扩张的血管腔向外周组织浸润。肿瘤细胞呈短条索状和小巢状瘤结构,瘤细胞圆形、多边形、短梭形,胞质丰富,嗜伊红染色,常见胞质内管腔或空泡形成,管腔或空泡内可见单个或多个红细胞。瘤细胞核空泡状,核仁不明显,核分裂少见。少数病例非典型性,瘤细胞明显异型,核分裂多,梭形细胞灶,坏死。肿瘤基质呈浅蓝色黏液样。免疫组化肿瘤细胞CD31阳性表达,F8、UEA-1、FKBP12、Fli-1也呈阳性表达。少数病例CK或EMA灶性表达。分子生物学检测,多数病例显示WWTR1-CAMTA1融合基因,少数显示YAP1-TFE3融合基因。肿瘤完整切除可获得较好预后,极少病例发生淋巴结转移。

5. *其他肿瘤* 新增加了一组新的相对不明确的病种,包括肾细胞样腺癌、INI-1缺陷型鼻腔鼻窦肉瘤、硬化性多囊性腺病、伴有腺样特征的HPV相关性鼻窦癌等。新版还删除了旧版的典型类癌和非典型类癌,而保留了神经内分泌癌,并将其进一步分为大细胞型和小细胞型两型。同WHO软组织肿瘤分类一样,将恶性纤维组织细胞瘤改为未分化多形性肉瘤;再就是把血管周细胞瘤和孤立性纤维性肿瘤进行分别描述,在其他系统中已将其合并称为孤立性纤维性肿瘤/血管周细胞瘤。众所周知，孤立性纤维性肿瘤是一种少见的纤维母细胞源性软组织肿瘤，而血管周细胞瘤可发生在人体任何部位。近年来的研究发现，孤立性纤维性肿瘤/血管周细胞瘤不仅具有相似的结构、组织形态及免疫表型，且均具有 NAB2 和 STAT6 融合基因，肿瘤细胞核均表达 STAT6 蛋白，即二者是一个形态谱系的肿瘤。因此 WHO 肿瘤分类将孤立性纤维性肿瘤/血管周细胞瘤归为一类。

6. *耳硬化症* 是一种原因不明的疾病，发生于内耳骨囊，鼓膜（中耳）后空间和内耳中骨过度增生，是具有正常鼓膜的成年人进行性传导性聋最常见的原因。临床表现为渐进性听力下降，多伴耳鸣，有韦氏误听（闹市返聪）现象，少数患者可有头晕、耳闷。病理组织学改变为骨迷路原发性局限性的骨吸收，而由血管丰富的海绵状骨质增生，形成界限较清楚的肿瘤样硬化肿块。新生的骨小梁互相吻合，其间为富于血管的间质。骨细胞可有不同程度的变性。本病的发生与激素水平有关，发病以中青年为多，特别是生育后妇女。病变累及卵圆窗，特别是累及窗前裂时，可造成镫骨固定，早期引起传导性聋，后期表现为混合性聋。有研究提出，耳硬化症是和遗传相关的全身性结缔组织病的孤立表现。

在 WHO 2017 年头颈部肿瘤分类中，还包括了下咽部、喉、气管及咽旁间隙肿瘤组织学分类（表 1-4），为方便大家了解，也将其与耳部肿瘤、鼻腔鼻窦和颅底肿瘤、鼻咽肿瘤分类一起附于文后。

表 1-4 WHO(2017)下咽部、喉、气管及咽旁间隙肿瘤组织学分类

1. 恶性表面上皮性肿瘤(malignant surface epithelial tumours)	
1.1 普通型鳞状细胞癌(conventional squamous cell carcinoma)	8070/3
1.2 疣状癌(verrucous squamous cell carcinoma)	8051/3
1.3 基底样鳞状细胞癌(basaloid squamous cell carcinoma)	8083/3
1.4 乳头状鳞状细胞癌(papillary squamous cell carcinoma)	8052/3
1.5 梭形细胞鳞状细胞癌(spindle cell squamous cell carcinoma)	8074/3
1.6 腺鳞癌(adenosquamous carcinoma)	8560/3
1.7 淋巴上皮癌(lymphoepithelial carcinoma)	8082/3
2. 前驱病变(precursor lesions)	
2.1 异型增生，低级别(dysplasia，low grade)	8077/0
2.2 异型增生，高级别(dysplasia，high grade)	8077/2
2.3 鳞状细胞乳头状瘤(squamous cell papilloma)	8052/0
2.4 鳞状细胞乳头状瘤病(squamous cell papillomatisis)	8060/0
3. 神经内分泌肿瘤(neuroendocrine tumours)	
3.1 高分化神经内分泌癌(well-differentiated neuroendocrine carcinoma)	8240/3
3.2 中分化神经内分泌癌(moderately differentiated neuroendocrine carcinoma)	8249/3
3.3 低分化神经内分泌癌(poorly differentiated neuroendocrine carcinoma)	
3.3.1 小细胞神经内分泌癌(small cell neuroendocrine carcinoma)	8041/3
3.3.2 大细胞神经内分泌癌(large cell neuroendocrine carcinoma)	8013/3
4. 唾液腺型肿瘤(salivary gland tumours)	
4.1 腺样囊性癌(adenoid cystic carcinoam)	8200/3
4.2 多形性腺瘤(pleomorphic adenoma)	8940/0
4.3 嗜酸细胞乳头状囊腺瘤(oncocytic papillary cystadenoma)	8290/0

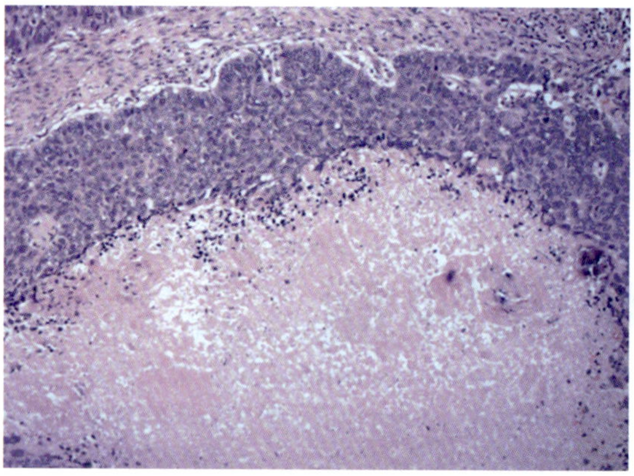

图 2-1 NUT 中线癌，示肿瘤由低分化或未分化肿瘤细胞及大片凝固性坏死组成（HE×200）

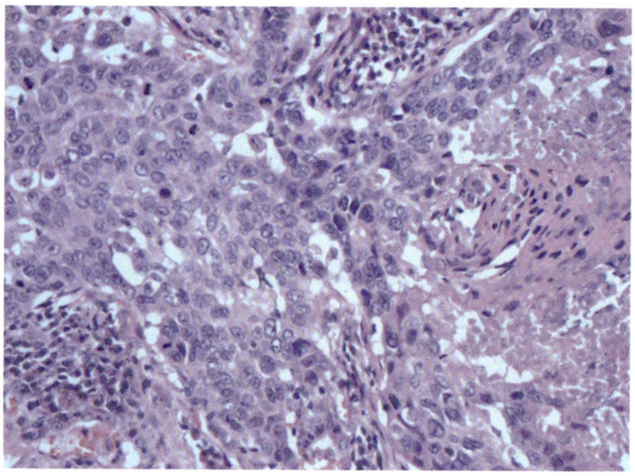

图 2-2 NUT 中线癌，示间质内灶状淋巴细胞浸润（HE×400）

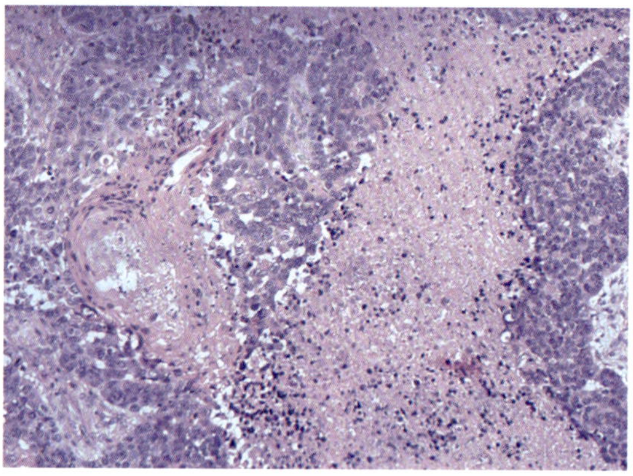

图 2-3 NUT 中线癌，肿瘤细胞核质比较高，异型性明显（HE×200）

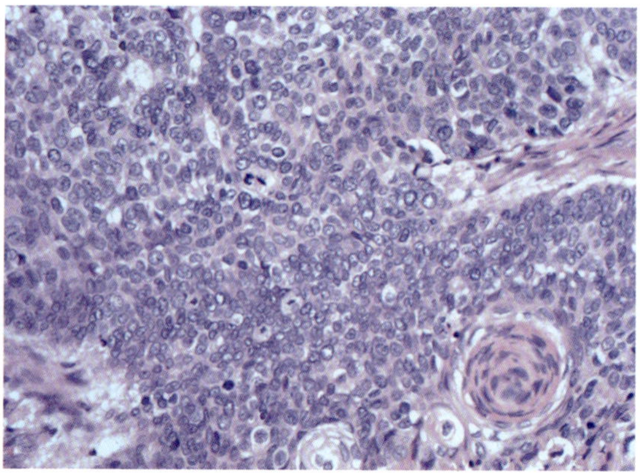

图 2-4 NUT 中线癌，一个特征性改变是未分化肿瘤细胞出现了突然角化现象（HE×400）

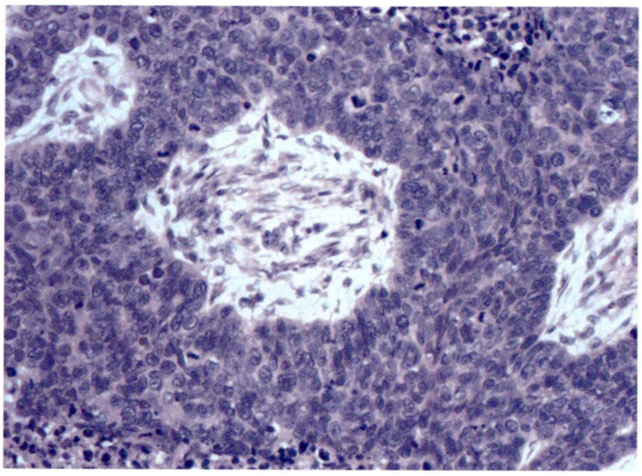

图 2-5 NUT 中线癌，肿瘤细胞异型性明显，核分裂多见（HE×4000）

87%。>50%的肿瘤细胞 NUT 阳性，呈核内斑点状阳性。约 13%的肿瘤呈阴性表达，必要时可做 FISH、RT-PCR 等分子试验检测确定有无 NUT 基因重排以帮助诊断。其他不同相对分子质量的角蛋白表达不确定，如 CK7、CK20、P63（图 2-7）及 EMA 不同程度表达，文献报道肿瘤中 AE1/AE3、vimentin、CD56 及 CD34 的阳性表达率分别为 80%、50%、28.6%和 30%。而 CD57、CD99、结蛋白、肌红蛋白、SMA、CgA、Syn、LCA、S-100 蛋白及 HMB45 则无表达。最近杨丽等报道 1 例鼻腔 NUT 中线癌，检测 P53（图 2-8）、SIRT1 及 HSP70 后发现肿瘤细胞呈弥漫强阳性表达。

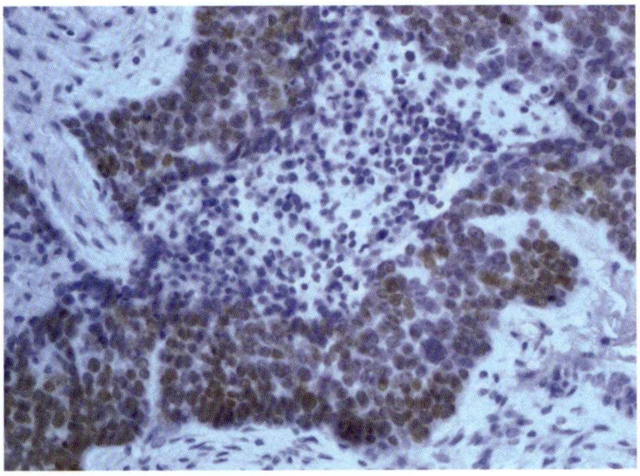

图 2-6　肿瘤细胞 NUT 阳性表达（EnVision×400）

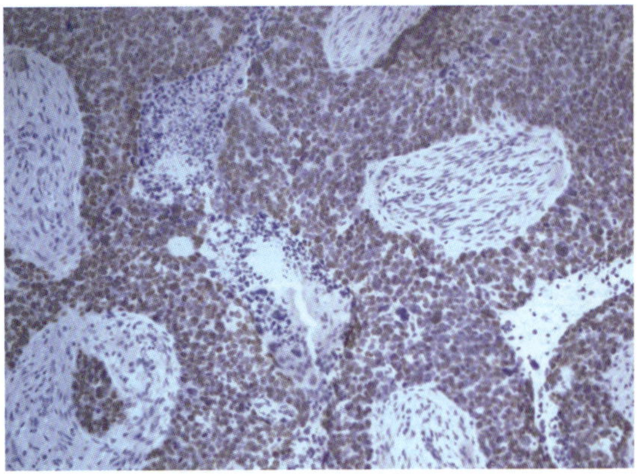

图 2-8　肿瘤细胞 P53 阳性表达（EnVision×200）

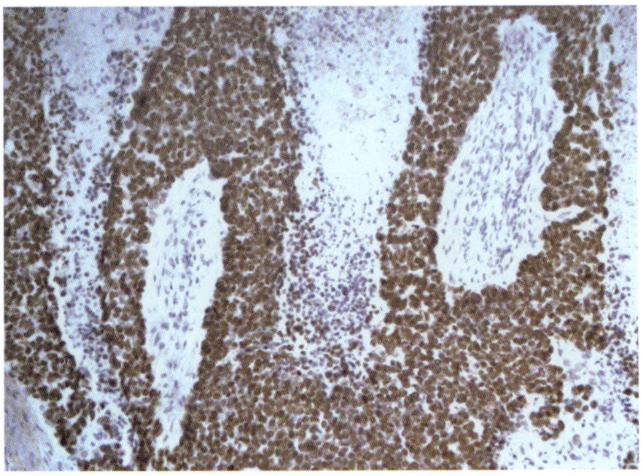

图 2-7　肿瘤细胞 P63 阳性表达（EnVision×200）

三、鉴别诊断

NUT 中线癌镜下见肿瘤由片状排列的分化较差的肿瘤细胞构成，加上间质内有灶状淋巴细胞浸润，故需与淋巴上皮瘤样癌鉴别。虽然瘤细胞常有不同程度的“鳞状上皮突然分化”现象，且有此现象具有特异性，但也仅见于 1/2 的病例中，同时需要注意的是免疫组化标记 NUT 蛋白的敏感性仅为 87%。因此还需与嗅神经母细胞瘤、未分化癌或低分化鳞癌等相鉴别（表 2-1）。

表 2-1　鼻咽部 NUT 中线癌的鉴别诊断

主要肿瘤	临床特点	病理特点	免疫表型
NUT 中线癌	侵袭性强，许多患者在就诊时就已发生转移，常见淋巴结、骨、肺、胸膜及皮肤与皮下软组织。纵隔内肿瘤病例常出现上腔静脉综合征及胸腔积液	肿瘤大部分由片状排列的低分化或未分化肿瘤细胞构成，部分区域可见纤维间质内呈巢状排列的瘤细胞。常见大片状凝固性坏死，间质内见灶状淋巴细胞浸润。瘤细胞的黏附性较差，核质比较高，细胞核大小相对较一致，但核型不规则，异型明显。染色质细腻，或呈颗粒状、囊泡状。核仁明显，常见核分裂象或凋亡小体	NUT 抗体阳性，CK-p 阳性，其他 CK7、CK20、P63 及 EMA 不同程度表达，CK8/18、CD57、CD99、结蛋白、肌红蛋白、SMA、CgA、Syn、LCA、S-100 蛋白及 HMB45 则无表达

（续　表）

主要肿瘤	临床特点	病理特点	免疫表型
未分化癌或低分化鳞癌	多发于鼻腔、上颌窦和筛窦，可单独或同时发病，症状多为鼻塞、鼻出血、突眼、眶周肿胀、复视、面部疼痛和颅神经受累	肿瘤常形成巢状、小叶状、梁状或片状，无鳞化或腺样分化。细胞核中等大或较大，无合胞体样外观，核仁多较明显，核分裂象多见，坏死和凋亡常见	表达全CK和CK7、CK8、CK19，半数表达EMA、NSE和P53。NUT抗体阴性
淋巴上皮瘤样癌	常见于50—70岁男性，多发于鼻腔、鼻窦，局部常侵犯腭、眼眶和颅底。临床症状为鼻塞，血性溢液和鼻出血	肿瘤细胞呈不规则岛状、实性片状、梁状和单个瘤细胞，瘤细胞常呈合体状，细胞边界不清，胞核常为空泡状，可见明显的大核仁。坏死及间质纤维组织增生不常见	NUT抗体阴性，表达全CK抗原和EMA，大部分瘤细胞EBER原位杂交呈阳性
原始神经外胚叶肿瘤(PNET)	最常发生于上颌窦及鼻前庭。症状多为疼痛、肿块和鼻塞，可呈息肉样	肿瘤由密集分布、形态一致的、小到中等的圆形细胞组成。细胞核浆比高，染色质细腻。有较多核分裂，凝固性坏死常见	NUT抗体阴性，CD99阳性，有些可表达神经内分泌标记，如CgA、Syn和S-100蛋白。而CK一般阴性
嗅神经母细胞瘤	嗅神经母细胞瘤，发病率为0.4/100万，约占鼻腔肿瘤的5%，年龄2岁至90岁，男女无性别差异。常见于鼻腔顶部、上壁及侧壁。临床表现首发症状常为鼻腔阻塞和无痛性鼻出血；嗅觉丧失、突眼、视力障碍、复视、面颊肿胀和颅内压增高症状等多属晚期表现。5年生存率为81%，10年生存率达54.5%	肿瘤位于黏膜下层，肿瘤细胞排成近圆形或椭圆形的小叶状上皮团巢结构，上皮团巢周围被增生的血管襻网状环绕分隔，血管襻增生明显时，局部可呈血管瘤样结构，瘤细胞小圆或小梭形，细胞边界不清，常缺乏异型性核、核分裂和坏死。30%的病例存在多少不一、典型及不典型的Homer-Wright，可见疏松的嗜酸性神经纤维网状背景，如果出现神经元则具有诊断价值。有些病例可见肿瘤与黏膜被覆上皮相移行，当肿瘤分化较低时，可以低分化癌巢的形式出现	肿瘤细胞大部分表达NSE、Syn，支持细胞S-100蛋白阳性。而CK和Vimentin常阴性或小灶状阳性。GFAP、CD99均为阴性，NUT抗体阴性
横纹肌肉瘤	是儿童最常见的肉瘤，发生于鼻咽、鼻腔、鼻道，症状为呼吸困难、鼻出血、面部肿胀、视力障碍和短期鼻窦炎，肿瘤有时呈息肉样，有时呈胶冻状	胚胎型的瘤细胞多为染色质丰富的圆形或梭形，核染色质较浓和轻度嗜酸性。腺泡状横纹肌肉瘤有典型的纤维间隔，小圆细胞核染色质较浓，有分散的嗜酸性细胞质，常见多核巨细胞。核分裂象易见	desmin、MSA、myoglobin、MyoD1和myogenin阳性，少部分病例CD99可阳性。NUT抗体阴性

四、诊断思路

1. 临床诊断思路　鼻咽部 NUT 中线癌多以鼻塞、鼻出血为主要症状，而引起此症状的鼻咽、鼻腔、鼻窦部肿物还可见于其他如息肉、乳头状瘤等良性肿瘤。鼻息肉来自于鼻腔黏膜，单发或多发，半透明如荔枝肉样。乳头状瘤表面可呈细颗粒状。而 NUT 中线癌是一种罕见的高度恶性肿瘤，多见于中线部位，以往都归于低分化或未分化癌范畴。NUT 中线癌的侵袭性强，临床进展极快，许多患者在就诊时就已经发生肿瘤的转移，最常见转移部位是淋巴结、骨、肺、胸膜及皮肤与皮下软组织，多数患者于诊断后 1 年内死亡，这些临床特点可为诊断提供参考。

2. 病理诊断思路　肿瘤由片状排列的低分化或未分化肿瘤细胞构成，间质有灶状淋巴细胞浸润，类似淋巴上皮瘤样癌的结构。瘤细胞常有不同程度的"鳞状上皮突然分化"现象，有时会出现类似胸腺小体的结构，而未出现鳞状上皮层次的逐渐分化。免疫组化染色肿瘤细胞 NUT 抗体弥漫性核点状阳性，同时进行 P53、SIRT1 及 HSP70 的检测，有助于判断其预后。因本病罕见，加上对其认识不足，极易误诊。尽管突然鳞状分化现象具有特异性，但也仅见于 1/2 的病例中，再就是免疫组化标记 NUT 蛋白在诊断该肿瘤中的特异性为 100%，敏感性为 87%，但是有 13%的病例不表达 NUT 蛋白，此时就需用 FISH、RT-PCR 等分子技术检测 NUT 基因重排。

（李　青　刘晓莉　于　娟）

参 考 文 献

[1] Stelow EB, French CA. Carcinomas of the upper aerodigestive tract with rearrangement of the nuclear protein of the testis (NUT) gene (NUT midline carcinomas) [J]. Adv Anat Pathol, 2009, 16(2): 92-96.

[2] 黄焰，吴伟，侯立坤. 肺 NUT 癌 3 例临床病理观察[J]. 诊断病理学杂志，2017，24(5)：350-353.

[3] 杨丽，杨守敬. 鼻腔睾丸核蛋白中线癌[J]. 中华病理学杂志，2015，40(12)：912-913.

[4] Haack H, Johnson LA, Fry CJ, et al. Diagnosis of NUT midline carcinoma using a NUT-spcific monoclonal antibody[J]. Am J Surg Pathol, 2009, 33(7): 984-991.

[5] 方微，刘红刚. 伴有睾丸核蛋白基因重排的中线癌[J]. 中华病理学杂志，2011，40(3)：209-212.

[6] French CA. Demystified molecular pathology of NUT midline carcinomas[J]. J Clin Pathol, 2010, 63(6): 492-496.

[7] Bellizzi AM, Bruzzi C, French CA, et al. The cytologic features of NUT midline carcinoma [J]. Cancer Cytopathol, 2009, 117(6): 508-515.

[8] Rosenbaum DG, Teruya-Feldstein J, Price AP, et al. Radiologic features of NUT midline carcinoma in an adolescent [J]. Pediatr Radiol, 2012, 42(2): 249-252.

第二节　鼻腔胚胎性横纹肌肉瘤

一、临床特征

鼻腔胚胎性横纹肌肉瘤(embryonal rhabdomyosarcoma, ERMS)十分罕见，是一种高度恶性的肿瘤，再现了胚胎横纹肌特点的原始间叶性肉瘤，是儿童和青少年常见的肉瘤，以 10 岁以下儿童多见，成人的胚胎性横纹肌肉瘤少见，大部分肿瘤发生在头颈部，其次为泌尿生殖系统，四肢骨骼肌内只占极少部分。临床表现生长迅速的肿块，可出现呼吸困难、鼻出血、面部肿胀、视力下降和鼻炎等症状，鼻内镜下肿瘤可以呈现息肉样，并可突出鼻孔（图 2-9），胶冻样改变。CT 和 MRI 表现为膨胀性生长的软组织肿物，其信号强度能反映肿瘤血管、间质及坏死含量，可很好地显示肿瘤大小、边界及浸润破坏程度，对临床分期帮助很大。常扩散到邻近部位，包括眼眶、颅底及颞骨等。可发生淋巴结、肺和骨的转移。国内学者研究发现，鼻腔鼻窦 ERMS 的 MRI 表现具有一定的特征性，多累及多个鼻窦，造成广泛的骨质破坏和周围结构的侵犯。与脑灰质比较 T_1WI 上多为等信号，T_2WI 为不均匀高信号，增强扫描明显不均匀强化，可呈葡萄样或环形强化，内见多个散在无强化区，为出血或黏液、坏死区。结合患者年龄较小，病程进展较快等临床资料可提高诊断准确率。MRI 对鼻腔鼻窦 ERMS 的定性诊断、确定临床分期和治疗效果的评价均有一定的指导意义。

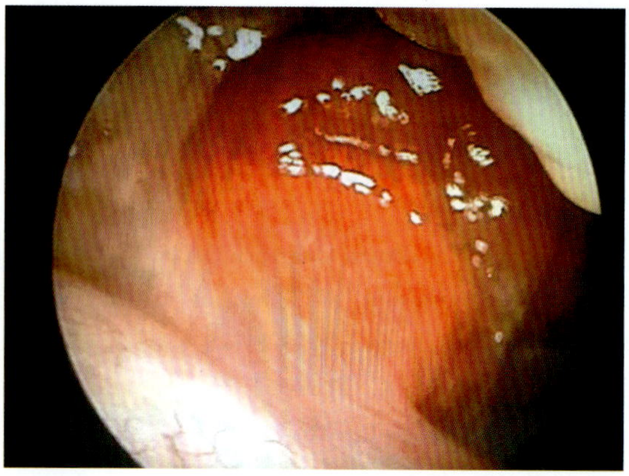

图 2-9　鼻内镜检查可见息肉状黏膜下隆起

ERMS 强调手术及放化疗的联合治疗方式，广泛切除合并放疗加多周期的化疗可显著提高治疗效果。预后主要根据肿瘤的分期、分化程度、年龄及具体位置，年龄小的患者预后一般较好。与其他肉瘤比较，ERMS 淋巴结转移比较常见，约达 50%。多转移至所属区域淋巴结，晚期多伴有血行转移。对横纹肌肉瘤治疗以根治性外科手术、系统规律的放疗及化疗为主要手段。横纹肌肉瘤的预后与下列因素有关：患者为婴幼儿，肿瘤位于眼眶或泌尿生殖道（不包括膀胱），直径＜5cm，无局部淋巴结或远处转移，能完全切除者预后好；患者为成年人，肿瘤位于头颈部（不包括眼眶）、椎旁、腹腔、腹膜后或四肢，直径＞5cm，局部浸润性生长、淋巴结累及或远处转移，不能完全切除或无法切除以及局部复发者预后差。

二、病理特征

1. *肉眼观察*　肿物大体呈现边界不清，灰白到棕灰色的肉样组织，切面苍白或灰红，质地软或韧，胶冻样或鱼肉样，可伴有出血、坏死和囊性变，葡萄状型呈葡萄样或者息肉样外观。

2. *显微镜检查*　肿瘤细胞形态多样，基本重演了骨骼肌胚胎发育过程中的各个阶段。多为染色质丰富的圆形或梭形细胞，未分化原始的细胞呈现星形和小圆形（核圆形或卵圆形），核深染，分裂象易见，细胞质稀少，淡嗜酸性（图 2-10）。逐渐成熟分化后，瘤细胞从星形、小圆形变为蝌蚪样、飘带状、网球拍样、梭形、卵圆形、疟原虫样等各种形态的横纹肌母细胞（图 2-11），由于肌原纤维聚集，呈现细胞质丰富，强嗜酸性，并可出现横纹。部分病例可出现核大深染的瘤巨细胞。肿瘤细胞常排列成紧密的致密区和疏松的细胞稀少区交替分布，致密区常围绕血管分布或接近上皮的区域（图 2-12），疏松区呈现瘤细胞位于水肿或黏液样基质中（图 2-13）。

3. *免疫表型*　肿瘤细胞表达 Desmin、Myoglobin（图 2-14）、Vimentin（图 2-15）、MSA、MyoD1 和 WT1。肿瘤细胞偶尔可表达 CK、S-100、NF、SMA 和 NSE。

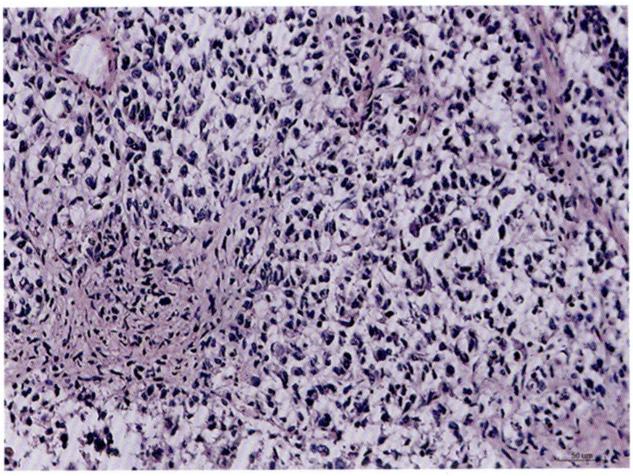

图 2-10　胚胎性横纹肌肉瘤，示原始间叶样肿瘤细胞（HE×200）

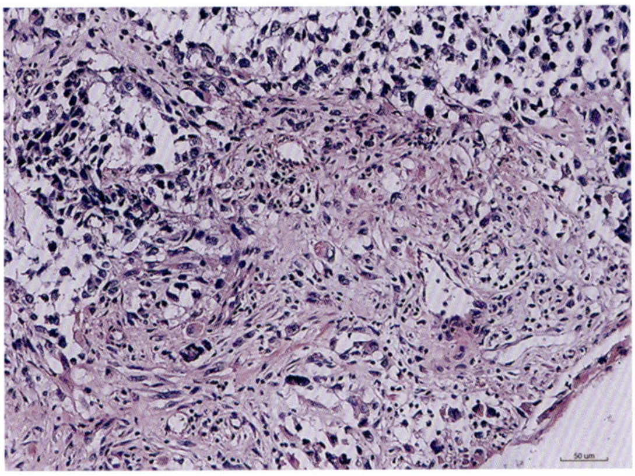

图 2-11　胚胎性横纹肌肉瘤，示梭形带状肿瘤细胞（HE×200）

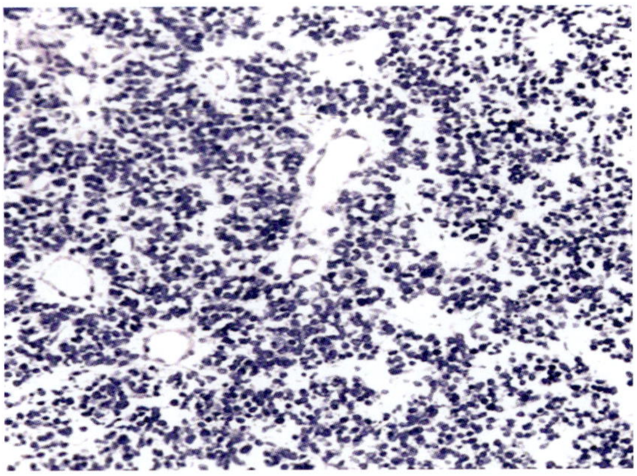

图 2-12　胚胎性横纹肌肉瘤，肿瘤细胞近血管周紧密排列（HE×100）

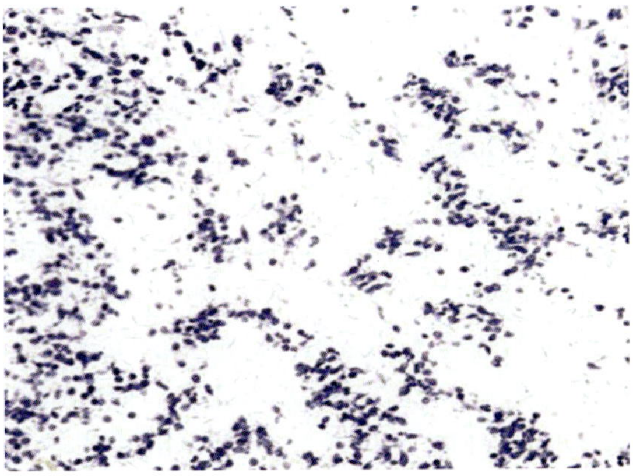

图 2-13　胚胎性横纹肌肉瘤，肿瘤细胞稀少，位于水肿黏液基质中（HE×40）

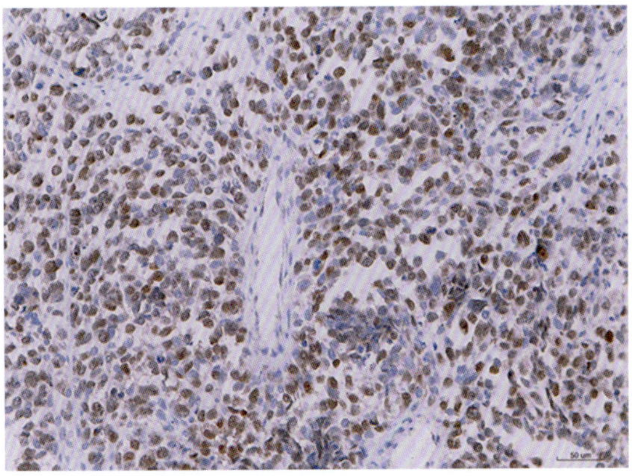

图 2-14　胚胎性横纹肌肉瘤，肿瘤细胞 Myoglobin 阳性（EliVision 法×200）

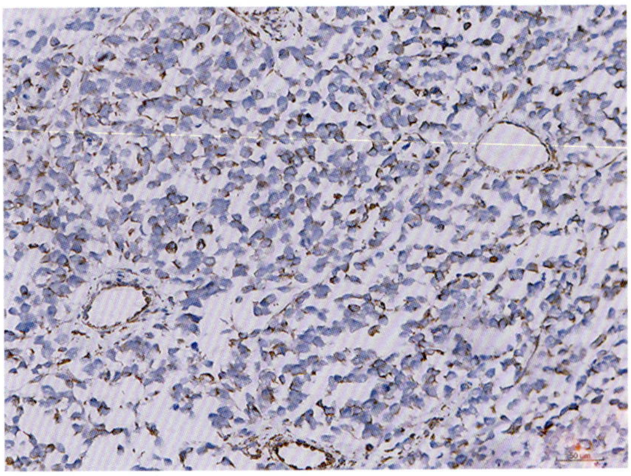

图 2-15　胚胎性横纹肌肉瘤，肿瘤细胞 Vimentin 阳性（EliVision×200）

三、鉴别诊断

发生在鼻腔鼻窦的小圆细胞肿瘤很难鉴别，也是极易误诊误治的一组肿瘤，在选择免疫组化指标时要结合 HE 形态和临床特征，HE 形态上，小圆细胞肿瘤虽然在组织学非常类似，但它们也各有一些组织学上的特征，如浆细胞瘤镜下均由单一的成片的浆细胞样的瘤细胞组成。瘤细胞从不成熟的浆细胞到成熟的浆细胞，间叶性软骨肉瘤由透明软骨小岛和高度富含血管的梭形或圆形间叶细胞组成，嗅神经母细胞瘤和 ES/PNET 常有菊形团结构，黑色素瘤可有胞质黑色素颗粒，可见较明显嗜酸性核仁，胚胎性横纹肌肉瘤细胞常有带状胞质，胞质嗜酸，有时可见横纹肌母细胞，小细胞骨肉瘤可见网格样骨样组织等。

鼻腔胚胎性横纹肌肉瘤罕见，其细胞形态多样，以再现胚胎性横纹肌的发育过程。镜下可见大量小圆细胞，需要与各种小圆细胞恶性肿瘤鉴别，包括鼻腔的未分化癌、非霍奇金淋巴瘤、小细胞神经内分泌癌、间叶性软骨肉瘤、嗅神经母细胞瘤、恶性黑色素瘤及粒细胞肉瘤等(表 2-2)。

表 2-2 鼻腔胚胎性横纹肌肉瘤的鉴别诊断

主要肿瘤	临床特点	病理特点
鼻腔未分化癌	分布年龄广，多为成年人，中位年龄 60 岁，病程通常较短，病人有多重鼻腔、鼻窦症状，包括鼻塞、鼻出血、眼突、复视、面部疼痛和神经受累	瘤细胞呈巢团状、片状分布，无鳞状及腺样分化，细胞核中等或较大，可见突出的核仁，细胞质少，嗜酸性，表达 CKpan、CK7、CK19，不表达 CK5/6、CK14
非霍奇金淋巴瘤	主要见于成人，男性多见，病人可由鼻塞、鼻出血、流涕、疼痛和面部肿胀，进展期可出现面部中线结构破坏，可出现发热和消瘦等全身症状	瘤细胞弥漫浸润，黏附性差，细胞大小较一致，黏膜腺体分离或消失，常见广泛的凝固性坏死，表达 LCA、B 细胞或 T 细胞或淋巴母细胞型标记
小细胞神经内分泌癌	罕见，常见于上鼻腔和后鼻腔，常见症状是鼻出血和鼻塞	肿瘤由片状细胞组成，细胞排列紧密，细胞质不明显，核呈圆形、卵圆形或短梭形，染色质致密细腻，一般不见核仁，偶见小核仁，常见核分裂象，坏死明显，表达 CgA、Syn 和 CD56
间叶性软骨肉瘤	非常罕见，好发于年轻女性，多发生于鼻中隔，鼻塞症状，CT 表现骨质溶解及点状钙化	两种成分：透明软骨小岛和核深染的血管外皮瘤样排列的小圆或卵圆形细胞，表达 CD99、NSE，软骨小岛表达 S-100
嗅神经母细胞瘤	高峰年龄 10－20 岁及 50－60 岁，原发部位多为鼻腔顶筛板区，主要症状为单侧鼻塞和鼻出血	位于黏膜下，呈分叶状或巢状，间隔血管纤维间质，瘤细胞大小较一致，小圆细胞核，细胞质少，核异性、核分裂象及坏死少见，表达 NSE、Syn、NF，肿瘤小叶周围可见表达 S-100 蛋白的支持细胞
恶性黑色素瘤	主要见于 40－70 岁老年人，峰值年龄为 60－70 岁，症状包括鼻塞、鼻出血、鼻息肉、“煤块状”或棕色鼻涕	瘤细胞多由上皮样、梭形或浆细胞样细胞组成，有些细胞较小，核浆比高，多形性明显，常可见大的嗜酸性核仁，细胞质深红色，含有不等量的黑色素，表达 Vim、HMB45、Melan-A、S-100

（续 表）

主要肿瘤	临床特点	病理特点
粒细胞肉瘤	罕见	肿瘤由弥漫成片的母细胞构成，核圆形或卵圆形，染色质细腻，可见小而清楚的核仁，细胞质淡嗜酸性，可见分化较好的胞质含有嗜酸性颗粒的细胞，表达 MPO、CD117、CD68

四、诊断思路

1. 概述　ERMS 是横纹肌肉瘤（RMS）中最常见的类型，该肿瘤可发生于全身任何部位，以头颈部和泌尿生殖器官最多见，66％的 RMS 发生在头颈部，如眼眶、耳、咽或鼻等处，无横纹肌组织中也可发生，发生于鼻腔的成年人胚胎性 RMS 罕有报道。RMS 早期表现缺乏特异性，误诊率高。

2. 临床诊断思路　胚胎性横纹肌肉瘤占全部横纹肌肉瘤的比例接近一半，通常发生于 10 岁以下儿童，也可发生于青少年，40 岁以上病人少见，发生在鼻腔的病人，早期多无症状，随着病程发展，临床症状多表现为鼻塞、鼻出血、面部肿胀、视力障碍及头痛等，影像学显示边界不清的软组织影。

3. 病理诊断思路　鼻腔鼻窦小圆细胞恶性肿瘤种类较多，光镜下形态近似，均由原始或较原始的小圆形细胞组成，但各自的组织发生和生物学行为不尽相同。这组肿瘤涵盖的范围较广，由于这些肿瘤具有分化差的特点，光镜形态相似，鉴别诊断有时十分困难，免疫组化染色有助于诊断。ERMS 大多表现为葡萄状肉瘤，镜下为大量星芒状细胞及小圆形细胞呈弥散或小巢状分布于疏松黏液基质中，少数可表现为圆形瘤细胞，排列呈片状或巢状。

ERMS 的组织学与胚胎发生各阶段的正常骨骼肌组织十分相似，其形态更具多样性，其特征为：①两种不同的区域：细胞为主的致密区，常围绕血管分布；细胞稀少的疏松区，瘤细胞位于水肿黏液样基质中；两种区域交替存在。②瘤细胞的多样性：圆形、短梭形、无极向、体积小、未分化细胞与胞质多少不一、嗜酸性、伴有横纹肌分化的细胞混合存在。③基质为含量不等的胶原及黏液样物质。④接近一半的病例，肿瘤细胞可以出现细胞质内的横纹。ERMS 很少出现显著的细胞多形性（间变）。镜下应仔细寻找有代表性的组织学形态，在此基础上选择有针对性的免疫组化抗体，尽量减少误诊。

（李　青　陈海荣　刘晓红）

参考文献

[1] 高福平，魏谨，杜志宏．鼻腔胚胎性横纹肌肉瘤伴颌下淋巴结转移 1 例并文献复习[J]．现代肿瘤医学杂志，2013，21(9)：2119-2220.

[2] 吴爱姣．鼻腔鼻窦小圆细胞恶性肿瘤 35 例临床病理分析[J]．现代实用医学杂志，2014，26(1)：99-100.

[3] 李树荣，杨智云，郑少燕．鼻腔鼻窦胚胎型横纹肌肉瘤磁共振表现及临床价值[J]．中华耳鼻咽喉头颈外科杂志，2010，45(5)：393-396.

第三节　鼻腔鼻窦血管球瘤

一、临床特征

血管球瘤多发生于青中年，以20—40岁好发，发病部位广泛，几乎可见于身体任何部位，但多见于手指、足趾甲床下，也见于手掌、手臂、腕部等处，少数病例发生于血管球细胞稀少或缺如的部位，如胃、肠、气管、肺、纵隔、生殖器、口腔等部位，发生于鼻腔鼻窦的血管球瘤更为少见。

鼻腔鼻窦血管球瘤临床症状主要有鼻塞、鼻部疼痛、涕中带血或鼻出血，类似鼻息肉症状。发生部位以鼻中隔多见，其他部位有后鼻孔、下鼻甲、鼻前庭、筛窦。临床检查见肿瘤外观类似鼻息肉。

二、病理特征

1. 肉眼观察　息肉状，直径多在1～2cm，大多表面光滑，少数粗糙，质软，色灰红或灰白，常为单发性，触之易出血。

2. 显微镜检查　肿瘤组织由不同比例的瘤细胞、血管结构和平滑肌细胞组成；瘤细胞一般较小，呈圆形，大小均匀一致，少数呈梭形似平滑肌细胞，胞质嗜双色，部分透亮；间质内可见少量纤维组织、神经纤维组织，可发生玻璃样变性或黏液样变。依据肿瘤组织内瘤细胞、血管结构、平滑肌的不同比例分为下面3种经典类型（表2-3A）。

表2-3A　血管球瘤的组织学类型

组织学类型	主要特点
固有球瘤	最为多见，主要以成片的瘤细胞围绕毛细血管性小血管生长（图2-16～图2-19）；瘤细胞圆形，细胞边界清楚；间质呈透明样（图2-20，图2-21）。
球血管瘤	边界不清，瘤内血管多为扩张的海绵状血管，瘤细胞呈带状、丛状或单层围绕于血管壁
球血管肌瘤	可见规则圆形的瘤细胞和成片的平滑肌细胞，两者之间相互过渡、混杂

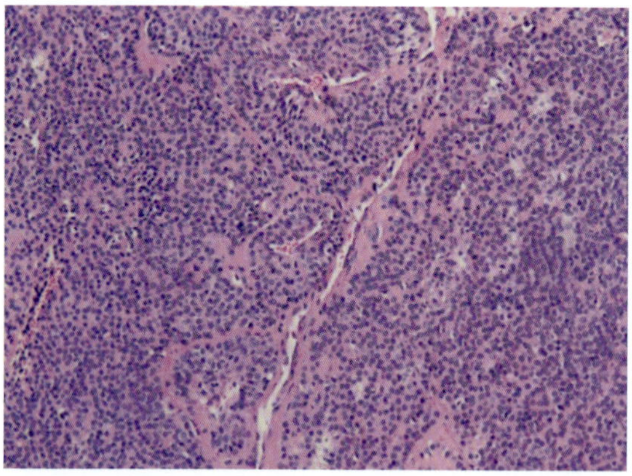

图2-16　血管球瘤，瘤细胞成片分布于血管之间（HE×100）

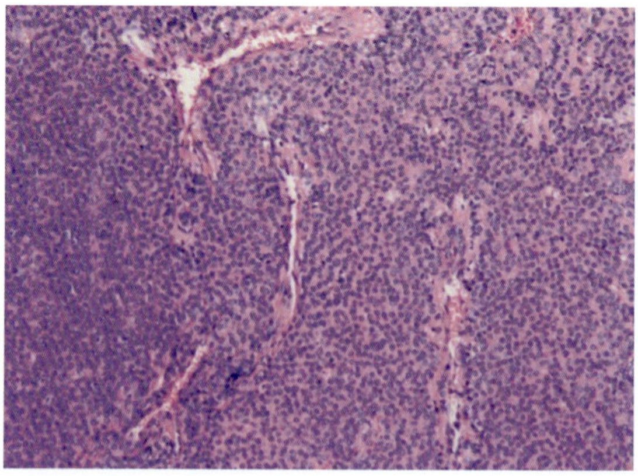

图2-17　血管球瘤，瘤细胞成片分布于血管之间（HE×100）

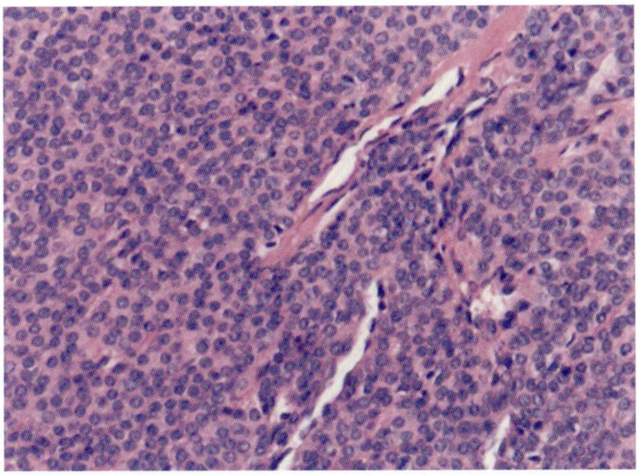

图 2-18　血管球瘤，瘤细胞围绕在血管周围（HE×200）

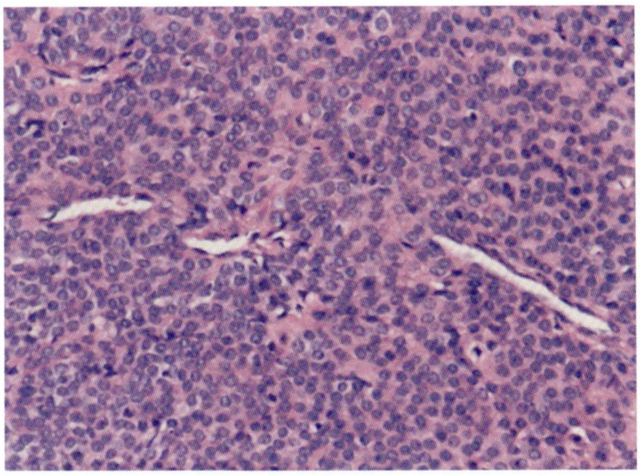

图 2-19　血管球瘤，瘤细胞围绕在血管周围（HE×200）

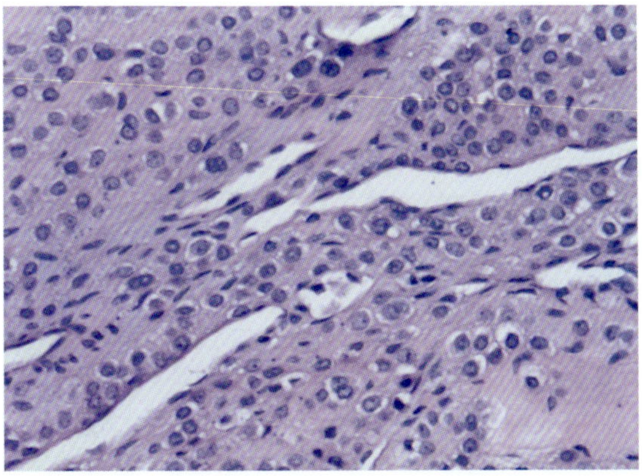

图 2-20　血管球瘤，瘤细胞边界清楚，胞质透亮（HE×400）

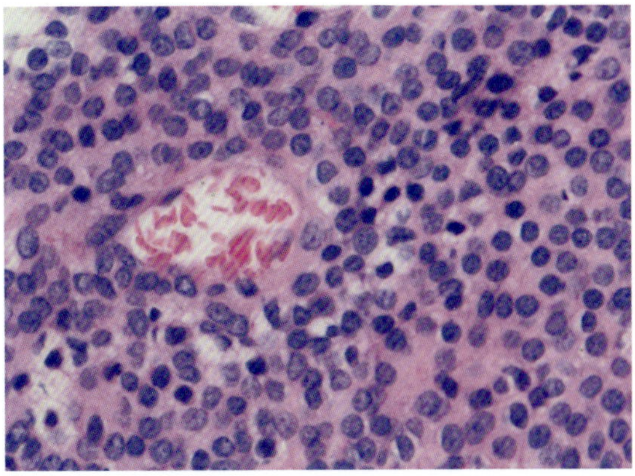

图 2-21　血管球瘤，瘤细胞核呈圆形（HE×400）

3. 免疫表型　瘤细胞表达 α-SMA（图 2-22）、MSA、calponin、Vimentin（图 2-23）及Ⅳ型胶原蛋白，偶可表达 CD34、Syn；一般不表达 desmin、S100 蛋白、AE1/AE3、CgA。

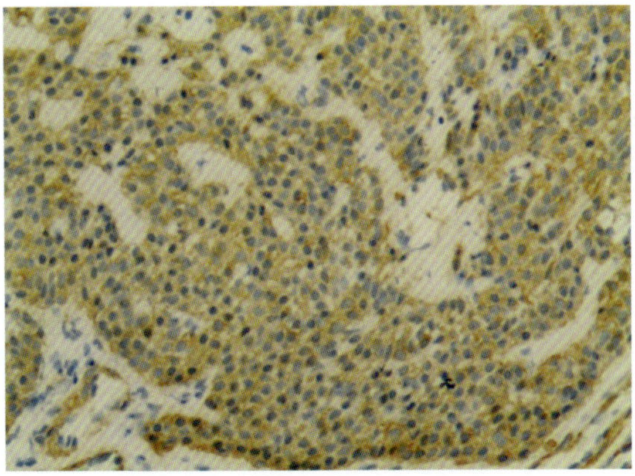

图 2-22　血管球瘤 α-SMA 阳性，免疫组化（EliVision 法×200）

4. 超微结构　血管球瘤细胞与血管内皮紧密相连，肿瘤细胞呈圆形或多边形，形态上似变异的平滑肌细胞，细胞周围有基膜，胞质内有丰富的肌微丝、梭形致密体，胞核呈圆形，有时核膜曲折凹陷，胞核中以常染色质为主。

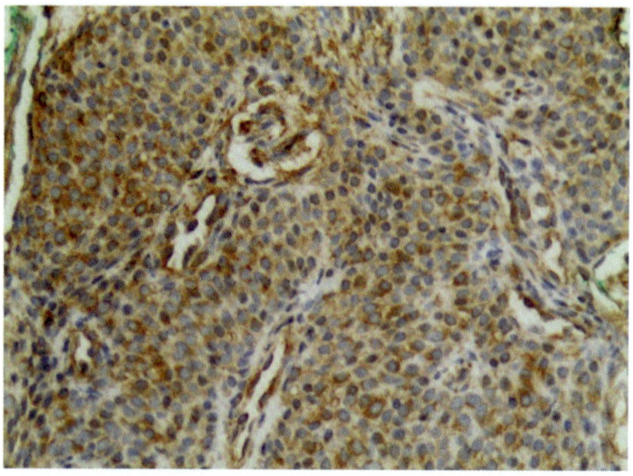

图 2-23 血管球瘤 Vimentin 阳性，免疫组化（EliVision 法×400）

三、鉴别诊断

血管球瘤与肌周皮细胞瘤同属于血管周细胞肿瘤的形态谱系，具有一定的相似性。肌周皮细胞瘤由相对一致的具有平滑肌分化的椭圆形至梭形细胞组成，且围绕在小至中等大的血管周围，呈明显的同心圆样或旋涡状排列，有些血管呈分支状，目前免疫组化水平无法区分这两种肿瘤，鉴别诊断还是要依赖病理组织形态学的表现，极少数分化方向不明显或分化稍差的病例，难以鉴别。

当血管球瘤出现类似于血管外皮瘤样的分支或鹿角状血管时，要与鼻腔鼻窦血管外皮瘤样肿瘤鉴别。鼻腔鼻窦血管外皮瘤样肿瘤好发年龄是60—70岁的老年人，多位于鼻腔内，临床上表现为鼻塞、鼻衄，息肉样肿块；镜下见瘤细胞由短梭形、卵圆形细胞组成，呈条束状、席纹状、栅栏状排列，肿瘤内血管丰富，主要为毛细血管型小血管；免疫组化表达α-SMA、MSA、Vimentin。

当血管球瘤血管扩张明显，呈球血管瘤亚型时，需要和海绵状血管瘤鉴别。海绵状血管瘤是血管瘤中比较常见的一型，几乎可发生于身体的任何部位，在内脏中以肝多见；镜下由扩张的、不规则的大血管构成，血管间有胞质稀少的纤维组织分隔，病程较长者可见机化性血栓、继发性营养不良性钙化。免疫组化血管球瘤细胞表达SMA等肌源性标志物，有助于鉴别。

当鼻腔鼻窦血管球瘤血管结构不明显，由弥漫成片的小圆细胞组成时，需与鼻腔其他恶性肿瘤进行鉴别诊断（表2-3B）。

表 2-3B 鼻腔鼻窦血管球瘤与恶性肿瘤的鉴别诊断

主要肿瘤	好发年龄	影像学检查	脑神经侵犯	组织学特点	脉管浸润	坏死	免疫表型特点
血管球瘤	20—40岁	可有溶骨性缺损	无	肿瘤组织由不同比例的瘤细胞、血管结构和平滑肌细胞组成；瘤细胞一般较小，呈圆形，大小均匀一致，少数呈梭形似平滑肌细胞，胞质嗜双色，部分透亮	无	无	瘤细胞表达α-SMA、MSA、calponin、Vimentin及Ⅳ型胶原，偶可表达CD34
鼻腔未分化癌	55—60岁	显著的破坏或扩散	常见	癌细胞呈片状、巢状排列，异型性明显，核分裂多见	显著	显著	AE1/AE3阳性，EMA、NSE部分阳性
结外NK/T细胞淋巴瘤，鼻型	50—60岁	早期变化非特异性，后期有中线破坏	有时	异型细胞弥漫浸润，细胞小到大，多形性，细胞核不规则、折叠、有核沟，核分裂象易见	显著	显著	表达部分T细胞分化抗原，表达NK细胞抗原：CD56等，表达细胞毒颗粒相关抗原：TIA-1、粒酶B和穿孔素等

（续　表）

主要肿瘤	好发年龄	影像学检查	脑神经侵犯	组织学特点	脉管浸润	坏死	免疫表型特点
嗅神经母细胞瘤	50—60 岁	哑铃形筛板肿块	有时	具有神经上皮瘤和神经母细胞瘤的特征，混合存在，多数肿瘤细胞大小形态一致，呈小圆形或小梭形，胞质稀少，核膜不清。可见 Homer-Wright 假菊形团或 Flexner-Wintersteiner 型真菊形	偶尔	偶尔	神经内分泌标记物阳性，包括 NSE、CgA、Syn、S100 阳性。CK、LCA、HMB45、desmin、Vimentin 通常阴性
恶性黑色素	40—70 岁	中央破坏性肿块	不常见	由束状、巢状、片状瘤细胞构成，细胞形态多样，多边形、上皮样、卵圆形、胖梭形等，核仁明显，可有色素	罕见	局限	Vimentin、S100、HMB45、Melan-A、MiTF 阳性
胚胎性横纹肌肉瘤	多发生在 10 岁以下	浸润性或破坏性肿块	不常见	瘤细胞形态多种多样，可见骨骼肌胚胎发育过程中各个阶段的细胞，呈星形、小圆形、蝌蚪状、带状、网球拍样、大圆形等各种形态	罕见	局限	表达 desmin、myoglobin、MSA、MyoD1、myogenin、WT1，偶可表达 CK、S100、SMA、NSE
尤因肉瘤/PNET	儿童及青少年	浸润性肿块伴骨质破坏	有时	由分叶状或片状的小圆细胞组成，瘤细胞相对一致，可见菊形团	罕见	常见	表达 CD99，不表达肌细胞标记物

四、诊断思路

1. 概述　血管周细胞是一种沿着毛细血管和小血管分布的平滑肌样细胞，包括周皮细胞和血管球细胞，周皮细胞位于内皮细胞和基膜之间，血管球细胞位于小球状动静脉吻合的苏-澳吻合管壁周围，是一种变异的平滑肌细胞，分布于全身各处，以甲床、指（趾）侧面和手掌处多见。血管球细胞对温度敏感，通过调节小动脉的血流量来调节体温。血管球瘤（glomus tumor，GT）是来自血管球细胞的一种少见的血管周细胞肿瘤，1812 年由 Wood 首先报道，曾称之为“痛性皮下结节”，1924 年由 Masson 正式命名为血管球瘤。

血管球瘤好发于青中年，手指、足趾甲床下多见，鼻腔鼻窦罕见，是一种良性的血管周细胞肿瘤。鼻腔鼻窦血管球瘤组织学类型同其他部位的血管球瘤一致，其中以固有球瘤亚型最常见。局部切除多可治愈，10％的病例发生局部复发，特别是切除不干净时。

2. 临床诊断思路　因鼻腔鼻窦血管球瘤发生率极低，且临床症状无特异性，外观类似鼻息肉，临床诊断往往为鼻息肉，通常是术后送病理检查后才明确诊断为血管球瘤，故极易漏诊或误诊。因此，临床上遇到青中年患者，鼻腔新生物外观类似鼻息肉者，或者鼻黏膜异常增生肥厚，触之易出血，都要想到血管球瘤的可能，术后标本一定要行病理检查。另外还要与鼻腔血管瘤、血管纤维瘤、副节瘤以及一些鼻腔鼻窦恶性肿瘤鉴别，术前完善相关影像学检查，包括鼻部 X 线摄片和 CT 冠状位扫描，了解病变范围，以便手术彻底切除肿瘤。但鼻腔鼻窦血管球瘤影像学上会表现为浸润性生长，有骨质破坏，易误诊为恶性肿瘤，特别是当肿瘤延伸至前颅窝底时容易诊断为脑肿瘤。

3. 病理诊断思路　鼻腔鼻窦血管球瘤是一种少见的软组织肿瘤，当发现有小圆细胞或卵圆形细胞围绕血管分布时，应要想到有血管球瘤的可能，通过免疫组化可帮助确诊。三种经典的形态中，固有球瘤亚型与类癌、副节瘤有一定相似之处，要考虑到这些肿瘤的鉴别诊断，但神经内分泌肿瘤显示神经内分泌分化的特征性生长方式，包括器官样、小梁状、岛状、栅栏状、带状、菊形团状排列，瘤细胞具有一致性特点，圆形、卵圆形或短梭形，胞质稀少，核仁不明显。免疫组化能很好地区别，神经内分泌肿瘤表达神经内分泌标记，如CD56、CgA、Syn等阳性表达。还值得注意的是，部分血管球瘤的病例瘤细胞胞质比较丰富，呈嗜酸性，细胞核深染，这属于嗜酸细胞性血管球瘤。有的病例肿瘤间质黏液样变明显，伴有水肿，会影响到正确的判断。还有一些肿瘤细胞核因退变而具有明显的变异，但未见核分裂或坏死，属于奇异性血管球瘤，类似于陈旧性神经鞘瘤或奇异性平滑肌瘤，不要误诊为恶性血管球瘤。恶性血管球瘤的诊断标准是：核有明显异型性，并可见核分裂，特别是可见非典型性核分裂。

（李　青　曹智新　林晓燕）

参考文献

[1] 付万垒，郭乔楠. 血管球瘤10例临床病理分析[J]. 局解手术学杂志，2017，26(12)：877-881.

[2] Tripodi SA，Rocca BJ，Mourmouras V，et al. Benjgn glomus tumor of the urinary bladder [J]. Arch Pathol Lab Med，2013，137(7)：1005-1008.

[3] Rashid Ali MR，Kannan KK. Endobronchial glomus tumor [J]. J Bron-chology Interv Plu-monol，2015，22(1)：66-68.

[4] DagurG，Warren K，Miao Y，et al. Unusual glomus tumor of the penis[J]. Cur Urol，2016，9(3)：113-118.

[5] 吴建，孙爱华. 鼻腔鼻窦血管球瘤与恶性血管球瘤[J]. 国外医学耳鼻咽喉科学分册，2001，25(2)：86-87.

[6] 王坚，朱雄增. 软组织肿瘤病理学[M]. 北京：人民卫生出版社，2017.

[7] 巩丽，李艳红，张伟，等. 鼻腔血管球瘤临床病理观察[J]. 诊断病理学杂志，2005，5(12)：368-372.

第四节　嗅神经母细胞瘤

一、临床特征

嗅神经母细胞瘤(olfactory neuroblastoma)可能起源于嗅上皮基底细胞，约占鼻腔肿瘤的5%，有11－20岁(平均15岁)和50－60岁(平均55岁)两个发病高峰，男性发病率稍高于女性。常见于鼻腔顶部、上壁及侧壁。临床表现首发症状常为鼻腔阻塞和无痛性鼻出血；嗅觉丧失、突眼、视力障碍、复视、面颊肿胀和颅内压增高等症状多属晚期表现。目前多数学者提倡该病以手术为主的综合治疗，术前放疗加(或不加)化疗后再手术者可明显提高肿瘤的完整切除率，5年生存率为81%，10年生存率为54.5%。

二、病理特征

1. 肉眼观察　肿瘤呈灰红色、息肉样，质软，较脆。

2. 显微镜检查　在正常情况下，人的胚胎嗅神经上皮从鼻腔的顶部延伸到鼻中隔的中部，并分布于上鼻甲的表面，但到了成年人时，上述区域的大部分胚胎嗅神经上皮就被呼吸上皮取代。可概括为如下特征：①肿瘤位于黏膜下层（图 2-24），肿瘤细胞排成近圆形或椭圆形的小叶状上皮团巢结构（瘤细胞巢的周围可见 S-100 阳性的支持细胞），细胞巢之间有松散排列的肿瘤细胞，少数呈弥漫性生长（图 2-25）。②上皮团巢周围被增生的血管襻网状环绕分隔，血管襻增生明显时，局部可呈血管瘤样结构（图 2-26）。③瘤细胞小圆或小梭形，细胞边界不清，胞质稀少、粉红或透明，核染色质粗到细不等，散在分布，核仁不明显，常缺乏异型性核、核分裂和坏死。但在恶性程度较高的肿瘤中可出现伴有明显核仁的异型核，较多的核分裂象和坏死。④30％的病例存在多少不一、典型及不典型的 Homer-Wright（假菊形团：中心为胶质原纤维积聚，周围的细胞呈环状排列）或 Flexner 菊形团（真菊形团：见于 5％的病例，中心为空腔）（图 2-27）。⑤分化好的区域可见疏松的嗜酸性神经纤维网状背景或神经纤维网构成的大小不一的灶状无细胞区，如果出现神经元则具有诊断价值。⑥部分区域可见无明确基底膜的腺样分化及鳞状上皮样分化，有些病例可见肿瘤与黏膜被覆上皮相移行。⑦当肿瘤分化较低时，可以低分化癌巢的形式出现，间质较致密。

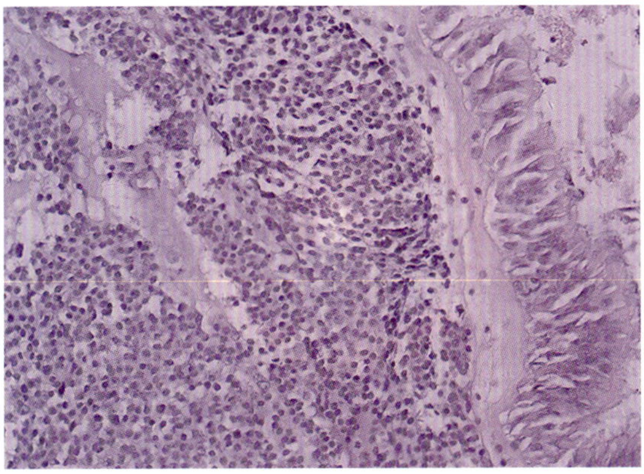

图 2-24　嗅神经母细胞瘤，肿瘤位于嗅神经上皮下，排成近圆形或椭圆形的小叶状上皮团巢结构（HE×200）

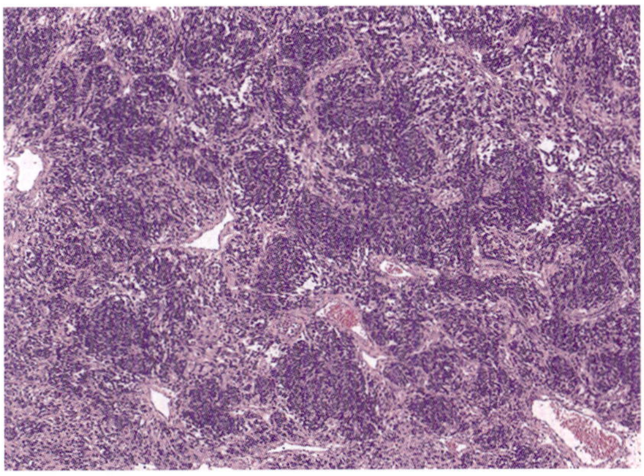

图 2-25　嗅神经母细胞瘤，肿瘤细胞巢之间有松散排列的肿瘤细胞，部分呈弥漫性生长（HE×100）

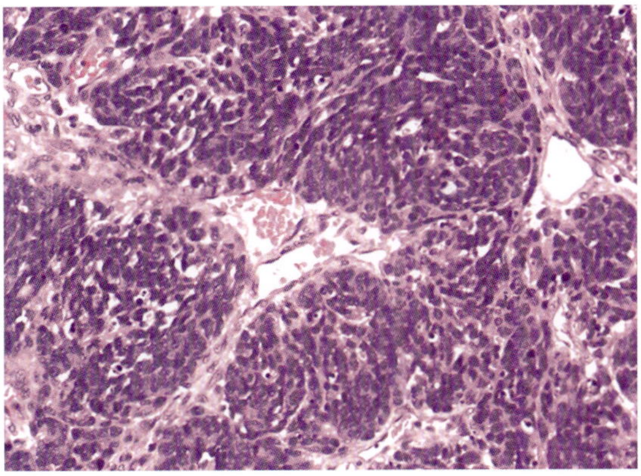

图 2-26　嗅神经母细胞瘤，显示上皮团巢周围被增生的血管襻网状环绕分隔，血管襻增生明显时，局部可呈血管瘤样结构（HE×400）

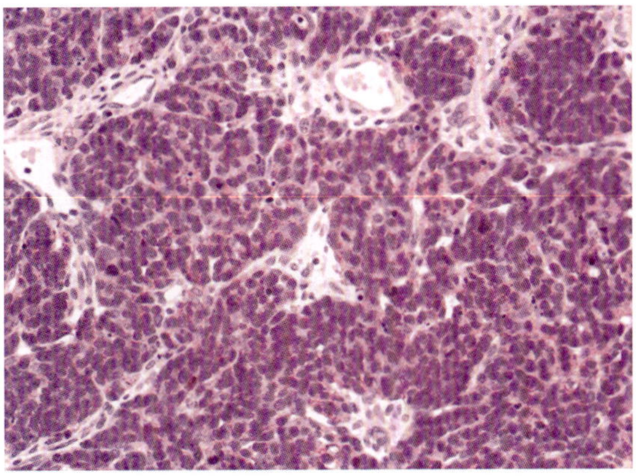

图 2-27　嗅神经母细胞瘤，瘤细胞围绕血管形成不典型菊形团样结构（HE×400）

根据细胞分化程度，该肿瘤分为4级，Ⅰ级分化最好，有小叶结构，细胞形态一致，胞核小而圆，Homer-Wright型菊形团常见；Ⅳ级分化最差，瘤细胞间变明显，组织坏死常见，核分裂象增多并见病理性核分裂象；Ⅱ级和Ⅲ级介于上述两者之间。嗅神经母细胞瘤分级对照见表2-4A。

表 2-4A　嗅神经母细胞瘤组织学分级

	Ⅰ级	Ⅱ级	Ⅲ级	Ⅳ级
结构	小叶状	小叶状	可小叶状	可小叶状
异型性	无-轻度	轻	明显	显著
神经原纤维基质	明显	有	可有	无
菊形团	有	有	可有	可有
核分裂	无	有	较多	多见
坏死	无	无	有	明显
腺体	有	可有	可有	可有
钙化	不同程度	不同程度	无	无

3. *免疫表型*　常采用多种抗体联合标记，神经元烯醇化酶（NSE）阳性是本瘤的主要特征（图2-28），瘤巢周围的支持细胞S-100蛋白阳性，NF阳性物存在于胞质内或胞质突起处，而GFAP、CD99均为阴性。

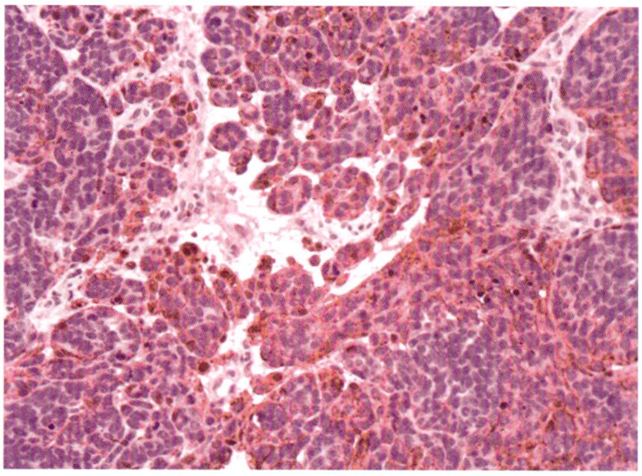

图 2-28　嗅神经母细胞瘤，肿瘤细胞NSE免疫组化标记呈阳性表达（SP法×400）

三、鉴别诊断

嗅神经母细胞瘤的鉴别诊断很重要，发生在鼻腔及鼻窦的小圆形细胞恶性肿瘤种类繁多，治疗各异，以下是鼻腔及鼻窦常发生的几种恶性肿瘤，需注意其形态学和免疫组化标记的鉴别诊断（表2-4B，表2-4C）。

表 2-4B　鼻腔鼻窦常见小圆形细胞恶性肿瘤的形态学鉴别诊断

主要肿瘤	年龄及部位	大体特点	镜下特点
嗅神经母细胞瘤	10－20岁及50－60岁为发病高峰，好原发于鼻腔顶筛板区	血管丰富的息肉样肿物，有光泽，被覆黏膜，质软	肿瘤位于黏膜下层，分叶状或巢状，境界清楚，间隔以丰富的血管纤维间质。肿瘤细胞形态一致，小圆形核，胞质稀少，核染色质粗到细不等，核仁不明显，常缺乏异型性核、核分裂和坏死。可见Homer-Wright型菊形团及原纤维背景

（续 表）

主要肿瘤	年龄及部位	大体特点	镜下特点
小细胞癌	发病年龄 26—77 岁，无性别差异。好原发于上鼻腔和后鼻腔	肿瘤呈白—褐色、质软、易碎	肿瘤呈巢状、小梁状、周围栅栏状和玫瑰花结状生长。瘤细胞边界不清，核圆形、卵圆形或梭形，核染色质呈细颗粒状，核仁缺乏或不明显，核切迹常见，核分裂数高
神经母细胞瘤	＜10 岁儿童。好发于肾上腺髓质和肾上腺外交感神经节，鼻腔内少见	实性包块，呈浸润性生长。常包绕下腔静脉、腹主动脉及分支和肾脏等重要结构	肿瘤细胞为蓝染的小圆形细胞，菊花形排列，肿瘤细胞围绕神经毡呈菊花形排列
ES/PNET	儿童和年轻成年人，发病高峰为 20—30 岁。好发于上颌窦及鼻前庭	肿瘤灰白色，有光泽，常有溃疡。比发生于其他部位的肿瘤要小得多	肿瘤由密集分布、形态一致小到中等的圆形细胞组成。细胞核浆比高，染色质细腻。较多核分裂，凝固性坏死常见。Homer-Wright 菊形团罕见
胚胎性横纹肌肉瘤	儿童及青少年。胚胎性横纹肌肉瘤常见于鼻咽部，约占头颈横纹肌肉瘤的 80%	界限欠清，葡萄状亚型呈特征性息肉状，切面呈灰红色，质地软	疏松的黏液样基质中可见不同发育阶段的横纹肌母细胞。最原始的细胞是星状细胞，胞质浅嗜双染，核居中，椭圆形。随着细胞分化，胞质嗜酸性逐渐增强，细胞形状变长，呈"蝌蚪形""带状"
NK/T 细胞淋巴瘤	常见于成年男性。好发于鼻腔、鼻咽部	多数为溃疡性病变，面积可较大	淋巴瘤细胞弥漫浸润伴有黏膜腺体的分离和破坏。常见广泛的凝固性坏死。淋巴细胞从小到中到大。胞核核形不规则，有些则可为圆形或卵圆形。胞质淡染，量中等。可见丰富的炎症细胞浸润

表 2-4C　鼻腔鼻窦常见小圆形细胞恶性肿瘤的免疫组化鉴别诊断

	横纹肌肉瘤	恶性黑色素瘤	小细胞癌	嗅神经母细胞瘤	ES/PNET	NK/T 淋巴瘤
CK	偶尔局灶+	+/−	+	偶尔局灶+	−	−
Vimentin	+	+	−	+/−	+	+
MyoD1/Myogenin	+					
MelanA/HMB45/S100		+		支持细胞 S100+		
Syn/CgA			局灶+	+		
NSE				+		
CD99					+(非特异)	
CD56			+		+	+
CD3/CD45RO/GramB						+

四、诊断思路

1. 概述　发生在头颈部的小圆形细胞恶性肿瘤（常指一类形态学上瘤细胞体积相对较小、核深染、核质比较高的恶性肿瘤）多见于鼻腔鼻窦，包括嗅神经母细胞瘤、横纹肌肉瘤、无色素性黑色素瘤、小细胞癌、Ewing/PNET 及 NK/T 细胞淋巴瘤等。其恶性程度较高、预后较差，如鼻腔鼻窦嗅神经母细胞瘤的 5 年存活率为 60%～80%，小细胞癌的平均生存期仅有 14.5 个月，成人横纹肌肉瘤的 5 年存活率仅为 10%，无色素性恶性黑色素瘤的 5 年存活率为 17%～47%，NK/T 细胞淋巴瘤的 5 年存活率仅为 30%～50%，由于其发病部位与颜面毗邻，活检取材受限等原因，使得送检的病理标本较小，加上肿瘤间形态近似，或伴大片坏死，导致诊断与鉴别诊断很困难，而及时、准确的病理诊断又是有效治疗、提高治愈率和生存率及改善预后的重要因素。

2. 临床病理诊断思路　发生在鼻腔及鼻窦的小圆形细胞恶性肿瘤临床上都有头痛、鼻塞等非特异性症状，影像学检查可有骨质破坏，常采用活检诊断。一般来说 NK/T 淋巴瘤多见于鼻腔、嗅神经母细胞瘤多见于鼻腔顶部嗅区、神经母细胞瘤常沿着交感神经链分布，再结合发病年龄特点，有经验的临床医生可做出初步诊断，确诊要靠病理学检查。瘤细胞的排列常提示某些肿瘤，如鼻腔内的肿瘤伴有大片坏死时应想到 NK/T 淋巴瘤。免疫组化标记很重要，如何选择抗体取决于医生的经验和瘤细胞的形态及排列。基本原则是：①先分大类，一般选 CK、LCA、S-100、Syn、vimentin 和黑色素瘤标记物；②CK 阳性者可考虑神经内分泌癌、恶性黑色素瘤、未分化癌等；③CK 阴性时需考虑嗅神经母细胞瘤、肌源性肿瘤及 ES/PNET 等；④根据上述免疫组化标记结果的判断并结合其形态学特点，进一步加做 CD99（PNET 阳性）、Syn（嗅神经母细胞瘤阳性）、CD45RO 和 EBER 原位杂交（NK/T 淋巴瘤阳性）、Desmin 及 MyoD1（肌源性肿瘤阳性）等抗体，绝大多数病例可做出正确诊断。

（李　青　姚志刚　曹智新）

参考文献

[1] 李红，李扬. 嗅神经母细胞瘤 21 例临床病理分析[J]. 黑龙江医学，2004，28(4)：267-269.

[2] 陈波，倪型灏，尹文娟，等. 嗅神经母细胞瘤的临床病理分析[J]. 中国耳鼻咽喉头颈外科，2013，20(2)：84-87.

[3] 刘福川. 嗅神经母细胞瘤的临床病理分析[J]. 临床和实验医学杂志，2013，12(18)：1489-1490.

第五节　鼻咽部低级别乳头状腺癌

一、临床特征

鼻咽部低级别乳头状腺癌（low-grade nasosparyneal papillary adenocacinoma，LGNPPA）是一种罕见的低度恶性上皮性肿瘤，属于鼻咽部原发性腺癌的普通型，1988 年 Wening 等首次报道 9 例 LGNPPA，随后 2005 年 Carrizo 和 Luna 等又报道了 2 例 TTF-1 阳性而 TG 阴性的 LGNPPA，因其具有乳头状结构、毛玻璃核、砂砾体及核沟等类似甲状腺乳头状癌的形态学特点，将其命名为鼻咽部甲状腺样 LGNPPA。WHO(2017) 头颈部肿瘤分类中将鼻咽部乳头状腺癌定义为发生在鼻咽部的以乳头状结构为主的低级别腺癌，其同义词为鼻咽部甲状腺样 LGNPPA。目前文献共报道 43 例，包括英文文献报道 26 例，国内报道 17 例。其中男性 25 例，女性 18 例，男女之比约 3∶2。发病年龄 9—68 岁。好发于鼻咽的顶部、侧壁及后壁。病程长短不一，从几周到几年不等。确诊需靠内窥镜活检。临床症状以鼻塞、鼻出血及鼻咽管功能障碍多见，其次可表现为鼻咽异物感和咽痛。文献报道有近 40% 的患者伴有颅神经病变。手术是目前主要的治疗方法，完整切除者预后良好，尚未见有复发及转移的病例报道。

二、病理特征

1. 肉眼观察　肿瘤呈乳头状、息肉状或菜花状，肿瘤较小，直径 0.5～4cm（平均 2.5cm）。质软或触之有沙砾感，部分易碎。肿瘤组织无包膜或被覆部分包膜，部分呈侵袭性生长，常浸润周围组织。

2. 显微镜检查　镜下观察瘤细胞呈乳头状及腺样结构排列（图 2-29），乳头拥挤，呈纤细的树枝状分支，间质为纤维血管轴心，部分伴显著玻璃样变性。部分乳头被挤压呈腺管样结构，腺管不规则，呈囊状或管状，部分区域呈背靠背或筛状结构。瘤细胞呈单层或假复层柱状被覆于乳头的表面，排列紧密，形态一致，相对温和，细胞核呈圆形或卵圆形，核仁小而不明显，可见核沟，细胞质少，呈嗜酸性，无核分裂（图 2-30）。可见坏死，乳头的纤维血管轴心内可见沙砾体，无血管、淋巴管及神经浸润，部分病例可见到瘤细胞与鼻咽部正常被覆上皮移行。肿瘤部分区域可见与乳头结构相移行的片状梭形细胞区域以及腺管状结构（图 2-31）。此外，约 1/3 的病例见钙化。少数病例可伴有鳞化。

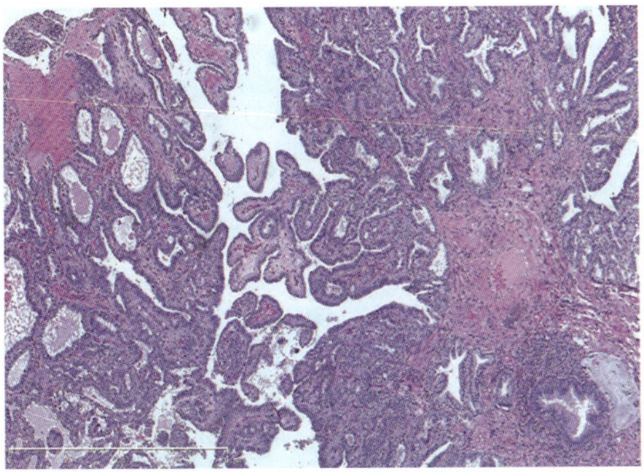

图 2-29　瘤细胞呈乳头状及腺样结构排列（HE×100）

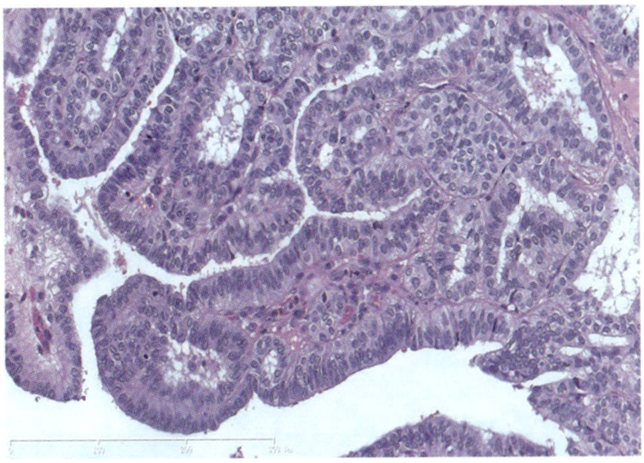

图 2-30　柱状的瘤细胞呈单层或假复层被覆于乳头的表面，排列紧密（HE×200）

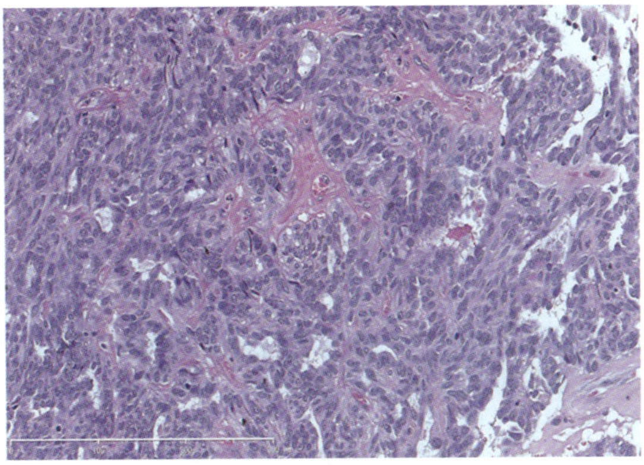

图 2-31　片状梭形细胞区域以及腺管状结构（HE×100）

3. 免疫表型　瘤细胞表达 CD147（图 2-32）、TTF-1、CK8/18（图 2-33）、CK7、CK19、EMA，Ki-67 指数＜2%（图 2-34），部分表达 CD117 及 vimentin。此外，肿瘤细胞还可表达 CKpan、CK7、CK19、EMA、vimentin，支持肿瘤起源于被覆上皮，部分病例 CD117 和 P63 呈弱阳性表达；所有病例均不表达 S-100 蛋白、CK5/6、CK20、Calponin、SMA、GFAP、desmin，提示肿瘤非肌上皮起源；绝大部分病例 TG 呈阴性，是其与甲状腺乳头状癌的鉴别诊断标记物之一。原位杂交检测 EBER 阴性。特殊染色瘤细胞胞质内可见耐淀粉酶的 PAS 染色阳性物质，部分区域管腔和胞质可见灶状黏蛋白染色阳性的物质。

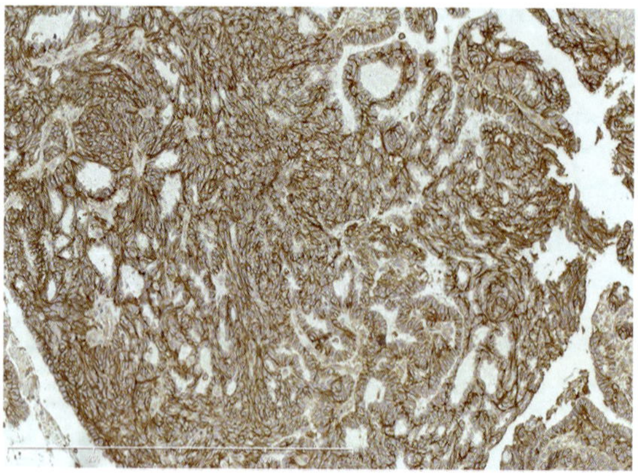

图 2-32　瘤细胞表达 CD147(EnVision×100)

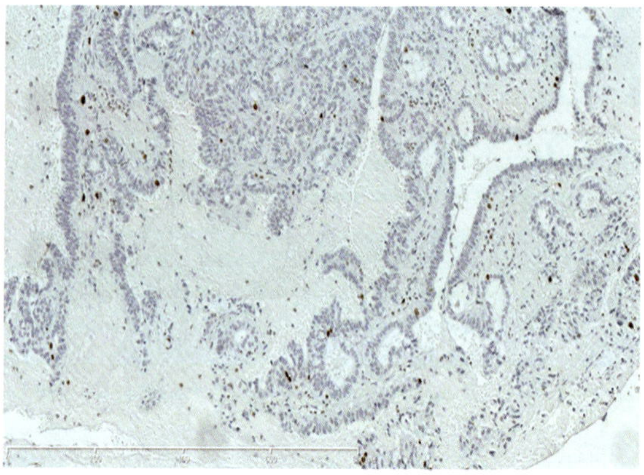

图 2-34　肿瘤组织 Ki-67 指数低(EnVision×100)

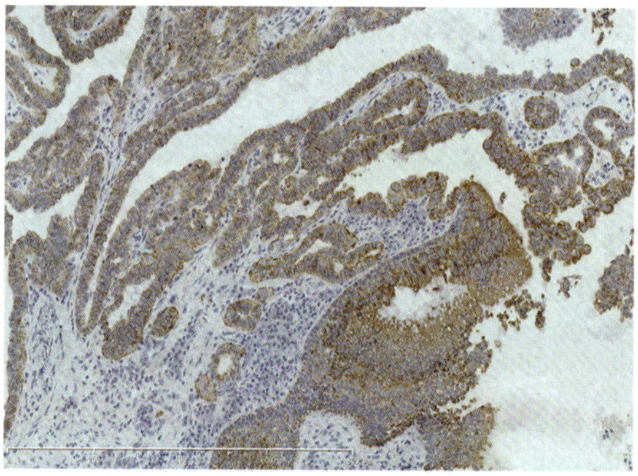

图 2-33　瘤细胞表达 CK8/18(EnVision×100)

三、鉴别诊断

由于 LGNPPA 具有惰性的生物学行为和良好的预后，其与转移性乳头状癌等恶性肿瘤的鉴别诊断尤显重要。正确的诊断 LGNPPA 可以避免临床过度治疗，提高患者生存质量。无论是鼻咽部原发性乳头状肿瘤还是转移性腺癌均易与 LGNPPA 相混淆，其他肿瘤如双相性滑膜肉瘤以及鳃囊分化性肿瘤也需鉴别，而以转移性腺癌最为重要（表 2-5）。

表 2-5　LGNPPA 的鉴别诊断

主要肿瘤	临床特征	大体形态	镜下形态	免疫表型
LGNPPA	发病年龄 9—68 岁，平均 31.6 岁，男女比 3∶2。鼻塞是最常见症状。好发于鼻咽的顶部、侧壁及后壁	呈乳头状、息肉状或菜花状，平均直径 2.5cm	瘤细胞呈乳头状及腺样结构排列，核仁不明显，可见坏死及沙砾体，无血管、淋巴及神经浸润。可见癌与正常上皮之间的过渡	TTF-1、CK、CK7、CK19、EMA 阳性，部分表达 CD117 及 vimentin，CD15、TG、S100、CK5/6、CK20、Calponin、SMA、GFAP、desmin 阴性，Ki-67＜2%。可有 BRAF 基因突变

（续　表）

主要肿瘤	临床特征	大体形态	镜下形态	免疫表型
转移性甲状腺乳头状癌	多见于儿童和青少年，50%～80%患者年龄在40岁以下，女性多见，男女比例为1∶2～3。超声检查常在甲状腺部位发现原发灶	肿瘤灰白质实，较大者常为囊性。易发生淋巴结转移及血行转移	肿瘤细胞排列成乳头结构，乳头具有纤维血管轴心，复杂分支，排列方向无序，排列紧密时会呈现实体样或条索状；乳头的间质常有水肿或玻璃样变性；细胞学方面有特征性的细胞核的表现：①磨玻璃状（透明）核；②核内假包涵体；③核沟	TG、TTF-1、CD15、CK、Napsin-A、Galectin-3、CK19呈阳性表达，TPO阴性。无BRAF基因突变
转移性肺乳头状腺癌	较少见，发病年龄较大，平均年龄64.5岁，男性较女性多。影像学可见肺内占位性肿块	肿瘤为外生型，呈乳头状、结节状或菜花样生长，质软或有沙砾感，大小从数毫米至4 cm（平均2.5 cm）。肿瘤组织无包膜，并且浸润周围组织	癌组织由高柱状或立方状上皮细胞形成较大的乳头状腺管构成。乳头结构含纤维血管轴心，可再分支，乳头表面被覆的细胞异型性显著，细胞核较大成泡状，核仁明显	TTF-1、CK、CK7、EMA、E-cadherin、β-catenin阳性，CK20、CD117、vimentin阴性
双相型滑膜肉瘤	可发生于任何部位软组织。好发于青壮年，男女之比约3∶2	肿瘤大小不等，多数大于5cm，常无完整包膜，质地软硬不一，有时因胶原纤维较多而较硬。可有钙化、坏死出血及囊腔形成	上皮样细胞排列成腺样、囊状，周围与梭形细胞移行，无基底膜，有的上皮细胞衬覆于乳头结构表面，间质为梭形细胞。可伴上皮鳞化，间质可见钙化、骨化、黏液分化	CK、EMA、CK19、BCL2、CD99阳性表达，梭形细胞vimentin阳性，上皮成分部分阳性，TTF-1、CD34阴性
乳头状肠型腺癌	主要发生在鼻腔或鼻窦，可延伸至鼻咽部，与暴露于木材粉尘等相关职业有关。发病年龄12－86岁，平均年龄58岁	外生性的、不规则的粉红色或白色肿块突出于鼻腔或鼻窦黏膜。肿块表面常坏死、变脆，某些肿瘤外观还可呈黏液状	乳头状肠型腺癌被覆高柱状杯状细胞和潘氏细胞，可见乳头状、腺管状、实性片状结构，乳头中还可见分泌生长激素抑制素、胃泌素的散在内分泌细胞，并见充满黏液及扩张的腺腔，形成黏液湖，细胞异型性大，核分裂象易见，可伴局灶坏死	CK、EMA、CK20、CDX2和MUC2呈阳性表达，CK7不同程度阳性。TTF-1阴性

（续　表）

主要肿瘤	临床特征	大体形态	镜下形态	免疫表型
鼻咽部多形性腺癌	发病年龄16—94岁，平均59岁，男女之比约1∶2。约60%发生于腭部	通常实性、界限清楚无包膜，黄褐色分叶状结节，最大直径数厘米，平均2.2cm	细胞形态一致，组织结构多样性。瘤细胞由肿瘤性肌上皮细胞和导管腺上皮细胞构成，细胞较小，圆形或梭形，胞质微嗜酸，核深染。细胞可排列成小叶、条索、乳头或小导管样结构	CK、vimentin、S-100、EMA、CEA、SMA、GFAP不同程度阳性。TTF-1阴性

四、诊断思路

1. 临床诊断思路　要正确诊断LGNPPA，需对发生在鼻咽部的原发性腺癌（nasopharyngeal adenocacinoma，NAC）有所了解。尽管地区、收集例数以及种族等因素影响NAC的发病率，但文献中几个大样本的统计结果显示，NAC占鼻咽部肿瘤的1%左右，发病年龄范围是46—50岁。男女发病率报道不一，多数报道以男性多发。2005年WHO鼻咽部肿瘤分类中将鼻咽部的恶性上皮性肿瘤分为鼻咽癌、鼻咽部乳头状腺癌和涎腺型癌三类，随后有人将NAC进一步分为普通型（又分为低度恶性和高度恶性）和涎腺型（包括腺样囊性癌、黏液表皮样癌等）两型，其中鼻咽部LGNPPA为低度恶性普通型原发性NAC的特殊类型。在临床上，鼻咽癌极易发生颈部淋巴结转移，预后较差；涎腺型原发性NAC的预后与临床分期、组织学分级和肿瘤切除范围密切相关，总体预后较差；而普通型原发性NAC仅以局部浸润为主，淋巴结转移相对较少，尤其是LGNPPA，手术完整切除后，尚未见有复发及转移的病例报道。因此应引起临床病理医生的高度关注。LGNPPA很罕见，临床和病理医生对其都缺乏足够的认识，确诊需靠病理检查。

LGNPPA具有惰性的生物学行为，手术完整切除可治愈，无潜在转移性，预后良好。文献报道的43例中，获随访者40例，失访3例，随访时间最短者1个月，最长达15年，均未见复发及转移。文献报道，对于体积较小者可用内窥镜切除术治疗，较大且无法完全切除者，行辅助放疗可预防复发。因目前报道的LGNPPA病例数有限，有必要收集更多的病例并进行长期随访，以进一步观察其生物学行为。

2. 病理诊断思路　多数文献认为，LGNPPA的组织学诊断并不困难，根据肿瘤大体特征和镜下改变以及免疫组化染色特征即可确诊。有关文献系统总结了LGNPPA的诊断要点，包括：①肿瘤无包膜，呈乳头状和腺样生长或伴梭形细胞区域；②乳头状结构复杂，伴有分支和透明样变的纤维血管轴心；③腺样结构复杂，腺体背靠背和筛状结构；④细胞从假复层柱状至立方细胞表现各异；⑤核圆形至卵圆形，染色质呈空泡至透明状，核仁模糊，胞质嗜酸性；⑥核形态学温和，无明显异型性及核分裂，坏死及沙砾体少见；⑦取样充分的标本中可见正常鼻咽表面上皮的衍化；⑧免疫组化标记CK和EMA弥漫阳性，S-100蛋白或GFAP阴性，部分病例TTF-1阳性，TG阴性。

需要指出的是，有一部分病例因其TTF-1和CK7、CK19呈弥漫强阳性表达，有的学者根据免疫组化和相关的乳头状结构、沙砾体、核重叠、透明染色质等组织学特征，将其命名为“鼻咽部甲状腺样低级别乳头状腺癌”。尽管 LGNPPA 肿瘤细胞表达 TTF-1，但与甲状腺无关。有作者认为 LGNPPA 可能起源于移位的甲状腺组织，但肿瘤细胞不表达甲状腺球蛋白，且病变周围并未见移位的甲状腺组织。也有学者认为，影响 TTF-1/NKX2-1 的基因重排或基因不稳定及重新编码等也可能会引起 TTF-1/NKX2-1 失去调节，导致肿瘤细胞表达 TTF-1，但也缺乏足够的证据。鼻咽部恶性肿瘤大部分都是上皮来源的伴/不伴角化的鳞状细胞癌，并与 EB 病毒相关，因此多位学者运用原位杂交和 PCR 方法对 LGNPPA 肿瘤细胞中的 EB 病毒（Epstein-Barr virus，EBV）进行检测，结果均未发现 EBV 感染证据，且应用 PCR 法检测肿瘤细胞的人乳头状瘤病毒（human papillomavirus，HPV），结果也为阴性。推测 LGNPPA 的发生可能与 EBV、HPV 感染无关。尽管 LGNPPA 的组织学和免疫表型与甲状腺乳头状癌和肺的腺癌相似，目前从分子层面和基因水平上均提示 LGNPPA 与甲状腺乳头状癌、肺的乳头状腺癌无相关性。

（李　青　王强修　徐　滨）

参 考 文 献

[1] Adel K. EI-Naggar，John K. C. Chan，Jennifer R. Grandis，et al. WHO Classification of Head and Neck Tumours [M]. 4th ed. IARC: Lyon，2017.

[2] Li M，Wei J，Yao X，et al. Clinicopathological Features of Low-Grade Thyroid-like Nasopharyngeal Papillary Adenocarcinoma[J]. Cancer Res Treat，2017，49(1)：213-218.

[3] 韩庶勇，杨飞，袁传涛. 鼻咽部低级别乳头状腺癌 1 例临床病理学观察[J]. 临床与实验病理学杂志，2013，29(3)：328-330.

[4] 李金范，叶钦，洪波，等. 鼻咽部低度恶性甲状腺样乳头状腺癌一例[J]. 中华病理学杂志，2011，40(9)：638-639.

[5] 张冬梅，魏建国，王强. 鼻咽部低级别甲状腺样乳头状腺癌 1 例并文献复习[J]. 临床与实验病理学杂志，2017，33(9)：1028-1030.

[6] Horino T，Ichii O，Hamada Ode K，et al. Thyroid-like low-grade nasopharyngeal papillary adenocarcinoma: A case report[J]. Molecular and Clinical Oncology，2016，6(5)：693-696.

[7] 吕蓓蓓，徐嘉雯，李加美，等. 鼻咽部低度恶性乳头状腺癌[J]. 临床与病理杂志，2018，38(4)：862-865.

第六节　鼻咽脊索瘤

一、临床特征

脊索瘤（chordoma）是再现脊索发育过程的低度恶性骨肿瘤，发病率约为 0.08/10 万，占原发性骨肿瘤的 1%～4%，男性发生较多，男女性别比 1.8∶1。可发生于任何年龄，但儿童较少发生，多数见于 30 岁以后，发病高峰年龄 50—60 岁。值得注意的是，最近文献报道了近 20 例发生在儿童的低分化脊索瘤，多数见于斜坡，影像学检查肿瘤组织侵犯骨质。主要发生在中轴骨附近，以骶尾部最多见，占 50%～60%，其次为颅底，占 25%～35%，发生于颈椎者占 10%，腰椎占 5%，仅少数可累及鼻咽部。鼻咽部脊索瘤患者临床表现缺乏有特异性，一般症状为头痛、鼻塞。检查可见鼻腔息肉样肿块，灰白色及灰红色，半透明。影像学检查常可见颅底浸润性融骨性骨质破坏，病变圆形或卵圆形，CT 平扫见混杂低密度块影，增强后显示不均匀蜂房样、颗粒样强化。MRI 示不规则团块，T_1W1均匀低信号或混杂信号，T_2W1高信号。由于肿瘤发展缓慢，临床症状轻，患者就诊时间较晚，有8%～43%的患者发生转移，多转移至肺、骨、淋巴结、软组织、肝脏、皮肤等。其中发生在儿童的低分化脊索瘤预后很差，多数病例诊断后数月死亡。治疗主要以手术切除为首选，可以在术前或术后辅以局部放疗。手术切除彻底程度是影响患者预后的重要因素。

二、病理特征

1. 肉眼观察　鼻咽脊索瘤一般呈息肉样，少数可呈多结节肿块样，大小差别较大，可为1～10cm，多数直径2～5cm。表面较光滑，质地软，灰褐色，切面胶冻样，可有出血坏死及钙化。有些肿瘤切面见点状软骨样区，质地稍硬。

2. 显微镜检查　肿瘤由纤维组织分隔成小叶状结构（图2-35），富于黏液性间质，肿瘤细胞呈片状、条索状或散在分布于黏液性间质中（图2-36，图2-37），瘤细胞具有轻度到中度异型性（图2-38），胞质淡染空泡状，或嗜酸性无空泡，核分裂较少见。根据肿瘤组织结构的不同特点，可分为经典型、软骨样型和去分化型等组织学类型（表2-6A）。低分化脊索瘤往往缺乏脊索瘤的典型组织形态，肿瘤细胞片状分布，瘤细胞呈卵圆形或梭形，细胞核呈空泡状，核仁明显。

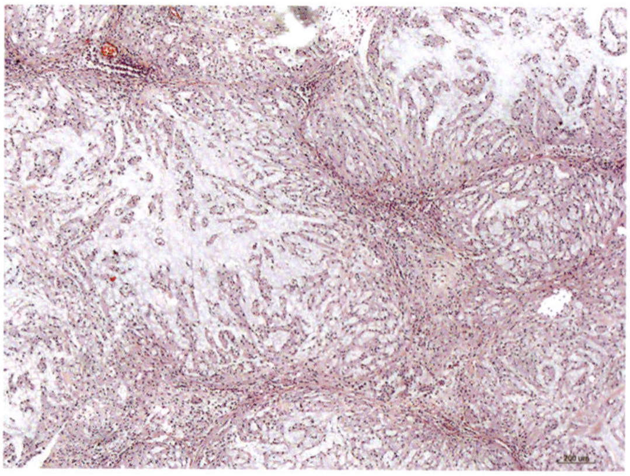

图2-35　脊索瘤，肿瘤由纤维组织分隔呈分叶状（HE×40）

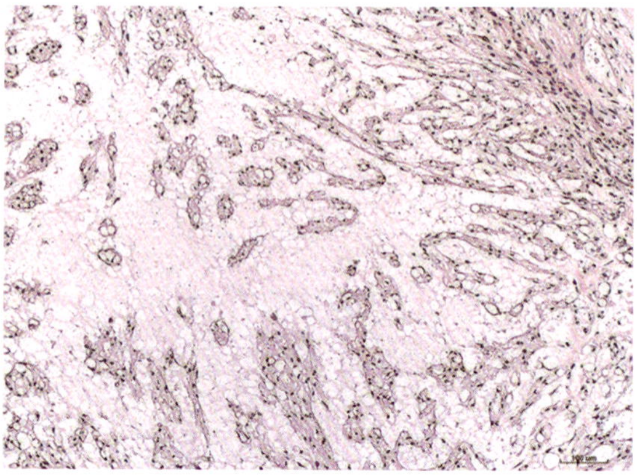

图2-36　脊索瘤，肿瘤富于黏液间质，肿瘤细胞巢状、条索状分布（HE×100）

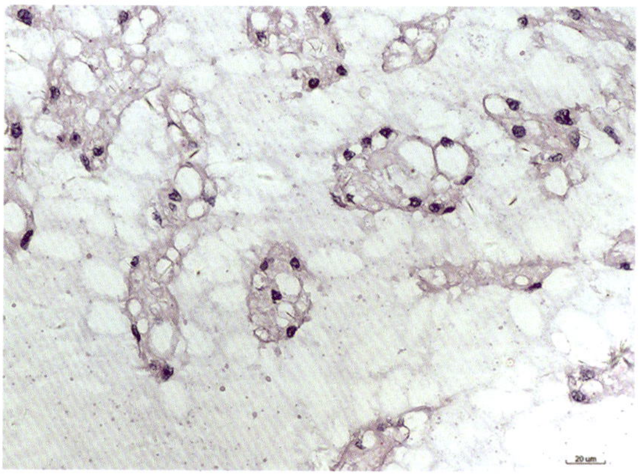

图2-37　脊索瘤，肿瘤细胞胞质空泡状（HE×200）

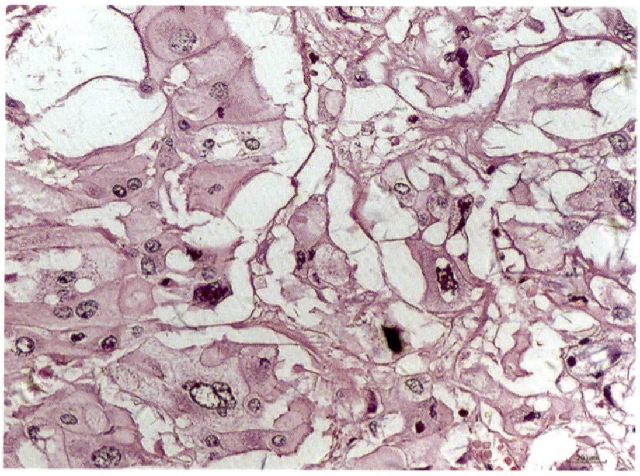

图2-38　脊索瘤，肿瘤细胞有轻-中度异型性（HE×400）

表 2-6A 脊索瘤的组织学分型

组织学分型	一般特点	主要特点
经典型	分叶状，富于黏液间质。卵圆形肿瘤细胞胞质内见大小不一的空泡，星形细胞胞质嗜酸，无空泡，可见嗜酸性胞质中具有网状空泡的中间型细胞，核分裂少见	黏液性间质中的液滴样细胞
软骨样型	具有经典型结构，出现丰富的软骨样区，病程长，预后较好	丰富的软骨区和钙化
去分化型	可有经典型或软骨样型的结构，出现高级别肉瘤样结构，常为梭形细胞肉瘤，也可为骨肉瘤样、平滑肌肉瘤样、恶性神经鞘膜瘤样，出现核内包涵体、双核、多核瘤细胞	伴有高级别肉瘤成分

3. *免疫表型* 经典型脊索瘤肿瘤细胞表达 vimentin（图 2-39）、S-100 蛋白、EMA（图 2-40）、CKpan（图 2-41）、CK8、CK19 阳性（图 2-42），而 CK7、CK20、GFAP 及 CD3 等呈阴性。软骨样型肿瘤细胞可失去上皮性表达，也可部分区域表达上皮标志物。去分化肿瘤表达 vimentin、S-100 蛋白、EMA、CEA、CKpan，不表达 TTF-1、CD34、CD10 及 GFAP 等。低分化脊索瘤免疫标记 INI1 表达缺失，Ki-67 很高，同时表达 brachyury。原位杂交显示 INI1 基因缺失。

三、鉴别诊断

鼻咽部脊索瘤组织学形态具有特征，但仍需要与具有类似结构的骨外黏液性软骨肉瘤、骨化性纤维黏液肿瘤、黏液性脂肪肉瘤、胚胎性横纹肌肉瘤和转移性黏液癌鉴别（表 2-6B）。

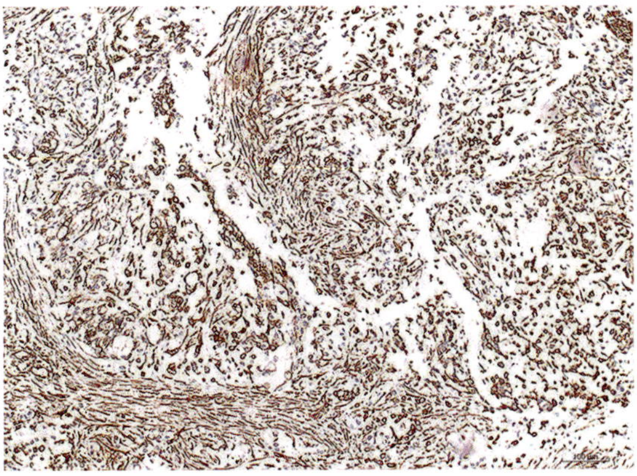

图 2-39 脊索瘤，示肿瘤细胞 vimentin 阳性表达（EliVision 法 ×40）

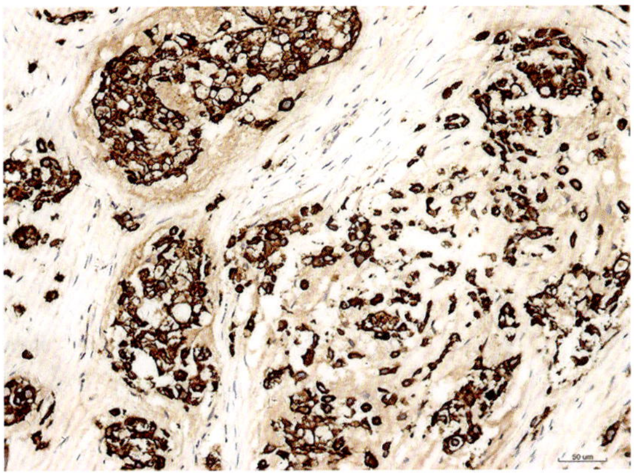

图 2-40 脊索瘤，示肿瘤细胞 EMA 阳性表达（EliVision 法 ×400）

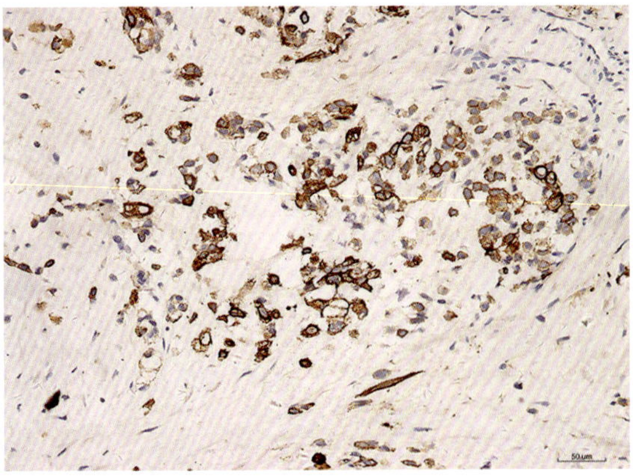

图 2-41 脊索瘤，示肿瘤细胞 CKpan 阳性表达（EliVision 法 ×400）

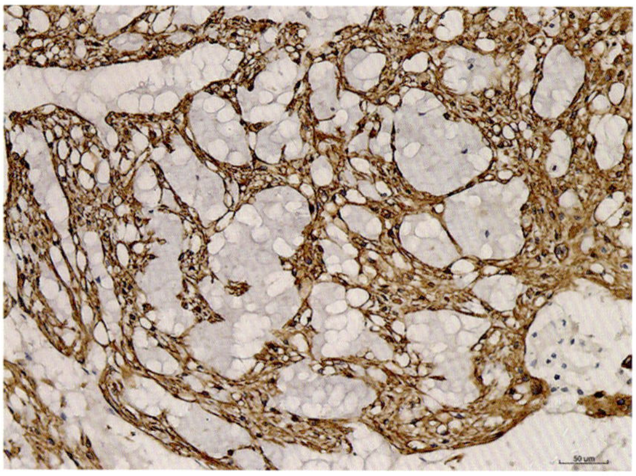

图 2-42 **脊索瘤，示肿瘤细胞 CK19 表达阳性（EliVision 法×200）**

表 2-6B **鼻咽脊索瘤的鉴别诊断**

主要肿瘤	临床特点	病理特点	免疫表型
鼻咽脊索瘤	鼻咽部脊索瘤患者临床表现没有特异性，一般症状为头痛、鼻塞。检查可见鼻腔息肉样肿块，灰白色及灰红色，半透明。影像学检查常可见颅底浸润性融骨性骨质破坏	纤维组织分隔成小叶状结构，富于黏液性间质，肿瘤细胞呈片状、条索状或散在分布于黏液性间质中，瘤细胞具有轻度到中度异型性，胞质淡染空泡状，或嗜酸性无空泡，核分裂较少见	Vimentin、S-100 蛋白、EMA、CKpan、CK8、CK19 阳性，CK7、CK20、GFAP、CD34 阴性。软骨样型肿瘤细胞可失去上皮性表达
骨外黏液性软骨肉瘤	好发于四肢近端，发病高峰在 50—70 岁，男性略多见	梭形、卵圆形细胞缎带样排列，无空泡细胞，黏液样基质较一致	Vimentin 阳性，极少表达 CK
骨化性纤维黏液肿瘤	多见于四肢近端，发病平均年龄 50 岁，男性多见	结节状，有假包膜，有或无骨质外壳。圆形、梭形细胞巢状、索状分布，黏液性间质可被透明质酸酶水解，与脊索瘤不同	Vimentin、S-100 蛋白阳性，CK 极少阳性
黏液性脂肪肉瘤	好发于下肢，30—50 岁发病较多，为无痛性肿块	分叶状，明显的毛细血管构成网状，黏液型间质中散布脂肪母细胞，部分瘤细胞间脂肪空泡	S-100 蛋白阳性，CK、EMA 阴性
胚胎性横纹肌肉瘤	婴幼儿多见，患者多在 5 岁以下。好发于被覆黏膜的空腔器官，鼻咽发生者可息肉样、葡萄簇状	黏膜下方见瘤细胞密集的“形成层”，瘤细胞梭形、卵圆形、圆形，可见核分裂，间质疏松，黏液样、水肿样	Desmin、Myogenin、Myoglobin、MSA 可阳性，不表达上皮标志物
转移性黏液癌	中老年多见，多可发现原发肿瘤	不形成纤维分割的小叶结构，可形成真腺腔，可见不典型腺体结构，黏液内可见印戒样细胞	表达上皮性标志物，显示原发肿瘤的免疫组化特点，vimentin 常阴性

四、诊断思路

1. 概述　脊索瘤被认为是来自胚胎的脊索残留物，是低度恶性的骨肿瘤，多见于中轴骨附近，极少见于中轴骨以外部位。鼻咽部脊索瘤并非罕见，是容易误诊的病变。Yamaguchi 等 2008 年报道在骶尾部发现良性脊索残余物和早期脊索瘤并存的情况，提出良性脊索细胞肿瘤是脊索瘤前期改变的观点。脊索瘤虽是低度恶性肿瘤，但由于位置的问题，手术不容易切除干净，复发率较高，远期疗效较差。预后与组织学类型有关，软骨样型预后好于经典型，去分化型预后最差。

2. 临床诊断思路　鼻咽脊索瘤多以鼻塞为主要症状，而引起鼻塞的鼻腔、鼻窦及鼻咽部肿物除脊索瘤外还常见于鼻咽部息肉、内翻性乳头状瘤、鼻咽纤维血管瘤、葡萄状肉瘤等。鼻息肉可单发或多发，来自鼻腔黏膜，半透明水肿样，患者可有过敏性鼻炎史。鼻咽纤维血管瘤青少年男性多发，灰红色灰褐色，易出血。内翻性乳头状瘤灰褐色，粉红色，中等硬度，表面有细乳头样结构。胚胎性横纹肌肉瘤呈葡萄簇状，软脆。这些临床特点可为确定诊断提供依据。鼻咽脊索瘤靠近颅底，常可累及颅内，而颅内一些肿瘤也可能沿神经孔向颅外侵袭，鼻咽脊索瘤与颅内发生的一些肿瘤的鉴别十分重要，这需要借助影像学检查。CT、MRI 等影像学分析有助于确定肿瘤的位置、大小、累及范围、骨质破坏情况等，对诊断有重要价值。脊索瘤 MRI 检查 T_2WI 呈明显长 T_2 信号，增强扫描多为非均匀性强化。

3. 病理诊断思路　鼻咽部脊索瘤常呈分叶状，具有黏液性间质，黏液间质中可见液滴样细胞，具有较独特的形态结构。但具有黏液性基质的肿瘤很多，液滴样细胞也可能不典型，实际诊断工作中也会遇到困难。分叶状结构是脊索瘤的特点，也是软骨性肿瘤的特点。脊索瘤可以具有较多软骨成分，也可以具有肉瘤样成分，这都给脊索瘤的诊断带来问题。在看到脊索瘤样组织结构时，应注意排除组织结构相近的其他肿瘤，注意寻找这些肿瘤各自的特殊结构，如黏液性脂肪肉瘤的毛细血管网、葡萄簇状肉瘤的“形成层”、转移性黏液腺癌的不典型腺体结构等，对于难以鉴别的病例可以借助免疫组化进一步分析。脊索瘤既有上皮细胞标志物的表达，也有间叶成分标志物的表达，属于双向表达肿瘤，而骨外黏液性软骨肉瘤、骨化性纤维黏液肿瘤仅表达间叶成分标志物，不表达或极少表达上皮标志物。转移性黏液腺癌只表达上皮性标志物，不表达间叶成分标志物。在依据免疫组化检测难以判断的病例，常规切片的图像应作为主要诊断依据。随着对残留脊索细胞病变认识的深入，在脊索瘤的诊断中应引入对良性脊索细胞瘤和脊索残留物的鉴别（表 2-6C）。另外，INI1 缺失的低分化脊索瘤具有独特的形态学及免疫组化特征，应注意鉴别。

表 2-6C　三种脊索细胞病变的鉴别

	症状	常见部位	大小	影像学	组织形态
脊索瘤	较明显	颅底及骶尾部	可巨大	破坏骨组织，形成软组织肿块	瘤细胞有非典型性，液滴状细胞，无造血成分
脊索细胞瘤	常不明显	颅底及骶尾部	常＜4cm	边界清楚的肿物	有液滴状细胞，异型性不明显，常见造血组织
脊索残留物	不明显	颅底	常＜3.5cm	边界清楚的病变	有液滴状细胞，核小，深染

（李　青　刘晓莉　李新功）

参考文献

[1] 杨姗姗,周晓军. 脊索瘤的临床病理研究进展[J]. 临床与实验病理学杂志,2012,28(5):553-556.

[2] Salazar Guilarte JX, Sancho Mestre M, Gras Albert JR. Extraosseous chordoma of nasopharynx in paediatric age[J]. Acta Otorrinolaringol Esp,2012,63(4):321-323.

[3] Yan ZY, Yang BT, Wang ZC, et al. Primary chordoma in the nasal cavity and nasopharynx: CT and MR imaging findings[J]. AJNR Am J Neuroradiol,2010,31(2):246-250.

[4] Nguyen RP, Salzman KL, Stambuk HE, et al. Extraosseous chordoma of the nasopharynx [J]. AJNR Am J Neuroradiol, 2009, 30(4): 803-807.

[5] 张彤,陈云新,沈丹华,等. 骶骨脊索瘤 55 例临床病理和免疫表型分析[J]. 临床与实验病理学杂志,2013,29(5):532-535.

[6] 冯佳燕,陈莲,马阳阳,等. INI1 缺失的低分化脊索瘤临床病理学观察[J]. 中华病理学杂志,2017,46(10):695-698.

第七节 头颈部横纹肌瘤

一、临床特征

横纹肌瘤是一种显示骨骼肌分化的良性间叶性肿瘤,由 Zenker 于 1864 年命名。一般情况下,在软组织肿瘤中,良性肿瘤的比例要远远大于同种组织发生的恶性肿瘤,而横纹肌肿瘤却恰恰相反,其发生率远低于横纹肌肉瘤,在横纹肌肿瘤中所占比例不足 2%。横纹肌瘤按其发生部位分为心脏横纹肌瘤与心脏外横纹肌瘤,后者根据发病年龄、部位及组织学特点又可进一步分为成人型、胎儿型及生殖道型三种类型。其中成人型与胎儿型横纹肌瘤好发于头颈部,因此本章节将着重介绍这两种类型。

成人型横纹肌瘤是心脏外横纹肌瘤较为常见的亚型,多发生于 40 岁以上的成年男性,偶可发生于儿童。该瘤 90%以上的病例发生于头颈部,临床上常表现为颈部浅表软组织肿块以及上呼吸道、上消化道黏膜息肉状病变。根据近年来我国以及国外陆续报道的病例来看,其在头颈部的好发部位分别为:口底、舌腹、舌背、软腭、颊黏膜和咽。患者一般无疼痛或触痛感,一部分病例由于肿块压迫周围组织可引起声音嘶哑、呼吸困难和吞咽困难等症状。影像学检查显示肿物界限清楚,多位于黏膜下,肿瘤的密度和信号高于邻近的肌肉组织。该肿瘤 70%的病例为孤立性,26%的病例为多结节性,后者发生在同一区域内,可同时累及舌底、咽和喉,并向颈部延伸,4%的病例为多中心性。该肿瘤生长较为缓慢,患者病程一般为 2 周至 3 年,少数病例可达数十年。研究表明,成人型横纹肌瘤不具有侵袭性和转移性,也不具备恶性潜能。最佳治疗方法为手术完整切除,不主张局部扩大切除术,亦无需其他辅助性治疗。文献报道的少数局部复发病例则多为手术切除不净所致。

胎儿型横纹肌瘤是一种显示不成熟骨骼肌分化的良性间叶性肿瘤,相比成人型横纹肌瘤更为少见。胎儿型横纹肌瘤又可进一步分为经典型(黏液型)和中间型两种主要类型。经典型多发生于 1 岁以内婴幼儿的头颈部皮下软组织或黏膜下,特别是耳前区和耳后区。中间型也称为富于细胞型,于 1980 年被首次描述,成人较儿童多见,主要发生于头颈部,包括眼眶、鼻咽、咽部、颊黏膜、软腭及舌部,国内文献报道 1 例病例发生于甲状腺旁软组织,仅有少数病例发生于头颈部以外的部位。影像学检查显示肿瘤周界清晰,位于皮下肌肉内或黏膜下，MRI 检查示 T_1 增强呈明显高信号，较均匀。经典型和中间型的胎儿型横纹肌瘤均以男性多见，少数病例伴有痣样基底细胞癌综合征，后者是一种常染色体显性遗传病，表现为在幼年期患有多灶性基底细胞癌、各种骨异常和牙源性角化囊肿。胎儿型横纹肌瘤的治疗也以手术切除为主，由于目前可供参考的文献较少，并且已有关于该肿瘤复发的报道，因此完整的手术切除以及术后的密切观察、随访是临床处理该类肿瘤的关键。由于胎儿型横纹肌瘤在组织学上与胚胎性横纹肌肉瘤十分相似，因此熟悉和掌握其临床病理学特征，可以帮助广大的病理工作者做出恰当的诊断，避免误诊。

二、病理特征

1. 肉眼观察　成人型横纹肌瘤肉眼观为周界清晰，结节状、分叶状或息肉状肿块，无明显包膜。发生于黏膜内的肿瘤表面黏膜多完整光滑、无明显破溃。肿瘤切面深褐色或红棕色，质地柔软或质韧橡皮感。肿瘤直径平均为 3cm。胎儿型横纹肌瘤大体形态亦为边界清晰、无明显包膜的肿块，与成人型横纹肌瘤相比，其质地较软，切面灰白至暗粉红色，部分肿瘤切面可呈黏液样或胶冻状，有光泽。肿瘤的平均直径约为 3.5cm。

2. 显微镜检查　头颈部横纹肌瘤的组织病理学特征，由于肿瘤分化程度的不同，呈现出多种多样的形态（表 2-7A）。成人型横纹肌瘤，肿瘤周界清晰（图 2-43），光镜下由排列紧密的嗜酸性或透明的多边形或大圆形细胞构成，被含有血管的纤细的纤维间隔分隔成分叶状（图 2-44）。肿瘤细胞一般体积较大，胞界清晰，胞质丰富、嗜酸性、细颗粒状，部分瘤细胞因含有糖原而成空泡状（因组织处理过程中胞质内糖原丢失所致），可见“蜘蛛”细胞，另有部分细胞胞质可见横纹（图 2-45）；瘤细胞因富含糖原，胞质 PAS 染色呈阳性，可被淀粉酶消化（图 2-46）。细胞核小，圆形或卵圆形，空泡状，内含一个或多个核仁。肿瘤细胞无异型性，核分裂象几乎很难找到。

胎儿型横纹肌瘤包括经典型（黏液型）和中间型两种亚型。镜下经典型横纹肌瘤主要由原始间质细胞、梭形细胞和不成熟的骨骼肌纤维组成，后者使人联想到胚胎第 7 周至第 10 周时的胎儿型肌管，肿瘤细胞之间为大量黏液样基质。不成熟的骨骼肌细胞横纹罕见，HE 切片中常难以辨认，但是若经 PTAH 或 Masson 染色则可很好地显示。中间型横纹肌瘤的组织病理学特征介于成人型横纹肌瘤和经典型横纹肌瘤之间，由大量分化性的骨骼肌纤维组成，显示骨骼肌分化的宽广形态学谱系，其中可见带状或节细胞样的横纹肌母细胞，而梭形间质细胞不明显或缺乏，间质黏液样变不明显。大多数的胎儿型横纹肌瘤肿瘤细胞无明显的异型性，核分裂象罕见，也缺乏浸润性生长，肿瘤内一般不伴有坏死，但据报道有些病例瘤细胞可显示轻度的异型性，甚至可出现核分裂象增多的现象（可达 14/50HPF），当出现以上情况时则需要我们特别注意将其与胚胎性横纹肌肉瘤进行鉴别。

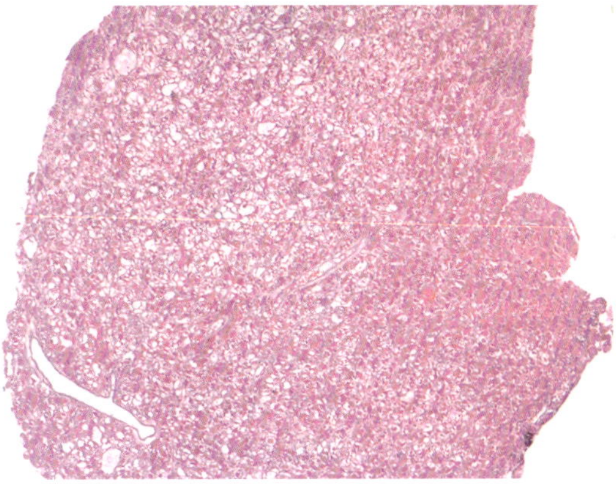

图 2-43　头颈部横纹肌瘤，示肿瘤边界较清晰（HE×40）

表 2-7B 成人型横纹肌瘤的鉴别诊断

主要肿瘤	临床特点	病理特点	免疫表型
颗粒细胞瘤	多见于 40—70 岁的成年人，临床上表现为缓慢生长的孤立性、无痛性小结节，好发于头颈部，尤其是舌部	肿瘤边界欠清、切面淡黄或灰黄色，瘤细胞嗜酸性、多边形，细胞界限不清，胞体相对较小，胞核小、圆形、位于细胞中央，胞质内无空泡、横纹及杆状结晶	S-100、CD68 及 SOX-10 阳性，部分病例表达 calretinin、nestin、inhibin、KP-1、TFE3 和 MiTF；desmin、Myoglobin 和 vimentin 均为阴性
冬眠瘤	多见于青年人，好发于大腿，其次为肩部、背部和颈部，临床上表现为皮下缓慢生长的无痛性肿块，其中 10% 的病例位于肌内	肿瘤边界清晰，肿瘤细胞呈小叶状或片状排列，瘤细胞较小，圆形或类圆形，可见嗜酸细胞及空泡细胞、胞质丰富、颗粒状，含有大小不等的脂滴，无横纹及杆状结晶，细胞核小居中，可见成熟脂肪细胞及脂肪母细胞样细胞	S-100、aP2/FABP4 和 UCP1 阳性；梭形细胞冬眠瘤中梭形纤维母细胞可表达 CD34；desmin 和 Myoglobin 均为阴性
副神经节瘤	可发生于头颈部、胸腔、纵隔、腹腔、盆腔和泌尿生殖道，其中头颈部副节瘤较为多见，多为缓慢生长的无痛性肿块，极少数病例为功能性肿瘤，产生高血压症状	低倍镜下，肿瘤周围有一层纤维性假包膜，肿瘤实质由排列成器官样结构的主细胞和周围的支持细胞组成；高倍镜下，主细胞胞质嗜酸性、略呈颗粒状，细胞核可呈现一定的多形性，有时可见到核内包涵体，核分裂较难找到。器官样结构之间为纤维血管性间质	主细胞表达 CgA、Syn、NSE、CD56 以及其他神经内分泌标记物，不表达 CK 和 EMA；支持细胞表达 S-100；desmin 和 Myoglobin 均为阴性
腺泡细胞癌	发生于涎腺，以腮腺为主，中青年男性多见	肿物一般界限清晰，圆形，可见包膜，有时可见显著的囊性变；光镜下肿瘤由密集排列的圆形或多边形细胞构成，胞质富含微嗜碱性酶原颗粒，有时可见较多的嗜酸性细胞	CK、CEA 等阳性，偶见 S-100 阳性；desmin 和 Myoglobin 阴性

表 2-7C 胎儿型横纹肌瘤与胚胎性横纹肌肉瘤的鉴别诊断

主要肿瘤	临床特点	病理特点	免疫表型
胎儿型横纹肌瘤	发生于头颈部的罕见的良性软组织肿瘤，经典型多发生于 1 岁以内婴幼儿，中间型成人较儿童多见	肿瘤界限清晰，一般位于浅表组织，经典型主要由原始间质细胞、梭形细胞和不成熟的骨骼肌纤维组成，肿瘤细胞之间为大量黏液样基质；中间型由大量分化性的骨骼肌纤维组成，而梭形间质细胞不明显或缺乏，间质黏液样变不明显；胎儿型横纹肌瘤肿瘤细胞多形性无或轻微，核分裂象缺乏，无坏死	胎儿型横纹肌瘤表达 desmin 和 MSA，可局灶表达 Myogenin 和 MyoD1，中间型横纹肌瘤还可表达 SMA；vimentin、S-100、Leu7 以及 GFAP 偶尔阳性或仅局灶着色。Ki67 指数通常较低

（续 表）

主要肿瘤	临床特点	病理特点	免疫表型
胚胎性横纹肌肉瘤	发生于儿童和青少年最常见的软组织肉瘤，主要发生于头颈部	肿瘤多呈浸润性生长，一般位于深部组织，肿瘤细胞多形性显著，分化较为原始的细胞为星状细胞和小圆形细胞，核圆形或卵圆形，核深染，核分裂象易见，并可见病理性核分裂象，胞质稀少，有时胞质内可见嗜酸性红染物质或出现横纹，提示横纹肌来源，常见坏死	瘤细胞表达 desmin、MSA、MyoD1（核）、Myogenin（核）以及 WT-1，偶可表达 CK、S-100、NF、CD56、NSE、CD20、SMA 等，Ki-67 指数较高

四、诊断思路

1. 临床诊断思路　头颈部横纹肌瘤多见于皮下或黏膜下，通常表现为生长缓慢的单发结节，有时亦可多发，其质地柔软或呈橡皮状，一般无粘连，可移动，表面颜色无改变，当累及口腔或咽喉部的肿块达到一定大小后，患者往往出现因呼吸或吞咽困难而就诊。头颈部横纹肌瘤在临床上应与颗粒细胞瘤、神经鞘瘤、皮样/表皮样囊肿、脉管畸形、腺样囊性癌等进行鉴别诊断。横纹肌瘤的患者一般不会出现明显的疼痛不适，常仅有压迫症状，一般病程较长，肿瘤边界也较清晰，与腺样囊性癌的特征不符，不容易出现误诊。横纹肌瘤一般呈实体性生长，也容易与上述囊性病变及脉管畸形相区分。与颗粒细胞瘤、神经鞘瘤等良性实体肿瘤的鉴别则需要借助于组织病理学检查。

2. 病理诊断思路　对于头颈部横纹肌瘤的诊断来说，由于其发生率相对较低，在日常诊断工作中极少见到，因此熟悉其基本的组织病理学特征，尤其是掌握其分型非常重要，只有明确不同亚型横纹肌瘤的特点才能有针对性地进行相应的鉴别诊断，避免误诊。在组织学上，成人型横纹肌瘤需要与颗粒细胞瘤、冬眠瘤、副神经节瘤、腺泡细胞癌等相鉴别。这些肿瘤在形态学上表现出一定的相似性，尤其是当出现胞质嗜酸的细胞时更易与成人型横纹肌瘤混淆，此时注意寻找这些肿瘤各自的特殊结构，如横纹肌瘤细胞的横纹或杆状结晶，冬眠瘤胞质中的脂滴、混杂的成熟的脂肪细胞或脂肪母细胞，副神经节瘤的器官样结构以及腺泡细胞癌胞质富含微嗜碱性酶原颗粒，对于在光镜下难以鉴别的病例可行免疫组化检查明确肿瘤的来源。而当我们遇到胎儿型横纹肌瘤时，最重要的任务则是将之与胚胎性横纹肌肉瘤区分，有时上述两者的鉴别相当困难，给广大病理学工作者提出了较大的挑战，而观察肿瘤是否呈现侵袭性、破坏性的生长方式、瘤细胞是否表现出明显的异型性、核分裂的数量以及是否出现肿瘤性坏死等这些提示肿瘤生物学行为的形态特征，是鉴别两种肿瘤的关键点，同时辅以免疫组化检查可以最大程度地帮助我们做出准确的诊断，从而有利于患者的治疗。

（李　青　李亚琼　张廷国）

参考文献

[1] 王坚，朱雄增. 软组织肿瘤病理学[M]. 2 版. 北京：人民卫生出版社，2017.

[2] Solomon MP, Tolete-Velcek F. Lingual rhabdomyoma (adult variant) in a child[J]. J Pediatr Surg, 1979, 14 (1): 91-94.

[3] 许振华，周剑虹. 舌部成人型横纹肌瘤 1 例及文献复习[J]. 临床口腔医学杂志，2013，29 (3): 130.

[4] 张淑红，黄受方，郑媛媛，等. 舌成人型横纹肌瘤 1 例[J]，诊断病理学杂志，2009，16

(3):233.
[5] 张磊,杨艳,陈盛,等.口腔颌面部成人型横纹肌瘤3例临床病理分析[J].临床与实验病理学杂志,2017,33(2):161-164.
[6] 孙秋艳,刘绮颖,喻林,等.心脏外横纹肌瘤的临床病例学观察[J].中华病理学杂志,2014,43(11):757-762.
[7] Di Sant, Agnese PA, Knowles DM. Extracardiac rhabdomyoma: a clinicopathologic study and review of the literature [J]. Cancer, 1980, 46:780-789.
[8] 魏建国,陶健,孙爱静,等.成人甲状腺旁胎儿型横纹肌瘤一例[J].中华医学杂志,2013,93(4):320.

第八节　颈动脉体副神经节瘤

一、临床特征

颈动脉体副神经节瘤(carotid body paraganlioma,CBP)可发生于任何年龄,发病高峰为40—50岁,发生于儿童者较少见,但文献上也有发生于1岁以内新生儿的报道。高海拔地区发病率明显要高于低海拔地区的居民,这与长期缺氧导致颈动脉体增生有关。男性发病率与女性相似,但在高海拔地区则以女性明显多见。临床上多表现颈部无痛性实质性肿块,缓慢生长,少数可有耳鸣、头晕、视物模糊等脑供血不足表现。检查见肿物位于下颌角下方,胸锁乳突肌深面,质韧,有海绵状或分叶感,可水平方向推动,上下移动受限。可扪及搏动感,听诊时可闻及血流杂音,压迫肿块时可引起心跳加快。累及脑神经时可引起相应的神经麻痹症状,如累及迷走神经时可产生声带麻痹或吞咽困难。偶可累及颈交感神经链而产生Horner综合征,瞳孔缩小但对光反应正常、病侧眼球内陷、眼睑下垂、患侧面部少汗或无汗。2%～5%病例为双侧性。7%～9%的病例具有家族性,对家族性病例的研究显示,与11q22.3-q23.2相关,该区域含有副神经节瘤(PGL)肿瘤抑制基因。

二、病理特征

1. 肉眼观察　肿瘤位于颈内动脉和颈外动脉的分叉处,部分附着于血管,部分包绕血管,肿瘤常有纤维性假包膜,分叶状,表面有血管压迹,切面实性,色灰红、灰褐或灰白色,有些伴有出血或者囊性变,肿瘤大小直径1.0～8.5cm,平均3.8cm。

2. 显微镜检查　肿瘤的周围有一层纤维性假包膜,部分区域包膜不连续,易造成肿瘤浸润包膜的假象。肿瘤实质排列呈细胞球或器官样结构(图2-51,图2-52),由两种细胞组成,即主细胞(Ⅰ型细胞)和支持细胞(Ⅱ型细胞)。主细胞排列呈细胞球或器官样结构,形态为卵圆形、多边形(图2-53),胞质呈嗜伊红色,略呈颗粒状,细胞边界多不清,胞质内有时可见到玻璃小体样物质;部分病例中,主细胞的胞质也可透亮、呈空泡状;核染色质较均匀,有时可见核内假包涵体,核可出现程度不一的多形性,但核分裂一般难以找到。支持细胞位于主细胞巢周围,呈梭形。细胞球或器官样结构在不同的区域可有较大

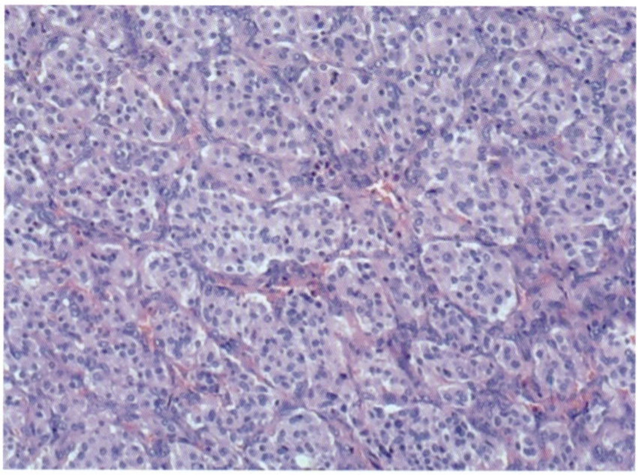

图2-51　颈动脉体副神经节瘤,呈细胞球或器官样结构(HE×40)

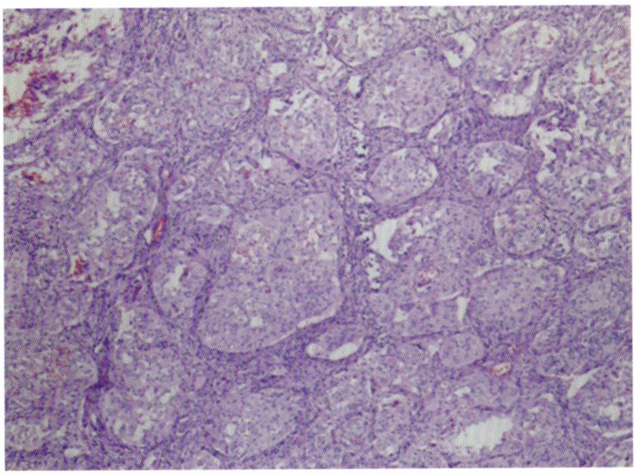

图 2-52　颈动脉体副神经节瘤，呈细胞球或器官样结构（HE×40）

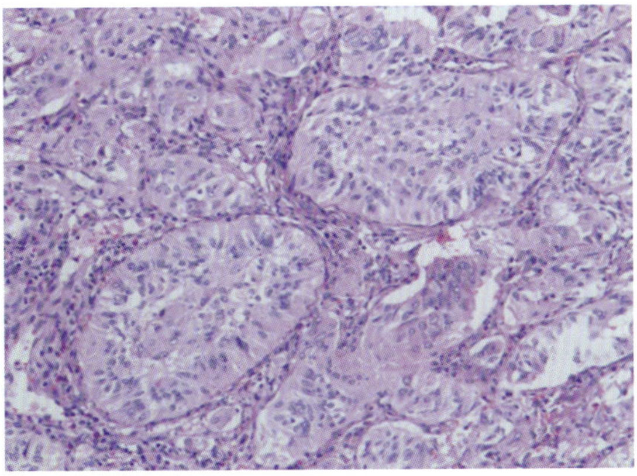

图 2-53　颈动脉体副神经节瘤，主细胞排列成器官样结构，形态为卵圆形（HE×100）

的变化，特别大的细胞球中央可伴有变性或坏死。细胞球或器官样结构之间为纤维血管性间质，有些间质可出现明显胶原化；有时因组织固定收缩的关系，形成瘤细胞巢与纤维血管性间质分隔的假象。

3. 免疫表型　主细胞表达 CD56、CgA（图 2-54）、Syn（图 2-55）和 NSE（图 2-56），其他神经内分泌标记物也表达阳性，包括：神经丝蛋白（neurofilament protein）、5-羟色胺（serotonin）、胃泌素（gastrin）、P 物质（substance P）、血管活性肠肽（vasoactive intestinal peptide，VIP）等，不表达 AE1/AE3 和

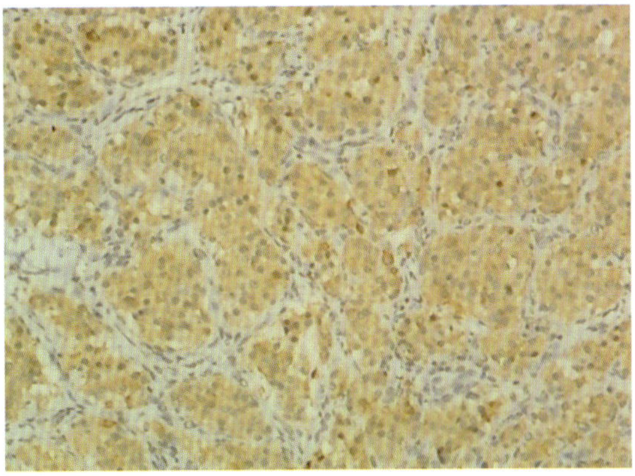

图 2-54　颈动脉体副神经节瘤，主细胞示 CgA 阳性（EliVision 法×100）

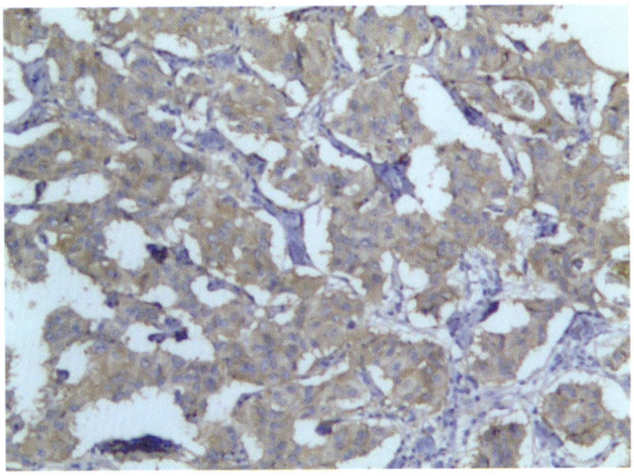

图 2-55　颈动脉体副神经节瘤，主细胞示 Syn 阳性（EliVision 法×100）

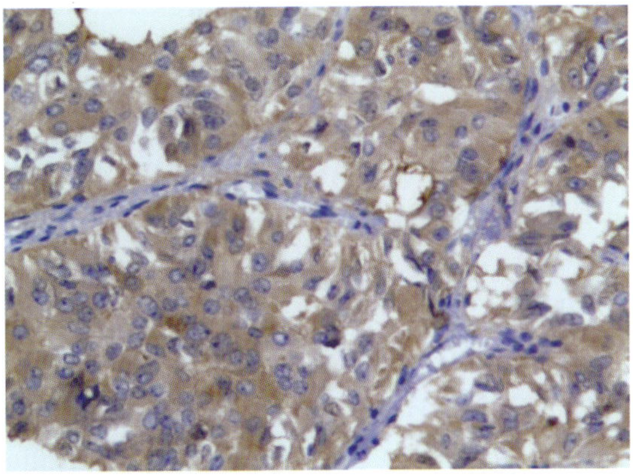

图 2-56　颈动脉体副神经节瘤，主细胞示 NSE 阳性（EliVision 法×200）

EMA。支持细胞表达 S-100 蛋白(图 2-57),有些表达 GFAP。

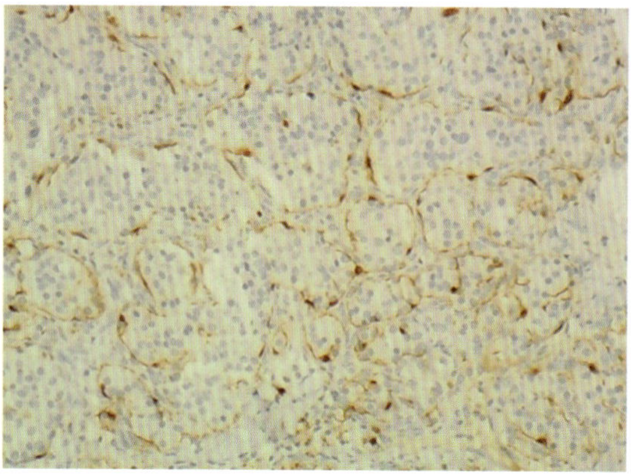

图 2-57 颈动脉体副神经节瘤,支持细胞示 S100 蛋白阳性(EliVision 法×100)

4. *超微结构* 主细胞的核不规则或有皱褶,明显时可见核内假包涵体,胞质内有膜包绕的致密核心神经内分泌型颗粒,大小和形态较为一致,直径为 100～200nm。瘤细胞巢的边界清晰,有时可见菲薄的连续或不连续的支持细胞的胞质。

三、鉴别诊断

颈动脉体副神经节瘤虽然组织学形态具有特征性,但瘤细胞排列成器官样、巢状,仍需要与类似排列的肿瘤鉴别,如:腺泡状软组织肉瘤、类癌、神经内分泌癌等(表 2-8)。

表 2-8 颈动脉体副神经节瘤的鉴别诊断

主要肿瘤	临床特点	病理特点	免疫表型
颈动脉体副神经节瘤	好发年龄 40—50 岁,颈部肿块下颌角附近缓慢性生长的无痛性肿块,可水平方向推动,但不能上下移动。可扪及搏动感,听诊时可闻及杂音,压迫肿块时可引起心跳加快。B 超、CT 或 MRI 显示肿块位于颈内外动脉处或包绕血管	肿瘤细胞呈器官样或巢状排列,由两种细胞组成,一种是排列成器官样的卵圆形或多边形的主细胞,一种是位于主细胞周围的梭形支持细胞。瘤细胞巢之间为纤维血管性间质	主细胞表达 CD56、CgA、Syn、NSE 等神经内分泌标记;支持细胞表达 S100,有时也表达 GFAP
腺泡状软组织肉瘤	好发于青少年,发病高峰年龄为 15—35 岁,多位于四肢和躯干,尤以大腿和臀部最为多见,少数发生于颈部软组织。表现为深部肌肉内的缓慢生长的无痛性肿块,血管丰富时可有波动感	肿瘤由排列成器官样或腺泡状的瘤细胞巢组成,瘤细胞巢之间为宽窄不等的纤维性间隔,腺泡间为血窦样的毛细血管网。瘤细胞大小、形态较一致,呈大圆形或多边形,胞质丰富,内含嗜伊红颗粒,或者胞质透亮、空泡状,核大、染色质细,核仁明显。PAS 染色胞质内可见针状或者棒状结晶物	大多数病例细胞核表达 TFE3,部分表达 desmin、MSA、MyoD1(常胞质阳性)、S-100、NSE,不表达 myogenin、AE1/AE3、EMA、CgA、Syn
类癌或神经内分泌癌	好发于中老年,实质脏器多见,多形成实性结节	显示神经内分泌分化的特征性生长方式,包括器官样、小梁状、岛状、栅栏状、带状、菊形团状排列。瘤细胞具有一致性特点,圆形、卵圆形或短梭形,胞质稀少,核仁不明显	表达 AE1/AE3 和神经内分泌标记 CD56、CgA、Syn

四、诊断思路

1. 概述　副神经节由胚胎期神经嵴细胞迁徙而来，分布于身体中轴自颅底到盆腔各处，大多沿大血管分布，且多靠近交感、副交感神经节，形成具有特殊形态和生化功能的细胞团，称为副神经节；也可见于自主神经的末梢部分。按解剖部位，副神经节组织可分为肾上腺内和肾上腺外两部分，前者即肾上腺髓质，后者包括大血管壁的化学感受器（如颈动脉体）、颈静脉球（在颈静脉球圆顶的外膜内）、迷走神经体（位于颈段迷走神经束膜内）以及分散在头颈、纵隔、腹膜后和内脏（膀胱、卵巢、睾丸、肝门、心脏等）的副神经节细胞群体。其中颈动脉体副神经节是人体内体积最大的副神经节之一。发生于副神经节的肿瘤称之为副神经节瘤，是一种神经内分泌肿瘤。颈动脉体副神经节瘤是一种最常见的肾上腺外副神经节瘤，起自于颈动脉体副神经节，简称为颈动脉体瘤，由 Marchand 于 1891 年首先报道。该肿瘤曾被称为化学感受器瘤，但并没有证据证明肿瘤在化学感受方面具有功能作用。

颈动脉体副神经节瘤是头颈部副神经节瘤最常见的类型，生长相当缓慢，多数病例在临床上呈良性，可通过完整切除肿瘤而获得治愈。一些组织学形态提示肿瘤具有侵袭性或预后不佳，如浸润性生长、浸润血管、细胞球中央坏死、瘤细胞核有异型性、见核分裂等。6%～12.5%的病例可发生转移，其中半数转移至区域淋巴结，远处转移多转移至肝、肺和骨。伴有区域淋巴结转移者 5 年生存率为 80%，有远处转移者 5 年生存率为 10%。对于一些不能切除的病例，可采用放射治疗。

2. 临床诊断思路　颈动脉体副神经节瘤临床上常表现为缓慢性生长的无痛性肿块，可扪及搏动感，听诊时可闻及血流杂音，压迫肿块时可引起心跳加快。压迫脑神经时可引起相应的神经麻痹症状，如面瘫、声嘶、吞咽困难等。临床上会被误诊为颌下腺炎、涎腺肿瘤、淋巴结肿大、鳃裂囊肿或者动脉瘤等疾病，同时也要鉴别颈部不同部位的副神经节瘤，如：颈静脉球瘤、迷走神经副节瘤或喉副节瘤等。要明确诊断，必须要完善一些相应的检查，如 B 超和彩色多普勒检查、颈动脉造影、CT、MRI 等。B 超和彩色多普勒检查显示肿块位于颈动脉分叉处，呈实性，边界清，低回声，富含血管，血流丰富，动脉波形呈低阻、快血流。CT、MRI 可以清楚地显示肿瘤质地、体积和毗邻关系；颈动脉造影能检测大脑血供情况，显示肿瘤内血流方向，可以帮助鉴别颈部不同部位其他来源的副神经节瘤。目前最有效的治疗方法仍然是手术，如肿瘤与血管之间并无明显的粘连，可做颈动脉外膜下切除肿瘤而保留血管结构。如肿瘤呈弥漫性生长，包绕血管而难以分离，可将血管连同肿瘤一并切除，再做血管移植。为防止术中大量失血，可在术前进行肿瘤栓塞。

3. 病理诊断思路　颈动脉体副神经节瘤是一种神经内分泌肿瘤，典型副神经节瘤具有独特的形态结构，即由主细胞和支持细胞两种细胞组成“器官样”的结构，器官样结构之间为纤维血管性间质。但当肿瘤镜下图像不典型时，实际诊断工作中也会遇到困难。有时会因为组织固定收缩的关系，瘤细胞巢形成腺泡状结构，与腺泡状软组织肉瘤非常相像，一定要注意与此肿瘤的鉴别，腺泡状软组织肉瘤瘤细胞巢之间常有宽窄不等的纤维性间隔，腺泡间有血窦样的毛细血管网，且免疫组化表达也不一样，大多数病例表达 TFE3，不表达 CgA、Syn。还有一部分颈动脉体副神经节瘤的病例，间质可出现明显的胶原化，此时器官样结构不明显，瘤细胞呈宽窄不等的条束状排列，夹杂在胶原纤维间，易被误诊。少数病例血管扩张，挤压主细胞，形成血管外皮瘤样结构，误认为是具有血管外皮瘤结构特点的其他肿瘤。在诊断过程中，还要仔细观察有没有一些细胞体积大、胞质颗粒状、核仁明显的神经节细胞的出现，若同时有三种特征性的细胞，即主细胞、支持细胞、神经节细胞，要考虑是否为神经节细胞副神经节瘤的可能。总之，对于在颈部缓慢生长的无痛性肿物，且又在大血管旁，要想到颈动脉副神经节瘤，掌握其特征性的镜下结构，借助免疫组化，就能明确诊断此肿瘤。

（李　青　孟　斌　徐　滨）

参考文献

[1] 陈永吉，郭俊兵，贺维，等. 头颈部副神经节瘤的临床表现和病理特征[J]. 临床口腔医学杂志，2011，27(12)：735-738.

[2] 王坚，朱雄增. 软组织肿瘤病理学[M]. 北京：人民卫生出版社，2017.

[3] 刘翠，许春伟，王晶晶，等. 颈动脉体瘤临床病理分析并文献复习[J]. 解放军医药杂志，2015，27(2)：103-106.

[4] 赵苏峰，杨旭东，唐恩溢，等. 恶性颈动脉体瘤1例及文献复习[J]. 口腔医学研究，2011，27(11)：1013-1014.

[5] 邓倾，王益佳，贾妍，等. 超声诊断颈动脉体瘤和颈静脉球瘤的应用价值[J]. 临床超声医学杂志，2017，19(10)：697-700.

[6] 顾晓明，周树夏，刘宝林，等. 颈动脉体副神经节瘤16例诊治分析[J]. 中国口腔颌面外科杂志，2003，1(4)：214-216.

第九节　低度恶性内淋巴囊肿瘤

一、临床特征

内淋巴囊肿瘤（endolymphatic sac tumor，ELST）是来源于内淋巴囊或内淋巴管的罕见低度恶性肿瘤，目前文献报道不足250例，本病可单独发病，但也可伴发于von-Hippel-Lindau(VHL)病，是一种遗传性肿瘤易感综合征。肿瘤好发于视网膜、中枢神经系统、肝肾等内脏器官和内淋巴囊。ELST早期的主要临床症状为听力下降和耳鸣，随后可出现眩晕、共济失调、面神经及第Ⅻ～Ⅷ对颅神经的损伤。影像学检查表现为颞骨岩部的溶骨性骨质破坏伴周围软组织肿块，肿瘤血供丰富，其CT和MRI均有较特异性改变。CT扫描肿瘤中心位于迷路后区。直径<2cm的ELST表现为内耳道和乙状窦之间的颞骨岩部后缘前庭导水管外孔区软组织肿物影和前庭导水管区的骨质破坏，边界欠清晰。随着肿瘤的增大，肿瘤破坏大部分岩部，向前侵及乳突及外耳道，向下在颈静脉孔附近侵犯颅底，多数肿瘤在诊断时已向后累及颅后窝，进入小脑桥脑脚区。颞骨岩部的骨质破坏区呈"蜂窝状"，软组织肿块内密度不均，常有细针状骨样结构(图2-58)，为肿瘤在局部浸润生长所残存的骨质。肿瘤边缘呈"虫蚀状""鼠咬状"改变。肿瘤的后缘可见薄层骨化缘是ELST特征性的CT表现之一。ELST是富血管的肿瘤，且容易发生出血、坏死，MRI有较特异的表现。T_1WI及T_2WI上ELST多呈不均匀混杂信号。T_1WI显示肿瘤边缘或内部弧形、斑点样高信号；

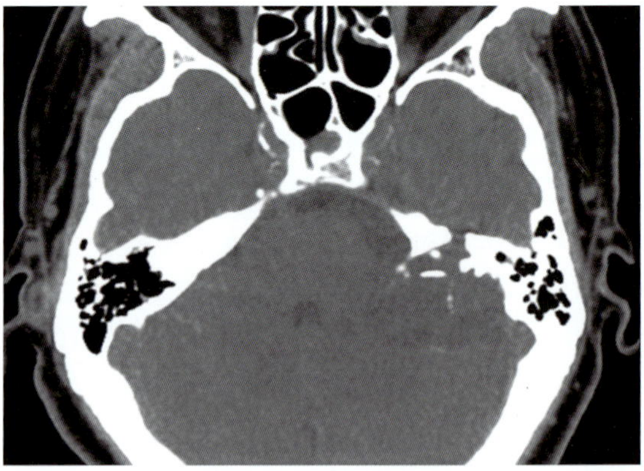

图2-58　颞骨CT示左侧颞骨岩部后缘为中心的溶骨性骨质破坏，软组织肿块内见针状骨样结构，肿瘤边缘不清

T_2WI 均可见均匀或不均匀的高信号。对于较大的肿瘤(直径>3 cm),其内部和边缘还可出现流空血管征象。T_1WI 图像上肿瘤内部和肿瘤边缘的高信号影,代表肿瘤内出血、胆固醇结晶和胶原蛋白,是 ELST 的重要诊断依据;而对于较小的 ELST,特别是肿瘤直径<2 cm 时,流空血管征象可不出现。增强扫描肿瘤实质呈明显不均匀强化。

ELST 平均发病年龄 40 多岁,男女发病率之比约为 0.8∶1。文献资料显示,本病患者中以 O 型血和 B 型血占绝大多数,推测 O 型血和 B 型血的人易患 ELST。ELST 的病程较长,生长缓慢,但呈侵袭性生长,破坏颞骨及累及颅神经,手术完整切除者预后良好,术后一般无须放疗。术中易出血,切除不干净者术后易复发,可行术后放疗。

二、病理特征

1. 肉眼观察　ELST 位于内淋巴囊的中心,常破坏乳突室侵入中耳及小脑,肿瘤无包膜,常见“骨质浸润”,外观可呈乳头状。

2. 显微镜检查　粗糙的乳头突起呈指突状,位于囊性扩张的腔内(图 2-59)。乳头衬覆矮立方-柱状上皮细胞,有时 2～3 层围绕在血管轴心周围(图 2-60)。类似于正常的衬覆于内淋巴囊的上皮。细胞核一致,圆形至椭圆形,染色质粗糙。细胞膜模糊,胞质嗜酸性,颗粒状(图 2-61)。无多形性、核分裂象及坏死。某些病例乳头血管的特点使肿瘤的组织学表现类似脉络丛乳头状瘤。有些病例可见扩张的管腔,内含分泌物,类似甲状腺滤泡,PAS 染色阳性,黏液卡红染色阴性。少数病例以透明细胞为主,类似于前列腺癌或透明细胞癌。

3. 免疫表型　肿瘤细胞 CK(图 2-62)及 EMA(图 2-63)呈阳性表达,间质细胞阴性表达;神经外胚层标记物 CD56(图 2-64)和 NSE 常阳性,VEGF 在 ELST 中的强阳性表达可提示其在肿瘤血管生成中的作用。

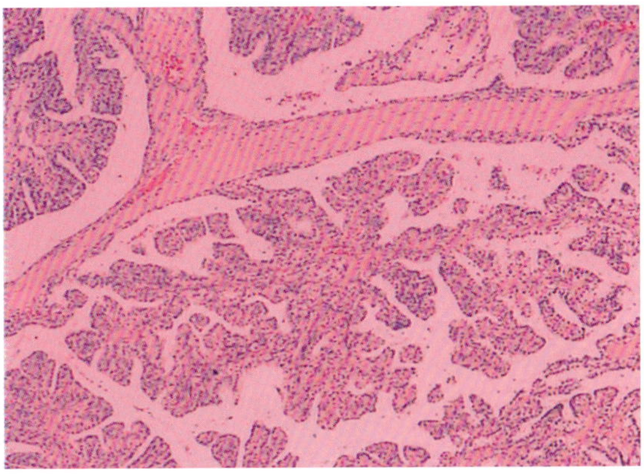

图 2-59　内淋巴囊肿瘤,粗糙的乳头突起呈指突状,位于囊性扩张的腔内(HE×200)

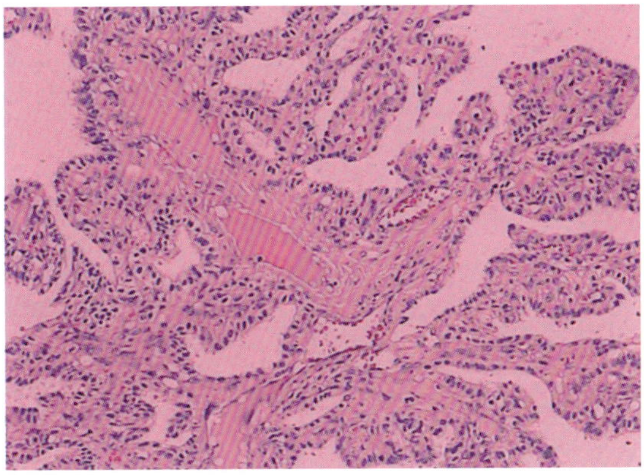

图 2-60　内淋巴囊肿瘤,乳头衬覆矮立方-柱状上皮细胞,有时 2～3 层围绕在血管轴心周围(HE×100)

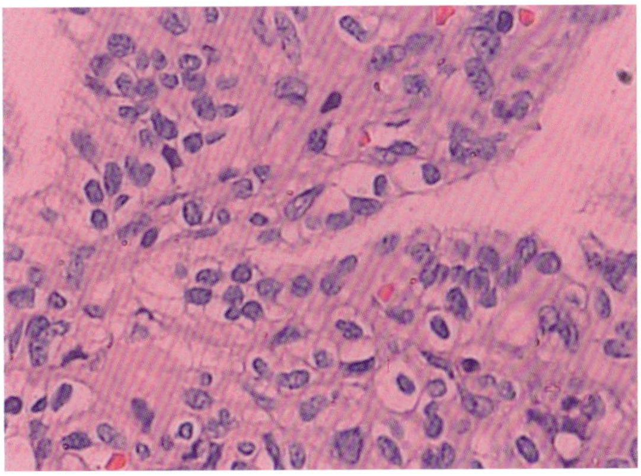

图 2-61　内淋巴囊肿瘤,细胞核一致,圆形至椭圆形,染色质粗糙。细胞膜模糊,胞质嗜酸性,颗粒状(HE×400)

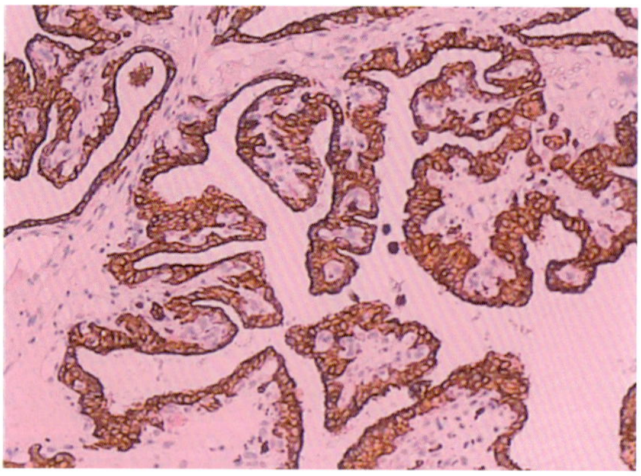

图 2-62　内淋巴囊肿瘤，肿瘤细胞 CK 阳性表达(SP 法×200)

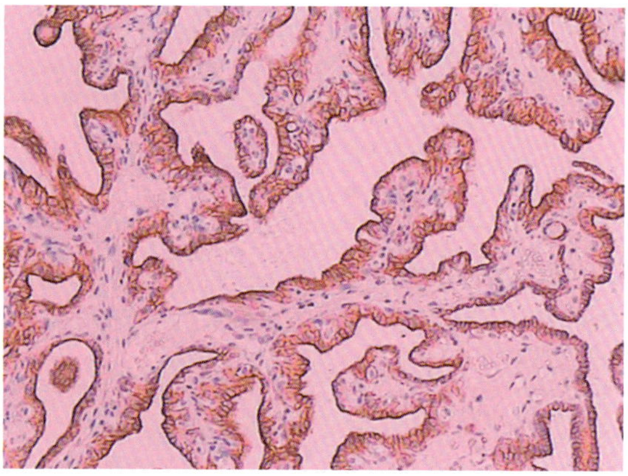

图 2-63　内淋巴囊肿瘤，肿瘤细胞 EMA 阳性表达(SP 法×200)

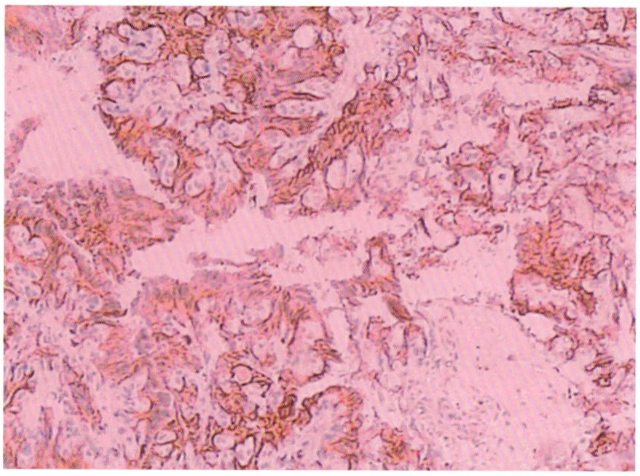

图 2-64　内淋巴囊肿瘤，肿瘤细胞 CD56 阳性表达(SP 法×400)

三、鉴别诊断

ELST 很少见，临床病理医生常缺乏对本病的认识，需与脉络丛乳头状瘤、转移性癌等疾病相鉴别(表 2-9)。

表 2-9　ELST 的临床病理鉴别诊断

主要肿瘤	临床特点	病理特点	免疫表型
ELST	多见于成年人，常伴发于 VHL 病，病变在内耳。病程较长，生长缓慢，但呈侵袭性生长，破坏颞骨及累及颅神经	肿瘤无包膜，乳头突起呈指突状，位于囊性扩张的腔内。细胞核一致，染色质粗糙。细胞膜模糊，胞质嗜酸性，颗粒状	肿瘤细胞 CD56、NSE、CK 及 EMA 呈阳性表达，间质细胞阴性表达。分泌物，PAS 染色阳性
副节瘤	病变位于迷路后	ELST 可有丰富的间质血管，并可侵犯颈静脉球，镜下由 2 种细胞构成，肿瘤细胞呈巢状、器官样或腺泡状排列，巢周围毛细血管丰富	Syn、CgA 阳性，S-100 支持细胞阳性

（续 表）

主要肿瘤	临床特点	病理特点	免疫表型
转移性癌	由于 ELST 会出现乳头状结构、胶样物质及透明细胞等，且多发于中青年，故必须与转移性甲状腺乳头状癌、肾透明细胞癌及肾上腺肿瘤相鉴别	转移性甲状腺乳头状癌形态学上也是乳头状结构，但有核特征，TG 和 TTF-1 均呈阳性。转移性肾透明细胞癌一般呈片状、巢状排列，偶有乳头结构出现，且细胞核一般较小，不会出现明显的腺样、囊状结构，免疫表型 CK 可阳性，但一般不表达 NSE、CD56 等神经内分泌标记物。转移性肾上腺皮质肿瘤瘤细胞胞质透亮，呈条索状、束状排列，瘤细胞胞质呈颗粒状，有时呈嗜酸性，且免疫表型 CK 一般为阴性，故可与 ELST 鉴别	CK7、CK20、Villin、TG、CD10、TTF-1 等联合应用并结合病史及镜下改变可以鉴别
脉络丛乳头状瘤	发生于第四脑室侧孔或桥小脑的脉络丛乳头状瘤在组织和形态学上与 ELST 有许多相似之处，二者均有乳头状结构，但前者一般不侵犯骨质	形态学上主要为乳头状结构，很少出现腺样或囊状结构。其乳头明显，很少侵犯骨质	TTR、CK、vimentin、S-100、GFAP 阳性表达 EAAT-1 和 Kir7.1 在脉络丛乳头状瘤分别达 91% 和 100%，而在 ELST 只有 50%
中耳耵聍腺肿瘤	病变在中耳，中耳腺瘤为非乳头状肿瘤，无乳头状结构，且严格局限于中耳，一般很少侵犯周围的骨组织。临床上所谓侵袭性中耳乳头状瘤极有可能为来源于内淋巴囊的乳头状腺癌长期生长侵袭中耳所致。ELST 局限于内耳，而外耳道耵聍腺瘤和耵聍腺癌初期多发生于外耳道软骨部，生长缓慢，耵聍腺癌可向内生长侵及骨膜甚至中耳，向外侵犯耳郭、颞颌关节、腮腺及骨质等	腺瘤无乳头状结构，以腺管状结构居多。腺管结构中的小腺体排列紧密，有时可见“背靠背”的现象。电镜下乳突腔黏膜上皮细胞的纤毛具有呼吸道纤毛的排列方式，而正常人的内淋巴囊细胞没有纤毛，这一点也有助于鉴别。腺癌肉眼观察常为息肉状，肿瘤实性至囊性，由浸润性、呈腺样和筛状排列的上皮细胞组成。顶浆分泌和肌上皮层在恶性肿瘤不如良性耵聍腺瘤常见，细胞核有中度和重度异型性，核分裂象增多包括不典型核分裂。ELST 的腺体并非双层结构，且无肌上皮，而耵聍腺癌却有腺上皮和肌上皮构成的真性双层上皮，通过肌上皮标记物可进一步证实	腺瘤表达 CK、CgA、Syn、CD56；腺癌免疫表型显示肿瘤细胞表达 CK7

四、诊断思路

1. 临床诊断思路　ELST 又称侵袭性乳头状瘤、低度恶性内淋巴囊腺癌、低度恶性内淋巴囊肿瘤及内淋巴囊乳头状瘤，发生在 11%～30% 的 VHL 综合征患者中，其中双侧 ELST 被认为是 VHL 综合征的特征性表现，研究显示，ELST 双侧发生发生率在 VHL 综合征中明显大于非 VHL 综合征。在临床上，发生在囊内的肿瘤可引起程度不同的耳聋，这与内淋巴囊和导管是膜迷路外胚层的延伸有关。ELST 的临床较困难，病变部位在内耳并有骨质破坏，以及常伴发于 VHL 病是临床诊断本病的重要线索。结合 CT 扫描时肿瘤中心位于颞骨岩部后缘的前庭导水管开口处、肿瘤内部“针状”骨样结构、肿瘤边缘的薄层骨化带和 MRI 扫描 T_1WI 上的高信号，有助于将 ELST 与其他侵犯颞骨岩部的肿瘤相鉴别，如：颈静脉球瘤、软骨肉瘤、软骨瘤、脑膜瘤、神经鞘瘤和转移瘤等。其中，ELST 与颈静脉球瘤的临床表现和发病部位相似，极易误诊为颈静脉球瘤；但颈静脉球瘤的骨质破坏常以颈静脉窝为中心；MRI 扫描颈静脉球瘤在 T_1WI 和 T_2WI 上多表现为等信号。T_2WI 高信号在颈静脉球瘤并不常见，但是肿瘤内部可见大量流空血管影，典型者呈“盐胡椒征”。

2. 病理诊断思路　病理检查见乳头状结构，乳头衬覆矮立方-柱状上皮细胞，有时 2～3 层围绕在血管轴心周围。类似于正常的衬覆于内淋巴囊的上皮是病理诊断的重要思路，并与表 2-9 中的疾病相鉴别。其次可见大小不等的甲状腺滤泡样结构及乳腺导管内乳头状瘤样结构；可见死骨。乳头间质富含血管并伴有不同程度的纤毛化，肿瘤细胞边界清楚，胞质嗜伊红到透明。根据以上组织学特点，再结合临床资料，一般不难诊断。

（李　青　孟　斌　王强修）

参考文献

[1] Bae CW，Cho YH，Chung JW，et al. Endolymphatic sac tumors: report of four cases[J]. J Korean Neurosurg Soc，2008，44(4)：268-272.

[2] 黄德亮，袁永一，韩东一，等. 内淋巴囊肿瘤[J]. 中华耳科学杂志，2008，6(4)：365-369.

[3] 徐新运，陈锦，王益华. 内淋巴囊肿瘤临床病理观察[J]. 诊断病理学杂志，2011，18(2)：127-130.

[4] 王红群，李杰，石怀银. 内淋巴囊低度恶性腺癌 21 例临床病理特征[J]. 诊断病理学杂志，2018，25(2)：94-98.

第3章

口腔、口咽及颌面部骨肿瘤WHO组织学分类概述

第一节　概　述

在2004年《WHO头颈部肿瘤病理学和遗传学》第3版出版以来的12年里，有关头颈部肿瘤的基础和临床研究均取得了较大的进展，为此，国际癌症研究机构(IARC)于2017年出版了《WHO头颈肿瘤分类》第4版，来自全球30多个国家和地区的135位学者从流行病学、临床表现、病理组织学改变、遗传学特点以及治疗预后等多个方面对头颈部肿瘤进行了系统阐述，并对第3版头颈肿瘤分类进行了修订和更新(表3-1～表3-3)。

以下几个方面是2017年版《WHO头颈肿瘤分类》的主要贡献：①牙源性肿瘤：总结了过去十余年牙源性肿瘤的病理学、分子遗传学研究进展，提出的诊疗方案可作为今后一段时期内口腔颌面外科、头颈外科及病理科临床诊断的标准性规范；②重视分子遗传学进展：与第3版分类相比，第4版分类具有令人鼓舞的研究成果，如成釉细胞瘤的分子遗传学发现等；③重新界定牙源性癌肉瘤及牙源性囊肿：第3版分类中删除了牙源性癌肉瘤及牙源性囊肿，而第4版分类则再重新纳入，说明了随着研究的不断深入，学者们对某些肿瘤的认识也在不断提高，同时也体现了科学研究的曲折及复杂性；④口咽部肿瘤独立：第3版分类将“口咽”置于“口腔”项下，忽视了口咽肿瘤的特殊性，而2017年版将口咽部分独立出来，包括舌根、扁桃体及腺样体。在解剖学上，口咽位于口腔后方，上邻软腭，下以会厌顶部的假想水平线为界，靠近咽峡，后抵舌后1/3，侧缘由咽腭弓和腭扁桃体构成，后壁含腺样体或咽扁桃体。虽然口腔和口咽均被覆复层鳞状上皮，形成一个连续的腔室或穹隆，但因口咽存在大量的扁桃体组织，高度特化的淋巴上皮(即网状上皮)衬覆于扁桃体隐窝，为HPV感染及其驱动肿瘤的发生提供了更加宽松的环境。近年来流行病学研究发现，口咽鳞状细胞癌(OPSCC)的发生被认为与长期、大量吸烟有关，但近年来欧洲等地的吸烟得到了很好的控制，而OPSCC的发病率不但未见下降，反而呈现逐年递增趋势，究其原因，在于无症状性高危型HPV隐性感染成为主要传染源，可经口交、舔阴、舔肛、接吻等亲密行为接触性传播。病原学研究发现，超过90%的OPSCC病例由

HPV16 感染引起。病理学上，扁桃体具有特殊的非角化上皮形态，其隐窝上皮富于网状结构，HPV 可自上而下，然后自下而上形成病毒循环。目前临床上采用 P16 抗体来间接检测 HPV。在高级别鳞状上皮内病变中 P16 的表达模式为大块阳性，即核与胞质弥漫性连续着色，而在低级别鳞状上皮内病变中完全不表达或仅局灶阳性。

（徐嘉雯　王　丹　陈海荣）

第二节　牙源性肿瘤

1. 统一良、恶性牙源性肿瘤的分类方法　2004 年第 3 版《WHO 头颈部肿瘤病理学和遗传学》牙源性肿瘤分类对良性牙源性肿瘤，根据涉及牙源性组织特点又分为单纯性、含有牙源性外胚间充质的牙源性上皮性肿瘤和含有或不含有牙源性上皮的牙源性外胚层间充质肿瘤 3 类，而 2017 年第 4 版牙源性肿瘤分类根据组织学起源将包括良性和恶性肿瘤在内的所有牙源性肿瘤统一简分为 3 类：上皮来源的、间充质/外胚间充质来源和混合型。这种根据组织起源进行分类的原则，不仅有助于病理学诊断和分类，也更适合临床实践的需要。

2. 简化了良恶性肿瘤分类　2017 年版《WHO 头颈肿瘤分类》根据疾病的临床病理和生物学行为特点进行简化分类。①成釉细胞瘤的分类 2017 年新版则依据病变临床特点简化分为 3 种，其中第 3 版中的实性/多囊型以及促结缔组织增生型，因为临床表现、治疗方案和预后相似而被统称为成釉细胞瘤（经典型），促结缔组织增生型和牙成釉细胞瘤不再列为独立病变。②过去依据单纯的“浸润性生长”和“局部复发”的生物学行为将牙源性角化囊性瘤和牙源性钙化囊性瘤归为肿瘤范畴，目前认为，这种归类欠妥，故予以删除。而 2017 年版重新明确为“牙源性囊肿”，这为临床行之有效的开窗术治疗“牙源性角化囊性瘤”提供了有力的理论基础。③外胚间充质或混合来源的牙源性良性肿瘤在新分类中也表现为有增有减，如牙源性纤维瘤保留富上皮型、剔除乏上皮型的病理类型，因为后者十分罕见。④增加了牙源性始基瘤和牙骨质骨化纤维瘤。⑤在 2017 年版分类中，将恶性牙源性肿瘤根据组织起源的不同分为以下 3 类：牙源性癌、牙源性癌肉瘤和牙源性肉瘤。⑥新增牙源性癌肉瘤，强调病灶中上皮和间质成分同时表现出恶性改变特征。⑦新分类不再细分牙源性肉瘤，并将原先含有前期牙本质的成釉细胞纤维牙本质肉瘤从牙源性肉瘤转归并入牙源性癌中，属于牙源性透明细胞癌的一种亚型。⑧牙源性癌中增加了硬化性牙源性癌，很罕见，可沿神经和肌肉侵袭，低度恶性，扩大切除预后良好。病理改变以条索状肿瘤上皮周围大量硬化的纤维性间质为主要特点，需要与牙源性纤维瘤、牙源性钙化上皮瘤以及原发性骨内癌等鉴别，近期发现 EWSR1 重排与否有助于与牙源性透明细胞癌鉴别。⑨成釉细胞癌不再细分各种亚型，因为 2004 年版中的各亚型都具有共同的临床特点和生物学行为，治疗手段一致；而 2004 年版成釉细胞癌中的转移性（恶性）成釉细胞瘤，原发和转移灶的病理学改变均为典型的成釉细胞瘤，属于良性牙源性肿瘤范畴，常规采用针对牙源性癌的治疗手段难免出现过度医疗的弊端，因此新分类中将之更名为转移性成釉细胞瘤并重新归回成釉细胞瘤项下，但保留了恶性编码 ICD-9310/3 不变。成釉细胞瘤的突变基因研究提示 BRAF V600E 有可能成为成釉细胞瘤的治疗靶点。

（徐嘉雯　林晓燕　孟　斌）

第三节　口咽肿瘤

1. HPV 阳性鳞状细胞癌　WHO (2017)头颈部肿瘤分类将口咽从传统口腔中独立出来，充分体现了近 12 年来该领域研究的最新进展，新版将口咽鳞状细胞癌（OPSCC）分为 HPV 阳性及 HPV 阴性两型，而非传统分类的角化型与非角化型。该分类不仅有助于肿瘤界定、解释流行病学趋势及预测临床预后，而且加强了诊断的可重复性与临床一致性。

HPV 阳性的 OPSCC 具有独特的统计学、遗传学、临床病理及预后特征。通常认为 HPV 阳性的鳞状细胞癌起源于扁桃体隐窝，这种特殊上皮始终保持不成熟、非角化和基底样外观，与表面上皮的异型增生无关，几乎不存在原位癌，肿瘤常形成较大的实性集团或呈小叶状生长，具有推进式光滑边界，很少或无间质反应，但常伴淋巴细胞浸润。免疫组化标记，若弥漫性表达 P16，WHO 建议使用简洁、直观而清晰的命名“鳞状细胞癌，HPV 阳性”；对未进行 HPV 检测或直接 P16 标记，而仅有典型 HPV 感染相关形态，新版推荐使用“鳞状细胞癌，未检测 HPV，形态高度提示 HPV 关联”这样的描述性术语。

2. HPV 阴性鳞状细胞癌　经检测，未发现 HPV 感染或不表达 P16 的 OPSCC，相应地被命名为“鳞状细胞癌，HPV 阴性”。肿瘤往往表达 p53，常伴角化，与 HPV 阳性的鳞状细胞癌相比，患者平均发病年龄大 6 岁，更具遗传多样性，预后较差。50%～63%的头颈部鳞状细胞癌发生 p53 错义突变，导致稳定蛋白质的关键结合功能丧失，甚至以显著负性调节方式使残余野生型 p53 失活。HPV 阳性的鳞状细胞癌与吸烟及 TP53 突变有关，但 HPV 感染和 p53 基因突变可能是 OPSCC 发生过程中的共存分子事件。

3. 小细胞癌　与鼻腔鼻窦命名为“神经内分泌癌”不同，口咽部直接命名为小细胞癌。研究发现 HPV 阳性的 OPSCC 可以经历小细胞癌转化，呈高核质比及核铸型。与非小细胞癌形成鲜明对比，故新版将其分开作为一个独特病种，而非 HPV 阳性口咽癌的一种变异形式。需要注意的是，活检时显示肿瘤细胞呈弥漫蓝染一片（蓝湖），呈人工挤压或形成“掐丝样结构”（烂糊），往往就是小细胞癌的特点，此时需借助于免疫组化与嗅神经母细胞瘤、淋巴瘤、Ewing 肉瘤/PNET、胚胎性横纹肌肉瘤等小圆细胞肿瘤鉴别。

4. 多形性腺癌　多形性腺癌（PAC）是一类具有“细胞学一致性、形态学多样性、浸润性生长、低转移潜能”特征的涎腺恶性上皮性肿瘤。它由 2004 年版“多形性低级别腺癌（PCA）”取消其限定词“低级别”并与“涎腺筛状癌（CAMSG）”合并而来。2017 版 WHO 将其归于一组异质性肿瘤，通常属于低级别，极少数可发生高级别转化，临床呈侵袭性。PAC 是较常见的涎腺恶性肿瘤，男女性别比为 1∶2，平均发病年龄为 59 岁，约 60%发生于腭部，临床上形成无痛性肿块，偶见出血、毛细血管扩张或黏膜溃疡形成。肉眼表现为实性、黄白色、界清但缺乏包膜的结节。PAC 镜下最显著的特征是形态结构的多样性，可表现在不同的肿瘤或同一肿瘤的不同部位。肿瘤组织形成小叶、条索、微囊、筛状巢团（与腺样囊性癌相似）、实性或乳头状-囊状结构。肿瘤细胞小到中等大小，核卵圆形，淡染，形态温和，偶见核仁。核分裂象少见，发生恶性转化者可见坏死形成。肿瘤细胞形成同中心的旋涡状或靶环状，围绕血管或神经。局部区域可见嗜酸性粒细胞、透明细胞、鳞状细胞或黏液细胞。间质可见黏液样变和玻璃样变区。10%～33%的患者可局部复发，多达9%～15%出现淋巴结转移，但无远处转移并导致患者死亡的报道。

5. **口咽部腺鳞癌** 口咽部腺鳞癌(CASC)被认为是鳞状细胞癌的一种罕见变异型，更具临床侵袭性。其诊断标准为表面鳞状上皮异型增生/原位癌，浸润性生长模式，明显角化，离散腺癌灶(通常在肿瘤的深部)，缺乏中间型细胞和明显的核非典型性。镜下鳞状细胞癌当中可见形态良好的癌性腺体，形成圆润、"冲压"状腔隙，周围可见局灶性嗜碱性小球和嗜酸性黏蛋白。腺鳞两种成分细胞均可表达P16，属于HPV相关性肿瘤。其他部位的腺鳞癌不管以何种成分为主，鳞状细胞癌和腺癌需各占10%以上。新版未对CASC的腺体比例设定最低要求，认为腺癌的数量与疾病复发或生存无关。口咽部腺鳞癌大部分为非角化型鳞状细胞癌，但有的呈囊性变、腺体形成及黏蛋白产生，部分肿瘤细胞顶端呈条索状，形成特征性的纤毛，故名。

表 3-1 WHO(2017)口腔和可移动舌肿瘤组织学分类

1. 上皮性肿瘤和病变(epithelial tumours and lesions)	
1.1 鳞状细胞癌(squamous cell carcinoma)	8070/3*
1.2 上皮异型增生(epithelial dysplasia)	
1.2.1 低级别(low grade)	8077/0
1.2.2 高级别(high grade)	8077/2
1.3 增生性疣状白斑	
2.1 乳头状瘤(papillomas)	8050/0
2.1.1 鳞状细胞乳头状瘤和寻常疣(squamous cell papilloma and verruca vulgaris)	
2.1.2 尖锐湿疣(condyloma acuminatum)	
2.1.3 局灶性上皮增生(focal epithelial hyperplasia)	
3. 组织发生未定肿瘤(tumours of uncertain histogenesis)	
3.1 先天性颗粒细胞龈瘤(congenital granular cell epulis)	
3.2 间叶性软骨黏液样肿瘤(ectomesenchymal chondromyxoid tumour)	8982/0
4. 软组织和神经源性肿瘤(soft tissue and neural tumours)	
4.1 颗粒细胞瘤(granular cell tumour)	9580/0
4.2 淋巴管瘤(lymphangioma)	9170/0
4.3 神经鞘瘤(Schwannoma)	9560/0
4.4 肌纤维母细胞肉瘤(myofibroblstic sarcoma)	8825/3
5. 口腔黏膜黑色素瘤(oral mucosal melanoma)	8720/3
6. 涎腺肿瘤(salivary type tumours)	
6.1 黏液表皮样癌(mucoepidermoid carconoma)	8430/3
6.2 多形性腺瘤(pleomorphic adenoma)	8940/0
7. 淋巴造血系统肿瘤(haematolymphoid tumours)	
7.1 CD30阳性T淋巴细胞增生性疾病(CD30-positive T-cell lymphoproliferative disorder)	9718/3
7.2 朗格汉斯细胞组织细胞增生症(Langerhans cell histiocytosis)	9751/1
7.3 髓外髓系肉瘤(extramedullary myeloid sarcoma)	9930/3

* 国际肿瘤分类(ICD-O)和医学系统性命名。生物学行为编号/0为良性肿瘤，/1为非特异性，交界性或不确定性生物学行为，/2为原位癌和上皮内瘤变3级，/3为恶性肿瘤。

表 3-2 WHO(2017)牙源性与颌面部骨肿瘤组织学分类

1. 牙源性癌(odontogenic carcinomas)	
1.1 成釉细胞癌 (ameloblastic carcinoma)	9310/3
1.2 骨内原发癌(primary intraosseous carcinoma)	9270/3
1.3 牙源性硬化癌(sclerosing odontogenic carcinoma)	9270/3
1.4 牙源性透明细胞癌(clear cell odontogenic carcinoma)	9341/3
1.5 牙源性影细胞癌(ghost cell odontogenic carcinoma)	9302/3
2. 牙源性癌肉瘤(odontogenic carcinosarcomas)	8980/3
3. 牙源性肉瘤(odontogenic sarcomas)	9330/3
4. 良性牙源性上皮性肿瘤(benign epithelial odontogenic tumours)	
4.1 成釉细胞瘤 (ameloblastoma)	9310/0
4.2 牙源性鳞状上皮瘤(squamous odontogenic tumour)	9312/0
4.3 牙源性钙化上皮瘤(calcifying epithelial odontogenic tumour)	9340/0
4.4 牙源性腺样瘤(adenomatoid odontogenic tumour)	9300/0
5. 良性牙源性混合性上皮-间叶肿瘤(benign mixed epithelial and mesenchymal odontogenic tumours)	
5.1 成釉细胞纤维瘤(ameloblastic fibroma)	9330/0
5.2 牙瘤(odontoma)	9280/0
5.3 牙本质生成性影细胞瘤(dentinogenic ghost cell tumour)	9302/0
6. 良性牙源性间叶性肿瘤(benign mesenchymal odontogenic tumours)	
6.1 牙源性纤维瘤(odontogenic fibroma)	9321/0
6.2 牙源性黏液瘤/黏液纤维瘤(odontogenic myxoma/myxofibroma)	9320/0
6.3 成牙骨质细胞瘤(cementoblastoma)	9273/0
7. 骨与软骨恶性肿瘤(malignant maxillofacial bone and cartilage tumours)	
7.1 软骨肉瘤(chondrosarcoma)	9220/3
7.2 间叶性软骨肉瘤(mesenchymal chondrosarcoma)	9240/3
7.3 骨肉瘤(osteosarcoma)	9180/3
8. 骨与软骨良性肿瘤(benign maxillofacial bone and cartilage tumours)	
8.1 软骨瘤(chondroma)	9220/0
8.2 骨瘤(osteoma)	9180/0
8.3 软骨母细胞瘤(chondroblastoma)	9230/0
8.4 骨母细胞瘤(osteoblastoma)	9200/0
9. 纤维-骨性及骨软骨瘤样病变(fibro-osseous and osteochondromatous lesions)	
9.1 骨化纤维瘤(ossifying fibroma)	9262/0
9.2 纤维结构不良(fibrous dysplasia)	
9.3 骨软骨瘤(osteochondroma)	9210/0
10. 淋巴造血肿瘤(heamatolymphoid tumours)	
10.1 骨的孤立性浆细胞瘤(solitary plasmacytoma of bone)	9732/0

国际肿瘤分类(ICD-O)和医学系统性命名。生物学行为编号/0 为良性肿瘤,/1 为非特异性,交界性或不确定性生物学行为,/2 为原位癌和上皮内瘤变 3 级,/3 为恶性肿瘤。

表 3-3 WHO(2017)口咽肿瘤组织学分类

1. 鳞状细胞癌(squamous cell carcinoma)	
1.1 HPV 阳性(HPV-positive)	8085/3
1.2 HPV 阴性(HPV-negative)	8086/3
2. 唾液腺肿瘤(salivary gland tumours)	
2.1 多形性腺瘤(pleomorphic adenoma)	8940/0
2.2 腺样囊性癌(adenoid cystic carcinoma)	8200/3
3. 淋巴造血系统肿瘤(haematolymphoid tumours)	
3.1 霍奇金淋巴瘤	
3.2Burkitt 淋巴瘤(Burkitt lymphoma)	9687/3
3.3 滤泡型淋巴瘤(follicular lymphoma)	9690/3
3.4 套细胞淋巴瘤(mantle cell lymphoma)	9673/3
3.5 淋巴母细胞白血病/淋巴瘤(T-lymphoblasticleukeamia/lymphoma)	9837/3
3.6 滤泡树突细胞肉瘤(follicular dendritic cell sarcoma)	9758/3

国际肿瘤分类(ICD-O)和医学系统性命名。生物学行为编号/0 为良性肿瘤,/1 为非特异性,交界性或不确定性生物学行为,/2 为原位癌和上皮内瘤变 3 级,/3 为恶性肿瘤。

(徐嘉雯　王强修　毛山山)

参考文献

[1] EI-Naggar A K,Chan J K C,Grandis,J R,et al. WHO classification of head and neck tumours[M]. 4th ed. Lyon:IARC Press,2017.

[2] Yang A,Farmer E,Wu TC,et al. Perspectives for therapeutic HPV vaccine development[J]. J Biomed Sci,2016,23(1):75-76.

[3] Black CC,Ogomo C. Does pTis exist in HPV-driven tonsillar carcinomas? An ultrastructural review and examination of two cases[J]. Ultrastruct Pathol,2017,41(1):55-61.

[4] Misawa K,Kawasaki H,Matsuo R,et al. Human papillomavirus-associated small cell carcinoma/neuroendocrine carcinoma of the oropharynx: a report of two cases[J]. Springerplus,2016,5(1):1847-1851.

[5] Radkay-Gonzalez L,Faquin W,McHugh JB,et al. Ciliated Adenosquamous Carcinoma: expanding the phenotypic diversity of human papillomavirus-associated tumors [J]. Head Neck Pathol,2016,10(2):167-175.

第4章

口腔肿瘤

第一节　鳞状细胞癌

一、临床特征

口腔鳞状细胞癌(oral squamous cell carcinoma,OSCC),是发生于口腔黏膜的具有不同程度鳞状分化的侵袭性上皮性肿瘤。鳞状细胞癌占口腔恶性肿瘤90%。主要发生在40—70岁的烟酒嗜好者,男性多发。OSCC的发生与许多因素有关,吸烟、烈性酒、嚼食槟榔与OSCC发生密切相关。有研究认为锐利的牙齿或不良修复体的反复刺激是引起OSCC的重要因素。最新研究表明高危型人类乳头状病毒(HPV)16/18可能是OSCC发生的重要病因学因素。OSCC可发生在口腔的任一部位,唇部的鳞状细胞癌几乎都发生在下唇。在口腔内,肿瘤的发生部位有颊部黏膜、上下牙龈、硬腭、舌部前2/3(包括舌背、舌腹和舌侧缘)及口底。许多肿瘤就诊时范围很大,这种情况将肿瘤的中心记录为肿瘤发生部位。患者肿瘤体积较小时经常无症状或症状不明显,体检所见病变轻微。然而,多数患者就诊时为局部晚期病损的症状和体征。口腔特征根据口内部位不同而有所变化。黏膜增生和溃疡、疼痛、耳部牵涉性疼痛、口臭、张口和咀嚼困难、吞咽困难和疼痛、出血、消瘦、颈部淋巴结肿大是口腔晚期癌的症状。超过2/3的颊黏膜癌和牙龈癌患者出现颌下淋巴结肿大,超过3/4的舌癌、口底癌和口咽癌患者出现颈部淋巴结肿大,提示预后不佳。口内片和牙片结合曲面断层,有助判断肿瘤有无破坏肿瘤深部的骨组织。CT和MRI的三维成像常用于辅助临床对原发肿瘤和区域淋巴结的评价和分期。对口腔癌患者术前评估时,CT和MRI为了解软组织情况和局部解剖学定位提供重要手段。肿瘤大小和淋巴结转移情况是最主要的预后影响因素。肿瘤组织学分级与预后关系不大。主要的危险因素是两个或更多区域淋巴结转移、淋巴结包膜外侵犯或者边缘有肿瘤。肿瘤倾向于早期、广泛性淋巴结转移,患者死亡率高,生存期短,术后往往造成毁容及功能障碍。OSCC患者主要采用手术、放疗和化疗等综合疗法,早期患者主要以手术为主,中晚期患者手术联合放疗可降低患者的死亡风险。而新辅助化疗可从多方面改善老年中晚期口腔鳞状细胞癌的临床治疗效果。

二、病理特征

1. 肉眼观察　肉眼表现为黏膜周边隆起的溃疡、外生性或疣状增生。早期可呈弹坑状改变,基底较硬,边界尚清,晚期呈菜花状生长,边界不清,切面灰白色,质硬。

2. 显微镜检查　镜下见黏膜上皮的正常

层次结构消失，全层细胞呈明显异型性，核分裂象多见，可见有“角化珠”形成的典型角化，癌细胞呈团块状或索状侵入结缔组织内，呈蟹爪状。侵袭表现为穿透基底层，向下方的组织蔓延，通常有间质反应。血管、淋巴管内癌栓形成及神经纤维侵犯是恶性的附加特征（图 4-1）。

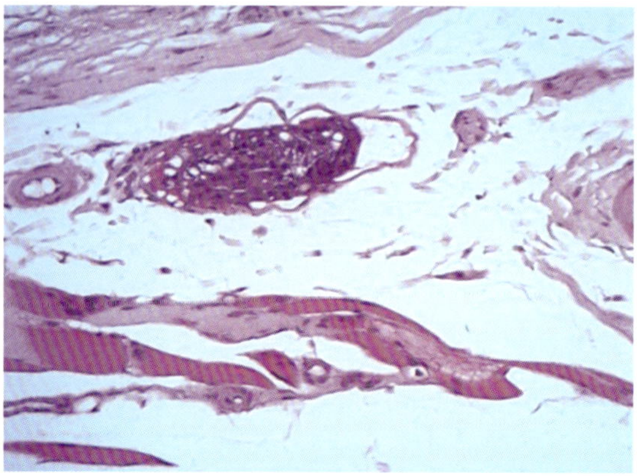

图 4-1 鳞状细胞癌，示间质脉管内查见癌栓（HE×200）

镜下可分为角化型和非角化型两型，习惯上则按其分化程度分为高、中、低分化鳞状细胞癌三级。高分化鳞状细胞癌的癌细胞与正常的鳞状细胞类似（图 4-2）。中分化鳞状细胞癌具有独特的核多形性和核分裂，角化不常见（图 4-3）。低分化鳞状细胞癌以不成熟的细胞为主，有大量的正常或不正常的核分裂，角化非常少（图 4-4，图 4-5）。

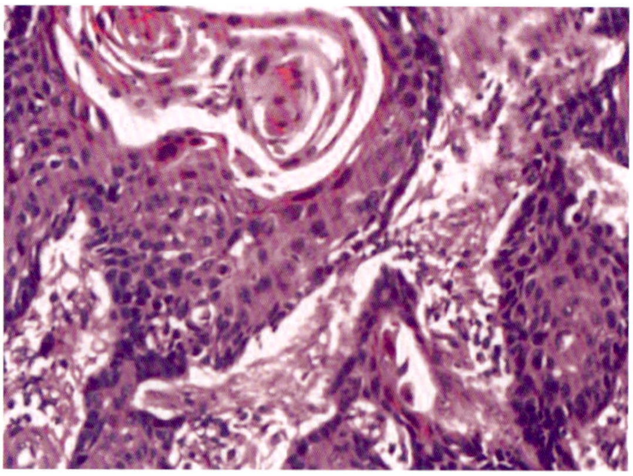

图 4-2 高分化鳞状细胞癌，角化珠形成是其特征，肿瘤细胞与正常鳞状细胞类似（HE×100）

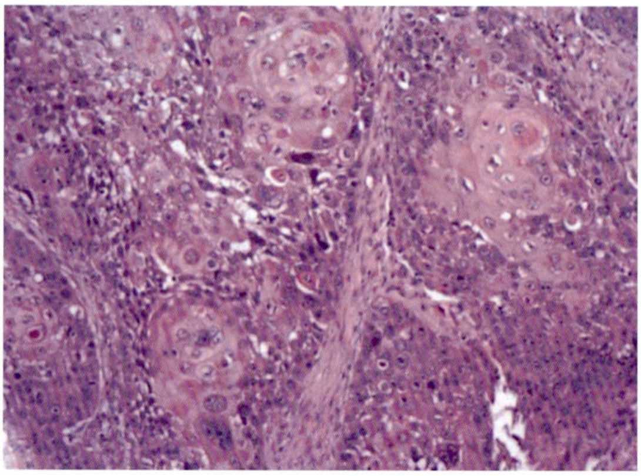

图 4-3 中分化鳞状细胞癌，癌巢中可见角化珠，癌组织侵犯黏膜下纤维组织（HE×100）

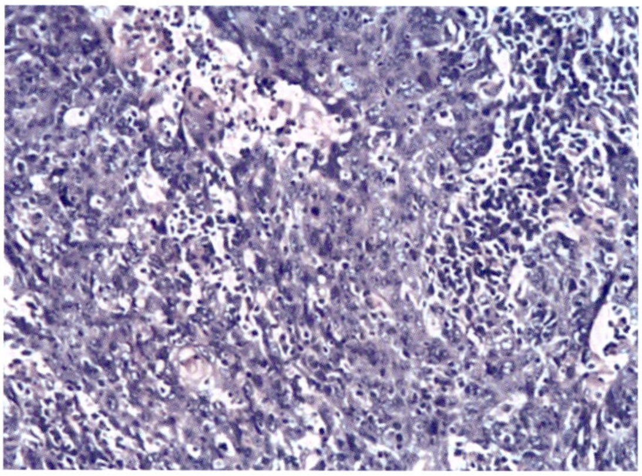

图 4-4 低分化鳞状细胞癌，肿瘤呈条索状和小巢状，细胞核具有非典型性，细胞核倾向于呈泡状，角化不明显（HE×200）

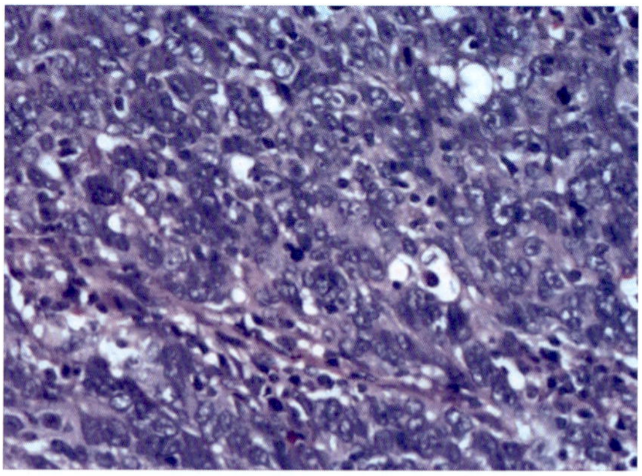

图 4-5 低分化鳞状细胞癌，细胞核异型性明显，可见多个核分裂（HE×400）

3. 免疫表型　肿瘤细胞表达上皮性标记，如高分子量角蛋白 CK14、CK5/6、34βE12 以及 P63（图 4-6），低分化鳞状细胞癌可能表达波形蛋白（vimentin）、突变型 P53（图 4-7），高表达 Ki-67（图 4-8）。

4. 电镜表现　鳞状细胞癌在电镜下可见细胞桥粒和张力丝。

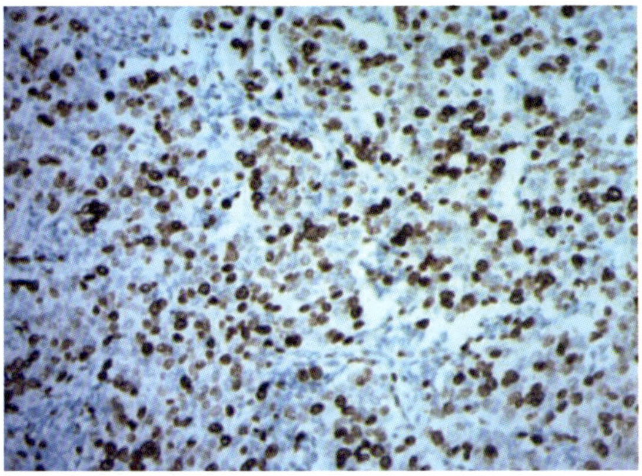

图 4-6　低分化鳞状细胞癌，细胞核表达突变型 P63（EliVision 法 × 100）

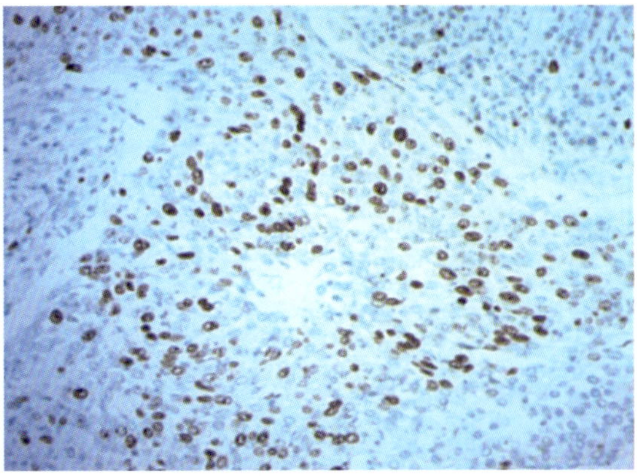

图 4-7　低分化鳞状细胞癌，细胞核表达突变型 P53（EliVision 法 × 100）

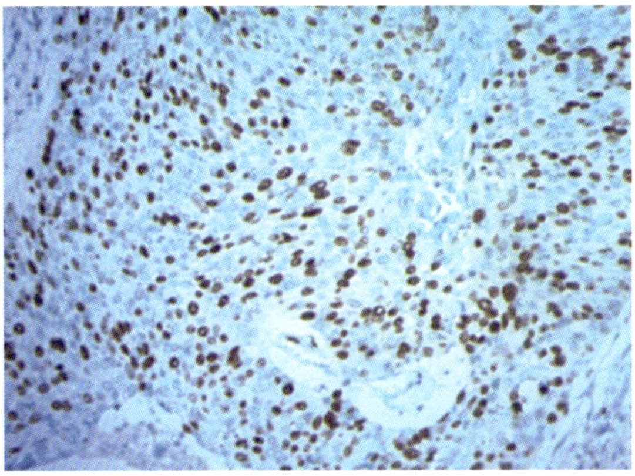

图 4-8　低分化鳞状细胞癌，上皮全层细胞核均有 Ki-67 表达（EliVision 法 × 100）

三、鉴别诊断

鳞状细胞癌的诊断通常没有困难，但高分化鳞癌应与假上皮瘤样增生鉴别。外生性鳞状细胞癌需与鳞状上皮乳头状瘤相鉴别。中低分化鳞状细胞癌还需要与腺癌、神经内分泌癌和黑色素瘤等鉴别（表 4-1）。

表 4-1　口腔鳞状细胞癌的鉴别诊断

主要肿瘤	临床特点	病理特点	免疫表型
口腔鳞状细胞癌	早期可呈弹坑状改变，基底较硬，边界尚清，晚期呈菜花状生长，边界不清，切面灰白色，质硬。OSCC 的发生与许多因素有关，吸烟、烈性酒与 OSCC 发生密切相关	癌细胞排列层次紊乱，细胞有一定异型性，核增大，核分裂多，增生的上皮钉突紊乱，末端变粗大，或连接呈网状，基底细胞减少或消失，常有角化不全现象	CKAE1/AE3、CK5/6、34βE12、P63、P53 阳性，CK7、CK8/18 阴性

（续　表）

主要肿瘤	临床特点	病理特点	免疫表型
假上皮瘤样增生	常有外伤引起浅表溃疡、迁延不愈	良性增生性病变，具有正常鳞状上皮的细胞排列层次，细胞成熟，细胞间桥明显，无异型性，增生的上皮钉突多呈锯齿状、不规则延长的上皮脚深入到间质中，上皮内常有大量炎细胞或小脓肿形成	CKAE1/AE3、CK5/6、34βE12、P63 阳性，CK7、CK8/18 阴性
鳞状细胞乳头状瘤	是一种良性上皮性肿瘤，常由 HPV 感染引起，可多发。呈外生性和息肉状增生	由指状或片状被覆鳞状细胞的黏膜突起构成，有纤维血管轴心。鳞状上皮可有少量角化，细胞无异型性，可见核分裂，但无病理性核分裂，可见挖空细胞	CKAE1/AE3、CK5/6、34βE12、P63 阳性，CK7、CK8/18 阴性
囊腺癌	来源于小涎腺，常呈乳头状，生长缓慢，无痛，但有些肿瘤可侵入下面的骨组织	由大小不等的囊性腺腔构成	CKAE1/AE3、CK8/18、CK7 阳性，CK5/6、P63 阴性
神经内分泌肿瘤	表现为黏膜下肿块或息肉状肿块，偶可分泌异位激素而引起副肿瘤症状	呈巢状、小梁状和菊形团样结构，瘤细胞具有圆形、卵圆形或梭形的核，胞质少。核染色质呈细颗粒状	CgA、Syn、NSE 和 TTF-1 阳性，CK5/6、P63 阴性
黑色素瘤	起源于黑色素细胞，显示黑色素细胞分化。表现为黏膜下结节	细胞体积大，核增大、形态大小不一，染色质深，有明显的核仁，核浆比例高，可见不同大小的黑色素颗粒	S100、HMB-45、mela-nA 阳性表达

四、诊断思路

1. 概述　2004 年第 3 版分类将“口咽肿瘤”置于“口腔肿瘤”项下，而 2017 年版将口咽肿瘤部分独立出来，包括舌根、扁桃体及腺样体。解剖上，口咽位于口腔后方，上邻软腭，下以会厌顶部的假想水平线为界，靠近咽峡，后抵舌后 1/3，侧缘由咽腭弓和腭扁桃体构成，后壁含腺样体或咽扁桃体。虽然口腔和口咽均被覆复层鳞状上皮，形成一个连续的腔室或穹隆，但因口咽存在大量的扁桃体组织，高度特化的淋巴上皮（即网状上皮）衬覆于扁桃体隐窝，为 HPV 感染及其驱动肿瘤的发生提供了更加适宜的环境。近年来流行病学研究发现，口咽鳞状细胞癌（OPSCC）发病率呈逐年递增趋势，原因在于无症状性高危型 HPV 隐性感染成为主要传染源，可经口交、舔阴、舔肛、接吻等亲密行为接触性传播。病原学研究发现，超过 90% 的 OPSCC 病例由 HPV16 感染引起。病理学上，扁桃体具有特殊的非角化上皮形态，其隐窝上皮富于网状结构，HPV 可自上而下，然后自下而上形成病毒循环。目前临床上采用 P16 抗体来间接检测 HPV。在高级别鳞状上皮内病变中 P16 的表达模式为大块阳性，即核与胞质弥漫性连续着色；而在低级别鳞状上皮内病变中完全不表达或仅局灶阳性。同时将口咽鳞状细胞癌分为 HPV 阳性及 HPV 阴性，不再采用非传统的角化型与非角化型分类。

2. 临床诊断思路　口腔癌患者理想的治疗和生存期取决于准确的诊断和对原发肿瘤及临床范围的准确评估。体检应该包括视诊、黏膜表面的触诊、口底的双合诊及颈部淋巴结的临床评估。影像学检查,口内片和牙片,结合曲面断层,有助于诊断有无破坏肿瘤深部的骨组织。CT 和 MRI 的三维成像常用于辅助临床对原发肿瘤和区域淋巴结的评价和分期。对口腔癌患者术前评估时,CT 和 MRI 为软组织受累情况和局部解剖学定位提供重要手段。活检病理是最可靠的诊断。标本应取自临床上的可疑区域,避开坏死和溃疡的区域,病变较小时可能需要多部位取材。如果没有发现明显的原发灶,只有淋巴结肿大,淋巴结的细针穿刺活检有助于诊断。

3. *病理诊断思路* 鳞状细胞癌具有不同程度的鳞状细胞分化,常见有各种各样的角化形式,包括“角化珠”形成,并且呈侵袭性生长。侵袭表现为穿透基底膜,向黏膜下组织蔓延、伴有间质反应。血管淋巴管内可出现癌栓,肿瘤侵犯间质神经纤维是其恶性指标。对于有经验的病理医师来说,口腔鳞状细胞癌的诊断不难。然而,困难的是甄别浸润的早期阶段。需要仔细检查上皮的最深层和上皮与固有层的交界处,当组织失去组织学上良好的交界、基底膜消失和基底层层次紊乱、基底层细胞部分被更大的不规则细胞取代,胞质突深入结缔组织,细胞出现异型性和病理性核分裂,均提示为恶性肿瘤。另外,活检标本仅取自高分化外生性鳞状细胞癌表面时,常与鳞状细胞乳头状瘤不易区分,可通过重复切片仔细观察细胞异型性、核分裂、间质有否小灶性浸润或通过 P53 是否表达、Ki-67 阳性细胞分布位置而做出诊断。因 HPV 而感染的患者,鳞状细胞癌肿瘤旁鳞状细胞中可见挖空样细胞,通过 PCR 方法可以检测鳞状细胞癌中的 HPV 病毒,HPV 阳性患者复发率高于阴性患者。

(徐嘉雯　尹迎春　陶丽丽)

参考文献

[1] Siegel RL, Miller KD, Jemal A. Cancer statistics[J]. CA Cancer J Clin, 2015, 65(1): 25-29.

[2] Zaravinos A. An updated overview of HPV-associated head an neck carcinomas[J]. Oncotarget, 2014, 5(12): 3956-3969.

[3] Gillison ML, Castellague X, Chatuvedi A, et al. Eurogin roadmap: comparative epidemiology of HPV infection and assiociated cancers of the head and neck cervix[J]. Int J Cancer, 2014, 134(3): 497-507.

[4] 黄江峰,王靖雯,何保昌,等. 口腔鳞状细胞癌患者生存影响因素研究[J]. 中华预防医学杂志, 2016, 50(10): 880-886.

[5] 沈杰,许灵敏,王广磊. 新辅助化疗在老年中晚期口腔鳞状细胞癌治疗中的临床意义[J]. 癌症进展, 2016, 14(9): 864-867.

[6] 吴猛,孙玉满,杨俊泉,等. 口腔鳞状细胞癌组织中 HPV 感染及 EGFR、Sox2 蛋白表达与肿瘤预后的相关性[J]. 临床与实验病理学杂志, 2016, 32(7): 749-752.

第二节　口腔鳞状细胞乳头状瘤

一、临床特征

口腔鳞状细胞乳头状瘤(oral papillomas),是一组由局部上皮外生性和息肉样增生形成的疣状或菜花状的良性肿物,占口腔肿瘤的 0.1%～2.5%。口腔黏膜各部位均可发生,男性稍多见。可发生于任何年龄组,但以 30—50 岁多见。乳头状瘤通常由 HPV 感染引起,以 6 型和 11 型多见。多位于软腭、舌及唇等部位。口腔黏膜常见潜在的 HPV 感染,超过 80%的个体检测到 HPV-DNA。但并非所有口腔乳头状瘤均为 HPV 病毒所诱发,有些可能是机械刺激所致,有些与遗传因素有关。乳头状瘤质软、有蒂,呈丛状的指状突起,或为无蒂的圆屋顶样病变,表面呈结节状、乳头状或疣状。表面可以呈灰白色或者正常黏膜角化颜色，其颜色取决于角化程度。通常为单发，也可多发，尤其是儿童的乳头状瘤。在几个月内可以生长迅速，最大直径约0.6cm，然后维持在这个大小。较小的可以自愈，尤其是儿童。用激光或冷冻单纯切除或消融有效。乳头状瘤是良性病变，完全切除，一般无复发，无恶变潜能。

二、病理特征

1. 肉眼观察　多为单发，直径数毫米到数厘米，质软、有蒂，呈丛状的指状突起，或为无蒂的圆形屋顶样，表面呈结节状、乳头状或疣状。表面可以是白色或正常黏膜角化颜色，取决于角化程度。

2. 显微镜检查　肿瘤由增生的复层鳞状上皮增生构成（图 4-9），通常带有较厚的不全角化或正角化、也可无角化（图 4-10），鳞状上皮乳头内可见纤维血管轴心（图 4-11）。与 HPV-DNA 感染有关的鳞状上皮乳头状瘤表现为从基底向上伸展的一簇指状突起，每个突起有一个尖的角化顶端，基底为包含扩张毛细血管的多个结缔组织乳头。上皮排列整齐，经常可见有丝分裂，核轻度异型性，但无不典型细胞（图 4-12）。角化层厚，颗粒层明显。在棘层上部可见 HPV 感染而引起的挖空细胞。这些角质细胞的核有皱褶，深染，有核晕，与正常口腔黏膜的泡状角化细胞相似。挖空细胞在早期阶段常见。病毒包涵体不常见。基底部的钉突通常向内翻转，并且是对称的。浅部或者基底部可见淋巴细胞灶性浸润，但是炎症范围是弥散的，除非在外伤或其他创伤之后。可用免疫组化或原位杂交的方法鉴定 HPV。无 HPV 复制的乳头状瘤的表现，可能与寻常疣表现相同，但无挖空细胞或明显的透明角质颗粒。增生的上皮可能形成外生乳头状，或形成分支状上皮钉突。有些扁平区域真皮乳头数量增多，与扁平疣表现相似。

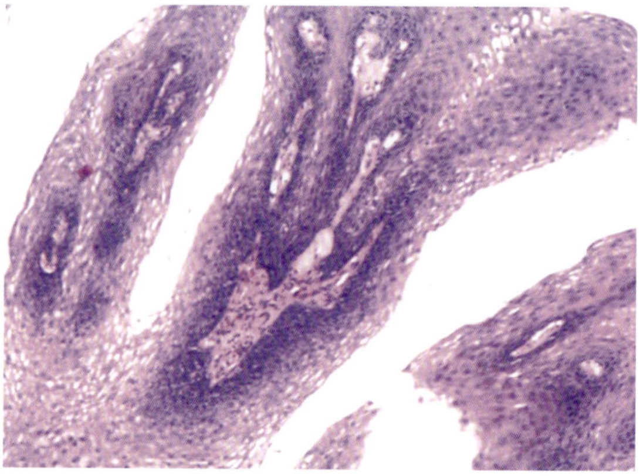

图 4-9　由增生的复层鳞状上皮增生构成的乳头（HE×40）

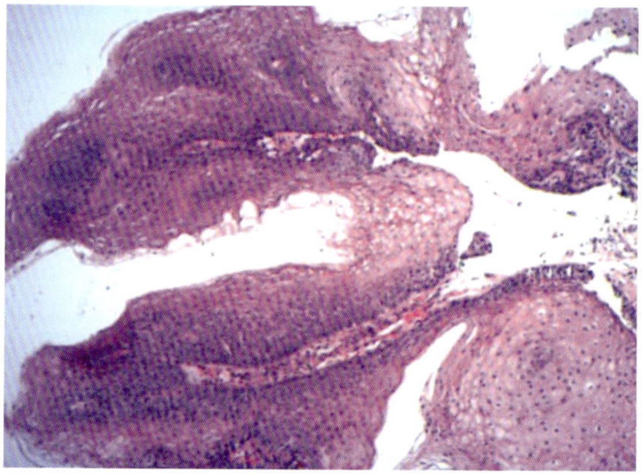

图 4-10　乳头表面可见不全角化（HE×40）

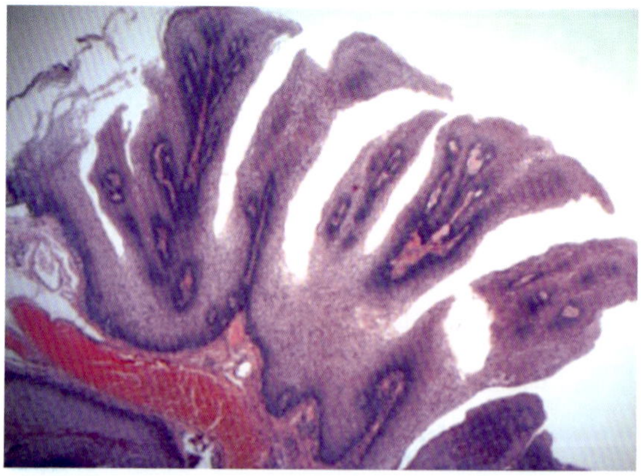

图 4-11　乳头状中间可见纤维血管轴心（HE×40）

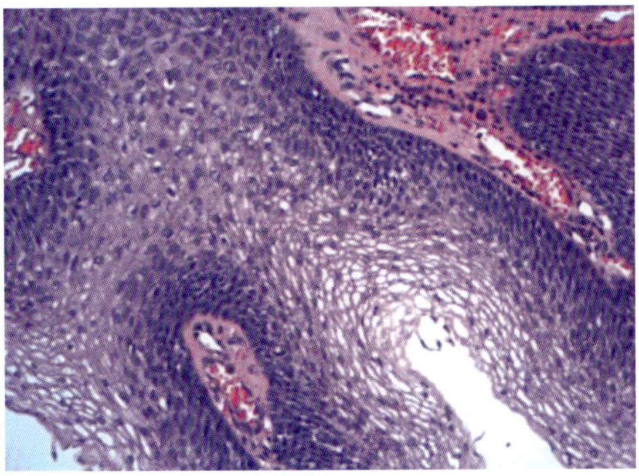

图 4-12　可见细胞轻度异型(HE×100)

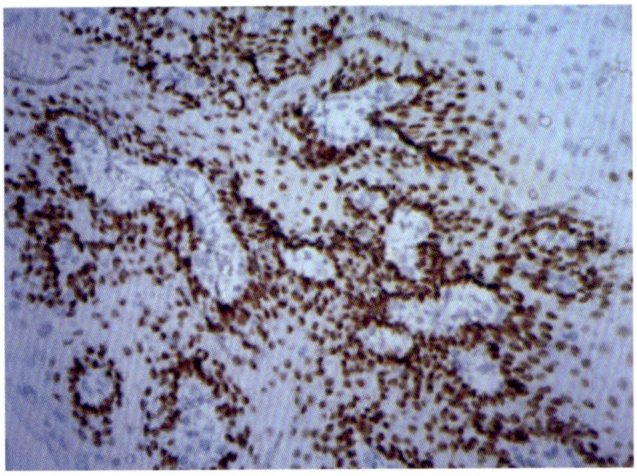

图 4-15　瘤细胞 P63 胞核阳性(EliVision 法×200)

3. 免疫表型　乳头状瘤细胞表达上皮性标记,如高分子量角蛋白 CK10/13(图 4-13)、CK5/6(图 4-14)、34βE12 和 P63(图 4-15),乳头状瘤仅基底细胞表达 Ki-67(图 4-16)。

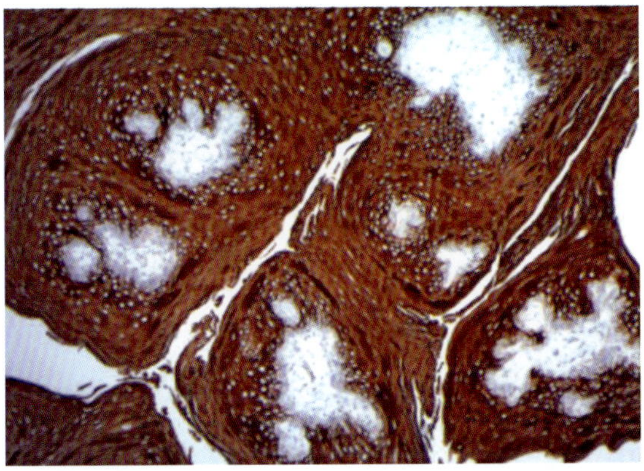

图 4-13　瘤细胞 CK10/13 胞质阳性(EliVision 法×200)

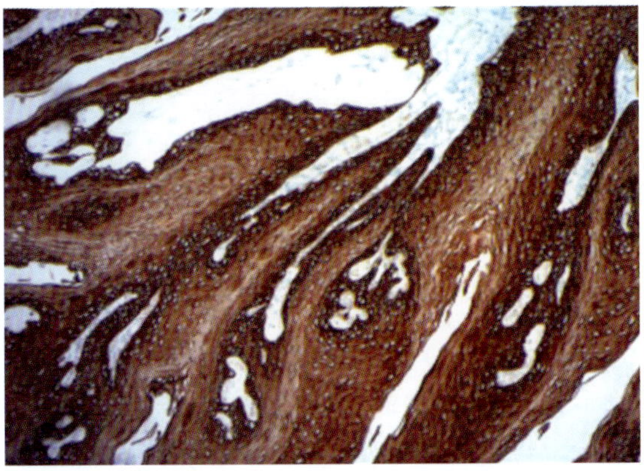

图 4-14　瘤细胞 CK5/6 胞质阳性(EliVision 法×200)

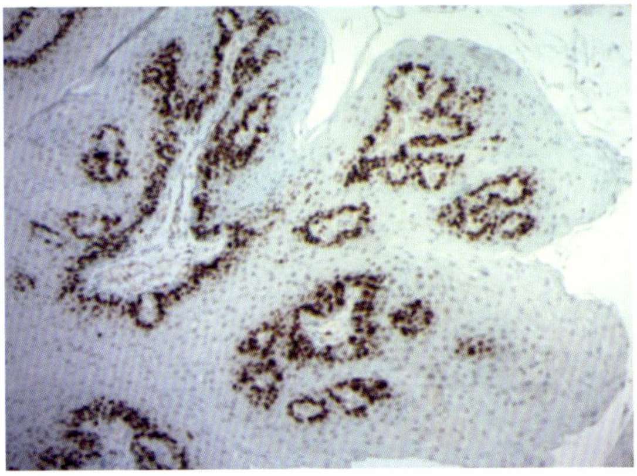

图 4-16　乳头状瘤基底部细胞 Ki-67 核阳性(EliVision 法×200)

4. 电镜表现　乳头状瘤的鳞状细胞在电镜下可见细胞桥粒和张力丝。

三、鉴别诊断

口腔上皮外生性乳头状肿物是一组不同的病变,这些病变包括乳头状瘤、尖锐湿疣、鳞状细胞乳头状癌及角化棘皮瘤等,这些病变在临床和组织学表现上有重叠。鳞状上皮乳头状瘤可以发生在口腔任何部位,主要累及成年人,并非疑难罕见肿瘤,但在活检病理诊断中,如果所取标本较小,取材较表浅,依然可能遇到困难,与其他乳头状病变的鉴别仍然重要。口腔部位鳞状上皮乳头状病变的鉴别要点见表 4-2。

表 4-2 口腔鳞状上皮乳头状瘤的鉴别诊断

主要肿瘤	临床特征	病理特点	免疫表型
鳞状细胞乳头状瘤	是一种良性上皮性肿瘤，常由 HPV 感染引起，可多发。呈外生性和息肉状增生	由指状或片状被覆鳞状细胞的黏膜突起构成，有纤维血管轴心。鳞状上皮可有少量角化，细胞无异型性，可见核分裂，但无病理性核分裂，偶见挖空细胞	CKAE1/AE3、CK5/6、34βE12、P63 阳性，CK7、CK8/18、P53 阴性
疣状癌	常见于老年男性，主要病因是长期使用无烟烟草，肿瘤表面大小可达数厘米，显示表面扩散性生长而不向较深组织的浸润性生长	由厚的棒状乳头状和具有明显角化的分化良好的鳞状上皮钝性基质的内陷构成，鳞状上皮具有异型性，基底层可见核分裂。呈推进式侵犯基质，无浸润性边缘，伴较多淋巴、浆细胞浸润	CKAE1/AE3、CK5/6、34βE12、P63 阳性，CK7、CK8/18 阴性
鳞状上皮乳头状癌	表现为柔软、质脆、外生性、息肉样的肿瘤。常为较细的蒂，也可为广基蒂	以显著的乳头状生长为特点，乳头有纤细的纤维血管轴心，表面被覆肿瘤性不成熟的基底样鳞状细胞，一般有微小角化，间质侵袭由单个或多个癌巢构成	CKAE1/AE3、CK5/6、34βE12、P63、P53 阳性，CK7、CK8/18 阴性
尖锐湿疣	因上皮感染 HPV(6、11、16 及 18 型)，常为无痛、圆形、外生性的结节，直径为 1.5cm，比鳞状上皮乳头状瘤大，基底宽，结节状或桑葚状，表面略红，粉红色，或正常黏膜色，可多发，呈串状	上皮增生呈短钝状的叶状，长度一致，表面光滑，结节、扁平或圆形。钉突呈球根样，较短，钉突的长度均等，并不向内弯曲，棘层增厚，常见挖空细胞，基底层细胞可见较多核分裂	CKAE1/AE3、CK5/6、34βE12、P63 阳性，HPV 阳性，低分子量细胞角蛋白 CK7、CK8/18 阴性
角化棘皮瘤	少见，以最初迅速生长以及以后持续数月的缓慢自发消退为特点	表面呈疣状，向下形成角化裂隙，向深部生长的上皮的钉突含有深在的角化珠，有明显的炎症浸润。结构上呈杯状外观，周边像衣领状	CKAE1/AE3、CK5/6、34βE12、P63 阳性，低分子量细胞角蛋白 CK7、CK8/18 阴性

四、诊断思路

1. 临床诊断思路　口腔乳头状瘤是口腔黏膜常见的良性上皮性肿瘤，人群发病率为 0.1%～1.4%，患者自觉症状轻微，多为偶然发现，临床表现为指状突起、乳头状、疣状或菜花状等外生性特征，表面呈白色或淡红色，病变常为单发，多发少见。病变界限清楚，带蒂，无粘连；多发于软腭、悬雍垂邻近区、舌部和下唇，也可见于口腔其他部位，病变大小不一。主要累及成年人，男性多于女性，肿瘤生长缓慢。较小的可以自愈，较大者用激光或冷冻单纯切除或消融有效。乳头状瘤是良性病变，完全切除，一般不复发，无恶变潜能。最后确诊需对切除标本行病理组织检查。

2. 病理诊断思路　在典型的鳞状细胞乳头状瘤中，伴有不同程度角化或角化过度的上皮呈明显均匀一致的增厚，并被覆疏松的血管结缔组织轴心。上皮深层细胞可以存在一定程度的非典型性，而且核分裂活性常常增加。上皮浅层可有白色念珠菌感染，可使上述病变更加明显。鳞状细胞乳头状瘤常与活检表浅的高分化乳头状癌不易鉴别。前者免疫组化示 Ki-67 阳性细胞位于上皮基底部，且 P53 阴性。后者具有异型性，间质可见单个或多个癌巢，Ki-67 阳性细胞可位于上皮全层，且 P53 阳性。

（徐嘉雯　姚志刚　于　娟）

参 考 文 献

[1] Hilal A, Serkan Agacayak, et al. Verrucous carcinoma and squamous cell papilloma of the oral cavity: Report of two cases and review of literature[J]. Eur J Dent, 2015, 9(3): 453-456.

[2] Prashant B, Vishwajit RChaurasia, Vinaykumar S M, et al. Squamous papilloma of the hard palate[J]. Indian J Dent, 2014, 5(4): 211-213.

[3] Sarah G. Fitzpatrick, et al. CD44 expression in intraoral salivary ductal papillomas and oral papillary squamous cell carcinoma[J]. Head Neck Pathol, 2013, 7(2): 122-128.

第三节　成釉细胞癌

一、临床特征

成釉细胞癌(ameloblastic carcinoma)是一种少见的原发性牙源性恶性肿瘤。牙源性肿瘤是由成牙组织，即牙源性的上皮及牙源性的间充质发生的一类肿瘤，2005 年 WHO 将造釉细胞癌定义为既具有成釉细胞瘤的组织学特点，又表现为细胞异型性的肿瘤。截止到 2017 年，国内外共有相关文献报道 104 篇，其中国内 17 篇，英文文献 87 篇，报道病例总数不足 130 例。下颌骨与上颌骨发生率比为 2.14∶1，发病年龄范围较广，年龄最小 10 岁，最大 90 岁，平均 44 岁，男女比为 1.75∶1。近年来本病的发病年龄有所增长，女性患者比例增加，以东南亚和东亚地区多发。因成釉细胞癌少见，且缺乏特异性临床特征，确诊需依据病理组织学检查，故术前诊断很困难。

颌骨成釉细胞癌好发部位为下颌骨后方，发生在上颌骨者相对少见，常位于上颌骨后部区域。颌骨成釉细胞癌临床表现具有多样性，最常见的症状为颌骨膨隆，发生在下颌骨者，病变可累及下颌支、髁突导致牙齿松动甚至下唇麻木，而发生在上颌骨者则可局限于硬腭，亦可侵犯至上颌窦、鼻底、眶底，随着病变迅速进展，可出现骨质破坏，表现为凿孔样改变，导致肿瘤浸润到周围软组织内，表现为软组织肿块。表面牙龈黏膜可光滑、无异常，也可出现溃疡、出血，也可以表现为囊性变或是大面积溃疡。另外，有文献指出，生长快速是成釉细胞癌区别于成釉细胞瘤最主要的临床特征。部分转移的成釉细胞癌，临床以转移灶的表现为主，如转移至腮腺表现为面部肿胀，不对称等。

X 线表现溶骨性破坏低密度影，单房或多房性，呈“蜂窝状”。多数病灶边界不清，相邻牙移位或牙根吸收。CT 表现为软组织肿块影(图 4-17)。部分病例可出现失营养性矿化。肿物 MRI 表现为中等 T_1 信号，高 T_2 信号，增强扫描呈现均匀或不均匀的增强信号，能较好地评估成釉细胞癌。

由于该病罕见，治疗指南并没有给出清晰的建议，因此成釉细胞癌的治疗目前还存有争议。推荐手术切除范围是距骨性切缘 1～2cm，伴有中央区淋巴结肿大者应行淋巴结清扫。有报道称术前放疗有助于缩小瘤体。大部分成釉细胞癌位于骨内，因此，放疗是否有效值得商榷。成釉细胞癌术后局部复发时间报道不一，最短半年后复发，最长达 11 年。可发生远处转移。文献报道最早术后4个月发生远处转移，最晚有报道术后12年发生转移，常见转移部位是肺，也有肋骨、脊柱、胸壁及小肠等少见部位转移的报道。值得注意的是远处转移发生时未必会有原发灶的复发。

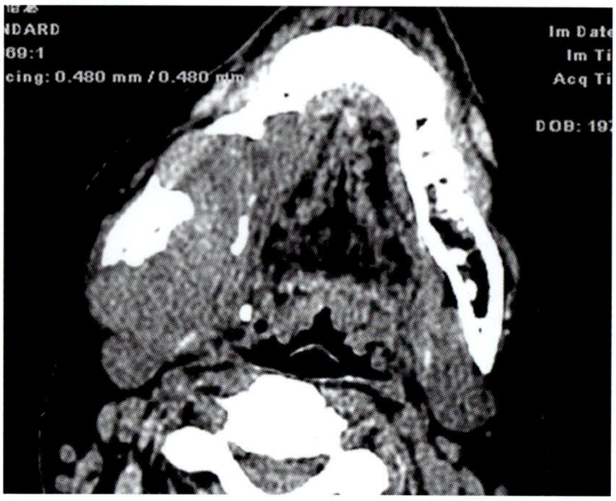

图 4-17　CT软组织窗示下颌骨体部见溶骨性骨质破坏区，部分骨壁消失，其内可见软组织肿块。术前考虑为成釉细胞瘤术后复发

二、病理特征

成釉细胞癌可分为原发性和继发性，继发性又包括骨内性和外周性。继发性是指前期已存在良性成釉细胞瘤，继而发展恶变（图4-18）。无论原发性还是继发性成釉细胞癌都具有成釉细胞瘤的组织学特点，只是肿瘤细胞具有恶性特征（图4-19）。国外学者提出的诊断标准为：①细胞异型性明显，核分裂指数较高；②细胞核呈多形性或基底细胞增生；③类似基底细胞的细胞核深染；④侵犯周围神经及血管等。

肿瘤细胞呈巢或较宽的条索状排列，还可形成分支并融合成网状（图4-20），常以丛状生长的方式浸润于周围组织内，多样的生长形式可以在肿瘤实质内见到，在所有滤泡状和梁状的组织结构中均可见到肿瘤细胞出芽的生长方式。外周细胞可出现多形性的高

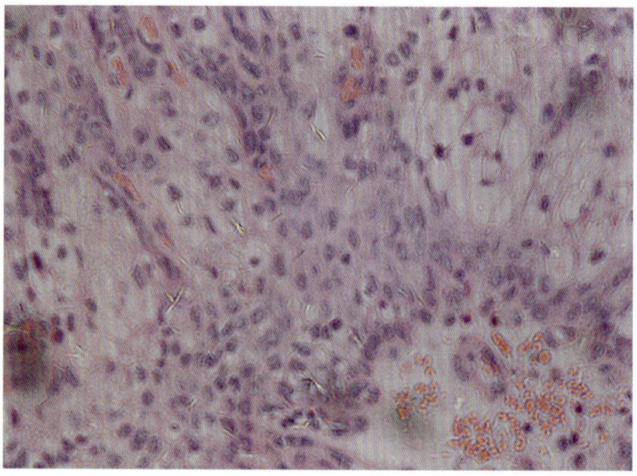

图 4-18　继发性成釉细胞癌可见良性成釉细胞瘤结构（HE×400）

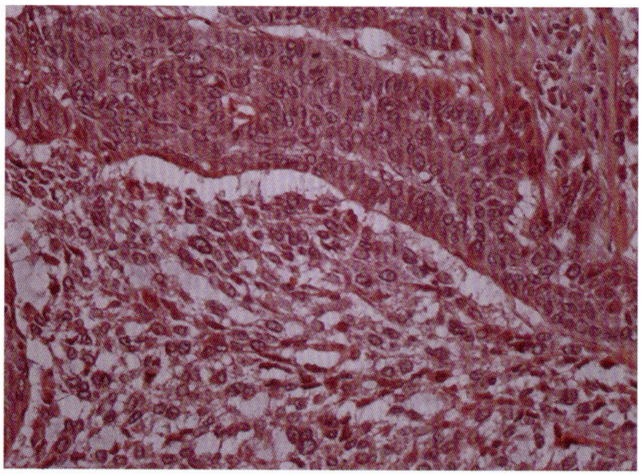

图 4-19　外周柱状细胞栅栏状排列，中央星网状细胞（HE×400）

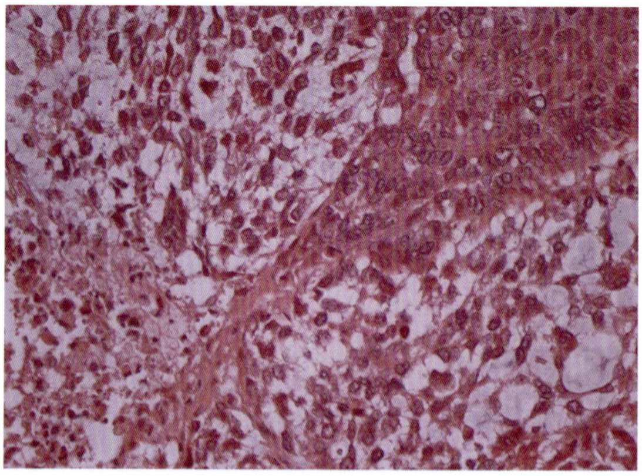

图 4-20　肿瘤细胞融合成网状（HE×400）

柱状细胞，核远离基底，中央呈基底细胞样、假肉瘤样（图 4-21）及星芒状改变。细胞核深染，可见核分裂（图 4-22）。在超过 60%病例可见到透明细胞分化，目前认为伴有透明细胞者更具侵袭性，复发及死亡率也高。超过 80%病例可见角化不良或角化珠形成，可能为肿瘤的不同分化方向。多数病例局部区域可出现小灶性坏死（图 4-23），也可出现更明显的中央粉刺性坏死。少数病例可见血管和神经浸润，23.5%可见发育不良的牙本质伴或不伴矿物质沉积。间质可见致密结缔组织，并伴有玻璃样变。所有病例显示慢性炎细胞（淋巴细胞及浆细胞）浸润。远离肿瘤实质处可见非特异巨噬细胞。

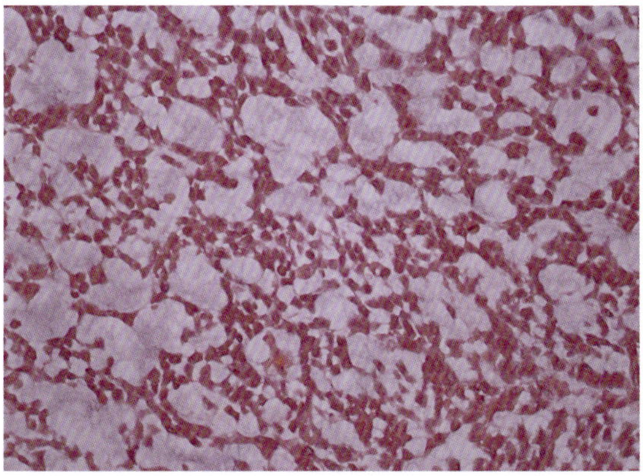

图 4-21 肿瘤细胞呈肉瘤样（HE×400）

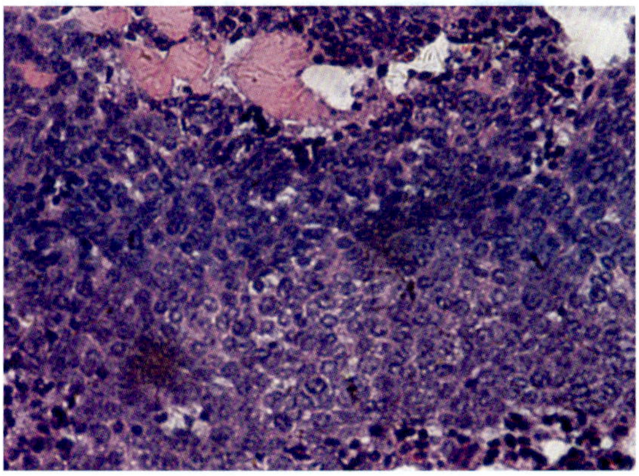

图 4-22 细胞丰富，异型性明显，侵及周围骨骼肌（HE×400）

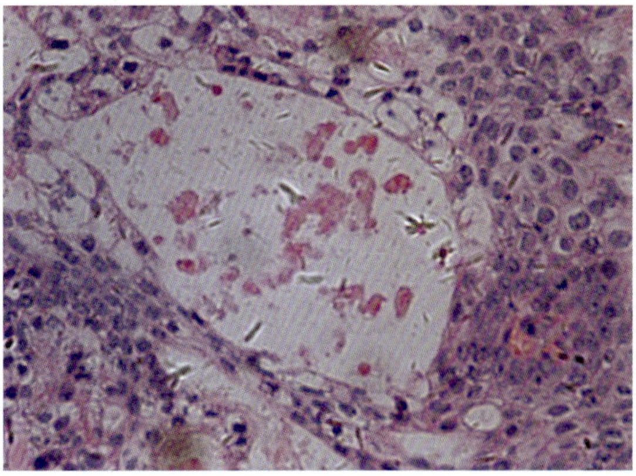

图 4-23 可见坏死及较多病理性核分裂（HE×400）

免疫表型 CK7、CK14、CK18 和 CK19 等呈中度或弥漫阳性表达，其中 CK18 弥漫强阳性表达、MMP-9 间质细胞阳性及 MMP-2 肿瘤细胞阳性表达有助于与成釉细胞瘤鉴别；a-SMA 阳性表达主要见于成釉细胞癌或具有复发潜能的成釉细胞瘤，一般成釉细胞瘤呈阴性。Ki-67 指数较高（图 4-24）。

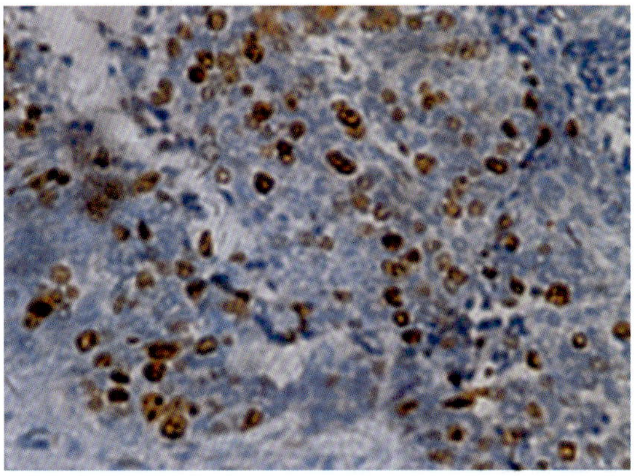

图 4-24 Ki-67 指数较高（SP 法×400）

三、鉴别诊断

成釉细胞癌罕见，临床表现具有多样性，与成釉细胞瘤的影像学特点相似。其病理诊断必须排除远处转移至颌骨的恶性肿瘤、原发性颌骨内的肿瘤以及口腔黏膜上皮癌侵犯颌骨。其组织学结构主要由丛状生长的方式浸润于周围组织内，梁状结构、滤泡状、囊性等多样的生长形式在肿瘤实质内也能见到，因此需注意与成釉细胞瘤和牙源性鳞状细胞癌等进行鉴别（表4-3）。

表 4-3 成釉细胞癌的鉴别诊断

主要肿瘤	临床特点	病理特点	免疫表型
成釉细胞癌	缺乏特异性临床特征，故术前诊断很困难。颌骨成釉细胞癌好发部位为下颌骨前部。男女发病率没有差异。X线表现为界限不清或边缘不整齐的透射影，还可出现侵犯骨皮质造成穿孔，并浸润至邻近的解剖结构。推荐手术切除范围是距骨性切缘1～2cm，伴有中央区淋巴结肿大者应行淋巴结清扫，可发生远处转移	具有成釉细胞瘤的组织学特点，只是肿瘤细胞具有恶性特征。肿瘤细胞呈巢或较宽的条索状排列，还可形成分支并融合成网状，外周细胞可出现多形性的高柱状细胞，核远离基底，中央呈基底细胞样、假肉瘤样及星芒状改变。细胞核深染，可见核分裂象，可见透明细胞分化。间质结缔组织常伴玻璃样变	CK7、CK14、CK18 和 CK19 等呈中度或弥漫阳性表达，其中 CK18 弥漫强阳性表达、MMP-9 间质细胞阳性及 MMP-2 肿瘤细胞阳性表达有助于与成釉细胞瘤鉴别；a-SMA 阳性表达主要见于成釉细胞癌或具有复发潜能的成釉细胞瘤。Ki-67 较高
成釉细胞瘤	最常见的牙源性肿瘤，好发于青壮年，性别无差异，80%发生于下颌，具有局部侵袭性	瘤组织形态多样，可分四种类型，实性或多囊型、骨外或外周型、促结缔组织增生型、单囊型。细胞由两类，一类立方状或柱状，位于上皮团周边，核成栅栏状排列并远离基底膜，另一类成多角形或星形，位于中央，疏松排列	CK 强阳性，SMA 阴性
牙源性鳞状细胞癌	需排除原发于上颌窦并侵犯颌骨的鳞状细胞癌。发病平均年龄55岁，男女比例约2∶1，发生于颌骨中央，下颌多于上颌。大部分病例无症状，在口腔X线检查时发现，表现为骨溶解，边缘不规则，可出现骨皮质膨胀和破坏	主要为鳞状细胞癌形态，缺乏典型或不典型的成釉细胞瘤区域，组织形态呈巢团状分布，部分可见角化珠、细胞间桥，无星网状结构	CK5/6、P63、CK-H 阳性
牙源性透明细胞癌	好发于老年女性，平均年龄60岁。常见部位为下颌骨。常导致颌骨肿胀，肿瘤侵袭性生长方式造成边界不清的X线透射影	主要由纤维间质中的上皮细胞岛组成，细胞胞质透明和淡嗜酸性，细胞膜界限清楚；另一种为基底细胞样条索。组织化学染色见肿瘤细胞内含有大量细小或粗大的能被淀粉酶降解的 PAS 阳性颗粒	CK19、CK8/18、EMA 均阳性，S-100、Vimentin、SMA、Desmin 阴性

四、诊断思路

1. 临床诊断思路　成釉细胞癌是一种罕见的牙源性上皮性恶性肿瘤，临床表现具有多样性，最常见的症状为颌骨膨隆，下颌骨可累及下颌支、髁突，上颌骨可局限于硬腭，亦可侵犯至上颌窦、鼻底、眶底；其次可表现为软组织肿块。表面牙龈黏膜可光滑、无异常，也可出现溃疡、出血。肿瘤生长快速是成釉细胞癌区别于成釉细胞瘤最主要的特征。其他症状包括疼痛、牙松动或脱落，吞咽困难，个别出现唇部麻木。上述临床表现缺乏特异性。成釉细胞癌 X 线表现为界限不清或边缘不整齐的低密度溶骨性破坏区，还可造成骨皮质中断，并浸润至邻近的解剖结构，但是成釉细胞癌与成釉细胞瘤这两种病变的影像学差异缺乏特异性，不易进行鉴别诊断。新分类中用“成釉细胞癌”统一命名，简单明了；而旧版成釉细胞癌中的转移性（恶性）成釉细胞瘤，原发和转移灶的病理学改变均为典型的成釉细胞瘤，属于良性牙源性肿瘤范畴，常规采用针对牙源性癌的治疗手段难免出现过度医疗的弊端，因此新分类中将之更名为转移性成釉细胞瘤并重新归回成釉细胞瘤，但保留了恶性编码 ICD-9310/3 不变。成釉细胞癌为恶性肿瘤，侵袭性强，首选手术治疗，需行肿物扩大切除术或颌骨部分切除术，并定期复诊，长期随访。成釉细胞癌预后一般，肺是成釉细胞癌最常见的远处转移部位，其次是脑、腹膜后及全身性骨转移，转移者预后较差。

2. 病理诊断思路　成釉细胞癌是一种少见的原发性牙源性恶性肿瘤，它的诊断必须排除远处转移至颌骨的恶性肿瘤、原发性颌骨内的肿瘤以及口腔黏膜上皮癌侵犯颌骨。成釉细胞癌具有典型成釉细胞瘤的组织学特点而细胞具有恶性特征，肿瘤岛状团块或条索排列，还可形成分支并融合成网状，还可出现肿瘤上皮衬覆的囊腔，局部区域可出现小灶性坏死，也可出现更明显的中央粉刺性坏死，外周细胞可出现多形性的高柱状细胞并呈极性栅栏状排列，中央星网状细胞多数消失，由低分化纺锤形上皮细胞、卵圆形或短梭形基底样细胞取代，核呈多形性，深染，核分裂增加，可存在坏死及钙化灶，可见神经及血管周浸润。其组织学结构主要由丛状生长的方式浸润于周围组织内，梁状结构、滤泡状、囊性等多样的生长形式在肿瘤实质内也能见到。免疫组化具有辅助诊断作用，CK18、细胞角蛋白（Cam5.2）阳性表达，MMP2 肿瘤细胞阳性，MMP-9 间质阳性，肌间线蛋白、神经特异性烯醇、S-100 蛋白阴性，另外肿瘤细胞高表达 P53 和 Ki-67。

（徐嘉雯　陈海荣　毛山山）

参考文献

[1] Kishore M, Panat SR, Aggarwal A, et al. Ameloblastic Carcinoma: A Case Report[J]. J Clin Diagn Res, 2015, 9(7): 27-28.

[2] Kumaran PS, Anuradha V, Gokkulakrishnan S, et al. Ameloblastic carcinoma: A case series[J]. J Pharm Bioallied Sci, 2014, 6: 208-211.

[3] Augustine D, Sekar B, Murali S. Large ameloblastic carcinoma: A rare case with management[J]. Dent Res J (Isfahan), 2013, 10(6): 809-812.

[4] Yunaev M, Abdul-Razak M, Coleman H, et al. A rare case of ameloblastic carcinoma[J]. Ear Nose Throat J, 2014, 93(9): 34-36.

[5] Carreon-Burciaga RG., González-González R, Molina-Frechero N, et al. Immunoexpression of Ki-67, MCM2, and MCM3 in Ameloblastoma and Ameloblastic Carcinoma and Their Correlations with Clinical and Histopathological Patterns [J]. Dis Markers, 2015, 2015: 683087.

[6] McNaught MJ, Turella SJ, Fallah DM, et al. Spindle cell variant of ameloblastic carcinoma: a case report and literature review[J].

Oral Surg Oral Med Oral Pathol Oral Radiol, 2016, 121(3): 54-61.
[7] Perera E, Lindquist C, Hughes C, et al. The use of Gamma Knife stereotactic radiosurgery in the treatment of ameloblastic carcinoma[J]. Int J Oral Maxillofac Surg, 2013, 42(8): 934-938.
[8] Gawande, P D, Khande K, Agrawal G, et al. Ameloblastic Carcinoma: A Rare Malignant Tumour in Maxillofacial Region[J]. J Maxillofac Oral Surg, 2017, 16(3): 377-381.

第四节 牙源性黏液瘤

一、临床特征

牙源性黏液瘤临床上少见，占颌骨牙源性肿瘤的3%～6%，好发于颌骨，尤其是下颌骨，磨牙及前磨牙区为好发部位，女性较男性多见，可见于各个年龄组，年轻人多见，多发于20—40岁，10岁以前50岁以后极为少见。关于黏液瘤的组织来源尚有争议，目前多数学者支持其属于牙源性肿瘤的说法，认为可能来自牙胚的牙乳头、牙囊或牙周膜。牙源性黏液瘤可引起颌骨的局部膨胀破坏，可突入软组织呈侵袭性生长，其临床症状与其他颌骨中心性膨胀性良性肿瘤很相似。早期无明显症状，直到肿瘤逐渐增大，颌骨呈现畸形及牙齿松动、咬合异常时才被引起注意。典型症状表现为颌骨无痛性膨隆状肿物及牙齿松动，肿瘤常有牙齿缺失及埋伏牙或阻生牙，部分患者有牙痛、口唇麻木、长期不愈的牙槽窝感染，发生于上颌的牙源性黏液瘤可波及鼻腔、上颌窦甚至眼眶，出现鼻阻塞、眼球移位、突出等症状。颌骨黏液瘤一般呈局部浸润性生长，能破坏骨，但不发生瘤转移，手术不易完全切除，容易复发。

影像学检查所见：X线显示牙源性黏液瘤的病变区呈局部膨胀和骨质破坏，表现复杂多样，常分为单房和多房两种类型，以多房型多见，包括“蜂房样”“肥皂泡样”以及“网球拍样”改变。肿瘤大者颌骨有界限不清的骨质破坏，以牙槽突破坏最严重。受复杂解剖结构影响，位于上颌骨者边界不清晰。偶有病例出现“日光放射状”骨膜反应。CT能准确定位病灶，清晰地显示颌骨病变的内部特点及其与周围组织的关系，病灶与周围的骨组织和软组织之间的边界清晰。CT显示房隔纤细，多为锐利的直线状表现，有时形似火焰（图4-25）。单房形改变或病变范围较小者，病变区出现细小分隔。邻近牙齿的移位常见，而牙根吸收不常见（图4-26）。MRI

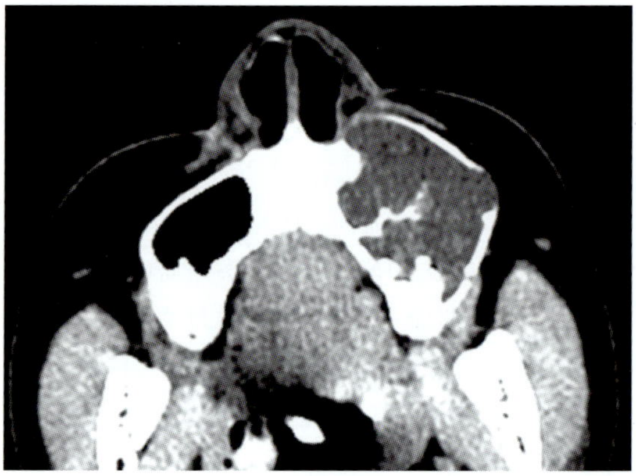

图 4-25 CT软组织窗示左侧上颌骨膨胀性骨质破坏区，内见直线状分隔，形似火焰，CT值15HU

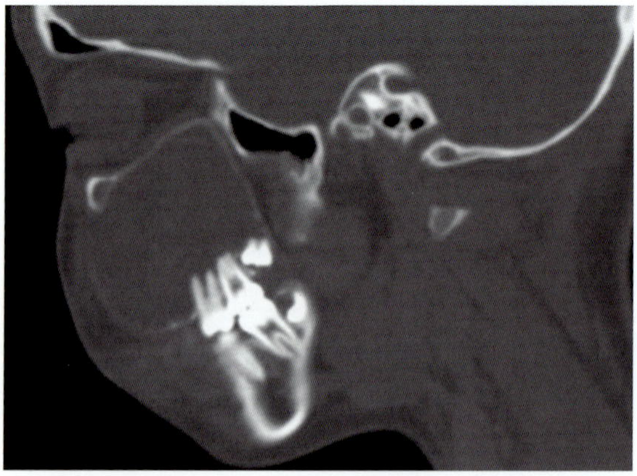

图 4-26 CT骨窗显示上颌骨牙根无吸收

软组织信号分辨率高，MRI 表现呈边界清晰外形光滑的团块影。由于病灶中央含有细胞间黏液基质，外周含有大量的胶原纤维束，病灶 T_1WI 呈较均匀的中等信号，T_2WI 呈不均匀的高信号，脂肪抑制增强 T_1WI 外周呈现高信号，中间呈现中等信号。局部扩大切除手术是治愈本病的根本方法，单一刮治手术后有复发现象，仅对病变比较局限或颌骨尚未发育完全的儿童患者，可考虑使用剜除术和刮除术，并辅以化学烧灼或冷冻治疗，以减少复发。未发现淋巴结转移，无需淋巴清扫术。黏液瘤对放化疗不敏感。

二、病理特征

1. 肉眼观察　肉眼可见颌骨膨胀破坏，肿瘤边界不清，剖面为灰白或乳白色多房外观，偶呈黄色或琥珀色，半透明，较脆，有黏液，可见钙化物貌似牙骨质，常无包膜，偶见不完整或完整包膜，可侵犯邻近骨和软组织。

2. 显微镜检查　肿瘤由梭形或多角形细胞组成，排列疏松，细胞有细长胞质突起，核卵圆形，染色深，偶见不典型核，瘤细胞间有大量蓝染的黏液（图 4-27），部分区域细胞较为丰富、富于纤维（图 4-28），可见少量牙源性上皮（图 4-29），并可见牙骨质样钙化区域（图 4-30）。

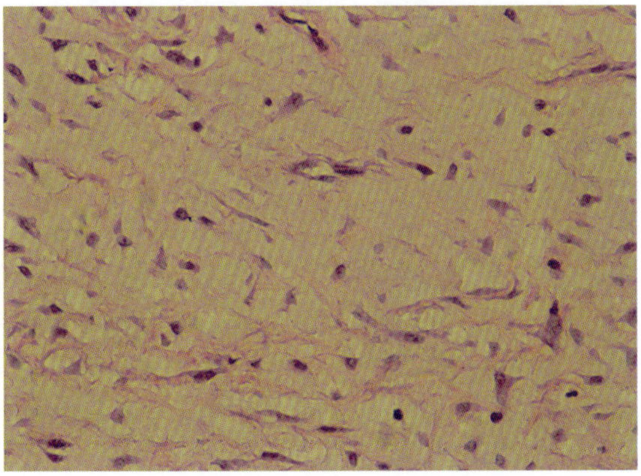

图 4-27　丰富的黏液内疏松排列着形态温和的梭形细胞（HE × 400）

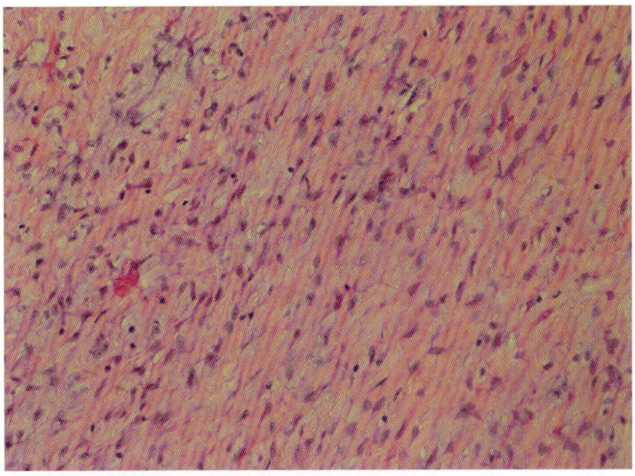

图 4-28　肿瘤部分区域细胞丰富，富于纤维（HE × 200）

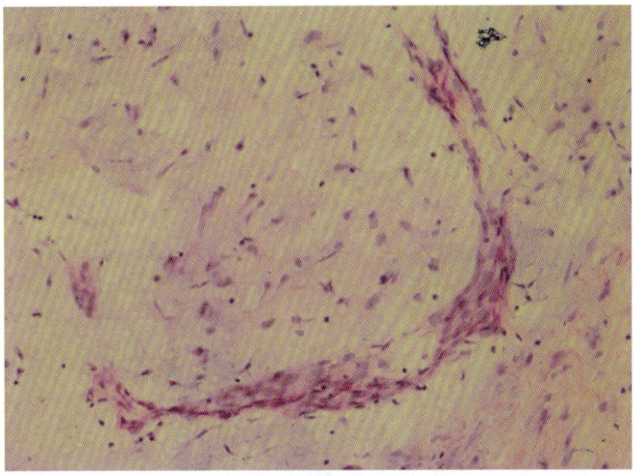

图 4-29　肿瘤内可见牙源性上皮细胞（HE × 200）

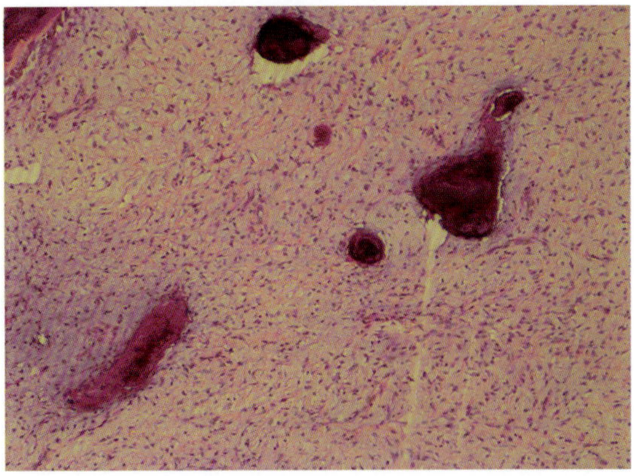

图 4-30　肿瘤内见牙骨质样钙化物（HE × 100）

3. 免疫表型　免疫组织化学染色在牙源性黏液瘤诊断中的作用有限，黏液瘤细胞 Vimentin 阳性(图 4-31)，增殖指数较低(图 4-32)。

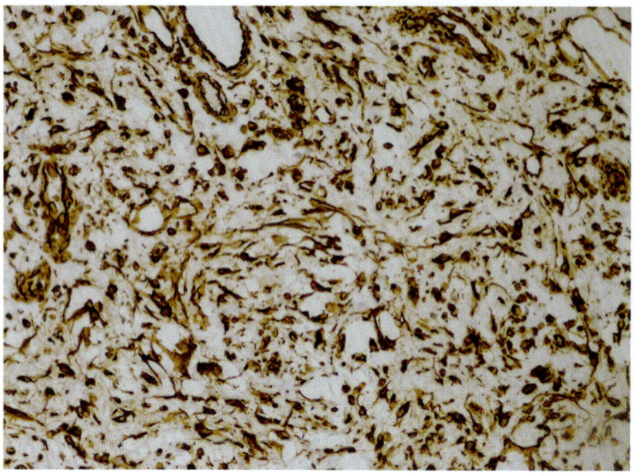

图 4-31　肿瘤细胞 Vimentin 阳性表达(EliVision 法 HE×200)

三、鉴别诊断

牙源性黏液瘤的临床表现无典型性特征，且影像学表现复杂多样，临床极易误诊为造釉细胞瘤、颌骨囊肿、颌骨骨巨细胞瘤、骨肉瘤等，最终需要病理确诊。病理诊断主要依靠形态学，免疫组化在鉴别诊断中的意义不大(表 4-4)。

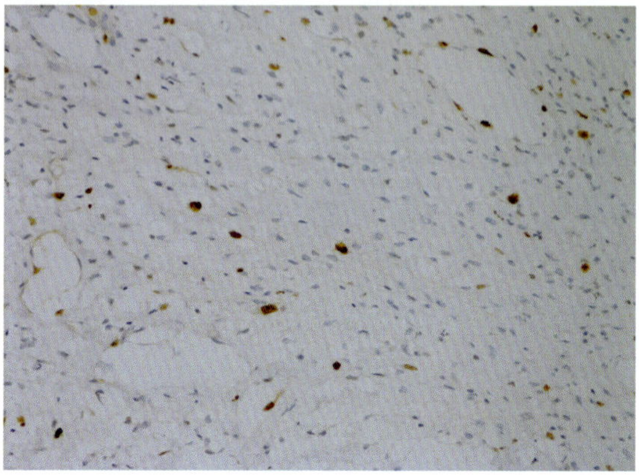

图 4-32　肿瘤细胞 Ki-67 指数较低(EliVision 法 HE×200)

表 4-4　牙源性黏液瘤的鉴别诊断

主要肿瘤	临床特点	影像学特点	病理特点
牙源性黏液瘤	常与畸形牙或失牙相伴随，大约 60%的病变发生在 10—20 岁，上下颌均可受累，在 X 线检查常呈囊性改变，但其骨性改变有时可十分显著，引起面部变形	牙源性黏液瘤房隔纤细，多为锐利的直线状表现，有时形似火焰。单房形改变或病变范围较小者，病变区出现细小分隔。牙根吸收不常见	由疏松的、具有长而呈分支状胞质突起的星状细胞构成，其间有丰富的蓝染黏液，有时可见牙源性上皮条索
造釉细胞瘤	大多数患者 30—60 岁，20 岁以下少见，多发生于颌骨，生长缓慢，但有局部侵袭性，切除不彻底易复发。病变较小时无症状，疼痛或感觉异常少见	类似囊肿的单房或多房透射影，有的可见贝壳状边缘，牙根吸收常见，呈截断状。房隔多为真性骨嵴，呈厚而清晰的弧形表现，病变边缘常不整齐，单房型边缘呈分叶状，有半月形切迹	由纤维间质中的牙源性上皮岛构成，上皮岛中央的细胞疏松排列，类似星网状，该区域经常发生囊性变，并有时相互融合。另外，还可见影细胞。核分裂象及核多形性少见

（续 表）

主要肿瘤	临床特点	影像学特点	病理特点
单纯性囊肿	好发于年轻患者，一般位于下颌骨的体部和联合部，可波及相当大的范围。典型病例在术中囊内容物所见极少	表现多为类圆形的透光阴影，边缘整齐	骨内囊肿无上皮衬里，病变周围可见较薄的纤维血管组织壁，其中还有少数破骨细胞样巨细胞和含铁血黄素巨噬细胞等
骨巨细胞瘤	患者大部分 20—50 岁，女性比男性稍多见，其临床表现与其发生部位有关	X 线和 CT 上表现为非特异性的溶骨性的膨胀和破坏，一般没有任何基质钙化，病变在 CT 的增强像中更明显	特征性改变为丰富的多核破骨巨细胞，细胞均匀分布在间质细胞中。在有些区域，卵圆形到胖梭形间质细胞非常显著，而巨细胞缺乏。退行性变包括纤维化、泡沫细胞聚集、含铁血黄素沉积甚至坏死
骨纤维异常增殖症（纤维结构不良）	单骨或多骨性，从儿童到成人均可发生，发病高峰年龄 10—29 岁，可长期缺乏症状，部分病例有局部疼痛和肿胀，面部出现不对称畸形隆突，可伴头痛、鼻塞眼球突出等症状	X 线表现为界限清楚的低密度膨胀阴影，骨质缺损为单囊性或多囊性膨胀透亮区，边缘硬化，骨皮质菲薄，外缘光滑，内缘因受挤压呈波浪形。在骨皮质较薄的部位可因膨胀凸向软组织内。CT 和 MRI 有助进一步诊断	病变主要由两种成分构成，即增生的纤维母细胞及化生性骨，典型病变骨小梁周围无骨母细胞围绕，直接由纤维组织化形成，但有骨母细胞被覆并不排除该诊断。骨小梁通常是发育不成熟的编织骨，很少有成熟板层骨，有十分重要的鉴别诊断意义
骨肉瘤	发生于颌骨的骨肉瘤非常罕见，发病年龄比颌骨外骨肉瘤患者大 10 岁，男性略多见，约 10% 患者有射线照射史。症状包括肿胀或不伴疼痛和牙齿松动	肿瘤常为溶骨性，但也可为骨化性的或溶解和骨化混合。半数以上有软组织浸润。在证明肿瘤基质钙化和侵犯软组织时，CT 效果更佳	大体表现为从分叶状蓝色软骨到肉白色至致密的硬化性肿块。镜下常为成软骨细胞分化，由位于陷窝内、形态有异型性的软骨细胞构成的小叶为其特征表现，小叶中心可见主要为骨小梁的骨形成

四、诊断思路

1. 概述　牙源性黏液瘤较少见，常见于颌骨，女性较男性多见，可见于各个年龄组，多发于 20—40 岁的年轻人。一般认为颌骨黏液瘤来源于牙胚，包括牙胚的牙乳头、牙囊或牙周膜，故称为牙源性黏液瘤。牙源性黏液瘤可引起颌骨的膨胀性破坏，其临床症状及影像学表现与其他颌骨内膨胀性良性肿瘤类似，无特异性表现，故与造釉细胞瘤、骨巨细胞瘤、单纯性囊肿等颌骨肿瘤易混淆，术前误诊率较高，需病理确诊。

2. 临床诊断思路　由于牙源性黏液瘤发病率较低，临床诊疗中最关键是要想到该病变的可能性。牙源性黏液瘤早期无明显症状，直到肿瘤缓慢增大，颌骨呈现畸形并出现及牙齿松动、牙痛甚至鼻塞、眼球突出等非特异性症状时才引起注意。查体可发现患者颌骨膨隆、牙齿松动等，病变常位于下颌骨尖牙或磨牙区，可伴有埋伏牙或缺牙。X线片上，该肿瘤表现为单房或多房透光阴影，以多房性较为多见，其间有粗细不等、直线或弯曲状骨间隔，似“肥皂泡样”“蜂窝状”或者“网球拍状”，偶尔牙齿之间可见界限清晰的硬化边缘，若累及上颌窦，可呈云雾状，但这些特点均不易与成釉细胞瘤、骨囊肿等颌骨常见肿瘤鉴别。由于牙源性黏液瘤常扩延至骨质甚至穿破骨皮质进入软组织内，有时在X线片上甚至与骨肉瘤不易区分。虽然牙根吸收不常见是牙源性黏液瘤普遍存在的共性，但是其确诊需要病理检查，术中冰冻切片及术后石蜡切片有助于确定肿瘤的性质和切骨范围。牙源性黏液瘤是一种局部浸润性肿瘤，其巢袋或小房可延伸到骨小梁间，病变界限不清楚，若临床上诊断不明确，简单采用搔刮术或摘除术等保守治疗，复发率高，在治疗方式上应依照低度恶性肿瘤进行，行局部扩大切除术。术后造成的组织缺损最好即刻修复，以尽早恢复患者的容貌和功能，减轻对患者的心理和功能影响。

3. 病理诊断思路　牙源性黏液瘤边界不清，通常无包膜，个别有完整或不完整的包膜，瘤体较软，剖面呈灰白色的黏液样或胶冻状，黏滑。镜下为较均匀的黏液样组织，星形或梭形瘤细胞疏松地排列其中，细胞无明显异型性，核分裂象罕见，瘤组织中见散在的牙源性上皮条索，偶可被玻璃样变的胶原带环绕。需要鉴别的是，牙源性纤维瘤镜下含有纤维组织和大量牙源性上皮剩余，而如果肿瘤中黏液瘤和纤维成分并存，称为黏液纤维瘤。免疫组织化学染色在牙源性黏液瘤的鉴别诊断中意义不大。

（徐嘉雯　吕玉波　宋　琳）

参考文献

[1] Kaffe I, Naor H, Buchner A. Clinical and radiological feature of odontogenic mymxoma of jaw [J]. Dentomaxillofac Radiology, 1997,26(5):299-303.

[2] 邱蔚六. 口腔颌面外科杂志[M]. 第5版. 北京：人民卫生出版社，2003.

[3] Cohen PB, Gamble JW. Maxiuary resection for odontogenic myxoma [J]. Oral Surg, 1997,35:573-575.

[4] Davis RB, Baker RD, Auing CC. Odontogenic myxoma [J]. Oral Surg, 1978,36:610-613.

[5] Chiodo AA, Nick Strumas, Gilbert RW, et al. Management of odontogenic myxoma of the Maxilla [J]. Otolaryngol Head Neck Surg, 1997,116(6):73-76.

第五节　颌骨骨肉瘤

一、临床特征

发生于颌骨的骨肉瘤(osteosarcoma)非常罕见，在头颈部其他部位也极其罕见。患者发病年龄比发生于颌骨外的骨肉瘤大10岁左右，平均年龄33岁，男性比女性略多见。颌骨骨肉瘤的发病原因尚不明确，其可能的因素包括遗传因素、病毒感染、外伤及放射接触史。患者大多因面部肿胀为首发症状就诊，此外，牙痛、牙龈肿物或牙齿松动也是常见的首发症状。

颌骨骨肉瘤病变表现多样，可以表现为柔软肉芽样、灰白鱼肉状、有光泽软骨样或致密硬化，可伴有出血或坏死。骨皮质有不同程度的破坏，部分肿瘤侵犯周围软组织。

颌骨骨肉瘤的影像学检查主要是 X 线片和 CT 检查，表现主要有：①骨质破坏：溶骨性骨质破坏表现为斑片状、虫蚀状骨质破坏或巨大溶骨区域，破坏大部分骨松质，残留小部分稀疏、粗糙、不规则的骨小梁，使骨髓腔扩大，骨膜反应及瘤骨形成不明显；成骨性骨质破坏表现为团块状或棉絮状骨密度增高影，骨髓腔变窄、阻塞、硬化，伴有层状、放射针状骨膜反应（图4-33）；混合型则具有骨质破坏和增生两者混合的表现，呈不规则密度增高及骨质破坏减低区，有层状骨膜反应及 Codman 三角。②肿瘤骨和肿瘤样钙化：部分肿块内可见肿瘤骨（图 4-34）、残留骨和钙化。③软组织肿块：肿瘤不仅在骨质内部侵蚀蔓延并迅速向骨外浸润，形成软组织肿块，呈边界清楚的卵圆形（图 4-35）或弥漫性肿块与周围界限不清。④牙齿松动、移位（图 4-36），部分患者有牙根吸收。⑤病理性骨折。

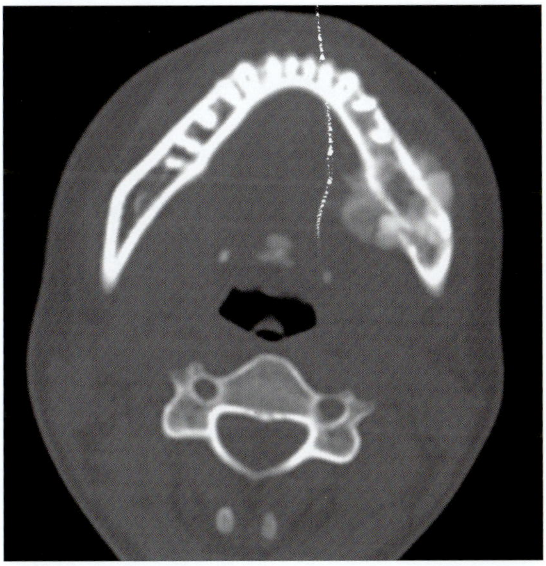

图 4-33 下颌骨骨肉瘤 CT 骨窗示下颌骨左侧斑片样骨质破坏区，骨皮质表面见放射样骨膜反应

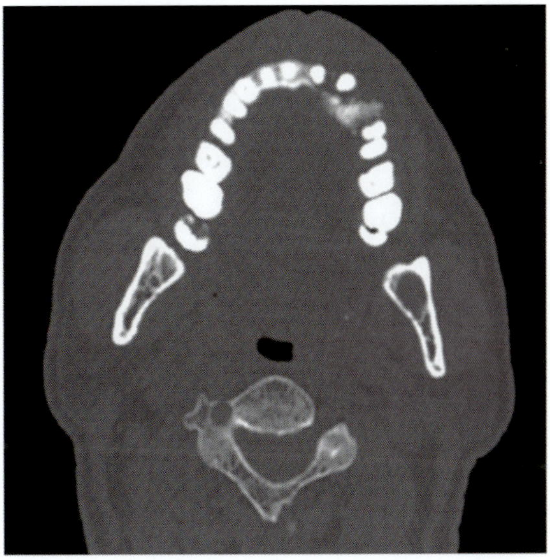

图 4-34 上颌骨高分化骨肉瘤 CT 骨窗示左侧上颌骨溶骨性骨质破坏密度减低区，内见团块状肿瘤骨

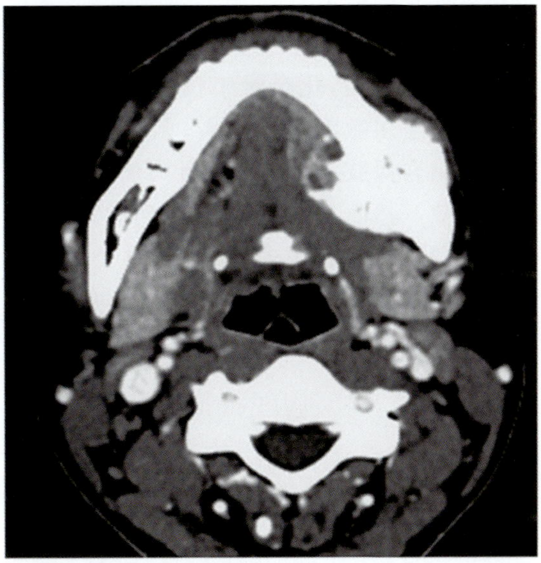

图 4-35 CT 增强扫描图像示下颌骨左侧骨质破坏区内及骨旁类圆形软组织肿块，边界清晰

颌骨骨肉瘤的首选治疗仍然是根治性手术切除，对于发生于上颌骨的，应行一侧上颌骨切除，侵犯眶内的，可同时切除眶内容物，如累及颅底，则可同时切除颅底受累骨质，必要时需切除部分脑组织。发生于下颌骨，可行半侧下颌骨切除。颌骨骨肉瘤术后复发率

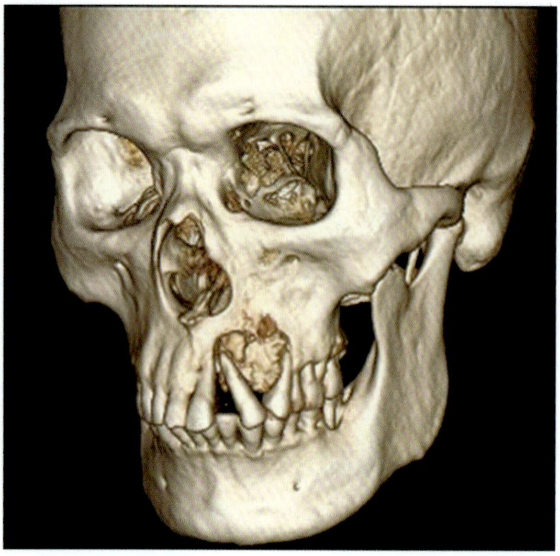

图 4-36 CT VR 重建图像清晰显示左侧上颌骨溶骨性骨质破坏区以及牙齿松动、移位

各家报道不一，43%～50%，而局部复发是导致患者死亡的最主要原因。

自从甲氨蝶呤应用于长骨骨肉瘤患者并获得较好疗效后，化疗对于长骨骨肉瘤的有效性得到了多数学者的证实，尤其目前新辅助化疗结合保肢手术在长骨骨肉瘤中取得很好的疗效。然而，在治疗颌骨骨肉瘤方面，化疗的疗效仍然有相当多的争议，对于肿瘤切除不彻底的患者，仍然可以考虑术后放疗，有助于提高局部控制率。

二、病理特征

1. 肉眼观察　肿瘤大体形态多样，表现为分叶状或结节状，灰白色或粉红色，可呈鱼肉状、柔软肉芽样、有光泽软骨样或致密硬化，可伴有出血或坏死。骨皮质有不同程度的破坏，部分肿瘤侵犯周围软组织。

2. 显微镜检查　组织病理学上，颌骨的骨肉瘤总体上比颌骨以外骨肉瘤的分化要好。镜下见瘤组织变化多样，根据肿瘤组织的主要形态和基质分化特点分为三型：①成骨细胞型：由间变的成骨细胞和肿瘤骨形成（图 4-37），细胞呈圆形、多边形或短梭形，核大，肿瘤细胞异型性明显，核分裂象多，肿瘤细胞分布于肿瘤性骨小梁之间（图 4-38），肿瘤骨数量不等，有形态不规则的骨样组织。②软骨母细胞型：成软骨细胞分化（图 4-39），由位于陷窝内、形态有异型性的软骨细胞构成的小叶为其特征性改变（图 4-40）。接近小叶的外围可见典型的核浓缩，并可见成片的梭形细胞，并且有骨化和钙化，小叶间

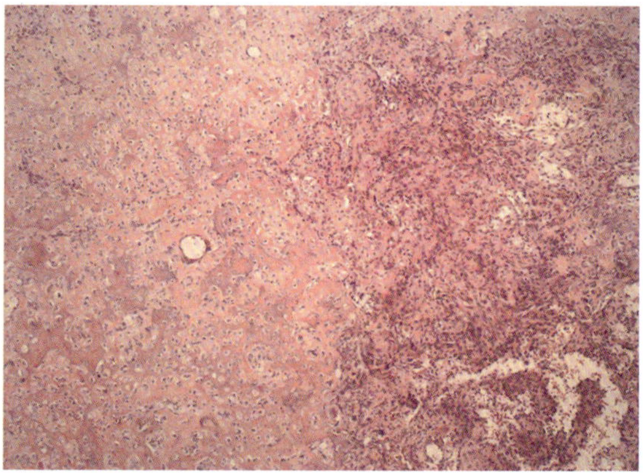

图 4-37 成骨细胞型：由间变的成骨细胞和肿瘤骨形成（HE × 100）

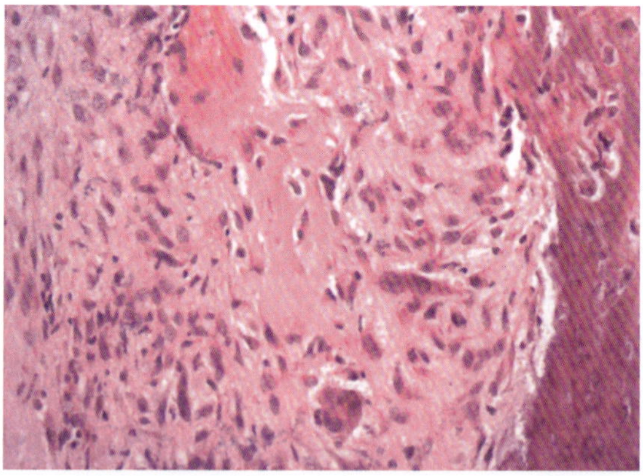

图 4-38 肿瘤细胞分布于肿瘤性骨小梁之间，有形态不规则的骨样组织（HE × 400）

有少量肿瘤性骨样组织，周边有成骨细胞。③成纤维细胞型：基本形态似纤维肉瘤（图 4-41），肿瘤细胞多为梭形或椭圆形，成束交错分布，可见旋涡状排列，肿瘤性骨样组织较

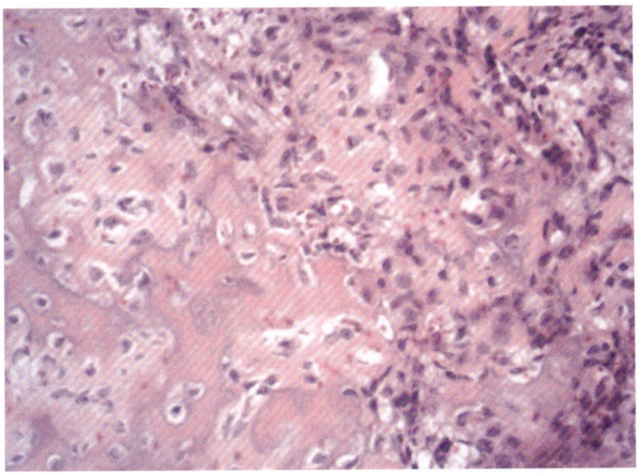

图 4-39 软骨母细胞型：成软骨细胞分化（HE×400）

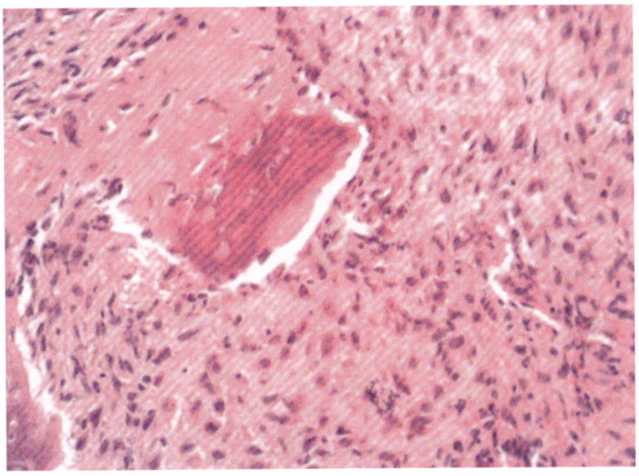

图 4-41 成纤维细胞型：肿瘤细胞多为梭形或椭圆形，可见肿瘤性骨样组织（HE×400）

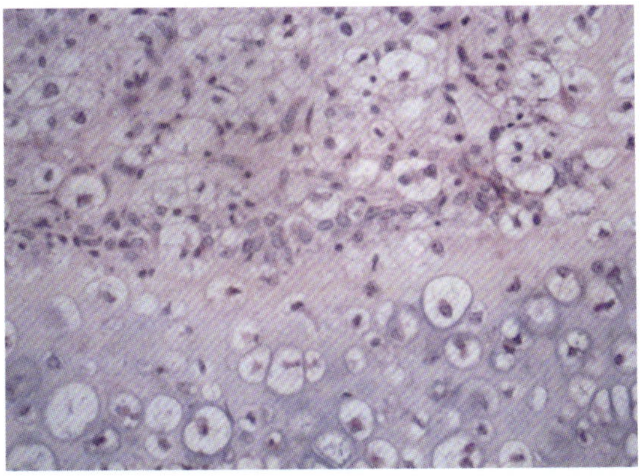

图 4-40 位于陷窝内、形态有异型性的软骨细胞（HE×400）

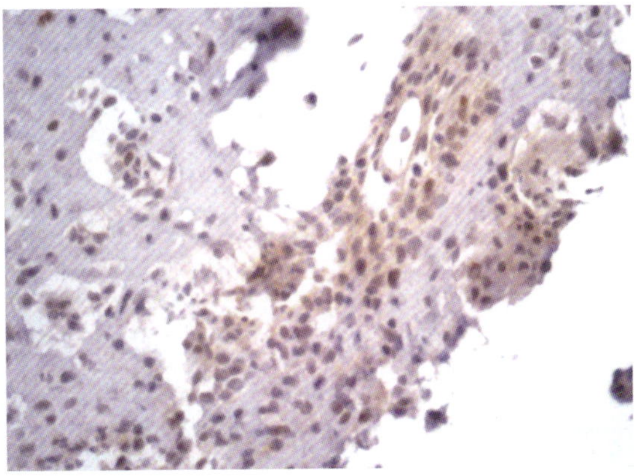

图 4-42 肿瘤细胞 MDM2 阳性（SP 法×400）

少，有时可见肿瘤性软骨组织。

3. 免疫表型 MDM2、CDK4、SATB2 及 Vimentin 阳性表达，MDM2（图 4-42）及 CDK4（图 4-43）表达为核阳性，多篇文献报道了 MDM2 和 CDK4 免疫标记对诊断低级别骨肉瘤的价值，但结果差异较大。SATB2 是新近发现的一种核基质蛋白（图 4-44），主要表达于含骨母细胞分化的良恶性骨肿瘤以及伴有异质性骨分化的软组织肿瘤。Ki-67 增殖指数明显增高（图 4-45）。但 Ki-67、MDM2、CDK4 及 SATB2 的免疫组织化学表

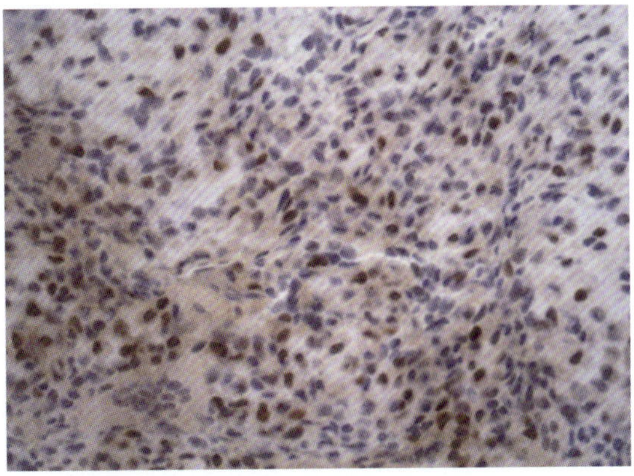

图 4-43 肿瘤细胞 CDK4 阳性（SP 法×400）

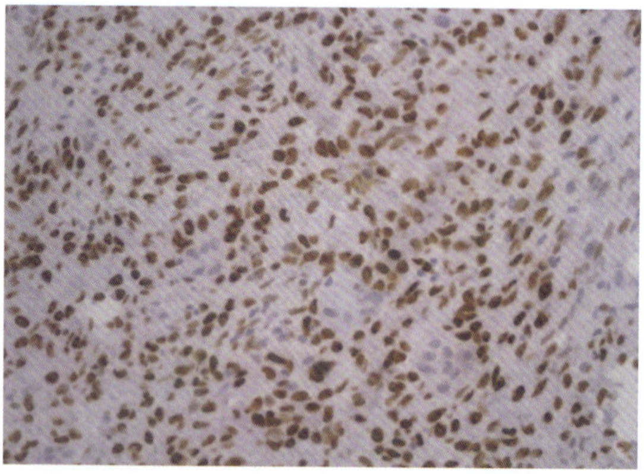

图 4-44　肿瘤细胞 SATB2 阳性(SP 法 ×400)

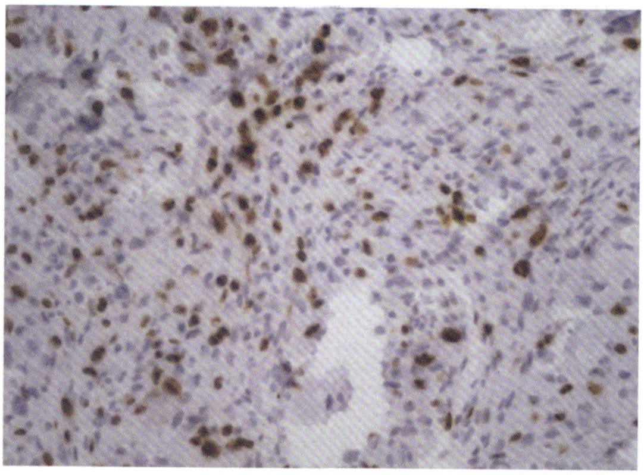

图 4-45　肿瘤细胞 Ki-67 阳性指数增高(SP 法 ×400)

达结果受多种因素影响,低级别颌骨骨肉瘤肿瘤骨较成熟,肿瘤切除标本多需脱钙处理,加上抗体浓度、抗原修复、抗体抗原反应条件等因素的影响,可能会造成免疫组化结果假阴性而误导诊断。CK(图 4-46)、P63、S-100、SMA 等均为阴性。

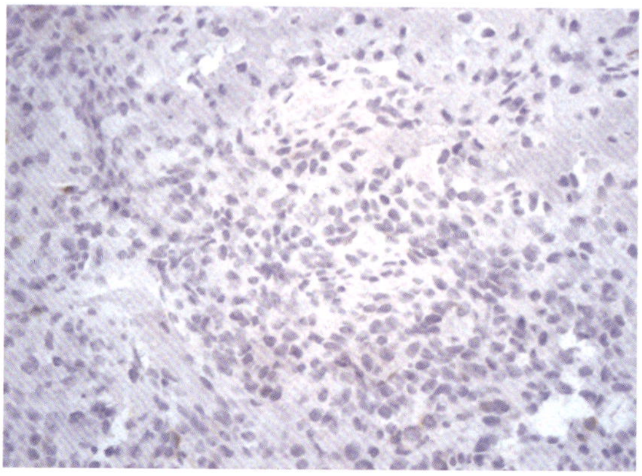

图 4-46　肿瘤细胞 CK 阴性(SP 法 ×400)

三、鉴别诊断

发生于骨的肿瘤诊断始终不能离开临床、影像和病理组织学的三者结合,颌骨骨肉瘤的鉴别诊断同样需要全面考虑,需要鉴别的病变有骨母细胞瘤、骨化纤维瘤、纤维异常增生及骨瘤等(表 4-5)。

表 4-5　颌骨骨肉瘤的鉴别诊断

主要肿瘤	临床特点	病理特点	影像特点
颌骨骨肉瘤	患者发病年龄比发生于颌骨外的骨肉瘤大 10 岁左右,平均年龄 33 岁,男性比女性略多见。多因面部肿胀为首发症状就诊,此外,牙痛、牙龈肿物或牙齿松动也是常见的首发症状。影像学检查主要是 X 线片和 CT 检查	肉眼所见:表现多样,可以表现为柔软肉芽样、灰白鱼肉状、有光泽软骨样或致密硬化。骨皮质有不同程度的破坏,部分肿瘤侵犯周围软组织 显微镜所见:根据肿瘤组织的主要形态和基质分化特点分为三型:①成骨细胞型:由间变的成骨细胞和肿瘤骨形成;②软骨母细胞型:成软骨细胞分化,由位于陷窝内、形态有异型性的软骨细胞构成的小叶为其特征性改变;③成纤维细胞型:形态似纤维肉瘤,肿瘤性骨样组织较少,有时可见肿瘤性软骨组织	①骨质破坏:溶骨性病变区为斑片状、虫蚀状骨质破坏,骨膜反应及瘤骨形成不明显;②肿瘤不仅在骨质内部侵蚀蔓延并迅速向骨外浸润,形成软组织;③肿瘤骨和肿瘤样钙化;④牙齿松动、移位,部分患者有牙根吸收

（续 表）

主要肿瘤	临床特点	病理特点	影像特点
骨母细胞瘤	多见于男性，发病年龄 10—30 岁，男性青少年多见。好发于脊柱、骶骨、股骨近端、股骨远端和胫骨近端，颌骨也可发生。临床症状为牙痛和（或）肿胀	肉眼所见：大体上呈红色或棕红色，圆形或卵圆形，伴皮质变薄，皮质破坏时可见周边有薄层骨膜反应性骨壳 显微镜所见：肿瘤由编织骨针或小梁构成。骨针随意、混沌地排列，衬覆单层骨母细胞，可有核分裂但无病理性核分裂	一般是圆形或椭圆形溶骨缺损，边界清楚，几乎总是有反应骨的骨膜壳。大部分骨母细胞瘤是完全溶骨性破坏，部分病例局部可出现骨化
骨化纤维瘤	多见于 10—30 岁，女性，好发于颌骨。一般表现为缓慢生长的颌骨内肿物，单发，无疼痛及其他症状，病程长达数年至数十年，病变区牙齿可有松动、移位	肉眼所见：肿物大小不一，多为界限清楚的硬组织病变 显微镜所见：肿瘤由丰富的纤维组织构成，成纤维细胞和成牙骨质细胞，其间有扩张的血管，在结缔组织中散在圆形、椭圆形或不规则牙骨质或牙骨质小体，呈嗜碱性	X 线表现为边界清楚的病变，根据所含软组织和硬组织成分的不同，可以包含阻射区和透射区
纤维异常增生	主要见于儿童和青年成人，好发于股骨、颌骨、颅骨及肋骨，发生于颌骨者可累及邻近骨。临床症状主要为无痛性肿胀，常导致面部不对称	肉眼所见：大体边界清楚，病变骨膨胀，病灶灰褐色，局部可有继发性囊性变 显微镜所见：由细胞丰富的纤维组织构成，内含梭形细胞和编织骨形成的孤立的骨小梁，其边缘通常没有成骨细胞围绕。骨小梁比较纤细，排列不规则，呈字母形	三种不同的 X 线表现：早期病变为囊性，透光影或溶骨性破坏；中期病变为硬化性；后期病变为透射/阻射混合影
骨瘤	发病年龄分布广，10—79 岁，男女均可发生，无痛性缓慢增大，以颅骨和颌骨最多见。临床症状主要为头痛或面部不对称	肉眼所见：致密的骨组织 显微镜所见：两种组织学结构：一种为致密的象牙样类骨皮质，有板层结构，不含髓质骨和骨髓成分；另一种骨瘤含骨皮质和髓质骨两种成分并含纤维脂肪性骨髓或造血性骨髓成分	X 线表现为致密的边界清楚的肿块，突出于骨表面，周围骨质无破坏性改变，鼻窦骨瘤一般依鼻窦形状而生长

四、诊断思路

1. *临床诊断思路*　发生于颌骨的骨肉瘤比较罕见，占全部骨肉瘤的 2%～7%，发生在上颌骨者占 40%，发生在下颌骨者占 60%。颌骨骨肉瘤不同于长骨骨肉瘤，具有独特的临床影像及组织病理学特点。临床上，肿瘤早期症状往往不典型，晚期表现为面部肿胀及感觉减退，还可伴有牙痛、牙龈肿物或牙齿松动。上述表现均缺乏特异性，极易误诊。影像学检查有助于早期诊断。颌骨骨肉瘤以男性多见。患者影像学检查以溶骨性居多或溶骨兼成骨改变，少数呈良性表现。对于骨源性肿瘤的诊断，进行影像学检查及了解患者的临床表现两者都是必不可少的。

2. *病理诊断思路*　颌骨骨肉瘤的确诊通常仍需病理诊断证实。大体肉眼表现多样，可以为柔软肉芽样、灰白鱼肉状、有光泽软骨样或致密硬化，可伴有出血或坏死。骨皮质有不同程度地破坏，部分肿瘤侵犯周围软组织。组织病理学上，颌骨的骨肉瘤总体上比颌骨以外骨肉瘤的分化要好，约 60% 为中至低级别骨肉瘤。镜下见瘤组织变化多样，需要多取材仔细观察，并寻找肿瘤性成骨。当送检标本为碎骨样组织时，病理医生要充分参考CT等影像学资料，观察肿瘤的边缘及是否侵犯周围组织等情况。根据肿瘤组织的主要形态和基质分化特点分为三型：①成骨细胞型：由间变的成骨细胞和肿瘤骨形成；②软骨母细胞型：成软骨细胞分化，由位于陷窝内、形态有异型性的软骨细胞构成的小叶为其特征性改变；③成纤维细胞型：基本形态似纤维肉瘤，有时可见肿瘤性软骨组织。免疫组化MDM2、CDK4、SATB2及Vimentin阳性表达，Ki-67增殖指数明显增高，有助于帮助诊断骨肉瘤，但对于骨肿瘤切除标本多需脱钙处理，会造成免疫组化结果假阴性。对于颌骨骨肉瘤的诊断，需要将临床表现、影像学及病理学三者结合，缺一不可。

（徐嘉雯　宋　琳　刘晓莉）

参考文献

[1] Silva LF, Ribeiro D, David L, et al. Oral osteosarcoma[J]. Oral Onco Extra, 2005, 41(9): 195-197.

[2] 陈飚，赵春和，王全. 新辅助化疗结合保肢手术治疗肢体骨肉瘤[J]. 中国肿瘤临床，2005，32(20)：1162-1170.

[3] Guadagnolo BA, Zagars GK, Raymond AK, et al. Osteosarcoma of the jaw/craniofacial region: outcomes after multimodality treatment[J]. Cancer, 2009, 115(14): 3262-3270.

[4] Yoshida A, Ushiku T, Motoi T, et al. Immunohistochemieal analysisof MDM2 and CDK4 distinguishes low-grade osteosarcoma from benign mimics[J]. Mod Pathol, 2010, 23(9): 1279-1288.

[5] Dujardin F, Binh MB, Bouvier C, et al. MDM2 and CDK4 Immunohistoehemistry is a valuable tool in the differential diagnosis of low-grade osteosarcomas and other primary fibro-osseous lesions of the bone[J]. Mod Pathol, 2011, 24(5): 624-637.

[6] Conner JR, Hornick JL. SATB2 is a novel marker of osteoblastic differentiation in bone and soft tissue tumours[J]. Histopathology, 2013, 63: 36-49.

[7] 徐方平，骆新兰，梅平，等. 颌骨骨肉瘤3例临床病理观察[J]. 诊断病理学杂志，2017，24(5)：346-349.

第六节　颌骨原发性上皮样血管肉瘤

一、临床特征

上皮样血管肉瘤(epithelioid angiosarcoma, EA)是血管肉瘤的一种少见变异型，占所有血管肉瘤的20%～30%，在WHO(2013)中并未单独列出，但由于其特殊的组织学形态及较高的误诊率日益受到关注。EA好发于中老年人，以下肢深部软组织多见。骨原发的EA极为罕见，仅占骨原发恶性肿瘤不足1%，长骨发病较多见，男性多于女性。发生于颌骨者极为罕见。肿块体积多较大，为出血性，边界不清。临床多表现为持续性疼痛，休息后不能缓解，且服用止痛药效果亦不佳，但上述临床特点均缺乏特异性。

X线及CT检查主要表现为溶骨性骨质破坏，病变不规则且边界不清，伴骨皮质膨胀，通常无骨膜反应，浸润性生长的病例可破坏骨皮质并侵及周围软组织形成肿块。

在此简单复习一下骨血管肉瘤的基本特点，其由表现血管内皮分化的瘤细胞构成的恶性骨肿瘤，很少见，约占恶性骨肿瘤的不足1%，肿瘤细胞不同程度地显示血管内皮细胞的形态和功能特点。骨血管肉瘤发生年龄分布较广泛，10 岁至 80 岁均可发病。发病率无性别差异，男女发病病况类似。骨血管肉瘤可累及许多部位的骨骼，病变有多中心性发生的倾向，约有 1/3 病例显示为多灶性骨损害。肢体的长管状骨和脊柱为主的中轴骨相对较多受累及。骨血管肉瘤最常见的临床表现为疼痛，可有肿块。影像学检查显示骨的纯溶骨性破坏，病灶边界不清，偶尔病灶边缘显示硬化改变。病变常为单一解剖部位聚集的多灶性骨损害。

骨血管肉瘤和其他部位发生的软组织血管肉瘤一样，恶性程度高，预后较差，目前尚无有效的治疗措施。多采取手术结合放、化疗的综合疗法，化疗多采用多药联合，但放、化疗对骨血管肉瘤的治疗价值尚不明确。有文献报道，血管肉瘤的预后主要取决于肿瘤的大小、部位、分级、细胞构成、细胞多形性以及核分裂活性，并指出老年患者、肿物位于腹膜后、肿瘤直径＞5 cm，伴有出血、细胞增殖指数≥10％时预后欠佳。最常见的转移部位是肺，超过一半的病例于诊断后的 2～3 年内死亡。

二、病理特征

1. 肉眼观察　骨原发性上皮样血管肉瘤位于骨组织内，质地一般较坚实，灰红色，切面常有大量血液溢出，肿瘤边界不清，肉眼可见的坏死较少见，可破坏周围骨组织，也可在骨旁形成较大的软组织肿块。软组织肿块也为出血性，切面多无骨肿瘤常具有的沙砾感。

2. 显微镜检查　肿瘤组织可表现多种形态，特点是由成片的上皮样肿瘤性血管内皮细胞构成，呈实性区及血管形成区两种不同的组织学形态（图 4-47）。实性区肿瘤细胞体积较大，呈圆形或多边形，胞质丰富且嗜酸。部分肿瘤细胞可呈印戒细胞样。肿瘤细胞异型性明显，细胞核大、核质比高，空泡状，核仁明显，核分裂易见（图 4-48，图 4-49）。实性区也可见呈片状、巢状或条索状排列的梭形细胞，常伴出血和坏死。血管形成区可由分化较好的血管腔组成，抑或由大小不一的不规则血管腔隙构成，部分血管相互吻合。内皮细胞异型性明显，呈复层或形成乳头状结构凸向腔内（图 4-50～图 4-52）。局部可见淋巴细胞浸润、含铁血黄素沉积。部分上皮样肿瘤细胞可见胞质内微小腔隙或空泡，偶尔其内可见红细胞（图 4-53，图 4-54）。这是一个上皮样血管肉瘤的重要诊断线索，即肿瘤形成“三个一”的结构——一个内皮细胞形成一个空腔，内含一个红细胞。

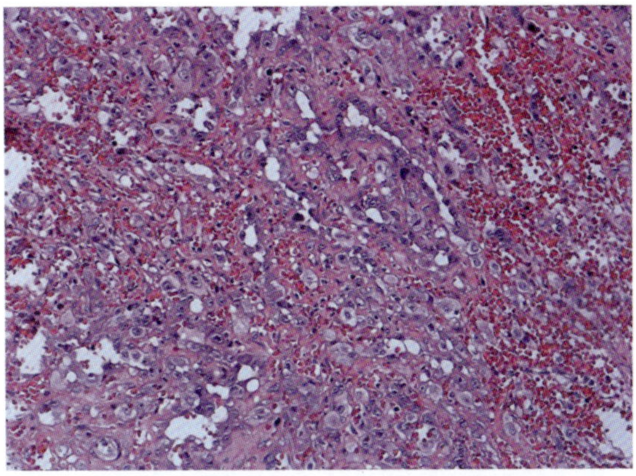

图 4-47　肿瘤组织由成片上皮样细胞及不规则肿瘤性血管构成（HE×200）

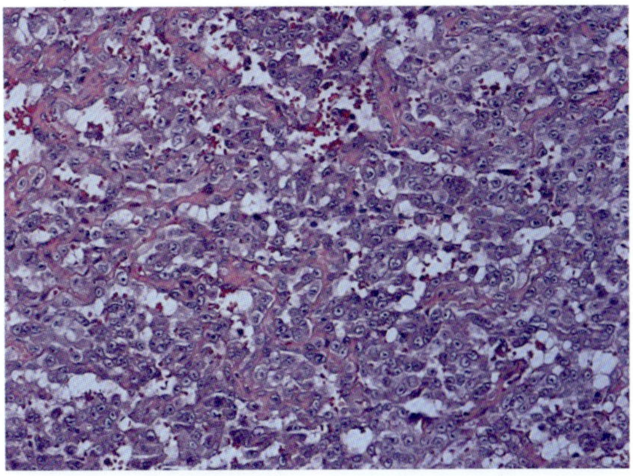

图 4-48　示肿瘤呈实性片状生长方式，细胞异型性明显，胞质宽大、嗜酸（HE×200）

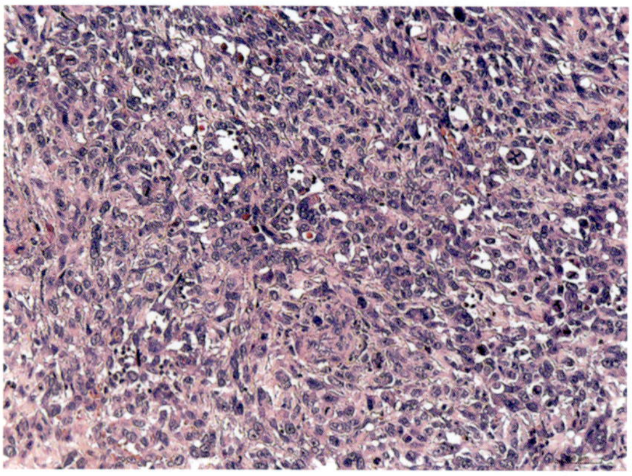

图 4-49　肿瘤细胞上皮样，核分裂多见，部分细胞胞质形成空泡（HE×200）

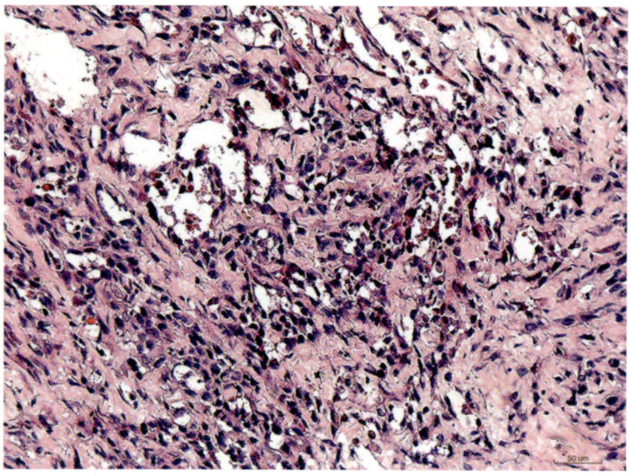

图 4-50　肿瘤组织内见不规则吻合的血管（HE×200）

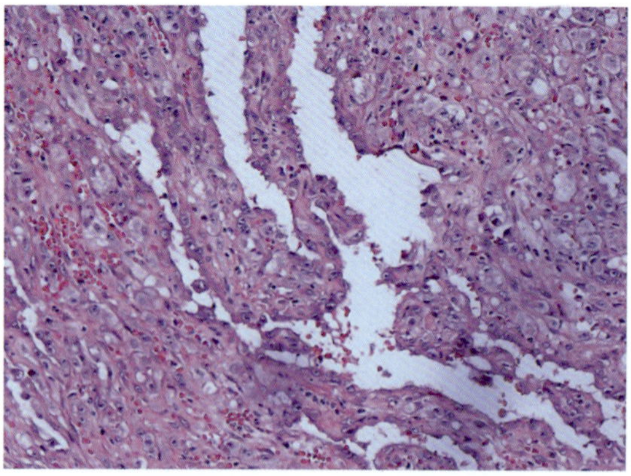

图 4-51　示肿瘤在大的腔内形成乳头状结构（HE×200）

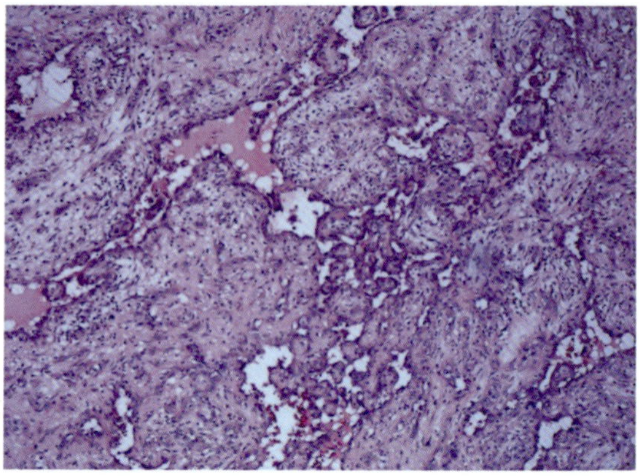

图 4-52　肿瘤性血管相互吻合形成网络状或迷路状结构（HE×200）

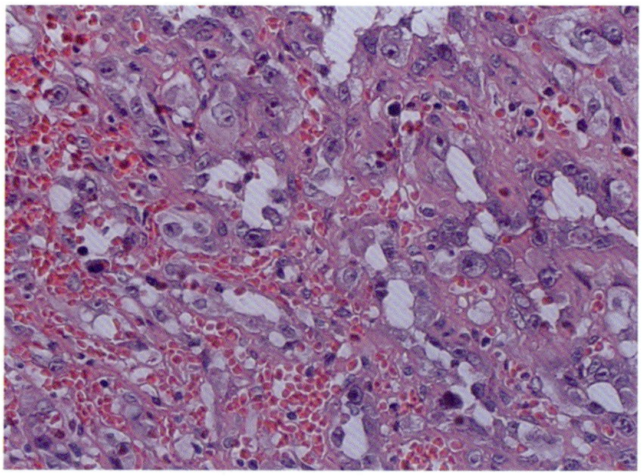

图 4-53　示肿瘤呈明显上皮样，胞质宽大，胞核空泡状、异型明显，有一个大核仁，核分裂象易见（HE×400）

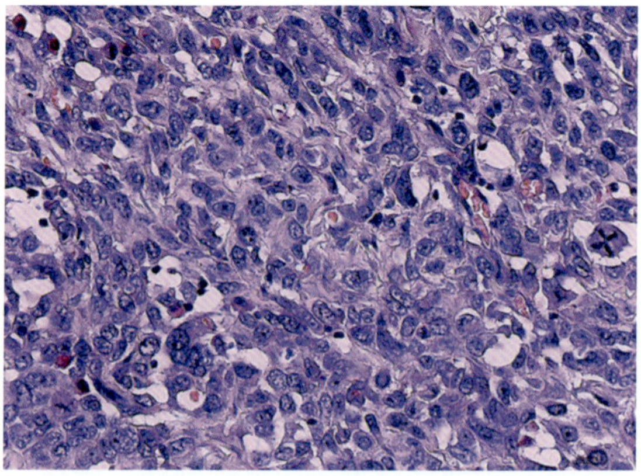

图 4-54　上皮样肿瘤细胞，胞质见空泡，其中见单个红细胞（HE×400）

3. 免疫表型　上皮样血管肉瘤肿瘤细胞血管内皮标记物可阳性表达，包括 CD31、CD34、UEA-1、FⅧ-Ag、血小板黏附分子等。其中以 CD31 最为敏感（图 4-55），在血管形成的区域表达常较好，而实性区域表达稍差。CD34 在肿瘤以实性区域为主的病例中辅助诊断作用有限。因此实际工作中应尽可能同时选择多个内皮标记物以降低误诊率。上皮性标记物中，AE1/AE3 可表达阳性（图 4-56）。部分病例表达 Fli-1。肿瘤细胞 Vimentin 呈强阳性表达。

4. 分子遗传学　有研究表明骨血管肉瘤可发生 t(1;14)(p21;q24) 的染色体易位，放射治疗后可发生 C-MYC 基因的扩增。

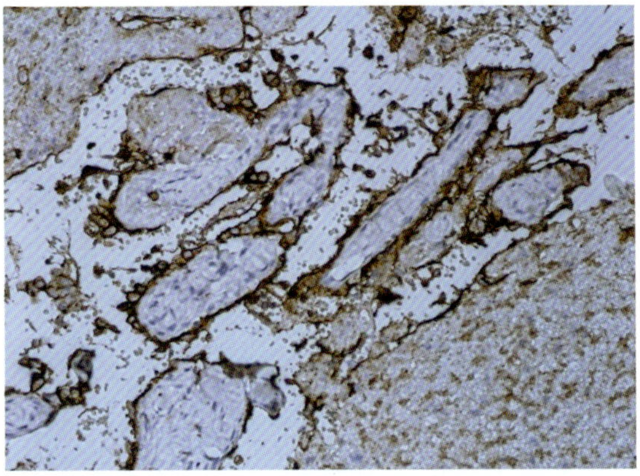

图 4-55　示肿瘤细胞呈 CD31 阳性（EliVision 法 ×200）

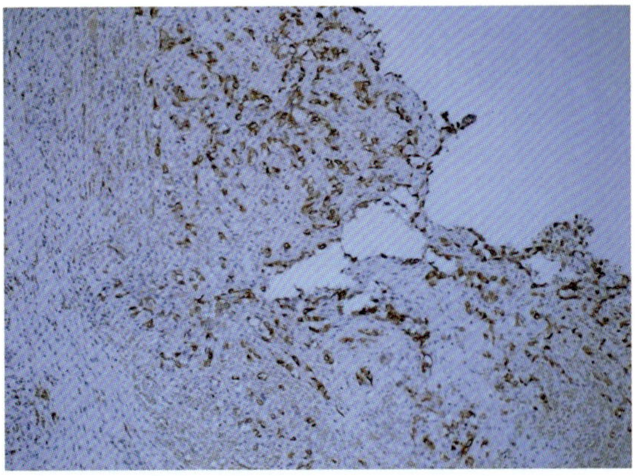

图 4-56　示肿瘤细胞呈 AE1/AE3 阳性（EliVision 法 ×100）

三、鉴别诊断

颌骨的原发性上皮样血管肉瘤少见，实际工作中需要注意与分化差的癌、骨转移性癌、上皮样肉瘤、上皮样血管内皮瘤、恶性黑色素瘤、腺泡状横纹肌肉瘤、滑膜肉瘤、间变型大细胞淋巴瘤等鉴别。因为上皮样血管肉瘤可表达上皮性标记物，应特别注意与骨的转移癌鉴别，文献报道的多个上皮样血管肉瘤病例曾被误诊为转移癌（表 4-6）。

表 4-6　颌骨上皮样血管肉瘤的鉴别诊断

主要肿瘤	临床特点	大体表现	镜下形态	免疫表型
上皮样血管肉瘤	很少见，约占恶性骨肿瘤的不足 1%，发生年龄分布较广泛。男女发病病况类似。可累及许多部位的骨骼，有多中心性发生的倾向。肢体的长管状骨和中轴骨相对较多受累及。影像学检查显示纯溶骨性破坏	肿瘤位于骨组织内，质地较坚实，切面常有大量血液溢出，边界不清，可破坏周围骨组织，在骨旁形成较大的软组织肿块。切面多无骨肿瘤，常具有的沙砾感	肿瘤组织由成片的上皮样肿瘤性血管内皮细胞构成。实性区肿瘤细胞体积较大，圆形或多边形，胞质丰富，嗜酸，异型性明显，细胞核大、核质比高，空泡状，核仁明显，核分裂易见。血管形成区可由分化较好或大小不一的不规则血管腔隙构成，部分血管相互吻合。内皮细胞异型性明显，呈复层或形成乳头状结构凸向腔内。部分上皮样肿瘤细胞可见胞质内微小腔隙或空泡，偶尔其内可见红细胞	血管内皮标记物 CD31、CD34、UEA-1、FⅧ-Ag、血小板黏附分子可阳性表达，AE1/AE3 可表达阳性。部分病例表达 Fli-1。Vimentin 呈强阳性表达

（续　表）

主要肿瘤	临床特点	大体表现	镜下形态	免疫表型
转移性癌	多有其他部位癌症病史，原发部位多为乳腺、甲状腺、皮肤等发生的分化较低的癌。同时可有其他部位转移瘤，如肺、肝等	病变可呈多灶性，也可单发，灰白色，切面根据转移癌类型可显示为稍粗糙或较细腻，一般灰白色，出血少	肿瘤组织结构常显示原发癌的特点，如片状分布、巢状、腺管、滤泡、乳头状结构等。其中分布的血管可有内皮细胞增生，但缺乏不规则吻合，也没有显著异型性，缺乏新生血管的证据	肿瘤细胞不表达血管内皮细胞标记物，但强表达上皮标志物，如 CK、EMA 等
上皮样肉瘤	软组织肿瘤，经典型发生于肢体远端，近端型可发生于头部，但发生于骨罕见。发病年龄较轻	多结节性，大小不一，无包膜，界限不清，灰白色或灰褐色，可有出血坏死	肿瘤呈多结节融合样，中央区常显示地图样坏死。瘤细胞上皮样，异型性较轻微，核分裂少见	表达 CK、CD34、Vimentin；不表达 CD31、FⅧ-Ag
上皮样血管内皮瘤	也为恶性血管肿瘤，发病年龄广，但 80% 超过 30 岁。多见于青年和老年。无性别差异	肿瘤围绕或沿脉管生长，灰红色，常有出血改变，类似机化的血栓	以血管为中心的结节性病变，肿瘤细胞上皮样或组织细胞样，体积较大，胞质丰富，嗜酸性，胞质内可见空泡，其内可见单个红细胞	血管内皮标记物 CD31、CD34、UEA-1、FⅧ-Ag、血小板黏附分子可阳性表达，偶尔表达 CK
恶性黑色素瘤	罕见，多为转移性，可有其他部位（皮肤、内脏）原发黑色素瘤病史	病变可呈灰褐色、灰白色，少见出血	组织学形态多样，可呈片巢分布，瘤细胞一般较大，胞质丰富、呈上皮样，瘤细胞异型性明显、核大，多有明显大核仁。部分病例可见黑色素。无肿瘤性血管形成现象	S-100 蛋白、HMA、Melan-1 阳性。 不表达血管内皮细胞标志物
滑膜肉瘤	可发生于骨，但较少见。患者以青年人较多，男性稍多。病程可较长	结节状或分叶状，界限相对较清楚。切面灰白色、灰红色，鱼肉样，可有出血囊性变	常显示双向分化。可见上皮样细胞形成腺管结构。当上皮样细胞在异性明显，形成的腺样结构复杂时类似血管肉瘤	CD99、Vimentin 阳性，不表达血管内皮细胞标志物
腺泡状横纹肌肉瘤	主要发生于 10—25 岁青少年。生长快，可疼痛	界限不清，浸润周围组织，呈灰白色、灰红色，质地较坚实，可见出血坏死	幼稚小圆细胞巢状、腺泡样分布，可为实性巢。有时瘤细胞胞质丰富，淡染或透明，无肿瘤性成血管现象	Desmin、MSA、Myogenin、Myo D1 阳性表达，不表达血管内皮细胞标志物

（续 表）

主要肿瘤	临床特点	大体表现	镜下形态	免疫表型
间变型大细胞淋巴瘤	骨的恶性淋巴瘤，占骨恶性肿瘤的8%，患者以成人为多，男性多发。骨质破坏可为溶骨性或硬化性	骨髓腔充填肿瘤组织，灰白色，脆。可破坏骨质	瘤细胞较大，胞质丰富，透明或嗜酸、嗜碱性，可多个核呈花环样排列，可有马蹄形核。核仁嗜碱性	CD30 膜肌高尔基区阳性，EMA 可阳性。不表达血管内皮细胞标志物

四、诊断思路

1. 概述　上皮样血管肿瘤包括上皮样血管瘤、上皮样血管内皮瘤和 EA，其共同特点是在显微镜下三者均表现为肿瘤细胞呈上皮样改变。这三种血管源性肿瘤在组织形态学和生物学行为方面构成了从良性、低度恶性到高度恶性的谱系。上皮样血管瘤属于良性肿瘤，术后很少复发，预后良好。上皮样血管内皮瘤为低度恶性肿瘤，术后部分病例可复发，而上皮样血管肉瘤则属于高度恶性肿瘤，术后复发率高，常出现远处转移，预后差。原发于骨组织的上皮样血管肿瘤相对少见，目前国内文献多为个案报道，除了发病率低外，还可能与对这类肿瘤的认识不足有关，但上皮样血管肉瘤在生物学行为和临床治疗及预后方面与上皮样血管瘤、上皮样血管内皮瘤均存在显著差异，因而其诊断和鉴别诊断尤为重要，需要加强认识。目前对三种上皮样血管肿瘤的分类仍存有争议，现有的病理诊断标准和相关文献报道均未提供明确的标准将三者完全区分开，有一些交界性病变目前仍很难界定，而且免疫组化标记对三者的鉴别诊断价值有限，分子遗传学的研究或许能加深对这类肿瘤的认识并提供更加准确的分类标准，但目前有关研究资料很少，还需大宗病例进一步探讨。

2. 临床诊断思路　颌骨的肿瘤性或肿瘤样病变多为牙源性的，即来源于成牙器官的上皮、外胚层间充质、间充质成分，而非牙源性骨病变多为骨化纤维瘤、颌骨纤维异常增生症、骨的异常增生症、中心性巨细胞病变和骨囊肿，所以临床医生对于颌骨病变较少能考虑血管肉瘤的可能。颌骨的上皮样血管肉瘤罕见，缺乏特殊临床表现和影像学特征，也难以做出正确临床诊断。对于颌骨的溶骨性病变，应在手术中常规进行快速冷冻病理检查，及时确定治疗的性质和类型，以便相应采取合理的手术方式，给患者正确的治疗。病变穿刺活检组织学及细胞学检查可能对于术前做出诊断有所帮助，但这方面的经验甚少。

3. 病理诊断思路　显微镜下呈现实性区及血管形成区两种不同的组织学形态。实性区肿瘤细胞体积较大，呈圆形或多边形，胞质丰富且嗜酸。部分肿瘤细胞可呈印戒细胞样。肿瘤细胞异型性明显，细胞核大、核浆比高，空泡状，核仁明显，核分裂象易见。实性区也可见呈片状、巢状或条索状排列的梭形细胞，常伴出血和坏死。血管形成区可由分化较好的血管腔组成，抑或由大小不一的不规则血管腔隙构成，部分血管相互吻合。内皮细胞异型性明显，呈复层或形成乳头状结构凸向腔内。颌骨上皮样血管肉瘤尽管罕见，但组织学形态具有一定的特征，病理诊断中遇到的问题主要是鉴别诊断。首先是与其他非血管内皮细胞起源肿瘤的鉴别，特别是与转移癌的鉴别，也需要对一些具有上皮样肿瘤细胞的其他肿瘤，如恶性黑色素瘤、滑膜肉瘤、间变型大细胞淋巴瘤等加以鉴别。注重观察寻找肿瘤性血管形成的证据，是诊断血管肉瘤的关键。存在各种不同新生阶段的血管，特别是出现迷路样吻合的血管网，提示血管肉瘤的诊断。上皮样肿瘤细胞胞质中发现含有单个红细胞的空腔是上皮样血管肉瘤重要诊断依据，即最重要的诊断线索是形成“三个一”的结构（一个内皮细胞形成一个空腔，内含一个红细胞）。

而免疫组化检测血管内皮细胞特异性标志物，如 CD31、CD34、UEA-1、FⅧ-Ag 等对于确诊血管源肿瘤具有重要价值。血管内皮标记物中以 CD31 最为敏感，在 EA 中的阳性率可达 78%，且呈弥漫强阳性；而 CD34 的阳性率为 40%～100%，在血管形成的区域表达常较好，而实性区域表达欠佳，因此 CD34 在实性区域为主的病例中辅助诊断作用有限。有文献报道少数 EA 仅表达 CD34 而不表达其他血管内皮标记，因此实际工作中应尽可能同时选择多个内皮标记物以降低误诊率。上皮性标记物中，CK 的阳性率达 85%，EMA 约半数病例呈局灶阳性，Vimentin 呈强阳性表达。

鉴别诊断的另一个问题是与其他类型的上皮样血管肿瘤相鉴别，特别是与上皮样血管内皮瘤鉴别，此时免疫组化检测的价值就大打折扣了，只能依靠各个肿瘤的不同组织学特点加以鉴别。上皮样血管内皮瘤瘤细胞异型性较低，核分裂少，常显示与较大血管关系密切，早期病变可见肿瘤充满扩张的血管腔并离心样向周围组织浸润。而上皮样血管肉瘤肿瘤血管异型性更加显著，核分裂多见，多数病例可见片状分布的上皮样肿瘤细胞。

（徐嘉雯　刘晓莉　宋　琳）

参考文献

[1] 吴晁，谢军，李兆丽，等. 骨原发性上皮样血管肉瘤临床病理观察[J]. 诊断病理学杂志，2014，21(1)：47-50.

[2] Sakamoto A，Takahashi Y，Oda Y，et al. Aggressive clinical course of epithelioid angiosarcoma in the femur: a case report[J]. World J Surg Oncol，2014，12：281.

[3] Lang J，Chen L，Chen B，et al. Epithelioid angiosarcoma of the spine: A case report of a rare bone tumor[J]. Oncol Lett，2014，7(6)：2170-2174.

[4] Deshpande V，Rosenberg A E，O'Connell J X，et al. Epithelioid angiosarcoma of the bone: a series of 10 cases[J]. Am J Surg Pathol，2003，27 (6)：709-716.

[5] Pacheco C，Albalá M D，Blanco M，et al. Multifocal epithelioid angiosarcoma of bone with lung metastases[J]. Radiologia，2014，56 (5)：e12-e16.

[6] Verbeke S L，Bovee J V. Primary vascular tumors of bone: a spectrum of entities? [J]. Int J Clin Exp Pathol，2011，4(6)：541-551.

[7] Verbeke S L，Bertoni F，Bacchini P，et al. Distinct histological features characterize primary angiosarcoma of bone [J]. Histopathology，2011，58(2)：254-264.

[8] 张海芳，李德木，张新华，等. 骨原发性上皮样血管肉瘤 2 例报道并文献复习[J]. 临床与实验病理学杂志，2012，28(5)：546-550.

[9] Dunlap J B，Magenis R E，Davis C，et al. Cytogenetic analysis of a primary bone angiosarcoma[J]. Cancer Genet Cytogenet，2009，194(1)：1-3.

第七节　牙龈 Burkitt 淋巴瘤

一、临床特征

Burkitt 淋巴瘤好发于结外或在临床表现为急性白血病的形式，可分为地方型、散发型和免疫缺陷相关型。地方型主要发生在非洲，特别是赤道国家，以儿童多发，发病高峰年龄为 4—7 岁，男性略多，男女性别比为 2∶1。散发型见于世界各地，也以儿童和青年发病为主，占所有淋巴瘤的 1%～2%，是儿童淋巴瘤最多见的类型，占 30%～50%，男性患者比例更高，男女性别比为 2∶1至 3∶1。免疫缺陷相关型病例多为艾滋病患者，常为艾滋病的首发症状。地方型病例约 50％可累及颌骨和面部骨，散发型病例则以腹腔肿块为多见，较少累及颌骨。散发型病例累及牙龈者少见，临床主要表现为牙龈无痛性肿物，生长快，局部质硬，界限不清，无压痛，黏膜红肿、糜烂，牙齿松动、移位、脱落，病变对应面颊部皮肤无红肿，皮温不高。颌骨病变多位于颌骨后部，可累及所有四个象限，发生于上颌者较下颌多见。肿瘤较大时可使面部变形。X 线影像学检查可见肿瘤累及或不累及颌骨，累及颌骨者呈融骨性破坏，为边界不清的虫蚀状损坏，骨膜反应小。Burkitt 淋巴瘤均有较高侵袭性，肿瘤进展快，预后差。Burkitt 淋巴瘤化疗非常敏感，因此化疗是治疗 Burkitt 淋巴瘤的主要方法。利妥昔单克隆抗体可与化疗同时使用，增加缓解率和总生存率。早期、高强度、高剂量、短疗程、足量的化疗可提高较早期患者的生存率。儿童及青少年治疗效果较好。老年患者生存率低，可能与化疗不良反应耐受性差及年龄相关基因异质性等有关。造血干细胞移植不作为首选方案，自体造血干细胞移植、局部治疗对本病有一定的辅助治疗作用。治疗后可复发。高强度化疗可提高较早期患者的生存率。儿童治疗效果较好。治疗后可复发。

二、病理特征

1. 肉眼观察　牙龈肿胀，较硬，肿物界限不清，黏膜颜色无明显改变，表面可有糜烂。切面病变灰白色，质地较细腻，鱼肉样，无包膜。可有坏死。如果累及颌骨，骨组织可表现松脆，髓腔内充满灰白色肿瘤组织。

2. 显微镜检查　肿瘤细胞形态非常一致，中等大小或略小，单一的弥漫分布（图 4-57），瘤细胞略呈镶嵌样排列，有时细胞质收缩形成清楚的细胞边缘。肿瘤细胞核圆形，染色质细块状或较疏松，有多个中等大小的核仁，嗜碱性，位于近核膜处。肿瘤细胞胞质嗜碱性，染色深，可有脂质空泡。核分裂多见，肿瘤细胞凋亡多见（图 4-58）。密集的肿瘤细胞间可有较多散在的良性吞噬细胞吞噬凋亡细胞碎片，显示特征性的“星空”现象（图 4-59）。低倍镜下肿瘤细胞相对一致，高倍镜下显示明显异型性（图 4-60）。部分病例可出现肉芽肿反应。有些病例可出现浆细胞分化，瘤细胞核偏位，有单个居中的核仁，胞质嗜碱性，较丰富。

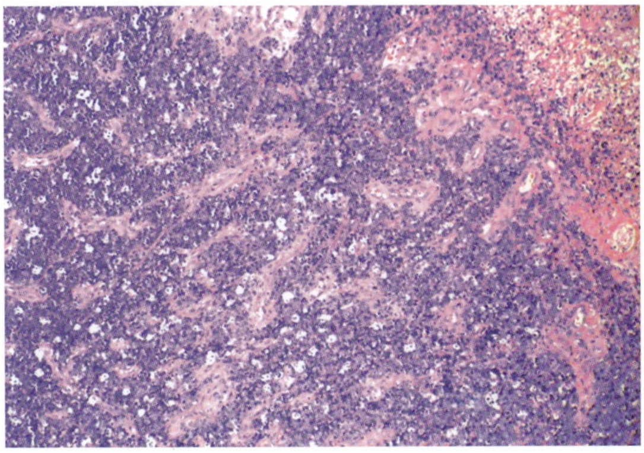

图 4-57　牙龈黏膜糜烂，下方见肿瘤组织，可见“星空”现象（HE×100）

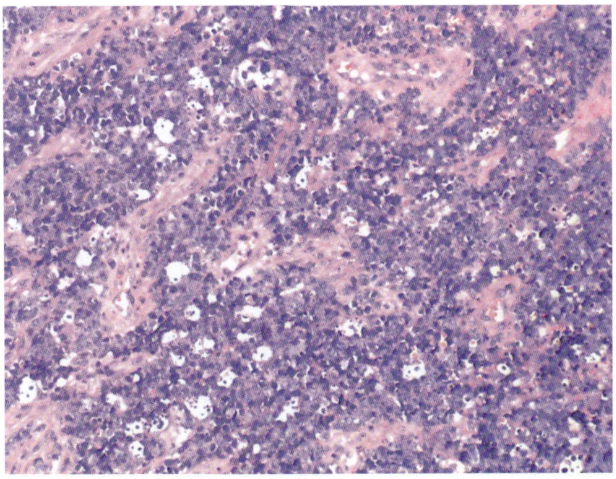

图 4-58　肿瘤组织见较多核分裂和较多细胞凋亡（HE×200）

3. 免疫表型　肿瘤细胞表达 B 细胞相关标记物 CD19、CD20（图 4-61）、CD2 及 CD10、CD38、CD43、Bcl-6，Bcl-2 弱表达或不表达。Ki-67 指数高，几乎可达 100％（图 4-62）。

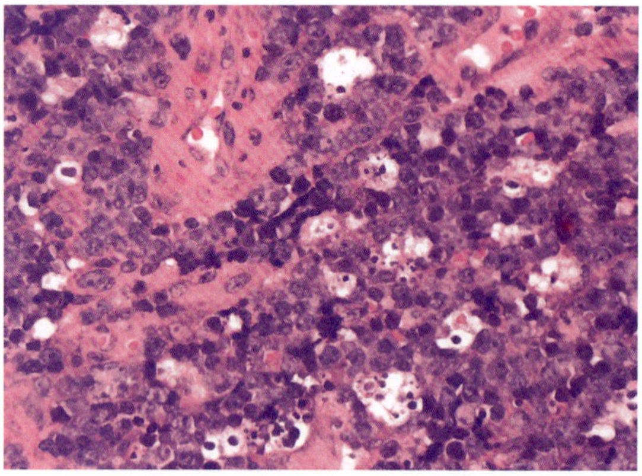

图 4-59　肿瘤细胞间见较多吞噬细胞，呈“星空”样（HE×400）

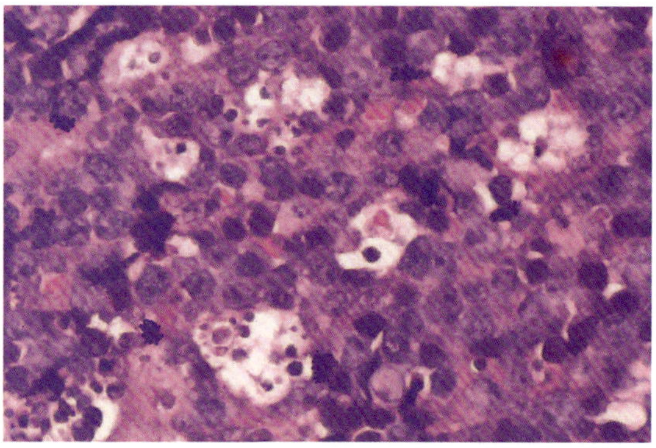

图 4-60　高倍镜下肿瘤细胞异型性明显，可见嗜碱性核仁（HE×1000）

三、鉴别诊断

牙龈 Burkitt 淋巴瘤形态特点较明显，一般诊断应不困难。因为 Burkitt 淋巴瘤瘤细胞为中等大小或较小的淋巴样细胞，病变中有较多吞噬细胞，诊断时应注意与小淋巴细胞性淋巴瘤、弥漫大 B 细胞淋巴瘤、淋巴浆细胞淋巴瘤、滤泡性淋巴瘤等及淋巴组织反应性增生鉴别（表 4-7）。

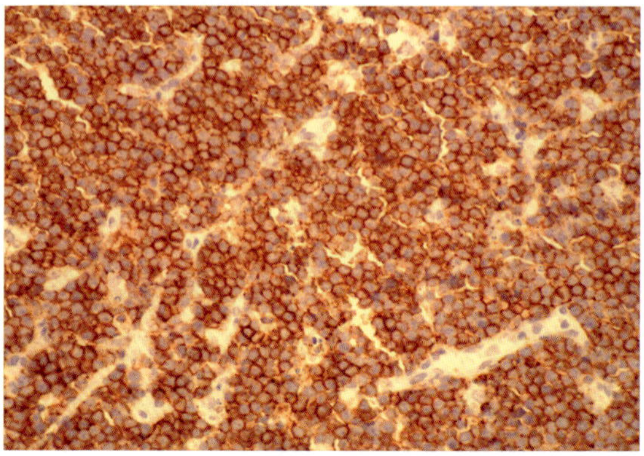

图 4-61　肿瘤细胞表达 B 细胞标志物 CD20（EliVision 法×400）

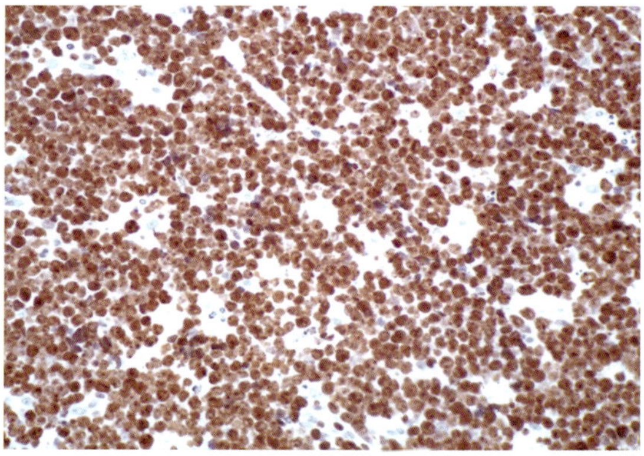

图 4-62　肿瘤细胞 Ki-67 高表达，几乎所有瘤细胞均阳性（EliVision 法×400）

表 4-7　牙龈 Burkitt 淋巴瘤的鉴别诊断

主要肿瘤	临床特点	病理特点	免疫表型
Burkitt 淋巴瘤	儿童及青少年多见，男性患者较多。地方型病例约 50% 可累及颌骨和面部骨，散发型病例则以腹腔肿块为多见，较少累及颌骨。牙龈肿物无痛性	形态一致的中等大小瘤细胞，弥漫分布，肿瘤细胞核圆形，染色质细块状或较疏松，有多个中等大小的核仁，嗜碱性，位于近核膜处。胞质嗜碱性，染色深，核分裂及凋亡多见，肿瘤细胞间可有较多散在的吞噬细胞吞噬，显示特征性的“星空”现象	B 细胞标记物及 CD10、CD38、CD43、Bcl-6 阳性，Bcl-2 弱表达或不表达。Ki-67 指数高，几乎可达 100%

（续 表）

主要肿瘤	临床特点	病理特点	免疫表型
弥漫大 B 细胞淋巴瘤	好发于老年人，儿童、中青年也可发生	瘤细胞弥漫分布，由中到大淋巴样细胞构成，核圆形、卵圆形，空泡状，染色质细，2～4 个核仁，靠近核膜，胞质少，嗜双色，可有免疫母细胞	CD19、CD20、CD79α 阳性
淋巴浆细胞淋巴瘤	最多见于 50—60 岁，平均 45 岁。临床主要表现为生长迅速的肿块，可有贫血、高黏滞血症	小淋巴细胞，由伴有不同比例的浆细胞样淋巴细胞和浆细胞构成。弥漫浸润，具有模糊的滤泡生长方式	瘤细胞表达 B 细胞标志物、CD20、CD79α
滤泡性淋巴瘤	平均发病年龄 60 岁。女性稍多见。淋巴结发生为主，可见于结外，患者就诊时可能已经存在骨髓受累	滤泡生长模式，滤泡结构边界不清，可互相融合，中心细胞、中心母细胞排列缺乏极性，随机分布，缺乏可染小体巨噬细胞	CD21、CD23 显示滤泡结构； CD19、 CD20、CD79α 阳性，Bcl-2 阳性
小淋巴细胞性淋巴瘤	多见于成人，可无明显症状，可有疲劳、贫血、感染、肝脾大、淋巴结肿大	肿瘤细胞弥漫分布，可有假滤泡生长模式。瘤细胞小，核圆形，可有块状染色质，偶见核仁。可有小到中等大小的幼淋巴细胞、较大的副免疫母细胞	肿瘤细胞膜表达 IgM/IgD， CD20、CD22、CD5、CD79α 阳性
MALT 淋巴瘤	主要发生在成年人，发病年龄多在 55—65 岁，患者中女性稍多。口腔或涎腺发生者多伴有舍格伦综合征，患者淋巴上皮性涎腺炎	早期常显示单核样细胞样肿瘤细胞和中心细胞样肿瘤细胞围绕肌上皮岛形成“晕轮”结构。肿瘤细胞显示边缘区 B 细胞形态，类似生发中心的中心细胞，还可呈单核细胞样。肿瘤中可见少量散在转化母细胞。形成淋巴上皮病是重要特点	CD20、 CD79α、 CD21、CD35、PAX-5 阳性，CD5、CD23、CD10 阴性
淋巴组织反应性增生	可为炎症反应，患者多有局部涎腺组织慢性炎表现	淋巴滤泡增生，边缘区不明显，滤泡周围见浆细胞、T 淋巴细胞等混合性炎细胞浸润，滤泡附近见淋巴上皮病变，增生的淋巴细胞处于不同分化阶段	淋巴滤泡套细胞层外缺乏弥漫浸润的 IgM 阳性、IgD 阴性的 B 淋巴细胞，增生淋巴细胞为多克隆性

四、诊断思路

1. 概述　Burkitt 淋巴瘤是起源于生发中心细胞或生发中心后 B 细胞的一种 B 细胞淋巴瘤，具有较鲜明的临床病理特点，肿瘤细胞倍增时间特别短，生长速度很快，一般预后较差。尽管特征较显著，但无论是组织形态学观察、遗传学分析、免疫组化检测都不能单独成为 Burkitt 淋巴瘤的诊断金标准，因为 Burkitt 淋巴瘤具有较多形态学的变异，特征性的 MYC 基因转位也并不是本病独有，免疫组化表达是 B 细胞共有的表型，尽管具有极高的 Ki-67 指数，也不足单以此为诊断依据。地方型 Burkitt 淋巴瘤多含有 EBV 基因，而当地恶性疟疾流行，这些都影响人体的免疫功能，虫媒病毒和植物肿瘤启动子可能是地方型 Burkitt 淋巴瘤发生的辅助因子。散发型和免疫缺陷相关型 Burkitt 淋巴瘤的发病因素也各不相同。

2. 临床诊断思路　Burkitt 淋巴瘤是一

种儿童多发的淋巴瘤，进展快、预后差都是该肿瘤的特点。Burkitt 淋巴瘤多发生在结外，地方型病例 50%累及颌骨和颜面骨，可以累及回肠末端、盲肠、大网膜、肾上腺、性腺、甲状腺、涎腺、乳腺和长骨。散发型病例多出现腹腔肿块，回盲部是好发部位，肾上腺、性腺、乳腺均可发生。免疫缺陷相关病例常见累及淋巴结和骨髓。各种不同的变型均可累及中枢神经系统。患者的年龄和发生肿瘤的部位应该是临床诊断的重要线索。当临床遇到进展极快的淋巴瘤患者，应该考虑到 Burkitt 淋巴瘤的可能。Burkitt 淋巴瘤常表现为急性白血病，白血病多数出现在有瘤块的病例，也可以作为 Burkitt 淋巴瘤的首发症状，出现外周血和骨髓受累，此时可以显示为急性淋巴细胞性白血病(FAB 分类的 L3)。

3. 病理诊断思路　儿童发生的淋巴瘤几乎一半为 Burkitt 淋巴瘤，这一点应该为病理医生牢记。Burkitt 淋巴瘤具有特征的“星空”图像，是诊断的重要提示。Burkitt 淋巴瘤肿瘤细胞形态相对一致，中等大小，排列紧密，似有镶嵌。但肿瘤细胞具有明显的恶性特点，嗜碱性深染的胞质，具有多个核仁的细胞核，较多的核分裂，显著的细胞凋亡，都显示着肿瘤的增殖活性极强。低倍镜下瘤细胞的相对一致，高倍镜下肿瘤细胞的明显异型性，是 Burkitt 淋巴瘤的特点。肿瘤细胞胞质内可见大量细小的脂质空泡，也与其他淋巴瘤不同。与滤泡性淋巴瘤不同，Burkitt 淋巴瘤 Bcl-2 多为阴性表达。另外，Ki-67 几乎达到 100%的高表达指数，是帮助确诊的重要参数。

（徐嘉雯　赵文博　于　娟）

参考文献

[1] Mitsudo K, Tohnai I, Hayashi Y, et al. A case of Burkitt's lymphoma that presented initially with resorption of alveolar bone[J]. Oral Dis, 2000, 6(4): 256-258.

[2] Mahdi Y, Malihy A, Kettani F, et al. Unclassifiable B-cell lymphoma: Between diffuse large B-cell lymphoma and Burkitt lymphoma[J]. Arch Pediatr, 2015, 22(6): 661-664.

[3] Basavaraj A, Shinde A, Kulkarni R, et al. HIV associated Burkitt's lymphoma[J]. J Assoc Physicians India, 2014, 62(8): 723-727.

[4] 王东关. 结外淋巴瘤病理诊断学[M]. 天津：天津科学技术出版社，2012.

[5] Unholzer A, Starz H, Hirschsteiner O, et al. Gingival Burkitt lymphoma in a hepatitis C-positive renal transplant patient[J]. J Dtsch Dermatol Ges, 2005, 3(1): 46-51.

第八节　牙龈髓系肉瘤

一、临床特征

髓系肉瘤(myeloid sarcoma)是指发生在骨髓以外解剖部位，由原始髓系细胞构成的肿块。髓系肉瘤可为原发，也可与急性髓系白血病同时发生，还可为急性髓系白血病复发的最早表现。白血病患者髓系原始细胞不管浸润身体任何部位，只要不形成肿块，就不能称为髓系肉瘤。髓系肉瘤几乎可以发生于身体的每一个部位，一般是单发肿块，同时累及多个器官或解剖部位的不足 10%，牙龈发生者罕见。髓系肉瘤的发病年龄分布较广，从几个月到 89 岁均有报道，多数发生于老年人，中位年龄 56 岁。有文献称，髓系肉瘤中的粒细胞肉瘤好发于儿童和青壮年。患者男女相当或男性稍多，男女之比约为 1.2∶1。临床主要表现为肿块。牙龈发生的髓系肉瘤没有特异性临床表现，可表现为牙龈肿胀，发热。影像学检查可有或无颌骨破坏。对于髓系肉瘤的治疗，目前多采用手术切除、局部放疗、系统化疗及造血干细胞移植等方法，牙龈髓系肉瘤切除困难，治疗以局部放疗为主。但单纯放疗不能改善髓系肉瘤的预后，中位生存时间 14 个月，而且进展为白血病的时间平均为 7 个月。建议尽早采用针对急性髓细胞白血病的标准化疗方案进行全身治疗，可以减少进展为急性髓细胞白血病的风险，全身化疗后中位生存时间为 36 个月。有条件的患者，造血干细胞移植是比较好的治疗选择，有望改善预后，延长生存时间。

二、病理特征

1. 肉眼观察　牙龈髓系肉瘤可呈结节状或弥漫浸润，牙龈病变区肿胀，黏膜表面光滑或形成浅溃疡。肿物质地稍韧，切面较细腻，灰白色或黄绿色，黄绿色是特征性变化。

2. 显微镜检查　肿瘤细胞弥漫浸润，位于牙龈鳞状上皮黏膜下的固有膜（图 4-63），可累及黏膜上皮。瘤细胞在固有膜散在分布或形成束状、条索状排列，常可见瘤细胞呈单排穿插于固有膜纤维组织中（图 4-64）。肿瘤细胞为原始或幼稚的造血细胞，可为原始的粒细胞样、原始单核细胞样，或原始粒细胞-单核细胞样，可显示成熟现象而出现早幼粒细胞或中幼粒细胞（图 4-65）。罕见同时具有三系造血细胞肿瘤，也罕见主要由红系前体细胞或原巨核细胞构成的肿瘤。原始粒细胞形态较规则，核圆形，多个核仁，染色质均细，胞质嗜碱性。早幼粒细胞体积稍大，核常偏位，多可见核仁，染色质较粗，胞质较丰富，嗜碱性，淡蓝色。中幼粒细胞较小，核偏位，核仁小时，染色质粗、凝集，胞质出现特异性颗粒。原始巨核细胞体积大，核也大，核常有凹陷、折叠，有多个明显核仁。幼稚巨核细胞体积大，不规则，核扭曲、分叶，核仁消失，胞质丰富（图 4-66）。在 HE 染色中有时不易分辨细胞的类型。有些病例可见较多不同成熟程度的嗜酸性粒细胞，可为单核，也可为分叶核（图 4-67）。

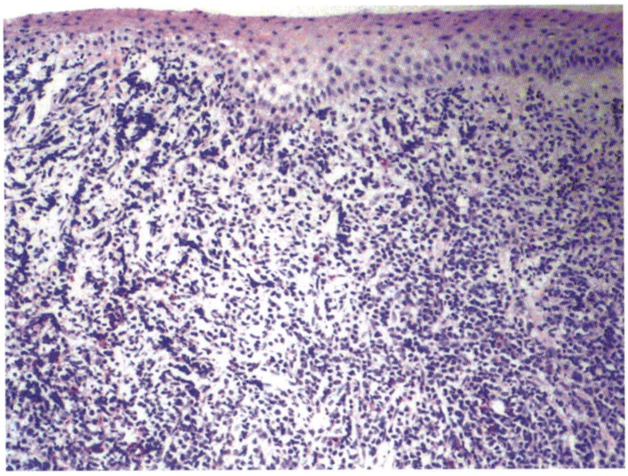

图 4-63　牙龈鳞状上皮黏膜下见肿瘤细胞弥漫浸润（HE×40）

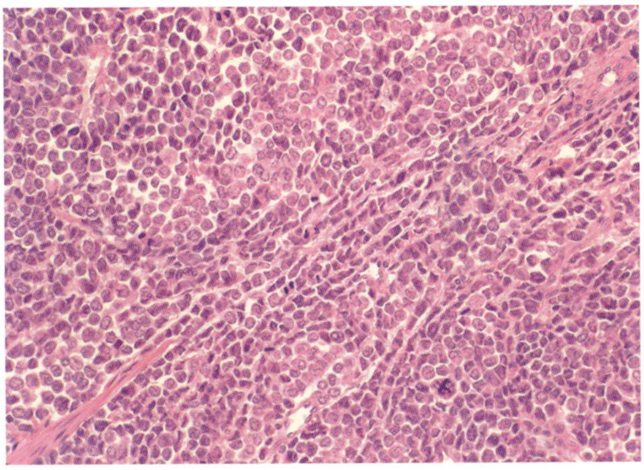

图 4-64　肿瘤细胞弥漫散布或呈单排条索样排列，可见核分裂（HE×400）

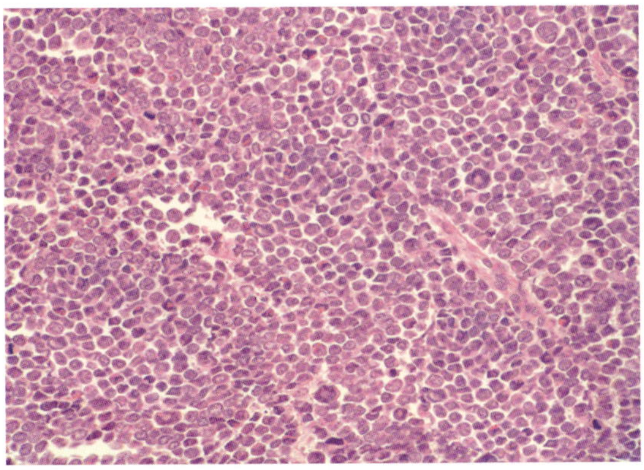

图 4-65　肿瘤细胞呈幼稚造血细胞形态，见不同分化程度的嗜酸性粒细胞（HE×200）

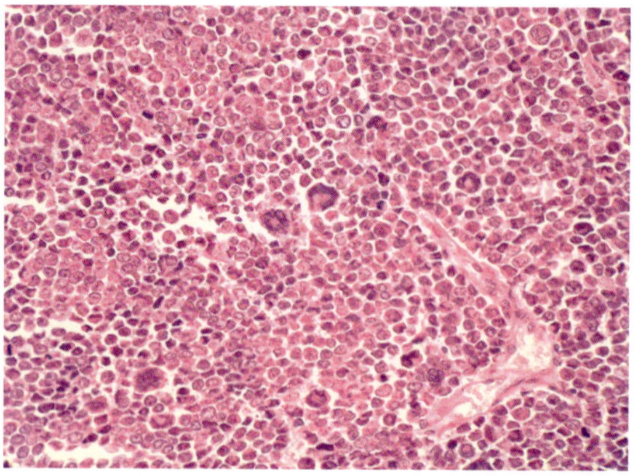

图 4-66　肿瘤细胞为原始粒细胞样，可见原巨核样细胞(HE×400)

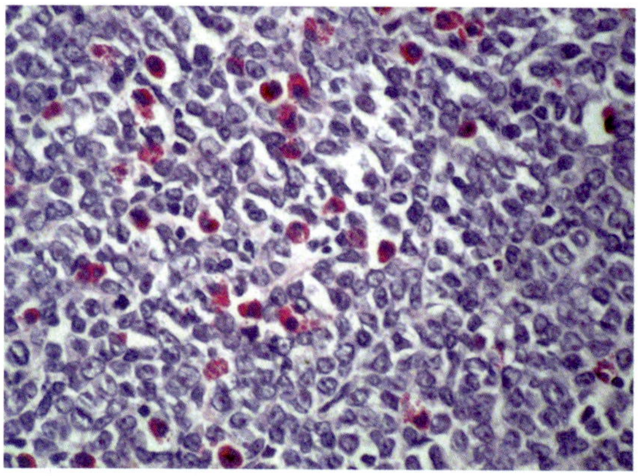

图 4-67　肿瘤组织中见较多分化程度不同的嗜酸性粒细胞(HE×400)

3. 免疫表型　肿瘤细胞最常表达CD68/KP1，也可表达MPO、Lys、CD15、CD43、CD99、CD117(图 4-68～图 4-70)。肿瘤细胞同时还可以表达淋巴细胞系的标志物CD20、CD45、CD3、CD79α、TdT 等。有浆细胞样树状突细胞分化时 CD123 阳性。

三、鉴别诊断

牙龈发生的髓系肉瘤十分少见，在诊断中形态比较接近而需要鉴别的病变包括各种淋巴瘤、各种小圆细胞肿瘤及髓样化生等(表 4-8)。

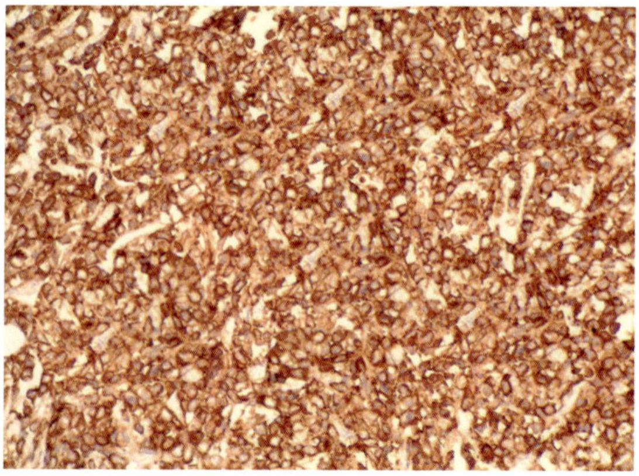

图 4-68　肿瘤细胞 CD117 阳性(SP 法×400)

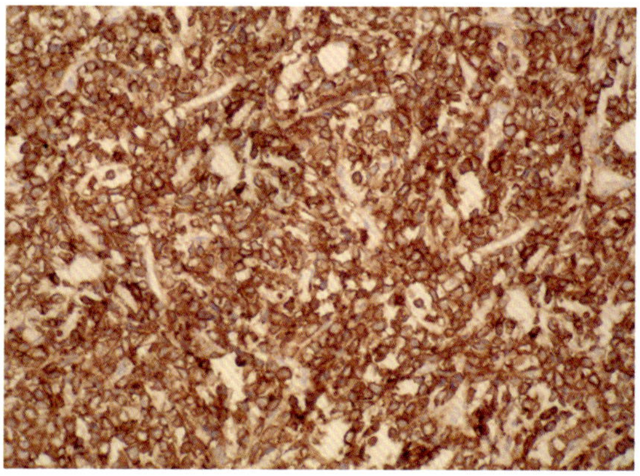

图 4-69　肿瘤细胞 MPO 表达阳性(SP 法×400)

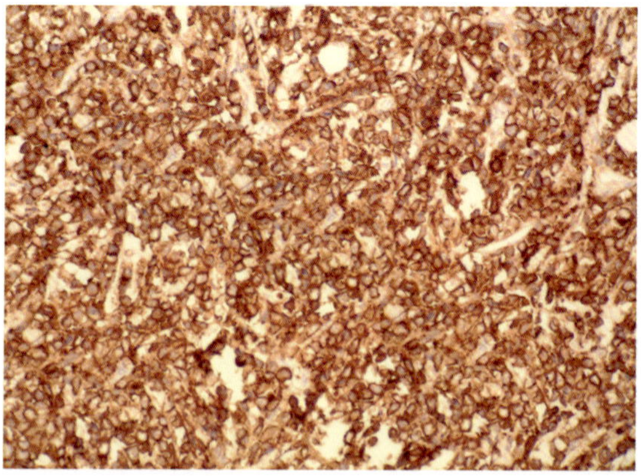

图 4-70　肿瘤细胞 CD99 阳性(SP 法×400)

表 4-8 髓系肉瘤的鉴别诊断

主要肿瘤	临床特点	病理特点	免疫表型
髓系肉瘤	多数发生于老年人，中位年龄 56 岁。患者男性居多。临床主要表现为牙龈肿胀、肿块。影像学检查，颌骨可无或有破坏	肿瘤细胞弥漫浸润，可累及黏膜、固有膜。瘤细胞在纤维组织间穿插，散在分布或形成束状、条索状排列，常可见瘤细胞呈单排穿插于纤维组织中。肿瘤细胞为原始或幼稚的造血细胞	肿瘤细胞最常表达 CD68/KP1，MPO、CD117、CD99 也阳性
弥漫大 B 细胞淋巴瘤	好发于老年人，儿童、中青年也可发生	瘤细胞弥漫分布，由中到大淋巴样细胞构成，核圆形、卵圆形，空泡状，染色质细，2～4 个核仁，靠近核膜，胞质少，嗜双色，可有免疫母细胞	CD19、CD20、CD79α 阳性
Burkitt 淋巴瘤	主要见于儿童和青年，成人患者中位年龄 30 岁。发病率低，可表现为白血病	中等大小肿瘤性淋巴细胞弥漫浸润，核圆形，染色质稀疏，有多个偏位嗜碱性核仁，胞质常有脂质空泡。可见特征性的星空现象，肿瘤脂质中见散在吞噬细胞	表达 B 细胞抗原，Bcl-2 阴性或弱阳性。几乎 100%瘤细胞表达 Ki-67
淋巴母细胞淋巴瘤	儿童多见，可表现为白血病，常见髓外侵犯	肿瘤细胞呈淋巴母细胞形态，大小不一，核质比高	B 淋巴母细胞表达 CD19、CD79α，T 淋巴母细胞表达 TbT、CD3
尤因肉瘤/原始神经外胚层瘤	好发于儿童和青少年，肿块发展迅速	肿瘤由小圆细胞组成，排列呈实性巢状或条索状，可有菊形团样结构，瘤细胞较小，胞质稀少，细胞界限不清。核深染、细颗粒状	Vimentin、CD99 阳性，LCA 及髓系标志物阴性
腺泡状横纹肌肉瘤	主要发生于 10－25 岁青少年。多位于深部组织，生长快，常淋巴道转移	瘤细胞圆形、卵圆形、小多边形，核深染，核分裂多见，胞质少，可见散在胞质红染的横纹肌母细胞。实性或腺泡状分布	Desmin、MSA、myogenin 阳性，LCA 及髓细胞标志物阴性
小细胞癌	牙龈溃烂肿胀，肿块生长较快，较早发生转移	肿瘤细胞小，形态较一致，核染色深，胞质少，细胞黏附性差	CK 可阳性，S-100 蛋白、Syn、CgA 常阳性，LCA 阴性
髓样化生（髓外造血）	患者有严重贫血、骨髓纤维化或有大失血情况	三系造血细胞增生，以有核红细胞为主，可见巨核细胞和幼稚粒细胞，松散分布，可伴纤维组织增生	幼稚粒细胞表达 MPO、CD117

四、诊断思路

1. 概述　1811 年 Burns 首次报道了由幼稚粒细胞构成的肿瘤，1853 年 King 观察到这类肿瘤显示特殊的绿色外观，将其命名为“绿色瘤”。1966 年 Rappaport 造血系统肿瘤分类将其称为粒细胞肉瘤，并指出并非所有肿瘤均呈绿色。1988 年 Davey 提出了髓外髓样细胞肿瘤的概念。2001 年 WHO 淋巴造血肿瘤分类中使用了髓系肉瘤的名称，定义为原始或幼稚髓系细胞在骨髓以外器官和组织中浸润形成的肿瘤性团块，2008 年 WHO 分类继续沿用了这一概念。髓系肉瘤是一个比较少见，可分为三类：即粒细胞肉瘤、单核细胞肉瘤和三系造血细胞或主要由红系或巨核细胞构成的肿瘤。粒细胞肉瘤由于瘤细胞含有较多髓过氧化物酶，在空气中发生酶促反应，大体形态上常显示为灰绿色、黄绿色，成为本肿瘤的一个显著特点，但有无绿色呈现不是此肿瘤诊断时必需的条件。髓系肉瘤可发生于全身各处，较常见的部位是颅骨骨膜下、鼻窦、胸骨、肋骨、椎骨、骨盆、皮肤、淋巴结，文献报道的其他部位包括心脏、大脑、口腔、乳腺、胃肠道、胰腺、胆道、前列腺、肾脏、膀胱、生殖系统等，牙龈发生者属于罕见。

2. *临床诊断思路* 由于牙龈髓系肉瘤少见，临床诊治中较少考虑。但髓系肉瘤可发生于全身任何部位，在牙龈出现并不奇怪。牙龈的髓系肉瘤与其他牙龈病变或肿瘤，诸如牙龈瘤、化脓性肉芽肿、牙龈炎、牙龈淋巴瘤甚至牙龈癌等比较，临床表现并不具有特征性，临床诊断十分困难。影像学对于病变是否累及颌骨的判断价值很大，多数恶性牙龈肿瘤会累及颌骨，但牙龈髓系肉瘤可以不累及颌骨，给人以温和的感觉，更影响及早确诊。对于无法明确诊断的牙龈病变切取组织活检，通过病理检查来判明病变性质是明智的措施。但由于活检组织较小，病理诊断可能存在片面性，需要临床综合考虑。如果患者同时有粒细胞白血病表现，对于髓系肉瘤的诊断就是非常有价值的提示。

3. *病理诊断思路* 牙龈作为一个特殊的部位，在遇到小细胞肿瘤时，多会考虑小细胞类型的肉瘤，像尤因肉瘤/原始神经内胚层瘤、横纹肌肉瘤等肿瘤，也会考虑淋巴瘤。但在细胞形态上，尤因肉瘤/原始神经内胚层瘤细胞形态较一致，胞质少、核染色深，不同于幼稚造血细胞。腺泡状横纹肌肉瘤瘤细胞可显示肌源性细胞的红染胞质，而且可有腺泡状排列方式。对于牙龈淋巴瘤，需做免疫组化证实，而当免疫组化显示肿瘤细胞对B细胞、T细胞标志物的表达不理想时，应想到髓系肉瘤的可能。髓系肉瘤在大体标本上呈黄绿色或灰绿色，具有重要诊断价值，尽管并非所有病例都显示这个特点。髓系肉瘤在镜下可见幼稚的造血细胞，主要是不同成熟程度的粒细胞、单核样细胞，在中幼粒细胞可见胞质颗粒，肿瘤常见嗜酸性粒细胞浸润，都是诊断的依据。当髓系肉瘤显示嗜酸性粒细胞数量多时，要注意不要误为嗜酸性肉芽肿，这些嗜酸性粒细胞有不成熟的表现。当严重贫血患者出现髓样化生（髓外造血）时，也有幼稚造血细胞的增生，但主要是红系细胞，且有不断分化成熟的倾向，不要误诊为髓系肉瘤。髓系肉瘤的诊断中，免疫组化检测推荐在MPO、CD68、CD43、Lys、CD117中选择几项，其中至少1个标志物阳性才能支持诊断，同时要加做T、B细胞标志物和CD45，CD3阴性对诊断有帮助。

（徐嘉雯　陶丽丽　赵文博）

参考文献

[1] Ibrarullah M，Sambasivaiah K，Reddy MK，et al. Granulocytic sarcoma of esophagus[J]. Gastrointest Endosc，2003，57(2)：238.

[2] 常青，阎玉虎. 髓系肉瘤的临床病理特征分析[J]. 中国肿瘤临床，2014，21(9)：1063-1064.

[3] Kaygusuz G，Kankaya D，Ekinci C，et al. Myeloid sarcomas：a clinicopathologic study of 20 cases[J]. Turk J Haematol，2015，32(1)：35-42.

[4] Swerdlow SH，Campo E，Harris NL，et al. WHO classification of tumours of haematopoietic and lymphoid tissues[M]. Lyon：IARC Press，2008.

[5] Walshauser MA，Go A，Sojitra P，et al. Donor cell myeloid sarcoma[J]. Case Rep Hematol. 2014，2014：153-159.

[6] 周志韶，朱岩，虞梅宁，等. 粒细胞肉瘤18例临床病理分析[J]. 诊断病理学杂志，2011，1(5)：329-332，336.

第5章

涎腺肿瘤WHO组织学分类概述

WHO(2017)涎腺肿瘤分类已正式出版发行，通过学习，发现新版涎腺肿瘤分类确实反映了当今涎腺肿瘤的最新理念及进展，尤其是一些新的肿瘤类型被确认和对第3版WHO分类中的某些肿瘤进行了重新分类和研究资料的更新，例如增加了乳腺样分泌性癌、硬化性多囊性腺病和闰管增生等肿瘤实体，以及对低度恶性筛状囊腺癌的重新归类等。涎腺的软组织肿瘤新增了结节性筋膜炎和脂肪瘤。尽管分子遗传学改变并不是目前常规病理诊断所必需的内容，但随着二代测序的应用，对于今后一段时间内学习、研究和应用WHO(2017)涎腺肿瘤分类都是有益的(表5-1)。

表5-1　WHO(2017)涎腺肿瘤组织学分类

1. 恶性肿瘤(malignant epithelial tumours)	
1.1 黏液表皮样癌(mucoepidermoid carcinoma)	8430/3
1.2 腺泡细胞癌(acinic cell carcinoma)	8550/3*
1.3 腺样囊性癌(adenoid cystic carcinoma)	8200/3
1.4 多形性腺癌(polymorphpous adenocarcinoma)	8525/3
1.5 透明细胞癌(clear cell adenocarcinoma)	8310/3
1.6 基底细胞腺癌(basal cell adenocarcinoma)	8147/3
1.7 导管内癌(intraductal carcinoma)	8500/2
1.8 腺癌(adenocarcinoma, NOS)	8140/3
1.9 涎腺导管癌(salivary duct carcinoma)	8500/3
1.10 肌上皮癌(myoepithelial carcinoma)	8982/3
1.11 上皮-肌上皮癌(epithelial-myoepithelial carcinoma)	8562/3
1.12 癌在多形性腺瘤中(carcinoma in expleomorphic adenoma)	8941/3
1.13 分泌性癌(secretory carcinoma)	8502/3*
1.14 皮脂腺癌(sebaceous carcinoma)	8410/3
1.15 癌肉瘤(carcinosarcoma)	8980/3
1.16 低分化癌(poorly differentiated carcinosarcoma)	
1.16.1 未分化癌(undifferentiated carcinosarcoma)	8020/3
1.16.2 大细胞神经内分泌癌 (large cell neuroendocrine carcinoma)	8013/3
1.16.3 小细胞神经内分泌癌(small cell neuroendocrine carcinoma)	8041/3
1.17 淋巴上皮样癌 (lymphoepithelial carcinoma)	8082/3

(续　表)

1.18 鳞状细胞癌(squamous cell carcinoma)	8070/3
1.19 嗜酸细胞腺癌(oncocytic carcinoma)	8290/3
2. 恶性潜能未定(uncertain malignant potential)	
2.1 成涎细胞瘤(sialoblastoma)	8974/1
3. 良性肿瘤(benign tumours)	
3.1 多形性腺瘤(pleomorphic adenoma)	8940/0
3.2 肌上皮瘤(myoepithelioma)	8982/0
3.3 基底细胞腺瘤(basal cell adenoma)	8147/0
3.4Warthin 瘤(Warthin tumour)	8561/0
3.5 嗜酸细胞腺瘤(oncocytoma)	8290/0
3.6 淋巴腺瘤(lymphadenoma)	8563/0
3.7 囊腺瘤(cystadenoma)	8440/0
3.8 乳头状涎腺瘤(sialadenoma papilliferum)	8406/0
3.9 导管乳头状瘤(ductal papillomas)	8503/0
3.10 皮脂腺瘤(sebaceous adenoma)	8410/0
3.11 管状腺瘤及其他导管腺瘤(canalicular adenoma and othe ductal papillomas)	8149/0
4. 软组织良性病变(benign soft tissue lesions)	
4.1 血管瘤(haemangioma)	9120/0
4.2 脂肪瘤/涎腺脂肪瘤(lipoma/sialolipoma)	8850/0
5. 淋巴造血系统肿瘤(haematolymphoid tumours)	
5.1MALT 淋巴瘤(MALT lymphoma)	9699/3
5.2 结节性筋膜炎(haemangioma)	
6. 非肿瘤性上皮性病变(non-neoplastic epithelial lesions)	
6.1 硬化性多囊性腺病(sclerosing polycystic adnosis)	
6.2 结节性嗜酸细胞增生(nodular oncocytic hyperplasia)	
6.3 淋巴上皮样涎腺炎(lymphoepithelial sialadnitis)	
6.4 闰管增生(intercalated duct typerplasia)	

* 国际肿瘤分类(ICD-O)和医学系统性命名。生物学行为编号/0 为良性肿瘤，/1 为非特异性，交界性或不确定性生物学行为，/2 为原位癌和上皮内瘤变 3 级，/3 为恶性肿瘤。

一、术语变化

1. 多形性腺癌　多形性腺癌(PAC)是一类具有“细胞学一致性、形态学多样性、浸润性生长、低转移潜能”特征的涎腺恶性上皮性肿瘤。它由 2004 年版“多形性低级别腺癌”取消其限定词“低级别”并与“涎腺筛状癌(CAMSG)”合并而来。2017 版 WHO 将其归于一组异质性肿瘤，通常属于低级别，极少数可发生高级别转化，临床呈侵袭性。PAC 是较常见的涎腺恶性肿瘤，男女性别比位 1∶2，平均发病年龄位 59 岁，约 60% 发生于腭部，临床上形成无痛性肿块，偶见出血、毛细血管扩张或黏膜溃疡形成。肉眼表现为实性、黄白色、界清但缺乏包膜的结节。PAC 镜下最显著的特征是形态结构的多样性，可表现在不同的肿瘤或同一肿瘤的不同部位。肿瘤组织形成小叶、条索、微囊、筛状巢团(与腺样囊性癌相似)、实性或乳头状-囊状结构，肿瘤细胞小到中等大小，核卵圆形，淡染，形态温和，偶见核仁。核分裂象少见，发生恶性转化者可见坏死形成。最具特征性的提示线索是肿瘤细胞旋涡状或靶环状排列，围绕血管或侵犯神经。局部区域可见嗜酸性粒细胞、透明细胞、鳞状细胞或黏液细胞。间质可见黏液样变和玻璃样变区。有时免疫组化染色 P63 阳性会给诊断带来干扰，但其表达模式并非具有双向分化特征，且 P40 染色呈阴性有助于鉴别诊断。10%～33%的患者可局部复发，多达 9%～15%出现淋巴结转移，但无远处转移并导致患者死亡的报道。PAC 鉴别诊断：多形性腺瘤(PA)由增生的上皮和肌上皮及软骨样基质构成，尽管可呈多结节状生长，但界限清楚，包膜完整，缺乏浸润，而 PAC 缺乏包膜呈浸润性生长，没有 PA 良性浆细胞样肌上皮细胞，黏液软骨样区域不明显，可出现筛状或肾小球样结构。与腺样囊性癌(AdCC)的鉴别主要根据细胞形态，PAC 的细胞为立方或柱状，核泡状，胞质常嗜酸，缺乏筛状假囊性腔隙及 AdCC 中基底样细胞特征，AdCC 中几乎不出现乳头和肾小球样外观，缺乏细胞多形性和高核分裂活性。

2. 高级别转化　高级别转化是 WHO (2017) 涎腺肿瘤分类中增加的新术语，高级别转化可发生在多种肿瘤中，如腺泡细胞癌、腺样囊性癌和上皮-肌上皮癌以及多形性腺癌等。具有高级别转化的腺泡细胞癌，与典型的腺泡细胞癌相比更具侵袭性的生物学行为。上皮-肌上皮癌在某种程度上变化较大，因为转化的成分可以是肌上皮或导管，虽然少见，但多形性腺癌也可发生高级别转化。伴有高级别转化的涎腺癌具有更强的侵袭性生物学行为，与低级别相比较，镜下可见细胞间变、多形性核、核仁明显，核分裂象及坏死常见。并可出现实性或筛状结构。免疫组化标记时，高级别转化区域 Ki-67 指数明显增高，P53 的表达率也较高，也可出现 HER-2 过表达。在实际工作中，怎样判断发生了高级别转化，一个简单的方法就是多取材，若找到了与低级别涎腺癌的形态学过度则不难判断。

3. 癌在多形性腺瘤中　癌在多形性腺瘤中是来自于多形性腺瘤的上皮性恶性肿瘤。癌在多形性腺瘤中约占所有涎腺肿瘤的 12%。发病高峰年龄为 60－70 岁。WHO (2017) 涎腺肿瘤中指出虽然大多数癌在多形性腺瘤中被认为是涎腺导管癌，其他恶性成分包括肌上皮癌和上皮-肌上皮癌等。组织学上，可根据其侵袭程度进一步分为非浸润型、微小浸润型和广泛浸润型。新版 WHO 明确指出，癌在多形性腺瘤中并不是一个独立诊断术语，病理报告中需要指出癌的类型和比例，因为后者决定了其生物学行为。

二、分泌性癌

乳腺样分泌性癌(mammary analogue secretory carcinoma，MASC)是一种新近认识的涎腺恶性肿瘤，因其组织特点、免疫表型以及分子生物学特征等均与发生在乳腺的分泌性癌相似，故命名为 MASC。2017 版 WHO 头颈部肿瘤分类中作为新增加的肿瘤类型单独列出。预后较好，在成人中的发病率男女相当，或男性略高，发病年龄不限，可局部复发、局部淋巴结转移、远处转移。许多 MASC 曾经被诊断为腺泡细胞癌或腺癌。与腺泡细胞癌不同，尽管腮腺仍然是 MASC 最常见的发病部位，但小涎腺也常发生。组织学上 MASC 胞质呈嗜酸性空泡状，通常具有胞质内黏液卡红染色阳性的分泌物，且缺乏酶原颗粒。MASC 可表现为多种生长方式，如实性、筛状、囊状、管状等。MASC 需与腺泡细胞癌鉴别，两者具有相似的组织学特征，MASC 和腺泡细胞癌 PAS 染色阳性，但 MASC 为球状(提示为黏蛋白)，腺泡细胞癌为颗粒状。免疫组化标记显示 MASC 的 S-100、Mammaglobin 均阳性，DOG-1 阴性，而腺泡细胞癌 DOG-1 阳性，S-100、Mammaglobin 均阴性。此外，MASC 癌也可表达 CK8、CK18、CK19、Vimentin 和 GCDFP-15 等，通常不表达肌上皮细胞标志物 p63 和 Calponin。

涎腺的 MASC 和乳腺的分泌性癌一样存在特征性的染色体易位 t(12;15)(p13;q25)，从而导致 12 号染色体 ETV6 基因与 15 号染色体 NTRK3 基因融合，易位的生物学效应就是转录调控元件(ETV6)与膜受体激酶(NTRK3)的融合，通过配体依赖的二聚化作用激活激酶，从而促进细胞增殖。ETV-NTRK3 融合基因除见于分泌性乳腺癌外，还见于婴儿纤维肉瘤、先天性中胚层肾瘤以及一些造血系统恶性肿瘤、ALK 阴性炎性肌纤维母细胞性肿瘤及辐射诱导的乳头状甲状腺癌，而任何其他涎腺肿瘤中均未发现 ETV6-NTRK3 融合基因。MASC 的分子生物学改变也有不同情况。最近的研究表明，ETV6 基因可能与 NTRK3 以外的基因融合，而存在 ETV6 与未知片段重排的亚型，或者是 ETV6-NTRK3 外显子不典型连接的 MASC 亚型。这些不典型分子特征可能与肿瘤更具侵袭性的生物学特征和较差的临床预后相关。此外，有 ETV6-X 基因融合或其他非典型融合转录本的 MASC，通常显示丰富的纤维硬化间质，特别是厚的透明纤维性间隔。肿瘤细胞可以嵌入完全玻璃样变的肿瘤中心部位。可以通过荧光原位杂交(FISH)检测 ETV6-NTRK3 融合基因进行辅助诊断，或者通过反转录聚合酶链反应(RT-PCR)检测 ETV6-NTRK3 融合基因来确诊。有人认为，形态学检查结合 S-100 蛋白、乳球蛋白免疫组化检测足以诊断 MASC，ETV6 基因重组分子学检测并非必需。但是，在高级别 MASC 及形态学不典型的 MASC 中，FISH 检测 ETV6-NTRK3 融合基因仍然是确诊的金标准。

三、其他肿瘤

WHO(2017)涎腺肿瘤分类中对部分肿瘤不仅进行了删除或合并，同时包括术语的变化：①转移性多形性腺瘤：WHO(2017)涎腺肿瘤分类将转移性多形性腺瘤归为良性多形性腺瘤，因为转移性多形性腺瘤与多形性腺瘤组织学表现相同，但转移性多形性腺瘤具有局部复发和远处转移的能力(主要是肺、骨和淋巴结)。因此，尽管 WHO(2017)涎腺肿瘤进行重新分类，转移性多形性腺瘤仍然具有侵袭性生物学行为。②将皮脂和非皮脂淋巴腺瘤归为淋巴腺瘤：两者均为良性病变，具有丰富的淋巴样间质，并含有涎腺导管、鳞状上皮分化和肌上皮成分；主要区别在于是否含有皮脂腺，虽然非皮脂淋巴腺瘤好发于女性，但两者生物学行为总体相似。③低度恶性筛状囊腺癌：也称为低度恶性涎腺导管癌或涎腺导管原位癌，现统一归为导管内癌，分为低级别和高级别。免疫组化染色，低级别导管内癌表达 S-100 蛋白，不表达 AR，且癌巢周围有肌上皮，P63、SMA 等阳性，而高级别导管内癌不表达 S-100 蛋白，且 AR 阳性。④囊腺癌与黏液腺癌：现统一归为腺癌，非特指型。⑤导管乳头状瘤与导管内乳头状瘤。⑥皮脂淋巴腺癌：将皮脂淋巴腺癌归入淋巴腺瘤的恶变部分。

四、非肿瘤性上皮病变

在非肿瘤性上皮病变中，WHO(2017)涎腺肿瘤分类主要就以下病变进行了讨论：①硬化性多囊性腺病：WHO(2017)涎腺肿瘤分类将其归为非肿瘤性上皮病变，发病年龄广泛，好发于青年女性，多位于腮腺，肿块不规则，质地坚韧，有时呈多灶性病变。镜下为透明变性的背景中出现多个囊性扩张的导管，导管内衬立方上皮，透明变性的背景中还可见散在的淋巴细胞浸润，硬化性多囊性腺病可伴局灶性导管上皮增生，其表现与导管内癌相似，但一般不发展为浸润性癌。免疫组化肌上皮细胞标志物 P63 和 Calponin 染色均阳性。鉴别诊断主要包括多形性腺癌、腺泡细胞癌及黏液表皮样癌等。②结节性嗜酸细胞增生：多发生于腮腺，由多个界限不清的管状-小梁状结节的嗜酸细胞组成，偶尔伴明显的透明细胞改变，后者更常见于双侧且易于复发，与嗜酸细胞瘤相比，通常无包膜且界限不清。③淋巴上皮样涎腺炎：其特征性改变是腺实质不同程度地被淋巴细胞代替，腺体内淋巴细胞浸润伴有腺泡萎缩，囊性和非囊性结构均可出现在该病变中。淋巴组织取代周围的腺泡并含有生发中心，囊性淋巴上皮病变可能与免疫抑制患者中所见的囊性淋巴组织增生相似，淋巴成分可恶变为黏膜相关淋巴组织结外边缘区淋巴瘤。④闰管增生：闰管增生是指闰管口径管的增生，目前认为它可能是一种癌前病变，闰管增生是最常见的腮腺病变，类似于涎腺导管的增生，直径<1 cm，闰管腺瘤表现为界限清楚的结节性病变，通常有完整的包膜，而闰管增生的特征是界限不清，呈膨胀性生长，可见导管-腺泡单元的小叶结构。

（欧海玲　徐嘉雯　王强修）

参考文献

［1］ El-Naggar A K, Chan J K C, Grandis J R, et al. WHO classification of head and neck tumours [M]. 4 th ed. Lyon: IARC Press, 2017.

［2］ Simpson RH, Pereira EM, Ribeiro AC, et al. Polymorphous low-grade adenocarcinoma of the salivary glands with transformation to high-grade carcinoma [J]. Histopathology, 2002, 41 (3): 250-259.

［3］ Gnepp DR. Malignant mixed tumors of the salivary glands: a review[J]. Pathology Annu, 1993, 28(Pt 1): 279-328.

［4］ Soteldo J, Aranaga N, et al. Metastasizing pleomorphic adenoma of the parotid gland [J]. Ecancermedicalscience, 2017, 15(11): 758.

［5］ 魏建国，王强，刘勇，等. 2017 版 WHO 涎腺肿瘤分类解读. 中华病理学杂志，2018，47(4)：306-310.

［6］ Petersson F. Sclerosing polycystic adenosis of salivary glands: a review with some emphasis on intraductal epithelial proliferations [J]. Head Neck Pathol, 2013, 7(Suppl 1): S97-106.

［7］ Kreisel FH, Frater JL, Hassan A, et al. Cystic lymphoid hyperplasia of the parotid gland in HIV-positive and HIV-negative patients: quantitative immunopathology[J]. Oral Surg Oral Med Oral Pathol Oral Radiol Endod, 2010, 109(4): 567-574.

第6章

涎腺肿瘤

第一节　涎腺腺泡细胞癌

一、临床特征

涎腺腺泡细胞癌(acinic cell carcinoma，AciCC)是涎腺向腺泡细胞分化的终末导管细胞(闰管细胞)发生的恶性肿瘤，比较少见，占涎腺上皮性肿瘤的2.1%，涎腺恶性肿瘤的5.6%。发病年龄范围较广，文献报道为10—70岁，多数发生在成年人，中位发病年龄为44岁，20岁以下患者仅占4%。患者男女性别比约为0.8∶1，女性发病稍多。约80%的病例发生在腮腺，其次是小涎腺，颌下腺及舌下腺发生者比例分别为4%及不足1%。临床表现与其他涎腺肿瘤基本一致，为缓慢增大的实性肿块，可活动，无痛。少数病例肿瘤生长较快，可与表面皮肤或深部肌肉组织粘连而固定。如果肿瘤压迫或累及神经，可引起疼痛、面瘫。病史可数月至十数年，平均3年。涎腺腺泡细胞呈低度恶性，可有淋巴结转移和肺或其他远隔器官的转移。预后较好。目前，手术切除是主要治疗方法，化疗及放疗均不甚敏感。术后复发率高，可达44%，淋巴结转移率为19%。手术切除肿瘤应尽量彻底，切除不彻底者，可行局部放疗。

二、病理特征

1. 肉眼观察　肿瘤圆形、卵圆形或结节状，质地较软，直径1～3cm，界限较清楚，似有不完整包膜，有些病例可见周围组织中的小瘤结。切面实性略分叶或囊实性，易碎，灰褐色、灰红色，囊性区内为淡黄色液体或坏死物质。

2. 显微镜检查　肿瘤浸润性生长或有纤维性假包膜，主要成分是浆液性腺泡细胞，也可有非特异性腺样细胞、闰管样细胞、空泡样细胞、透明细胞。浆液性腺泡细胞较大，多边形，胞质染色浅，嗜碱性颗粒状，核圆形，偏位，细胞膜清晰，细胞界限清楚，胞质颗粒抗淀粉酶PAS染色阳性，黏液卡红染色弱阳性或阴性(图6-1)。非特异腺样细胞呈圆形或多边形，核圆形，较小，胞质嗜双色或嗜碱性，细胞较密集，细胞间缺乏清楚界限。闰管样细胞呈立方或矮柱状，体积较小，核居中，较大呈圆形，可见1～2个核仁，胞质略嗜酸性，均质状，常围绕成小腺腔。空泡样细胞大小不一，呈圆形或卵圆形，细胞核固缩，常被挤压至细胞一侧，胞质内含多个细小空泡或形成数个较大的空泡。透明细胞圆形，核小，位于中央，胞质透明，可含细丝网状物，细胞之间境界清楚(图6-2)。不同类型的细胞在同一肿瘤中可以同时存在，或以某一种类型细胞为主。肿瘤可形成不同组织学结构。实体型以腺泡样细胞为主，排列成原始腺泡或片块状；微囊型形成大量微小囊状间隙，常见分化好的腺泡样细胞，也可见较多的空泡细胞和闰管样细胞（图 6-3）。乳头囊状型，以闰管样细胞为主，形成单个或多个囊腔，囊腔面有增生的上皮，并有乳头结构突入囊腔，囊腔之间为大量纤维结缔组织间隔（图 6-4，图 6-5）。滤泡型形成类似甲状腺滤泡的结构，滤泡由立方细胞或矮柱状细胞构成，腔内含有均质的嗜伊红物质，类似甲状腺滤泡。滤泡之间可见腺泡样结构或非特异性腺管，细胞内有空泡。肿瘤间质多少不一。

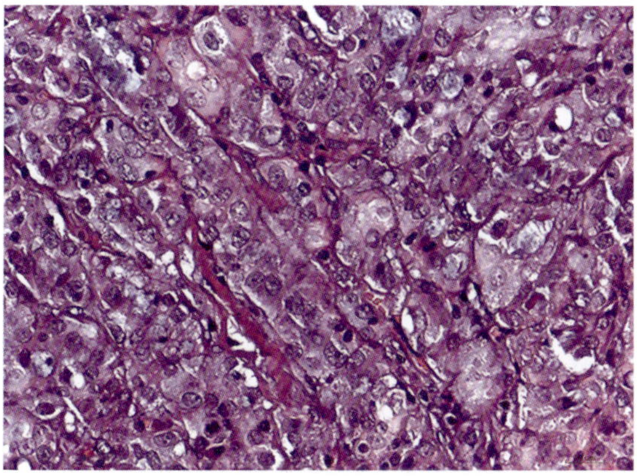

图 6-1　肿瘤细胞胞质丰富，嗜碱性颗粒状（HE×400）

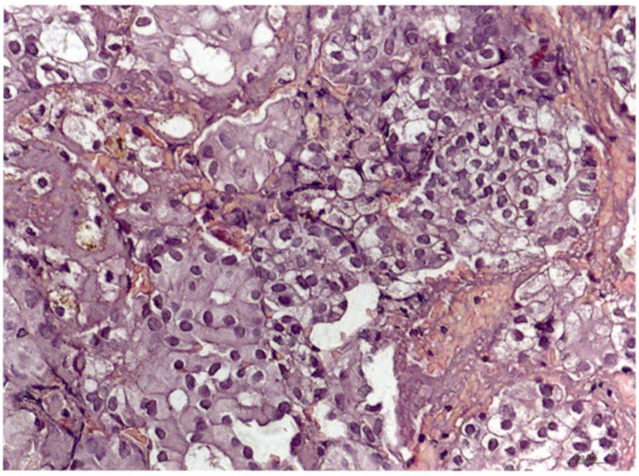

图 6-2　肿瘤细胞界限清楚，围成腺泡样，可见透明细胞巢（HE×200）

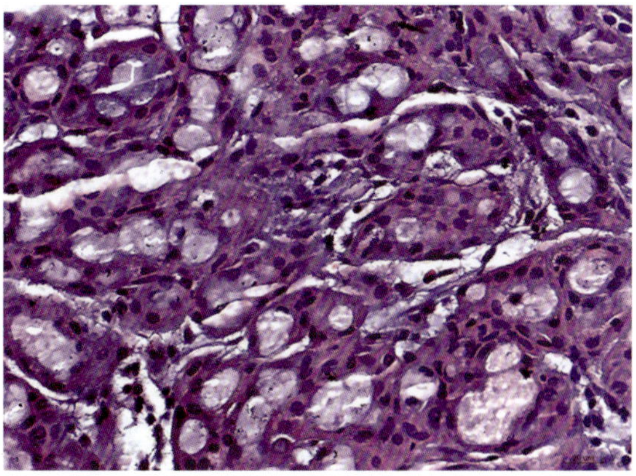

图 6-3　肿瘤显示微囊型结构（HE×400）

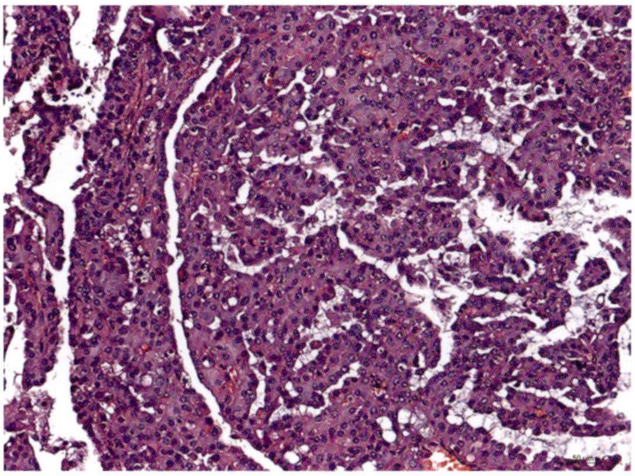

图 6-4　肿瘤组织呈乳头状结构（HE×100）

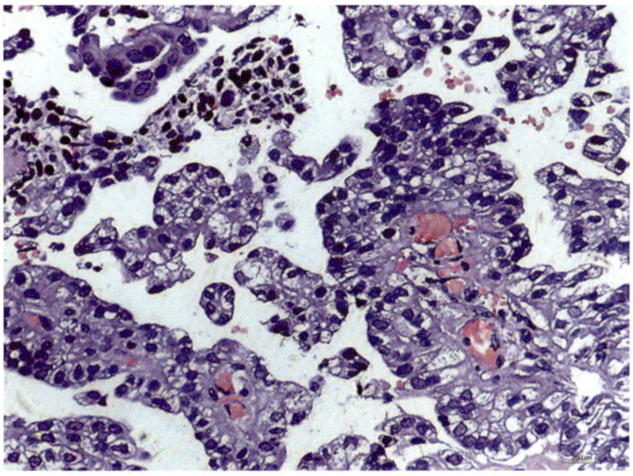

图 6-5　腺泡细胞成乳头状排列（HE×200）

3. 免疫表型　目前，可用乳球蛋白和 S-100 蛋白共同表达来鉴别涎腺分泌性癌（MASC）与 AciCC，因为这两种抗体在 MASC 中呈强阳性，而在 AciCC 不表达或弱表达。DOG1 细胞膜及腔缘顶端强阳性，CKpan（图 6-6，图 6-7）、CEA（图 6-8）、AACT、AAT 阳性，CK18 呈细胞膜阳性。Ki-67 显示不同程度的阳性；CK7、Tg、TTF-1、CgA、Syn、SMA、MSA、Myosin 阴性。

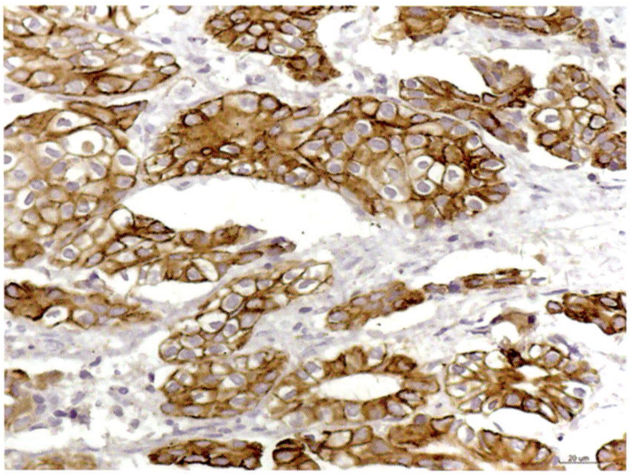

图 6-6　肿瘤细胞高分子量 CK 阳性（EliVision 法 ×400）

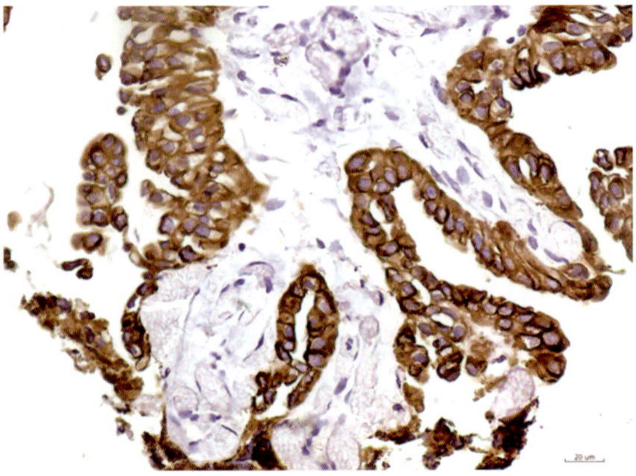

图 6-7　肿瘤细胞低分子量 CK 阳性（EliVision 法 ×400）

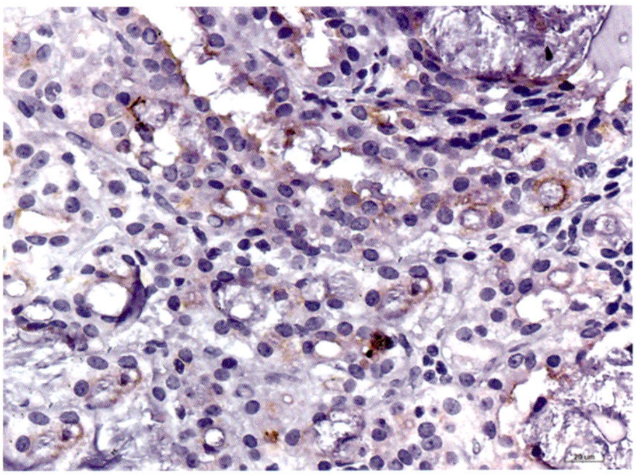

图 6-8　肿瘤细胞 CEA 阳性（EliVision 法 ×200）

三、鉴别诊断

涎腺 AciCC 类型和组织类型多样，常与其他形态相似的涎腺肿瘤或转移性肿瘤混淆，需要做好鉴别诊断（表 6-1）。

表 6-1　涎腺腺泡细胞癌的鉴别诊断

主要肿瘤	临床特点	病理特点	免疫表型
腺泡细胞癌	占涎腺上皮性肿瘤的 2.1%，涎腺恶性肿瘤的 5.6%。发病年龄范围较广，多数发生在成年人，女性发病稍多。约 80% 的病例发生在腮腺，其次是小涎腺，临床表现为缓慢增大的实性肿块，可活动	肿瘤的主要成分是浆液性腺泡细胞，也可有非特异性腺样细胞、闰管样细胞、空泡样细胞、透明细胞。肿瘤可形成不同组织学结构，包括实体型、微囊型、乳头囊状型、滤泡型	CKpan、CEA、AACT、AAT 阳性，CK7、Tg、TTF-1、CgA、Syn、SMA、MSA、Myosin 阴性、S-100 蛋白少数病例可阳性

（续　表）

主要肿瘤	临床特点	病理特点	免疫表型
非特异性透明细胞癌	少见，40—70 岁发生，小涎腺较多见。临床表现为无痛性肿块	界限不清，无包膜。由单一的大小不等的胞质透明肿瘤细胞构成，核圆形，偏位。呈巢状、条索状排列，无导管结构，PAS 阳性，黏液卡红阴性	CK 阳性，肌上皮标志物阴性
嗜酸性腺瘤/腺癌	占涎腺肿瘤的 1%，常见于 50—80 岁，平均年龄 58 岁。多见于腮腺。临床为无痛性肿块	瘤细胞体积较大，胞质丰富，嗜酸性颗粒状，核较小，位于中央。排列成巢状、索状、腺泡或小管状，纤维性间质，中央可纤维化	CK7、CD18 胞质阳性
乳头状囊腺瘤/腺癌	多见于老年人，一半以上发生在大涎腺。临床为生长缓慢的无症状肿块	肿瘤囊性，内含黏液。囊大小不一，内成立方或柱状细胞，可形成乳头。囊腔之间为实性细胞巢和导管结构。癌呈浸润性生长	CK 阳性
腺样囊性癌	占涎腺恶性肿瘤的 28%，40—60 岁多见，腮腺和腭腺较多发生，生长缓慢，浸润生长，一般不活动	肿块实性，界限较清楚，但无包膜，肿瘤组织形成布满大小不一筛孔的细胞片巢，筛孔内为嗜碱性黏液样物质，细胞片巢间为黏液样间质。部分区域见条索或小管样结构，似涎腺基底细胞腺瘤样，小管内见嗜酸性黏液样物质。肿瘤与周围组织分界大致清楚	CK、EMA 显示腺上皮细胞阳性，多分布于癌巢内部或围成腺腔结构。SMA、P63、S-100 蛋白显示肌上皮细胞成分阳性，CD117 标记阳性细胞分布与上皮性标志物一致
转移性甲状腺癌	甲状腺可有结节，颈淋巴结多有转移	乳头状癌乳头结构细，分支复杂，核呈毛玻璃样，可见核沟、核内包涵体，有胶质，常有同心圆钙化体。滤泡性癌细胞异型性程度不一，可侵犯血管	Tg、TTF-1 阳性，乳头状癌 CK19 常阳性
转移性肾细胞癌	肾脏可有肿块，或有肾癌病史	转移性肾脏透明细胞癌肿瘤由小的薄壁血管构成的网状间隔分隔成泡巢状和腺泡结构。肿瘤细胞核较小	CK 及 CD10 阳性，Vimentin 常阳性

四、诊断思路

1. 概述　涎腺是产生和分泌唾液的外分泌腺，包括腮腺、颌下腺、舌下腺三对大腺体，也包括口腔、口咽的小腺体。涎腺的基本功能单位是腺泡和导管，腺泡分为浆液性、黏液性和混合性。浆液性腺泡由浆液性细胞构成，浆液性细胞胞质内有密集的嗜碱性酶原颗粒，主要分泌淀粉酶。涎腺 AciCC 是一种少见的恶性肿瘤，WHO 头颈部肿瘤分类中，将涎腺腺泡细胞癌定义为一种涎腺上皮性恶性肿瘤，至少部分细胞具有浆液性腺泡细胞分化，其具有浆液性细胞的特征性的胞质内酶原分泌颗粒，肿瘤也有涎腺导管细胞成分。腮腺是纯浆液腺，腺泡细胞癌也主要发生在腮腺。舌下腺是以黏液腺为主的混合腺，只有少量浆液性半月结构，腺泡细胞癌很少发生在舌下腺。

2. *临床诊断思路* 涎腺肿瘤多数为良性，以多形性腺瘤和 Warthin 瘤最多见，但恶性肿瘤也并不少见，对于涎腺的肿瘤必须高度警惕，特别是发生在舌、口底、磨牙后区的涎腺肿瘤，几乎 80%～90% 为恶性，需要及时确诊和治疗。由于涎腺肿瘤多以局部肿块为主要表现，缺乏有鉴别意义的特点，仅靠临床表现多数难以鉴别良恶性。如果出现肿瘤侵犯神经的表现，如疼痛、面瘫等，均提示肿瘤可能为恶性。17 岁以下青少年中，涎腺间叶性肿瘤的发生比例高于其他年龄组，20—40 岁是多形性腺瘤、黏液表皮样癌和涎腺腺泡细胞癌的发病高峰，这些年龄分布对临床诊断有参考价值。细针穿刺吸取活检，对判断病变属于炎症还是肿瘤、是淋巴瘤还是上皮性肿瘤、是原发肿瘤还是转移性肿瘤，都有很高价值。细针穿刺对肿瘤性质的判断正确率可达 81%～98%。对于考虑涎腺病变为全身疾病的一部分、高度可疑为恶性、患者情况不适于手术、局部淋巴结有转移等患者，建议采用穿刺活检。对于手术患者也建议术中采用冷冻制片行快速病理检查，以及时明确肿瘤性质，决定手术方案。

3. *病理诊断思路* 涎腺腺泡细胞癌是低度恶性肿瘤，预后较好。因此，涎腺腺泡细胞癌的诊断正确与否直接关系到临床的治疗方案和患者的预后。由于腺泡细胞癌细胞类型和组织类型的多样性，诊断会有一定困难，但具有浆液性腺泡细胞的分化是其重要特征，充分取材，查找到浆液性腺泡细胞分化证据，是诊断和鉴别诊断的重要环节。浆液性腺泡细胞的形态特点是具有嗜碱性酶原颗粒，这些颗粒抗淀粉酶 PAS 染色阳性，使用 PAS 染色，可以较容易地在非特异性腺细胞中证实浆液性腺泡细胞的存在。腺泡细胞癌 DOG1 细胞膜及腔缘顶端强阳性，Ki-67 检测对于预测患者预后有一定价值，有文献报道，在有复发的涎腺腺泡细胞癌病例 Ki-67 阳性细胞＞25%，在发生转移的病例阳性细胞＞50%，在无复发转移病例中仅见个别细胞阳性或阴性。

（欧海玲　顾永耀　曹智新）

参考文献

[1] Patel NR, Sanghvi S, Khan MN, et al. Demographic trends and disease-specific survival in salivary acinic cell carcinoma: an analysis of 1129 cases[J]. Laryngoscope, 2014, 124(1): 172-178.

[2] Erpek G, Günel C, Meteoğlu I. Acinic cell carcinoma of the posterior wall of the pharynx [J]. Ear Nose Throat J, 2015, 94(4-5): E30-31.

[3] Ilayaraja V, Prasad H, Anuthama K, et al. Acinic cell carcinoma of minor salivary gland showing features of high-grade transformation [J]. J Oral Maxillofac Pathol, 2014, 18(1): 97-101.

[4] Naz S, Hashmi AA, Khurshid A, et al. Diagnostic role of fine needle aspiration cytology (FNAC) in the evaluation of salivary gland swelling: an institutional experience[J]. BMC Res Notes, 2015, 8: 101.

[5] Biron VL, Lentsch EJ, Gerry DR, et al. Factors influencing survival in acinic cell carcinoma: A retrospective survival analysis of 2061 patients. Head Neck, 2015, 37(6): 870-877.

[6] 孙妍. 涎腺腺泡细胞癌 36 例临床病理分析[J]. 西南军医, 2010, 12(6): 1096-1099.

第二节 多形性腺癌

一、临床特征

多形性腺癌(polymorphous adenocarcinoma)是涎腺上皮性恶性肿瘤,曾称为终末导管癌、小叶癌,1990 年 WHO 涎腺肿瘤分类中作为一种独立的涎腺肿瘤类型命名为多形性低度恶性腺癌,2017 年 WHO 涎腺肿瘤分类更名为多形性腺癌,目前尚存在争议。多形性腺癌占涎腺恶性肿瘤的 19%~26%,女性多见,发生年龄在 16—94 岁,70%以上患者在 50—70 岁,平均年龄 59 岁。从肿瘤发生部位来看,多形性腺癌几乎全部发生在口腔内小涎腺分布区,尤其是腭部,超过 60%的肿瘤位于软腭或硬腭黏膜,16%位于颊黏膜,12%位于上唇,其余如下唇磨牙后区口底和舌也有少量报道,发生于腮腺、颌下腺、支气管、鼻腔、扁桃体等者极其罕见,仅有个别病例报道。临床主要表现为无痛性肿块,症状因发生部位不同而有所差异。如发生在腭部,会出现腭部肿胀,肿瘤表面黏膜偶有血管扩张、出血和溃疡形成。

二、病理特征

1. 肉眼观察　肿瘤通常为黄褐色分叶状结节,界限清楚但无包膜,切面实性,质偏硬,呈浸润性生长,大小不等,平均直径 2.2cm。

2. 显微镜检查　组织病理学特点是细胞形态较单一,但组织结构具有多样性。肿瘤细胞小至中等大小,形态一致,胞质嗜酸或透明,细胞核均一,核圆形或卵圆形,核仁不明显,核分裂和坏死不常见。形态结构的多样性主要表现为:①实性团块,呈小叶状,周围有纤维性间质包绕;②筛状区域(图 6-9);③乳头状结构(图 6-10)或乳头状囊性结构;④小导管样结构(图 6-11);⑤细胞排列成条索或束状(图 6-12),常见呈流水样、同心圆样、靶样、螺纹状围绕着神经或血管排列。这些形态可见于不同的肿瘤中或者同一肿瘤的不同部位。间质见玻璃样变(图 6-13)或黏液样变,并且玻璃样变或黏液样物质围绕上皮结构。肿瘤浸润周边肌肉、结缔组织及神经,嗜神经现象(图 6-14)在多形性腺癌中常见。

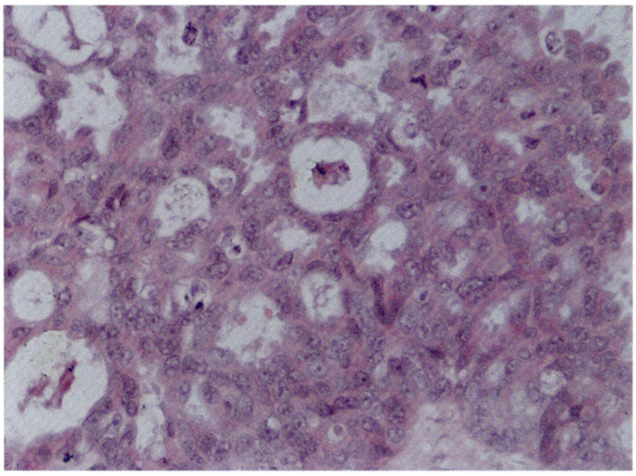

图 6-9　多形性腺癌,局部呈筛状区域(HE×400)

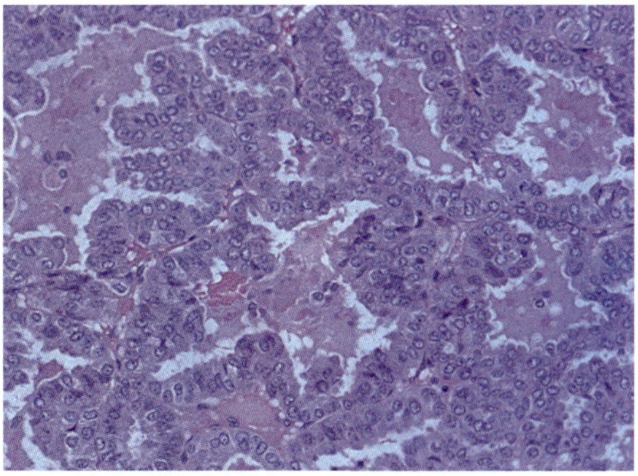

图 6-10　多形性腺癌,癌组织呈乳头状结构(HE×400)

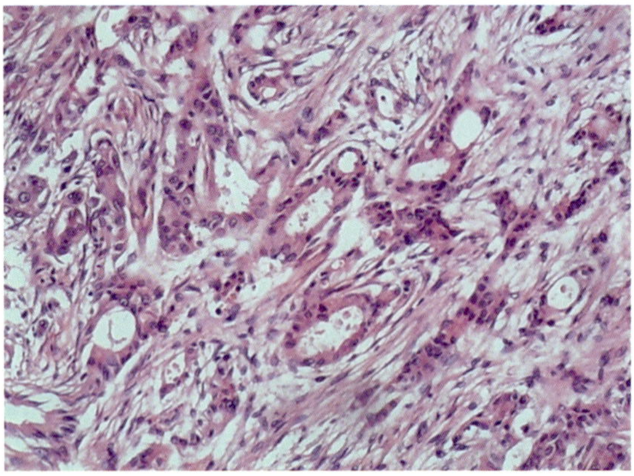

图 6-11　多形性腺癌，癌组织呈小导管样结构（HE×100）

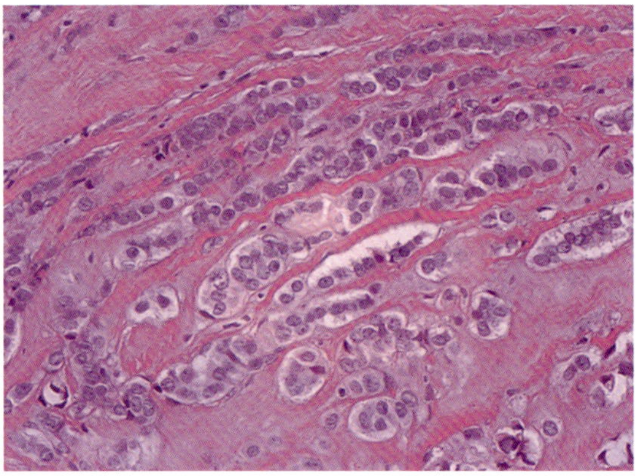

图 6-12　多形性腺癌，癌细胞呈条索状（HE×400）

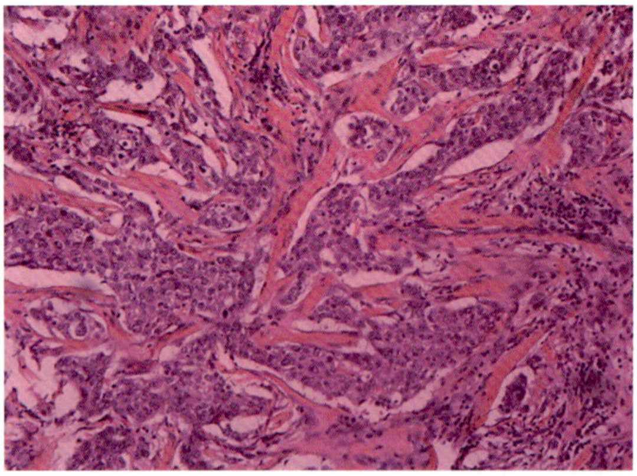

图 6-13　多形性腺癌，间质呈玻璃样变（HE×200）

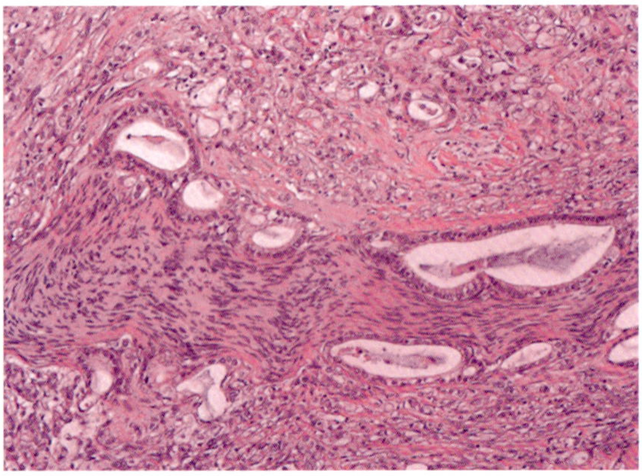

图 6-14　多形性腺癌，嗜神经现象（HE×200）

3. 免疫表型　肿瘤细胞表达 CK（100%，图 6-15），Vimentin（100%），S100（97%），CEA（54%，图 6-16），GFAP（15%），MSA（13%），EMA（12%），也有 Gal-3、Bcl-2 表达。

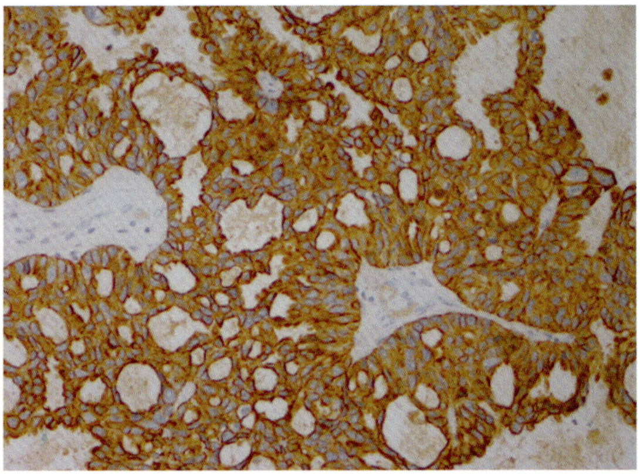

图 6-15　多形性腺癌，筛状区域 CK 染色阳性（SP 法×400）

三、鉴别诊断

多形性腺癌组织学形态虽具有特征性，仍需要与多形性腺瘤和腺样囊性癌等相鉴别（表 6-2）。

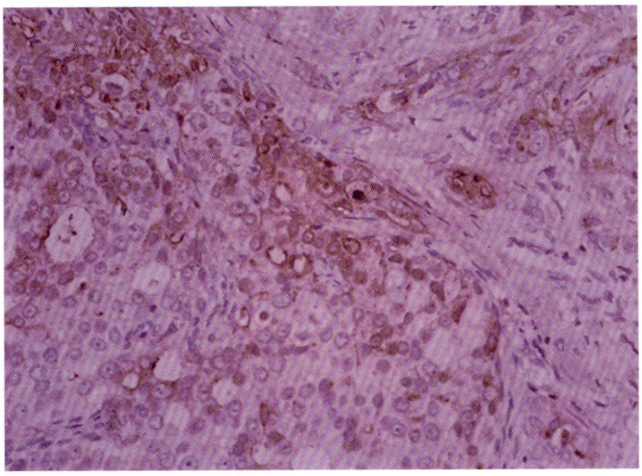

图 6-16 多形性腺癌，筛状区域 CEA 染色阳性(SP 法×400)

表 6-2 多形性腺癌的鉴别诊断

主要肿瘤	临床特点	病理特点	免疫表型
多形性腺癌	主要发生于小涎腺，约 60% 发生于腭部；无痛性肿块而无自觉症状；患者生存率高、复发及转移率低	肿瘤为黄褐色分叶状结节，切面实性，质偏硬，界限清楚但无包膜，呈浸润性生长。镜下特点为：细胞一致性和组织结构多样性。形态结构多样主要表现为：小叶状、筛状、乳头状结构或乳头状囊性结构、小导管样结构、条索或束状，有时围绕着神经或血管呈同心圆状或靶样螺纹状排列。有周围神经浸润	肿瘤细胞弥漫表达 CK、Vimentin、S100，部分表达 CEA、GFAP、MSA、EMA
多形性腺瘤	女性多见，80% 见于腮腺，为可移动的缓慢生长的肿块，一般无症状	肿瘤境界清楚，切面褐色或白色，部分有黏液样、软骨样区域。以细胞形态和结构的多样性为特点，由上皮和间叶样组织构成其基本诊断特征。上皮细胞有多种类型，如：梭形、鳞状、透明、基底样、立方样、浆细胞样、嗜酸等，细胞温和、无非典型性。上皮细胞相互吻合呈小导管或管状。间叶样成分为黏液样、玻璃变样、软骨样或骨样。无周围神经浸润	导管上皮成分 CK、EMA 阳性；管状结构腔面上皮细胞 CK19 阳性，非腔面的周边细胞 CK14 阳性；肌上皮细胞表达 CK 及平滑肌特异蛋白，并不同程度表达 GFAP、Vimentin 及 S100；部分病例表达 PSA 和 PSAP；Ki-67 低
腺样囊性癌	为小涎腺最常见的恶性肿瘤，50% 发生在腭部，多见于 30—70 岁。可有面神经麻木，触痛或疼痛	肿瘤境界不清，无包膜，质硬，切面灰白。肿瘤细胞有两种类型：小的基底样肌上皮细胞和导管细胞。肿瘤具有 3 个确定的结构类型：筛状、管状、实性。筛状型最常见。肿瘤间质常有玻璃样变、黏液样变。有周围神经浸润	导管细胞比变异的肌上皮细胞更强表达 CK，也表达 CK7、CK14、CK19、CEA、EMA.。肌上皮细胞表达 CK、Vimentin、MSA、P63、SMA 及 Calponin，GFAP 很少表达

四、诊断思路

1. 概述　多形性腺癌是多发生于小涎腺的恶性肿瘤，镜下具有细胞学一致性、形态学多样性的特点，突出的亲神经现象。过去认为它是一种低度恶性肿瘤，曾经将其命名为“多形性低度恶性腺癌”，但现在发现它也可以发生高级别转化，且没有基于结构的分级方案，故术语中带有“低度恶性”是不合适的，因此WHO(2017)涎腺肿瘤分类将其更名为多形性腺癌。患者生存率高，局部复发率为10%～33%，区域淋巴结转移率为9%～15%，也有肺、眼眶和皮肤转移的报道，远处转移致死者少见。治疗应选择手术完整切除，切缘阴性，并长期随访。术后的放疗与化疗目前经验有限，尚需临床进一步评估。

2. 临床诊断思路　临床上发生在涎腺的肿瘤种类繁多，以多形性腺瘤、黏液表皮样癌多见；发生在小涎腺的恶性肿瘤最常见的是腺样囊性癌，且50%也是发生在腭部，再加之这些肿瘤与多形性腺癌临床表现常常相似，多数都表现为时间较长的未感不适的无痛性肿块，因此在临床初诊时易被忽视或者被误诊为多形性腺瘤、黏液表皮样癌、腺样囊性癌。多形性腺癌发生于腭部时易被诊断为多形性腺瘤或黏液表皮样癌，发生于腮腺下极时易被误诊为Warthin瘤或多形性腺瘤。发生在鼻腔者，临床主要表现为鼻塞和鼻出血，鼻腔内均可见淡红色新生物，肿瘤质脆色红，临床常考虑为鼻息肉。CT影像学分析有助于确定肿瘤的位置、大小、边界、包膜是否完整、是否有周围组织浸润等，对诊断及手术治疗有一定的价值。

3. 病理诊断思路　肿瘤取材时要注意观察，多形性腺癌常为黄褐色、分叶状结节，切面实性，质偏硬，界限清楚但无包膜，呈浸润性生长；而多形性腺瘤和腺样囊性癌多为白色或灰白色，多形性腺瘤常有黏液样、软骨样区域。显微镜下与多形性腺瘤区别重要的特点是多形性腺瘤具有典型的良性浆细胞样肌上皮细胞，而在多形性腺癌很少见到。也有学者认为GFAP染色可能对两者的鉴别有帮助，多形性腺瘤GFAP为阳性表达，而多形性腺癌为阴性表达。多形性腺癌与腺样囊性癌在组织结构上有一定的相似性，易混淆，主要根据细胞形态进行鉴别，多形性腺癌的细胞核均一，核圆形或卵圆形，并且常有明显的嗜酸性的胞质，无腺样囊性癌中基底样细胞的特征，乳头状生长方式在腺样囊性癌中特别罕见。多形性腺癌的实性细胞区无腺样囊性癌中细胞核的多形性、核分裂多以及坏死。虽然多形性腺癌具有独特的镜下特征：细胞一致性和组织结构多样性，但在术前做局部小活检或者细针穿刺细胞学检查、术中冰冻病理检查时仍存在缺陷，由于取材组织少，仅见部分成分时，容易误诊为多形性腺瘤、腺样囊性癌、黏液表皮样癌等，因此仍然要待到肿块完整切除后再做最终诊断。

（欧海玲　李　青　李新功）

参考文献

[1] 岳颖，李德昌，任力，等. 鼻多形性低度恶性腺癌临床病理观察[J]. 现代肿瘤医学，2013，21(7)：1485-1487.

[2] 李丹，常筱颖，杨向红，等. 涎腺多形性低度恶性腺癌3例临床病理分析[J]. 临床与实验病理学杂志，2010，26(4)：491-492.

[3] Viboon Boonsarngsuka，Thitiporn Suwatanapongchedb，Mana Rochanawutanonc. Primary polymorphous low-grade adenocarcinoma of the bronchus：Complete tumor removal with bronchoscopic resection [J]. Lung Cancer，2009，2(63)：301-304.

[4] 宋晓陵，张玮，陈盛. 涎腺多形性低度恶性腺癌和腺样囊性癌临床病理和免疫组化对比[J]. 临床与实验病理学杂志，2011，27(7)：693-697.

[5] EI-Naggar A K，Chan J K C，Grandis，J R，et

al. WHO classification of head and neck tumours [M]. 4 th ed. Lyon: IARC Press, 2017.
[6] 刘尧,刘月平. WHO(2017) 涎腺肿瘤分类解读[J]. 临床与实验病理学杂志,2018,34(1):1-3.
[7] 张强,曾昭源,查春红,等. 涎腺多形性低度恶性腺癌误诊分析[J]. 实用临床医学,2006,7(3):71-72.

第三节　涎腺导管癌

一、临床特征

涎腺导管癌(salivary duct carcinoma, SDC)是一种少见的发生于涎腺导管上皮的高度恶性肿瘤,组织学类似于乳腺低分化导管癌的侵袭性腺癌。涎腺导管癌来源于涎腺导管分泌管的贮备细胞或由多形性腺瘤的分泌导管恶变而来。SDC 占涎腺恶性肿瘤的9%。男女比为 4∶1。成人多见,多数患者超过 50 岁。腮腺最常见,占所有病例的 80%,而颌下腺、舌下腺、小涎腺、上颌和喉也均可发生。长期的阻塞性涎腺炎可导致 SDC 的发生。典型者为最近发生的生长快速的肿瘤,伴有神经麻痹、疼痛以及颈部淋巴结肿大。术前影像学检查显示肿瘤多呈软组织稍低或等密度影,T_1W1 呈等信号,T_2W1 呈混杂高信号。肿瘤生长较快时容易发生坏死、囊性变,影像学显示密度、信号多不均匀,肿瘤坏死囊性变范围较大时使病灶呈囊实性改变,病灶内钙化率可达 50%。SDC 是一种具有浸润性的涎腺癌。约 55%的患者可发生局部复发,66%可发生淋巴结转移,60%可远处转移。最常见的远处转移部位是肺、骨和脑。肿瘤大小、远处转移和 HER-2/neu 过表达是 SDC 的预后相关指标,而 P53 蛋白表达、DNA 异倍体和细胞增殖指数与预后无关。手术切除是涎腺 SDC 主要的治疗手段,广泛彻底切除肿瘤是提高生存率的关键,术后辅以放射治疗或合适的化疗方案可防止局部复发及远处转移。手术切除不彻底者,给予以放疗和化疗为主的姑息治疗可延长患者生存时间。

二、病理特征

1. 肉眼观察　肿瘤可呈圆形,卵圆形,结节状,分叶状及不规则形,表面灰白色。肿瘤直径从数毫米到数厘米不等,平均直径 3.0cm。切面为实性,呈褐色、白色或灰色,质地较硬或较脆,可有沙砾感,肿瘤内可见坏死囊性变。常有明显的邻近组织浸润,周界不清。肿瘤可浸润到涎腺外组织。SDC 也可作为癌在多形性腺瘤中的恶性成分,所以可有多形性腺瘤的大体形态特点。

2. 显微镜检查　SDC 在细胞学和结构上类似于乳腺导管内癌和浸润性导管癌。导管内增生性成分显示筛状、乳头状-囊状或实性结构(图 6-17),经常伴有粉刺样坏死(图 6-18)。而且在转移性病变中也可以看见相似的结构。浸润性成分由条索状、巢状、小腺体以及单个细胞组成。两种成分的肿瘤细胞具有类似的形态学改变,其特征为胞质强嗜酸性,颗粒状或嗜酸细胞样,伴有顶浆分泌、大的多形性空泡状细胞核以及显著的核仁(图 6-19)。胞质内偶见黏液,核分裂象易见,无杯状细胞。间质为致密的纤维性或纤维组织增生性间质(图 6-20)。通常可见血管浸润、周围神经浸润(图 6-21)、血管内瘤栓、浸润邻近组织以及出现淋巴结转移(图 6-22)。根据其细胞形态学及组织结构学变形可出现以下几种变异型:①肉瘤样变型(去分化涎腺导管癌):肉瘤样成分由间变的梭形细胞、奇异形多核巨细胞、横纹肌样细胞以及极少数情况下的骨肉瘤样细胞组成。这些细胞常具有局灶性上皮性分化的免疫组织化学标记和超微结构特征，被认为是涎腺导管癌去分化的一种形式。②富于黏液变型：具有特征性的富于黏液性的区域，黏液池中漂浮着伴有或不伴有胞质内黏液的呈簇的癌细胞。③浸润性微乳头状变型：这种变型的特征是不伴有纤维血管轴心的桑葚样肿瘤细胞簇，周围围绕着透明间隙，在形态学上类似于乳腺的微乳头状癌。

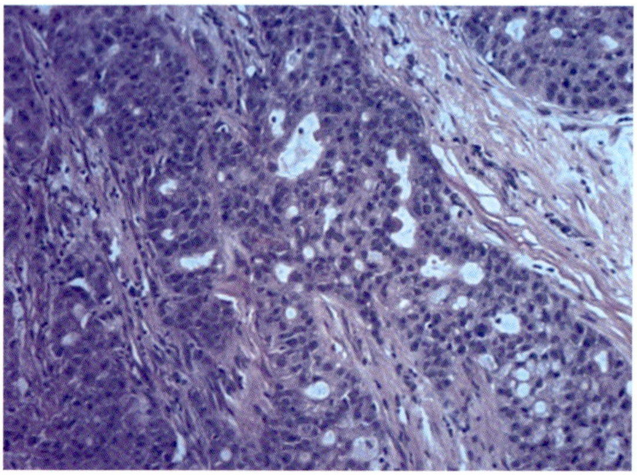

图 6-17　肿瘤细胞呈筛孔状排列（HE×100）

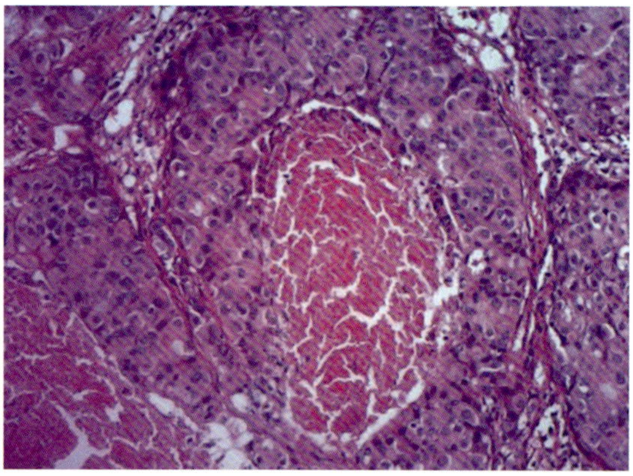

图 6-18　肿瘤细胞巢中出现粉刺状坏死（HE×200）

3. 免疫表型　肿瘤细胞对低、高分子量细胞角蛋白、CEA、LeuM1 和 EMA 呈阳性反应。据报道所有病例都表达雄激素受体（图 6-23）。S-100 蛋白、肌上皮细胞标记、雌激素和孕激素受体蛋白阴性。有不同程度表

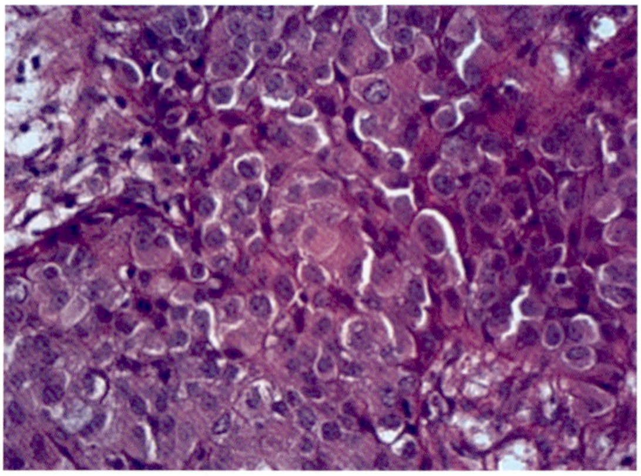

图 6-19　肿瘤细胞胞质强嗜酸性，核仁明显（HE×400）

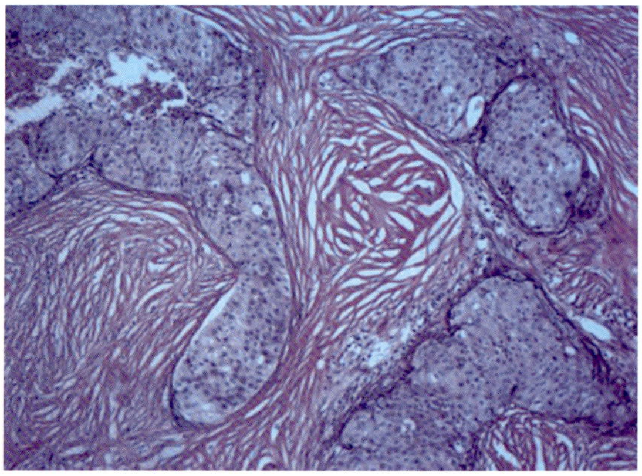

图 6-20　涎腺导管癌间质为致密的纤维性间质（HE×200）

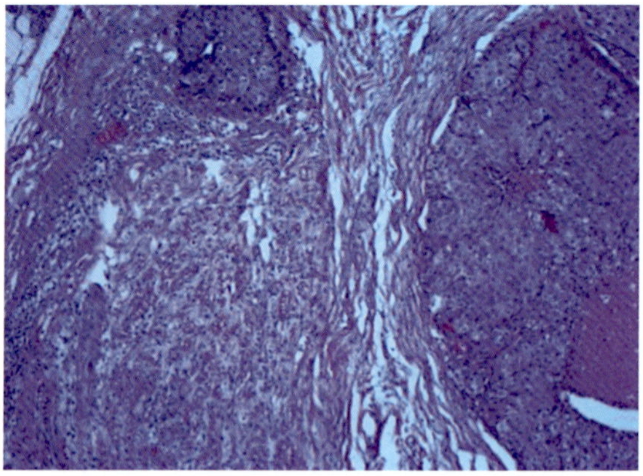

图 6-21　涎腺导管癌侵犯神经（HE×200）

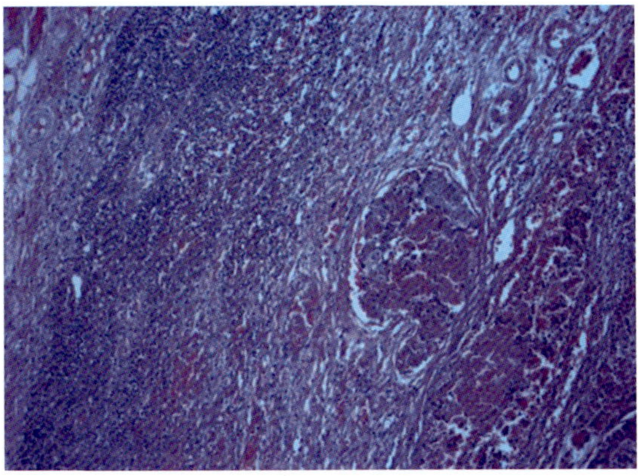

图 6-22　淋巴结内转移性涎腺导管癌(HE×100)

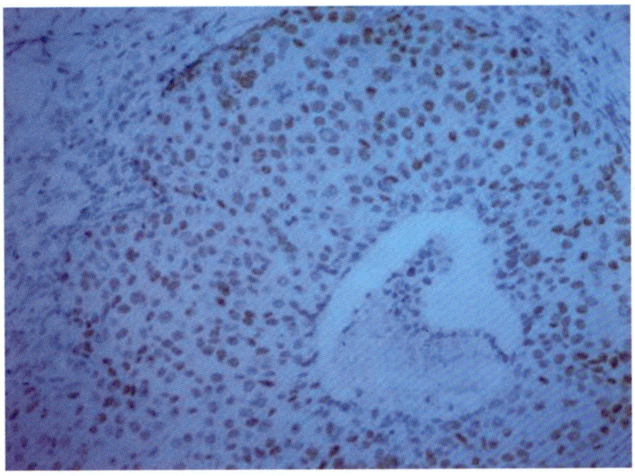

图 6-23　癌细胞核表达 AR(EliVision 法×200)

达前列腺标志如 PSAP、PSA 及 P53。Ki-67 增生指数较高。多数 SDC 有明显的细胞膜 C-erbB-2 蛋白表达(图 6-24)。有研究表明 SDC 细胞可有表达 GCDFP-15 及 VEGF。GCDFP-15 来自于巨囊性病液体蛋白家族，是大汗腺上皮的特异性组织标志物。

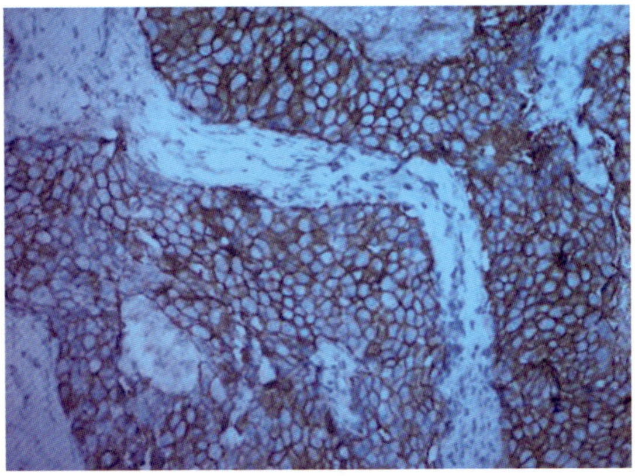

图 6-24　肿瘤细胞膜弥漫强表达 C-erbB-2(EliVision 法×400)

三、鉴别诊断

SDC 虽然发病率较低，但典型的组织学改变以及免疫表型诊断并不困难。在病理诊断时，需排除转移性乳腺导管癌，可根据乳腺有无原发病灶及免疫表型鉴别。还需与组织形态易混淆的其他涎腺恶性肿瘤相鉴别(表 6-3)。

表 6-3　涎腺导管癌的鉴别诊断

主要肿瘤	临床特点	病理特点	免疫表型
涎腺导管癌	男性患者明显多于女性，腮腺好发，肿瘤无包膜，生长迅速，易侵犯神经、血管，预后差，70%患者在 3 年内死于该肿瘤	肿瘤细胞多边形，体积较大，胞质丰富，嗜酸性，核多形性，核仁明显，排列成乳头状、筛孔状、实性巢状或粉刺样结构，间质促纤维增生现象明显	肿瘤细胞常表达 CK、CEA、EMA、LeuM1、C-erbB-2、GCDFP-15 及 AR，不表达 SMA、S-100、P63、ER、PR
转移性乳腺导管癌	几乎均为女性，患者常有乳腺癌病史，病灶一般为多发性	肿瘤细胞胞质丰富，嗜酸性，核规则一致，具有明显核仁，排列呈索状、簇状和小梁状，肿瘤周围常见癌栓	肿瘤细胞表达 ER、PR、C-erbB-2、P120、34βE12

（续 表）

主要肿瘤	临床特点	病理特点	免疫表型
导管内癌	肿瘤罕见，女性多见，好发于腮腺，一般无血管和周围神经侵犯，彻底手术治疗，一般无复发	低度恶性筛状囊腺癌也称为低度恶性涎腺导管癌或涎腺导管原位癌，现统一归为导管内癌，分为低级别和高级别。肿瘤无包膜，由单个或多个囊及邻近导管内增生构成，囊腔被覆小的、多层增生的导管细胞，瘤细胞大小一致，染色质分散，有小核仁，瘤细胞排列呈筛状、微乳头状和实性	肿瘤细胞 S-100 弥漫强阳性，肌上皮细胞标记如 SMA 及 P63 可见围绕囊性腔隙的肌上皮，证实肿瘤的导管内增生特征
黏液表皮样癌		由黏液细胞、中间细胞和表皮细胞构成，肿瘤常为多囊性伴有实性成分，囊壁被覆黏液细胞并且伴有基底样或立方状的中间细胞及表皮样细胞	肿瘤表达上皮性标记 CK、EMA、CEA、P53 阳性，肌上皮标记 P63 阴性
腺样囊性癌	最常累及腮腺、颌下腺和小涎腺，常见症状是缓慢生长的肿块及随之伴随的疼痛，可发生面神经麻痹	由导管细胞和变异的肌上皮细胞组成，核分裂少见，排列呈管状、实性、筛状结构，中央可见坏死，坏死不像 SDC 那样规律的位于实性团块中央	表达肌上皮标记 S-100、P63、CD117、CK5/6 及腺上皮标记 CK8/18
腺泡细胞癌	女性多见，好发于腮腺的一种低度恶性肿瘤，典型表现为缓慢增大、实性、活动的肿块，可伴有疼痛或面部麻痹	肿瘤细胞种类繁多，包括腺泡细胞、闰管细胞、空泡细胞、透明细胞等，肿瘤组织排列呈乳头状、微囊、实性及滤泡结构	表达 CK、CEA、Leu M1、AACT、S-100，一些肿瘤表达 ER、PR 及 PSAP，Ki-67 增殖指数低常＜1%
多形性腺癌	女性多见，多发生于上腭小涎腺，常表现为腭部无痛性肿块，病程从数周到 40 年。出血、毛细血管扩张或表面黏膜溃疡偶见	肿瘤细胞单一，核淡染，呈小叶状、梁状、流水状、小管状、乳头状、筛状，核分裂偶见，罕见坏死	肿瘤细胞常表达 CK、Vimentin、S-100，部分表达 GFAP、EMA 及 CEA

四、诊断思路

1. *临床诊断思路*　SDC 发病部位以腮腺最为常见，约占 80%，肿瘤生长迅速，病程短，多数在半年之内，易侵犯神经、血管，也可发生淋巴结和血行转移，以肺、骨、肝、脑最为多见。预后差，文献报道 70%以上患者在 3 年内死于肿瘤。最后确诊需要组织病理学检查辅以免疫组织化学检查。手术切除是涎腺 SDC 主要的治疗手段。

2. *病理诊断思路*　SDC 的组织学表现与乳腺导管癌极为相似，其特征是导管基底膜尚未明显破坏而大体完整，从导管上皮不典型增生到原位癌到浸润癌是导管上皮增生癌变的阶段表现。不典型增生是导管上皮内瘤变，在肿瘤内或肿瘤周围腺体中可见扩展的导管，导管上皮增厚，排列紊乱，部分细胞体积增大，核深染。继而部分导管上皮进一步增生，形成小乳头，乳头内细胞异型性明显，即成为原位癌。原位癌进一步突破基底膜，向周围组织浸润，形成浸润性癌。Silva等对比正常上皮、过度角化上皮、异常增生上皮及口腔癌上皮研究发现，在轻度、中度、重度及口腔癌上皮中，C-erbB-2 的表达强度及数量相应递增。说明正常上皮到癌变的过程中 C-erbB-2 在上皮细胞分化过程中起着重要作用。在同一肿瘤中，可呈现导管上皮瘤变的不同阶段，因而不同组织的组织结构可混合存在。镜下可见肿瘤细胞较大，呈圆形、卵圆形以及多边形，瘤细胞的胞质丰富，呈嗜酸性，细颗粒状，在少数情况下瘤细胞具有顶浆分泌现象。瘤细胞核较大染色深，具有多形性，有时细胞核淡染，呈泡状核，染色质颗粒粗，有 1～2 个明显的小核仁，可见较多核分裂。瘤细胞排列成实性的巢状，筛孔状，乳头状，并在瘤细胞巢内可见粉刺样坏死，在不同的肿瘤中可见以上结构以不同的比例混合存在。罕见瘤细胞呈肉瘤样，或间质富于黏液。在肿瘤内偶见沙砾体及鳞状上皮化生。在肿瘤间质内常见明显的纤维组织增生及玻璃样变性，并可见到淋巴细胞浸润。常见肿瘤浸润周围的涎腺组织。神经侵犯常见，故临床常伴有神经症状。也可见肿瘤与血管紧贴或在血管中见到癌栓，由此可解释肿瘤远处转移较高的现象。

（欧海玲　尹迎春　苏文敬）

参考文献

[1] 江明祥，邵国良，孙晶晶，等. 涎腺导管癌的 CT 和 MR 表现[J]. 中华放射学杂志，2014，48(11)：906-909.

[2] Weon YC，Park SW，Kim HJ，et al. Salivary duct carcinoma：clinical and CT and MR imaging features in 20 patients [J]. Neuroradiology，2012，54：631-640.

[3] 王卫红，王春艳，边莉，等. 涎腺导管癌临床及病理学特点的研究[J]. 华西口腔医学杂志，2010，28(2)：128-131.

[4] Di Blasi A，Ferrara G，Antinolfi G，et al. Clear cell adenomyoepithelioma of the ceruminous gland[J]. Pathologica，2008，100(3)：192-196.

[5] Silva SD，Cunha IW，Rangel AL，et al. Differential expression of fatty acid synthase(FAS) and C-erbB-2 in nonmalignant and malignant oral keratinocytes[J]. Virchows Arch，2008，453(1)：57-67.

[6] 魏建国，王强，刘勇，等. 2017 版 WHO 涎腺肿瘤分类解读. 中华病理学杂志，2018，47(4)：306-310.

第四节　上皮-肌上皮癌

一、临床特征

涎腺的上皮-肌上皮癌（epithelial-myoepithelial carcinoma）是由不同比例的上皮细胞和肌上皮细胞两种成分构成的恶性肿瘤，比较少见，约占涎腺上皮性肿瘤的 0.4%，占涎腺恶性肿瘤的 1.2%，患者男女性别比为 1∶2，女性较多。发病年龄分布广，报道为 13—89 岁，以 50—70 岁多见。上皮-肌上皮癌主要发生于大涎腺，其中，发生在腮腺者占 60%以上。小涎腺也可发生，但极少见。临床表现无特异性，主要表现为无痛性肿块，生长缓慢。发生于小涎腺者可伴有黏膜下结节，界限不清楚，局部表面被覆黏膜可有溃疡形成。如果侵及或压迫神经，可有疼痛、神经性麻痹等症状。如果肿瘤为低分化或发生“去分化”，肿瘤常生长加快，发展迅速。影像学检查可显示实性结节，较少见坏死、囊性改变。超声检查表现为混合性团块回声，分布不均匀，可见点状血流信号，CT示稍高密度影，增强扫描示不均匀强化。一般认为涎腺上皮-肌上皮癌为低度恶性的肿瘤，但具有浸润性生长方式。治疗多采用手术切除，术后40%的病例可复发，14%的病例发生转移，这种情况可能与切除不彻底有关。转移多发生在颈部淋巴结，可浸润颅底。肺、肝、肾等器官的远处转移也可发生，但少见。

二、病理特征

1. 肉眼观察　肿瘤结节状，略分叶，表面较光滑，无包膜或有不完整的包膜，灰白色，质地稍硬。切面实性，灰白色、灰黄色，较细腻，少数病例见出血、坏死、囊性变。

2. 显微镜检查　肿瘤由上皮细胞、肌上皮细胞两种成分以不同比例构成(图6-25)，可见管状、小叶状、实性片巢结构，管状结构可见明显的双层结构(图6-26)，内侧为闰管样上皮细胞，单层，立方形，胞质致密细颗粒状，核圆形，位于细胞中央或近基底部。外层细胞为肌上皮，单层或多层，细胞多边形、界清，胞质透明或略嗜酸性，核空泡状，稍偏位。腺管结构大小不一，形态不规则，扩张或稍被挤压。腺管结构外围嗜酸性、PAS阳性基膜样结构(图6-27)。有时可见梭形细胞或透明细胞呈片巢排列(图6-28，图6-29)，核分裂少见，出血坏死少见，可见神经周围和血管侵犯(图6-30)。

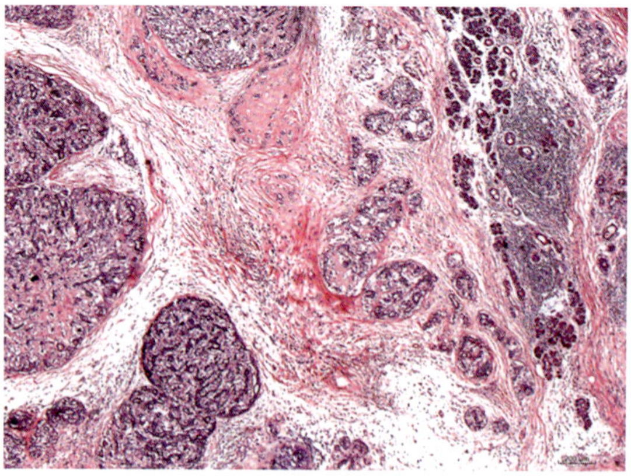

图6-25　肿瘤界限不清，边缘浸润周围涎腺组织(HE×40)

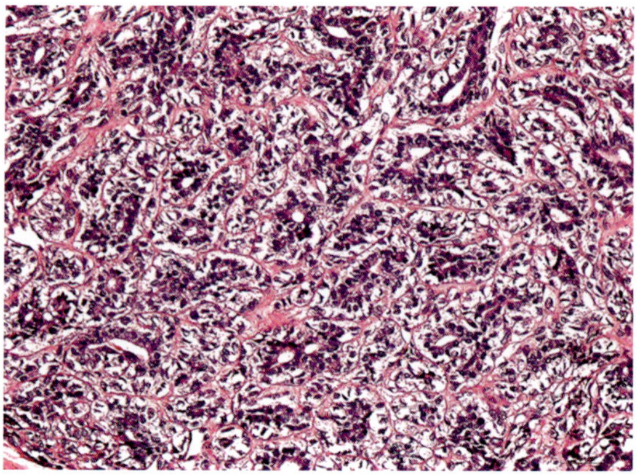

图6-26　肿瘤组织见双层腺管结构(HE×100)

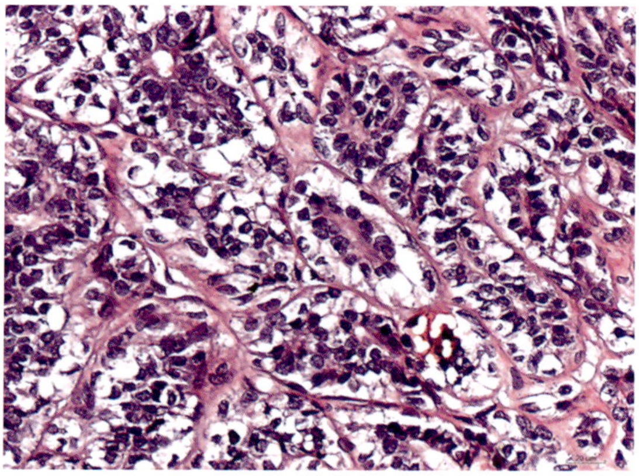

图6-27　腺管结构外侧围绕基底膜样物质(HE×400)

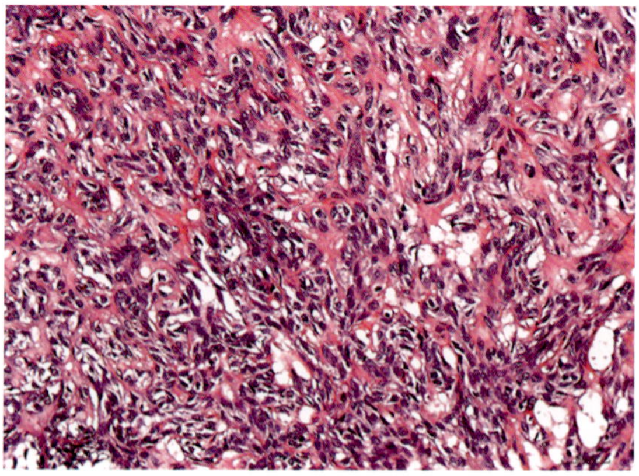

图6-28　肿瘤组织以梭形细胞为主的区域(HE×200)

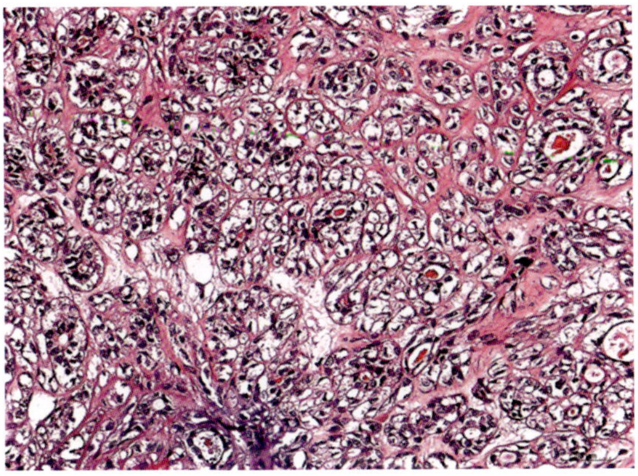

图 6-29 肿瘤组织以透明细胞为主的区域(HE×200)

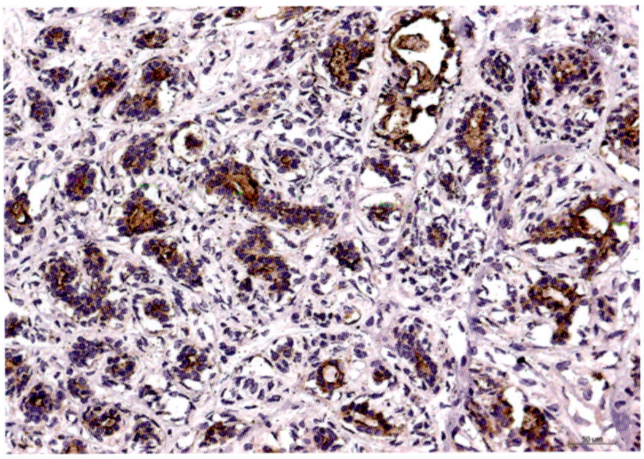

图 6-31 肿瘤腺管结构腔膜上皮细胞 EMA 阳性，外围肌上皮细胞阴性(EliVision 法×200)

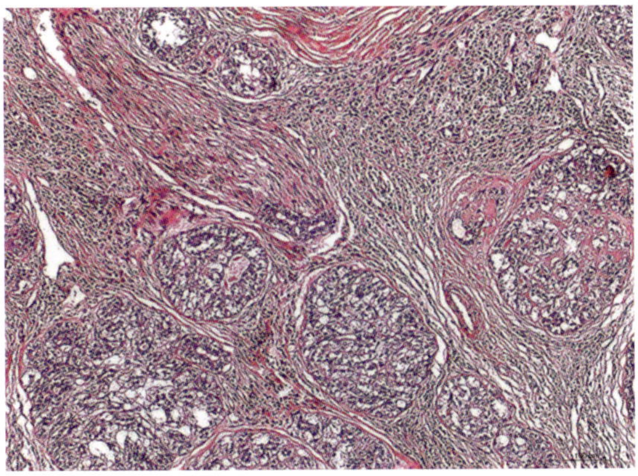

图 6-30 肿瘤组织侵及神经束(HE×100)

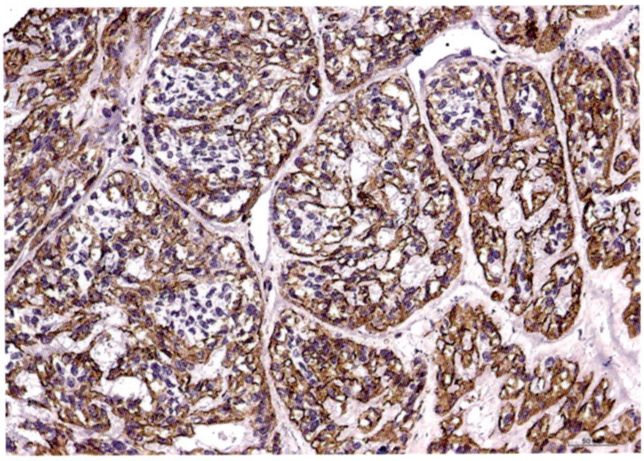

图 6-32 肿瘤组织腺管结构外侧肌上皮细胞 SMA 阳性，内侧上皮细胞阴性(EliVision 法×200)

3. 免疫表型 肿瘤的腺上皮细胞成分表达 CK 和 EMA 等上皮标志物(图 6-31)；肌上皮成分表达 SMA、P63、Calponin 和 S-100 蛋白等(图 6-32)。Ki-67 阳性指数多较低。

三、鉴别诊断

涎腺的上皮-肌上皮癌需要鉴别的病变包括肌上皮瘤、肌上皮癌、良性或恶性多形性腺瘤、腺样囊性癌、透明细胞癌等(表 6-4)。

表 6-4 涎腺上皮-肌上皮癌的鉴别诊断

主要肿瘤	临床特点	病理特点	免疫表型
上皮-肌上皮癌	女性较多。发病年龄以 50—70 岁多见。主要发生于大涎腺，特别是腮腺，小涎腺也可发生，但少见。临床主要表现为无痛性肿块，生长缓慢	肿瘤由上皮细胞、肌上皮细胞两种成分以不同比例构成，可见管状、小叶状、实性片巢结构，管状结构可见明显的双层结构，内侧为闰管样上皮细胞，外层细胞为肌上皮，单层或多层。腺管结构大小不一，形态不规则，扩张或裂隙状。腺管结构外围嗜酸性、PAS 阳性基膜样结构	腺上皮细胞成分表达 CK 和 EMA 等上皮标志物；肌上皮成分表达 SMA、P63、Calponin 和 S-100 蛋白等肌上皮标志物

（续　表）

主要肿瘤	临床特点	病理特点	免疫表型
肌上皮瘤	多见于成人，儿童也可发生。主要见于腮腺，小涎腺也可发生，临床为缓慢生长的无痛性肿块	有包膜，一般＜3cm，瘤细胞可呈梭形、浆细胞样、上皮样、透明细胞样。多由一种细胞类型构成，细胞无异型性及坏死	CK（特别是 CK7、CK14）阳性，肌上皮标记物阳性
肌上皮癌	发病平均年龄 60 岁，无性别差异。较少见。75%发生在腮腺，也可发生于小涎腺、牙龈、口咽部、鼻腔鼻窦等处	多叶状结构，瘤细胞梭形、星形、浆细胞样，可由单一肌上皮特征的透明细胞构成，含导管样腔隙，但无内衬上皮细胞分化，核分裂象多见，异型性明显，可见坏死	表达肌上皮标志物，如 CK、EMA、S-100、P63 及 CK5/6 等
多形性腺瘤	涎腺最多的肿瘤类型，发病年龄分布广，平均 46 岁。女性稍多见。多见于腮腺	肿瘤为分叶状、界限清楚的质硬结节，切面坚实，有黏液光泽或软骨样区。镜下略呈分叶状，可见腺管样和条索样结构，分布于黏液、软骨样基质中，腺腔内有红染分泌物，外围见胞质透明的肌上皮细胞，黏液样、软骨样基质中见分散的短梭形或星形肌上皮细胞	腺上皮细胞 CK-pan、EMA 阳性，肌上皮细胞 SMA、S-100 蛋白阳性
癌在多形性腺瘤中	癌在多形性腺瘤中的本质是多形性腺瘤发生了癌变，显示癌与多形性腺瘤同时存在一个肿瘤中，或多形性腺瘤切除后，该部位又发生癌。占涎腺恶性肿瘤的 5%～15%，最常见于腮腺。多见于 50－70 岁。多表现为无痛性逐渐增大的肿块	瘤组织主要由腺上皮和肌上皮两种细胞成分。两种细胞构成形态不同的片状、梁索或腺管结构，部分细胞有明显异型性，核分裂象多见。恶性成分多为低分化腺癌或未分化癌。被间质纤维组织分隔为多个结节。结节中含大量黏液样组织及软骨样组织，可见出血坏死灶	ER，PR 阴性，肌上皮细胞 S-100 阳性
腺样囊性癌	占涎腺上皮性肿瘤的 10%，大小涎腺均可发生。中老年较多见。发病无明显性别差异	肿瘤形成布满大小不一筛孔的细胞片巢，筛孔内为嗜碱性黏液样物质，细胞片巢间为黏液样间质，部分区域见条索或小管样结构，小管内见嗜酸性黏液样物质。肿瘤与周围组织分界大致清楚	CD117、EMA 阳性细胞多分布于癌细胞巢内部，或围成腺腔结构。SMA、P63、S-100 蛋白显示肌上皮细胞成分阳性
非特异透明细胞癌	40－70 岁好发，儿童罕见。发病无性别差异。小涎腺较大涎腺多见	单一的、胞质透明的多边形细胞构成，核圆形，偏位，有小核仁。瘤细胞片状、巢状、条索状排列，无导管结构	CK 阳性。一般不表达肌上皮标志物

四、诊断思路

1. 概述　涎腺上皮-肌上皮癌是一种较少见的恶性肿瘤，其组织发生被认为来自导管或闰管的储备细胞。涎腺是产生和分泌唾液的外分泌腺，包括 3 对大涎腺和许多小涎腺，其功能单位为分泌性腺泡和相关的导管、肌上皮。一般将腺泡、闰管、纹管作为一个独立单位，称为小管-腺泡复合体或导管腺泡单位。单纯由腺泡或导管腔面细胞形成的肿瘤为腺瘤或腺癌，导管腔面细胞和肌上皮同时形成的肿瘤为多形性腺瘤、腺样囊性癌等，单一肌上皮形成的肿瘤为肌上皮瘤和肌上皮癌。上皮-肌上皮癌属于导管腔面细胞和肌上皮来源的肿瘤。肌上皮细胞又称篮细胞，具有收缩功能，正常位于基底膜和腺泡细胞的基底部胞膜之间。肌上皮细胞可以通过分泌抗侵袭因子阻止涎腺恶性肿瘤向周围组织浸润。肌上皮细胞丰富的恶性肿瘤侵袭性较弱，具有肌上皮分化的涎腺恶性肿瘤较没有肌上皮分化的肿瘤生存率高。因此，上皮-肌上皮癌也多为低度恶性肿瘤。

2. 临床诊断思路　涎腺上皮-肌上皮癌缺乏显著的临床特点，仅根据临床症状或临床检查无法确定诊断。但是上皮-肌上皮癌属恶性肿瘤，与良性的涎腺肿瘤(如最常见的多形性腺瘤、基底细胞腺瘤)比较，有诸多不同之处：①上皮-肌上皮癌没有完整包膜，与周围涎腺组织无明确界限，活动度较良性肿瘤差。②与变化较小的良性肿块比较，其生长相对较快，尽管仍然被看作是缓慢发展，但也是持续增大。③如果肿瘤累及神经，患者会出现神经性疼痛，严重者甚至出现面瘫。一旦出现神经受累的症状，常表明肿瘤的恶性程度增高，需要格外注意。穿刺细胞学检查可能发现肿瘤为上皮、肌上皮混合性肿瘤，对提示诊断有帮助。

3. 病理诊断思路　涎腺上皮-肌上皮癌具有明显的组织学特点，由上皮和肌上皮两种细胞成分构成，一般可见形成具有双层结构的腺管，免疫组化可以清楚地显示腺上皮和肌上皮两种分化。当肿瘤以大片梭形细胞或透明细胞为主时，可能与肌上皮癌、透明细胞癌混淆，需要多处取材，寻找双层腺管结构。需要注意，有部分肿瘤可能显示显著的细胞异型性，呈片巢状分布，可见粉刺样坏死，核分裂增多，被称为“高级别转化”，肿瘤侵袭性更强，腺体外转移、淋巴结转移、远处转移更多见。现在认为，高级别转化区由肌上皮生长活跃区逐渐发展形成。对于发生高级别转化的病例，应建议临床采取广泛切除，颈淋巴结清扫，并辅助局部放疗。

(欧海玲　李亚琼　张廷国)

参考文献

[1] 周林霞，王艳丽，姚洪田. 涎腺上皮-肌上皮癌临床病理分析[J]. 肿瘤学杂志，2012，18(8)：629-631.

[2] Dimitrijevic MV, Tomanovic NR, Jesic SD, et al. Epithelial-myoepithelial carcinoma-review of clinicopathological and immunohistochemical features[J]. Arch Iran Med, 2015, 18(4): 218-222.

[3] Politi M, Robiony M, Avellini C, et al. Epithelial-myoepithelial carcinoma of the parotid gland: Clinicopathological aspect, diagnosis and surgical consideration[J]. Ann Maxillofac Surg, 2014, 4(1): 99-102.

[4] Sentani K, Ogawa I, Uraoka N, et al. High-grade epithelial-myoepithelial carcinoma of the parotid gland with mucous cell differentiation[J]. Pathol Int, 2015, doi: 10.1111/pin.12315.

[5] 王志强，王莉，王宗敏. 腮腺上皮-肌上皮癌伴高级别转化趋势临床病理观察[J]. 实用肿瘤杂志，2012，2(2)：159-161.

[6] 曹培龙，张少强，赵继元，等. 涎腺肌上皮癌 12 例临床病理分析[J]. 临床与实验病理学杂志，2017，33(2)：174-177.

第五节　癌在多形性腺瘤中

一、临床特征

癌在多形性腺瘤中(carcinoma ex pleomorphic adenoma, Ca-ex-PA)是多形性腺瘤发生癌变，显示癌与多形性腺瘤同时存在一个肿瘤中，或多形性腺瘤切除后，该部位又发生癌。Ca-ex-PA 约占涎腺肿瘤的 12%，占涎腺恶性肿瘤的 5%～15%，最常见于腮腺，也可来自颌下、软腭等部位的小涎腺，偶尔可累及鼻咽部。Ca-ex-PA 的病因和发病机制尚不明确，可能是多形性腺瘤长期发展过程中遗传学的不稳定性所致，染色体 5（q22-23，q32-33）缺失和 t（10；12）（p15；q14-15）伴 12qHMGIC5′断裂和标志染色体 10 的全部基因转位，导致 HMGIC 和 MDM2 基因的片段缺失或扩增。另外，也较常见 8q12 基因重排。患者 30 岁以前少见，多见于 50－70 岁，较良性的多形性腺瘤发病年龄晚 10 年。临床上多表现为无痛性逐渐增大的肿块，肿块通常长期存在，多在 3 年以上，但在近几个月内出现迅速生长。也有一部分患者的病史短于 3 年。如肿块浸润神经和周围组织，可有面神经麻痹、疼痛和破溃出血。

二、病理特征

1. 肉眼观察　肿瘤大小通常是多形性腺瘤的两倍，直径 1.5～25cm，呈结节状或分叶状，部分有包膜或包膜不完整，常界限不清，广泛浸润。切面良性部分呈灰白色，质地较实；恶性部分质软，常见出血、坏死等。

2. 显微镜检查　同一肿瘤有良性多形性腺瘤和癌两种形态特征或者癌发生于以前有多形性腺瘤切除的部位。多数病例恶性成分占肿瘤 50%以上。Ca-ex-PA 分为非浸润性、微小浸润性（浸润包膜外组织≤1.5mm）和浸润性（浸润包膜外＞1.5mm）。非浸润性 Ca-ex-PA 包括多形性腺瘤中的原位癌、多形性腺瘤中的包膜内癌及多形性腺瘤伴重度非典型增生。这些上皮细胞的非典型改变可以是局灶性的，也可以是弥漫性分布，常为多灶性癌变。最早的原位癌是由恶性细胞代替腺腔的导管上皮细胞，而外层肿瘤性的肌上皮细胞仍正常、完整、无异型。当癌细胞浸润肿瘤内间质，但未突破原有肿瘤的纤维性包膜时，称为包膜内癌。当癌细胞突破原有肿瘤的纤维性包膜，则为浸润性癌，多数为高度恶性的癌，常见类型有非特指性腺癌（图 6-33）、涎腺导管癌（图 6-34，图 6-35）、未分化癌、鳞状细胞癌（图 6-36，图 6-37），其他类型包括多形性腺癌、肌上皮癌等。

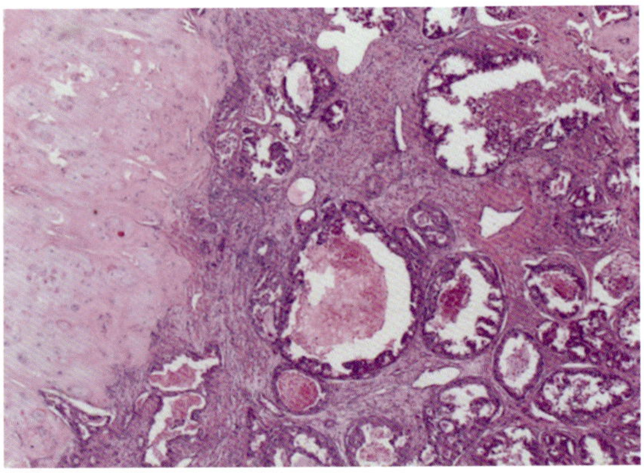

图 6-33　腺癌在多形性腺瘤中，图片左侧可见多形性腺瘤软骨样分化（HE×200）

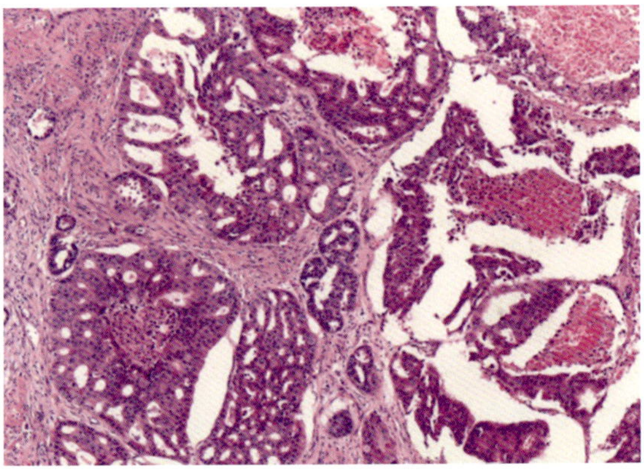

图 6-34　涎腺导管癌在多形性腺瘤中（HE×200）

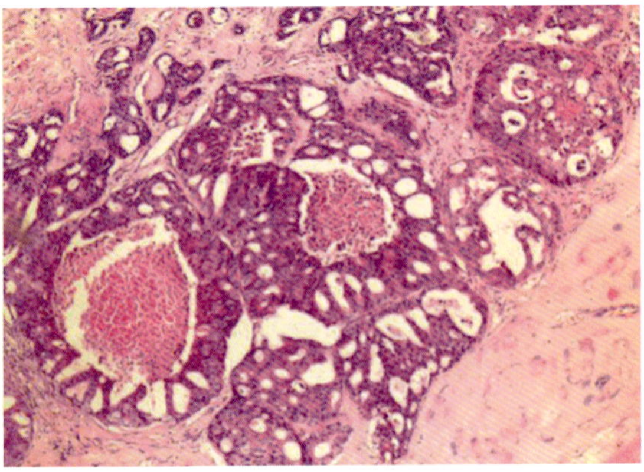

图 6-35　涎腺导管癌在多形性腺瘤中，筛孔状导管癌成分伴粉刺样坏死（HE×400）

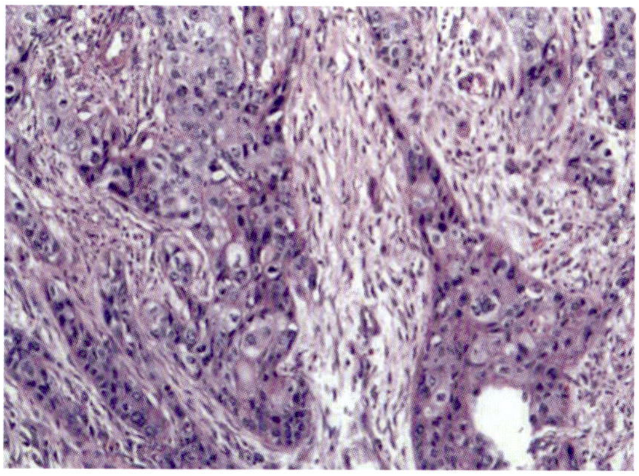

图 6-36 鳞状细胞癌在多形性腺瘤中(HE×200)

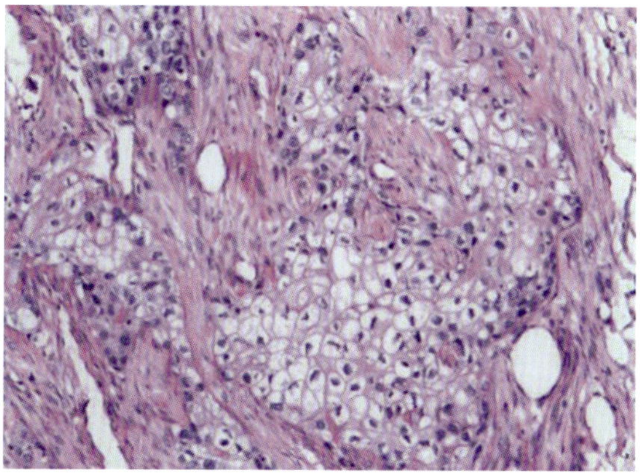

图 6-37 鳞状细胞癌在多形性腺瘤中，呈巢状结构(HE×200)

3. 免疫表型　癌组织表达各种上皮标记物(CK 等)阳性(图 6-38)。

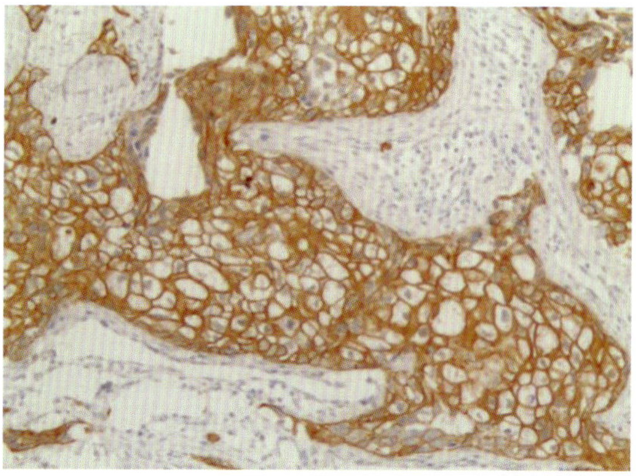

图 6-38 鳞状细胞癌免疫组化标记 CK5/6 阳性(EliVision 法×200)

三、鉴别诊断

Ca-ex-PA 与多形性腺瘤的鉴别要严格掌握恶性诊断标准，如在良性多形性腺瘤的背景中出现肯定的恶性成分，10 个高倍视野出现 2 个以上核分裂，间质肉瘤样变及浸润性生长等均提示恶性(表 6-5)。

表 6-5 Ca-ex-PA 的鉴别诊断

主要肿瘤	临床特点	生长方式	组织学特点	坏死	预后
Ca-ex-PA	长期存在的无痛性逐渐增大的肿块短期内迅速生长	浸润性生长	在多形性腺瘤组织形态中有癌组织成分，常见的癌有非特指性腺癌、涎腺导管癌、未分化癌、鳞状细胞癌等	可有	可复发和转移
多形性腺瘤	可移动的缓慢生长的肿块	一般为膨胀性生长	细胞形态和结构的多样性，由上皮细胞、肌上皮细胞和间叶样成分构成。上皮细胞有多种类型，包括梭形、透明、鳞状、基底样、立方样、浆细胞样、嗜酸等。上皮细胞温和，无非典型性。上皮细胞形成片或管状结构。管状结构外层为肌上皮细胞。间叶样成分为黏液样、玻璃样变、软骨样或骨样	一般不出现	预后好，可复发

（续　表）

主要肿瘤	临床特点	生长方式	组织学特点	坏死	预后
导管癌	短期生长快的肿块，疼痛或面神经麻痹	多有明显邻近组织浸润，少数界清	类似于乳腺的导管内癌形态。上皮细胞形成筛状、桥状结构，可见粉刺样坏死	有坏死	局部复发，早期转移
非特指性腺癌	60%发生在大涎腺，40%发生在小涎腺。实性无痛性肿块，可有溃疡	界限较清或浸润生长	具有导管和腺样结构，浸润生长，并可见巢状、条索状、片状结构，有些可见小囊肿。偶尔可见散在透明细胞	有出血坏死	可转移
鳞状细胞癌	较少见。快速生长的肿块，伴疼痛。肿块固定	边界不清，较大（多>3cm）	高、中分化为主，不规则片巢状分布	局部可有坏死	半数复发，可有转移
多形性腺癌	年龄16—94岁，女性较多，60%发生在腭，多为无痛性肿块	实性，界限清楚，无包膜	特点为细胞学的一致性与组织学的多样性及浸润生长方式	坏死不常见	有复发和局部淋巴结转移，远处转移少见
转移性多形性腺瘤	肿块为主要表现。3/4在腮腺，其余可在颌下腺、腭部小涎腺	界限清楚	组织学显示良性的多形性腺瘤形态结构，无显著非典型性，无癌变成分，核分裂及核的多形性可存在	一般无	肿瘤可多次局部复发，并发生转移

实际上在某些预后良好的多形性腺瘤中偶见巨大的“奇怪细胞”，这些细胞比普通细胞大2～3倍，可见多核或分叶核，核质比失调，染色质深染，核仁明显且可见多个核仁，但核分裂不明显，称之为“多形性腺瘤中的奇怪细胞”。对多形性腺瘤中所发现的这种奇怪细胞，有些学者提出了不同的看法，有的认为是由于活检或针吸之后发生坏死和梗死所致的。因此，当多形性腺瘤中出现有这些奇怪细胞时，是否诊断为Ca-ex-PA要慎重，要做免疫组化进一步的鉴别，通常这些奇怪细胞表达S-100蛋白和Vimentin标记呈阳性，肌源性和上皮性标记呈阴性。

另外一个重要的鉴别诊断是微小浸润性Ca-ex-PA与浸润性Ca-ex-PA，此区别关系到预后以及治疗。微小浸润性癌浸润包膜外组织≤1.5mm，而浸润性癌浸润包膜外组织>1.5mm。微小浸润性Ca-ex-PA一般预后都很好，相似于良性多形性腺瘤，肿瘤切除干净后可不进行辅助性放化疗。浸润性Ca-ex-PA恶性程度高，伴有淋巴结转移者预后不佳，需颈部淋巴结清扫和进行辅助性放化疗。在诊断过程中要识别是否是真正的肿瘤包膜，肿瘤在生长过程中会引起周围组织反应，从而形成纤维包裹，不要将此误认为真性的肿瘤包膜，而错误地判断肿瘤的分级。

四、诊断思路

1. 概述　Ca-ex-PA是来自于多形性腺瘤的上皮性恶性肿瘤，显示癌与多形性腺瘤同时存在一个肿瘤中，或者癌发生在以前有多形性腺瘤切除的部位。最常见于腮腺，中老年人好发。典型的临床表现是腮腺、颌下腺等部位长期存在的肿块，短期内迅速生长。最常见的癌组织学类型是分化差的非特指性腺癌、涎腺导管癌或未分化癌等。多数文献认为 Ca-ex-PA 恶性程度高，容易发生转移，预后较差，各家报道的生存率有所差异，Antony 的综述研究显示 5 年生存率为 30%～75%，陈超报道的颌下腺癌在多形性腺瘤中转移率为 52%，5 年生存率为 48%，可能是因各研究中病例的分期和非浸润性癌的病例有所差别所致。在 Ca-ex-PA 中非浸润性和微小浸润性预后好，浸润性预后较差。在浸润性 Ca-ex-PA 中，肿瘤的大小、分级以及组织学亚型是重要的预后指标，复发和转移是主要的治疗失败原因。

2. *临床诊断思路* 临床病史很重要，若临床上长期存在的无痛性肿块在短时间内出现迅速增大，应高度怀疑多形性腺瘤恶变的可能。超声检查、CT 扫描对良、恶性肿瘤的鉴别具有重要的临床意义。B 超缺乏典型声像图表现，但能清晰、无创地显示肿块的位置、大小、形态、边界、内部回声及肿瘤的血流分布情况。CT 扫描涎腺 Ca-ex-PA 多表现为类圆形或不规则软组织肿块，边缘光滑，增强后病变不均匀强化或不强化，肿块密度多不均匀，内部可出现液化、坏死、囊性变、钙化等。CT 上鉴别涎腺多形性腺瘤和 Ca-ex-PA 有一定困难，边界不清、侵犯和破坏周围组织是诊断恶性的重要依据。也有研究认为肿瘤组织中出现钙化是多形性腺瘤向恶性转变的一个特征。

3. *病理诊断思路* Ca-ex-PA 的诊断标准要求在肿瘤中必须要有良性腺瘤的成分存在。多形性腺瘤癌变有几个阶段，是通过原位癌、包膜内癌进展为浸润性癌的。多数浸润性癌分化很差，常为高度恶性的癌，如：非特指性腺癌、涎腺导管癌、未分化癌、鳞状细胞癌，其他类型包括多形性腺癌、肌上皮癌等。最可靠的诊断标准是浸润性、破坏性生长，常有核深染和多形性、坏死和核分裂。大多数肿瘤中良性多形性腺瘤部分＜1cm，因此取材要仔细，要多部位取材，全面检查寻找多形性腺瘤成分。提示癌变的可能组织学表现有大片玻璃样变性、灶性出血、坏死、钙化、间质骨化、浸润性生长等。当多形性腺瘤有广泛玻璃样变性，表明恶性转变的危险性很大。因此，当发现有玻璃样变性的结节时一定要考虑有 Ca-ex-PA 的可能。

（欧海玲　顾永耀　尹迎春）

参考文献

[1] 刘尧，刘月平. WHO（2017）涎腺肿瘤分类解读[J]. 临床与实验病理学杂志，2018，34（1）：1-3.

[2] Antony J，Gopalan V，Smith RA，et al. Carcinoma ex pleomorphic adenoma：a comprehensive review of clinical，pathological and molecular data[J]. Head Neck Pathol，2012，6（1）：1-9.

[3] Adel K，El-Naggar，John K C Chan，Jennifer R. Grandis，et al. WHO Classification of Head and Neck Tumours[M]. Lyon：International Agency for Research on Cancer，2017.

[4] Antony J，Gopalan V，Smith RA，et al. Carcinoma ex pleomorphic adenoma：a comprehensive review of clinical，pathological and molecular data [J]. Head Neck Pathol，2012，6（1）：1-9.

[5] 陈超，王佳峰，赵坚强，等. 颌下腺癌在多形性腺瘤中预后因素分析[J]. 肿瘤学杂志，2013，19（6）：461-465.

[6] 王敏，崔可飞，于小芳. 腮腺癌在多形性腺瘤中超声表现 1 例[J]. 临床超声医学杂志，2014，16（11）：791.

[7] 肖海，张建东，温霆宇. 癌在多形性腺瘤中 1 例报告并文献复习[J]. 重庆医学，2017，46（21）：3021-3023.

第六节　乳腺样分泌性癌

一、临床特征

涎腺的乳腺样分泌癌(mammary analogue secretory carcinoma, MASC)是2017版WHO头颈部肿瘤分类中新提出的一类具有乳腺分泌特征的低级别恶性涎腺癌，此癌以往多被诊断为腺泡细胞癌(AciCC)、黏液表皮样癌或其他非特殊类型的腺癌。分子生物学研究发现，大多数MASC病例由于t(12;15)(p13;q25)易位而存在ETV6-NTRK3融合基因，与乳腺的分泌性癌相同，因此新版涎腺肿瘤分类将乳腺样分泌癌作为一种独立的肿瘤类型，命名为“MASC”。尽管腮腺是MASC最常见的发病部位，但小涎腺也常发生，主要为口腔(23%)、颌下腺(8%)以及副腮腺等(2%)。口腔MASC可发生于唇、硬腭、软腭、颊黏膜和舌根等部位。在目前报道的病例中，年龄最小者13岁，最大者86岁，平均46.3岁。不同性别发病比例相近，男性稍多于女性。MASC通常为惰性，症状可持续2个月至30年不等，预后较好，但具有侵袭能力，包括局部复发和远处转移，偶尔会发生高级别转化，预后变差，可能会导致与肿瘤相关的死亡。

MASC治疗方案很多，包括简单切除、根治性切除术、颈部淋巴结清扫、术后辅助放疗和辅助系统化疗。低级别MASC的治疗选择手术切除，与通常情况下低级别涎腺癌的治疗方案一致。手术切除后鲜有复发。肿块较大、切缘阳性或有神经侵犯者，可进行局部放疗。有远处转移者可进行系统化疗。然而，人们对于高级别MASC的临床转归及最佳治疗方法尚知之甚少。因此，识别MASC以及检测ETV6重排可能对患者的治疗有潜在价值。易位的结果导致了酪氨酸激酶的持续活化，从而引起下游信号通路的级联反应，促进细胞增殖。已有研究报道了酪氨酸激酶抑制药在ETV6易位白血病中的临床应用。酪氨酸激酶抑制药在MASC中的应用经验尚少。最近的一项研究表明，抑制ETV6-NTRK3激活可以用于治疗有该基因融合的患者。对一名已有肺及胸膜转移的MASC患者使用克唑替尼治疗观察显示，初期患者症状有改善。随后患者接受了泛酪氨酸激酶抑制药恩曲替尼的临床试验治疗，病情持续改善7个月，但几个月后病情恶化。分别对治疗前、克唑替尼及恩曲替尼治疗后的肿瘤样本进行分析，结果显示NTRK3、G623R突变仅发生在恩曲替尼治疗后的肿瘤中，提示这是一种获得性的耐药表型。

二、病理特征

1. 肉眼观察　肿瘤直径0.7～3.2cm，平均2.0cm，发生于口腔内的肿瘤更小，平均0.9cm。表现为偶然发现的无痛性结节，质韧，边界较清楚，切面多为实性，偶尔可为囊实性，囊腔内为黄绿色液体，肿瘤成分灰白到灰褐色，常见肿瘤侵犯周围涎腺组织，也可见神经侵犯，但淋巴血管浸润和坏死并不常见。

2. 显微镜检查　典型的MASC肿瘤大多都由纤维间隔分隔成小叶结构(图6-39，图6-40)，肿瘤细胞排列成微囊结构、管状结构和实体结构(图6-41，图6-42)。在微囊和管腔内存在大量的嗜酸性或泡状分泌物(图6-43)。这种分泌物在淀粉酶消化前后均为黏液卡红、PAS及阿尔新蓝染色阳性(图6-44)。少数呈纤维基质背景中分布孤立的上皮岛，也可仅由单个大囊构成，囊腔内上皮呈乳头状增生，囊壁衬附复层靴钉样细胞。低级别肿瘤细胞核圆形至椭圆形，染色质细颗粒状，核仁小，位于中

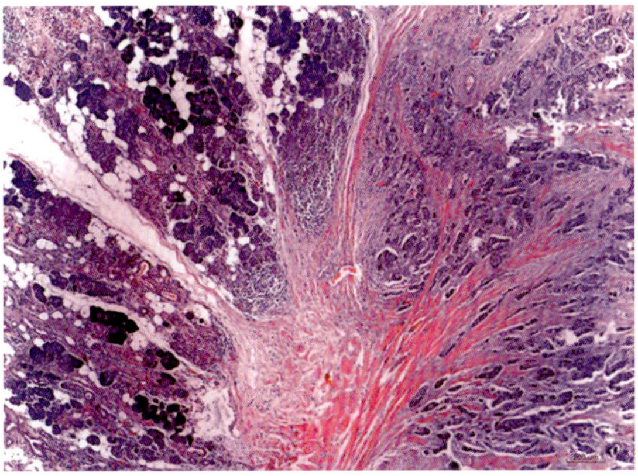

图 6-39　涎腺浸润性肿瘤，无明确包膜(HE×20)

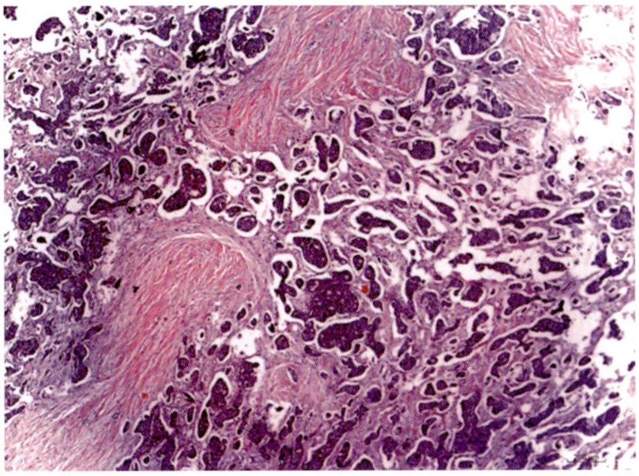

图 6-40　肿瘤被纤维组织分隔，呈分叶状(HE×20)

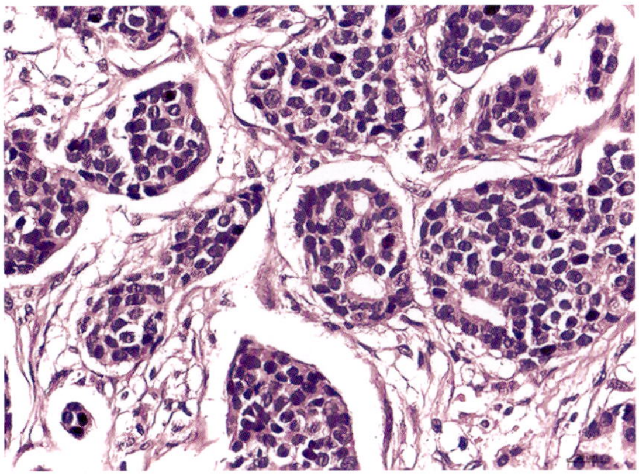

图 6-41　肿瘤呈巢状分布，可见腺管结构(HE×200)

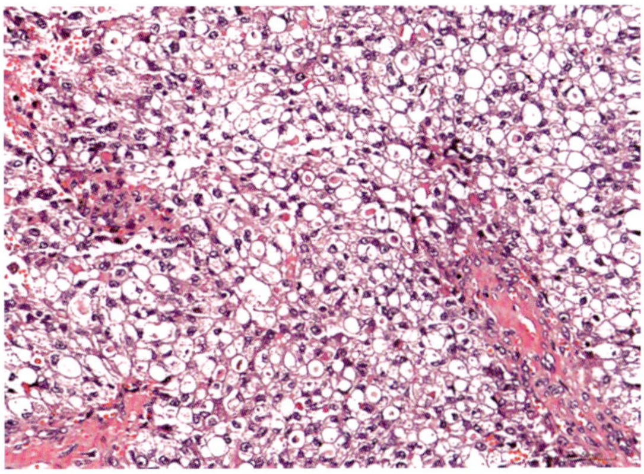

图 6-42　肿瘤呈实体片状分布，肿瘤细胞胞质空亮，可见分泌物(HE×200)

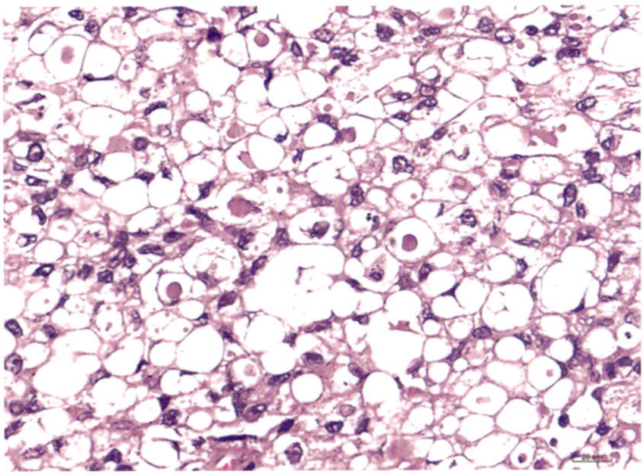

图 6-43　肿瘤细胞形成微囊结构，内有嗜酸性分泌物(HE ×400)

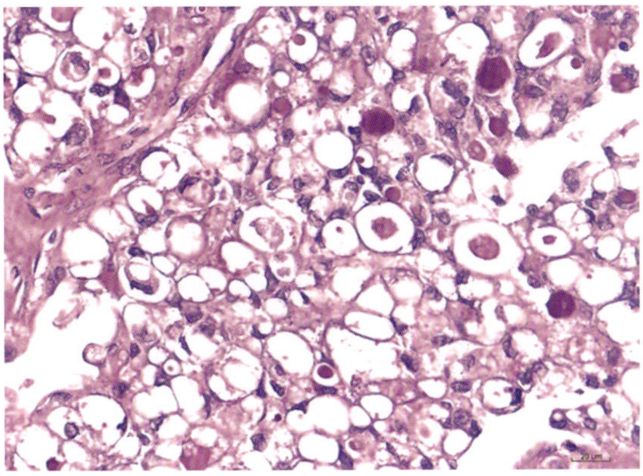

图 6-44　微囊结构内分泌物 PAS 阳性(PAS 特染×400)

央，细胞质弱嗜酸性或透明，呈颗粒、空泡或泡沫状，无酶原颗粒。细胞异型性较小，核分裂罕见。高级别 MASC 局部可见明显的未分化、低分化癌成分，形成实体和小梁状形态，伴周围神经侵犯和粉刺样坏死。肿瘤细胞具有明显的核多形性、显著的核仁和病理性核分裂，且不显示任何分泌活性，常见血管侵犯。

3. *免疫表型*　MASC 中，广谱细胞角蛋白、CK7、CK8、CK18、CK19、EMA、S-100 蛋白、波形蛋白、MUC1、MUC4、乳球蛋白、信号转导和转录激活因子（signal transduction and activator of transcription，STAT）5a 等均为阳性，且为弥漫强阳性表达（图 6-45～图 6-48）。在大部分 MASC 病例中，肿瘤细胞还表达巨囊性病变液体蛋白 15（GCDFP-15，特别是分泌性物质的着色）、SOX10 和 GATA-3。P63、calponin、CK14、平滑肌肌动蛋白（smooth muscle actin，SMA）及 CK5/6 等基底细胞/肌上皮细胞标记物几乎均为阴性。其中 P63 蛋白偶尔会在外周区域着色（图 6-49）。另外表达于浆液性腺泡的腔缘和闰管细胞中的 DOG1 在大部分 MASC 中不表达，而在绝大部分 AciCC 中，表现为管腔细胞顶端强烈的膜着色和不同强度的细胞

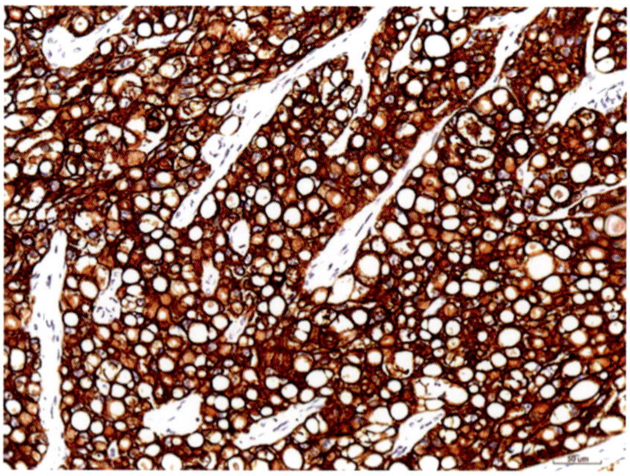

图 6-45　肿瘤细胞免疫组化染色 CK7 呈阳性表达（EliVision 法 ×200）

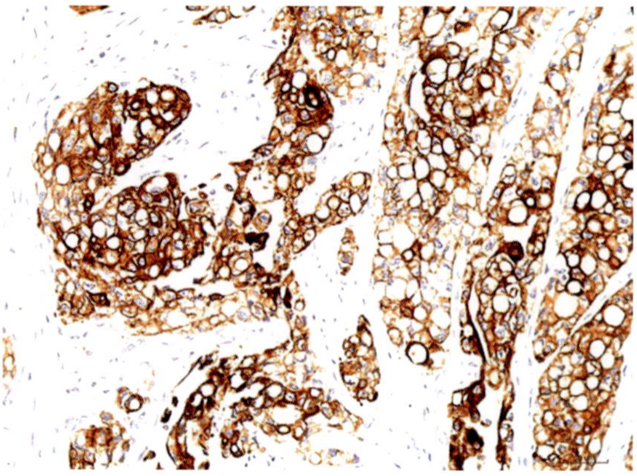

图 6-46　肿瘤细胞 CK8/18 阳性表达（EliVision 法 ×200）

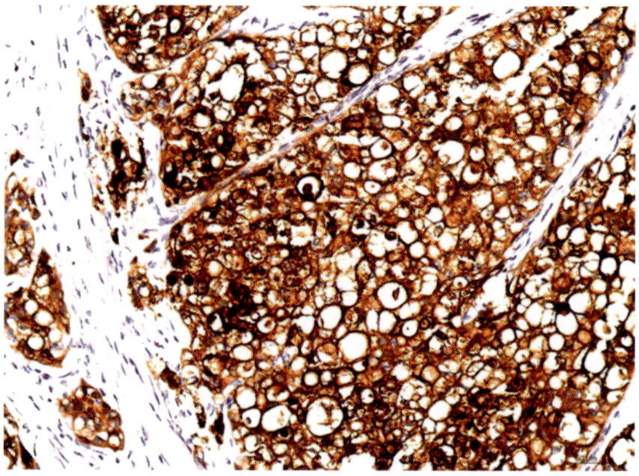

图 6-47　肿瘤细胞 EMA 阳性表达（EliVision 法 ×200）

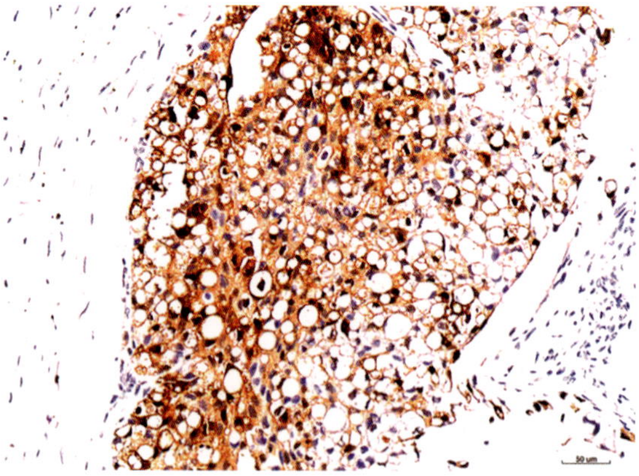

图 6-48　肿瘤细胞 S-100 蛋白阳性表达（EliVision 法 ×200）

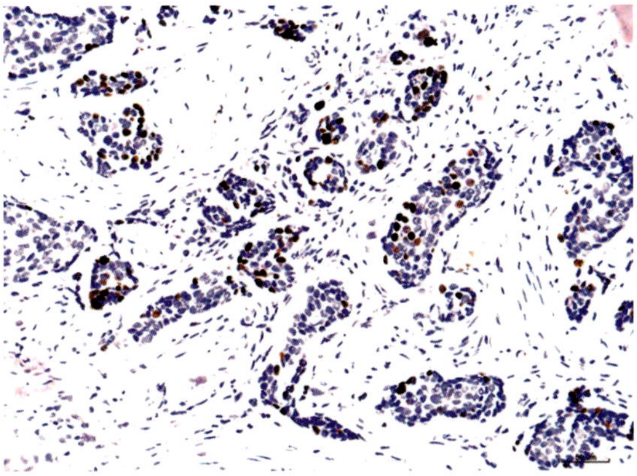

图 6-49　个别肿瘤细胞 P63 阳性表达(EliVision 法×100)

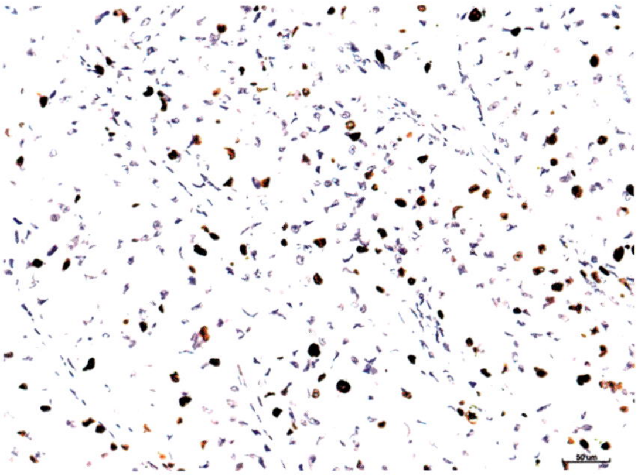

图 6-50　肿瘤细胞 Ki-67 阳性表达指数较低(EliVision 法×100)

质着色。肿瘤细胞 Ki-67 阳性指数通常较低(图 6-50)。在病理诊断上,可用乳球蛋白和 S-100 蛋白共表达来鉴别 MASC 与 AciCC,因为这两种抗体在 MASC 中呈强阳性,而在 AciCC 不表达或弱表达。不过在其他富于导管的肿瘤,如多形性腺癌或低度恶性涎腺导管癌等 S-100 蛋白也可呈强阳性。

三、鉴别诊断

虽然 MASC 具有独特的组织学特征,但与缺乏酶原颗粒的腺泡细胞癌或低级别涎腺导管癌极易混淆。Chiosea 等回顾了 81 例最初被诊断为腺泡细胞癌的肿瘤,通过检测 ETV6 易位,将大部分闰管细胞成分为主的腺泡细胞癌重新归类为 MASC。进一步研究发现,小涎腺和颌下腺的腺泡细胞癌大部分存在 ETV6-NTRK3 易位,应该被重新归类为 MASC。并且腮腺外的腺泡细胞癌罕见,腺泡细胞癌的诊断应该限于那些含有明显酶原颗粒的肿瘤。免疫组化可以帮助二者鉴别,因为 MASC 通常是乳球蛋白阳性和 DOG1 阴性,S-100 蛋白和波形蛋白阳性,而腺泡细胞癌通常显示相反的免疫表型。

其他不常见但仍然重要的鉴别诊断是导管癌(低级别筛状囊腺癌)。这是一种罕见的肿瘤,其特点是有明显的囊性肿瘤成分,形态温和的嗜酸性导管细胞增生,经常有腔内分泌物、S-100 蛋白和乳球蛋白阳性表达,与 MASC 的特征重叠。然而,与 MASC 相反的是,导管癌的管内上皮被完整的 P63 阳性肌上皮细胞包绕。极少数情况下,它会与表现为局限于导管内病变(原位癌)的 MASC 混淆,但 MASC 仅有非常少的管腔细胞 P63 染色阳性。

低级别黏液表皮样癌是另一个需要鉴别诊断的病种,因为这两种肿瘤都有明显的囊性成分,细胞形态温和、胞质嗜酸、透明或有空泡形成。在 MASC 中进行黏蛋白卡红染色可能会造成困扰。与 MASC 不同,黏液表皮样癌的表皮样成分中 P63 呈阳性,而通常 S-100 蛋白和乳球蛋白阴性。另外,大部分低级别黏液表皮样癌有不同的染色体易位点,t(11;19),导致 CRTC1-MAML2 基因融合。

其他的鉴别诊断还包括多形性低级别腺癌,NOS 低级别的腺癌或囊腺癌,以及 NOS 囊腺瘤。多形性低级别腺癌细胞形态温和,有 S-100 蛋白及部分乳球蛋白表达(表 6-6)。

表 6-6 涎腺乳腺样分泌性癌的鉴别诊断

主要肿瘤	年龄性别	大体表现	镜下形态	免疫表型
MASC	发病年龄 13—86 岁，平均 46.3 岁。发病性别比例相近，男性稍多于女性	肿瘤直径 0.7～3.2cm，平均 2.0cm。表现为偶然发现的无痛性结节，质韧，边界较清楚，切面实性、囊实性，囊腔内为黄绿色液体，肿瘤成分灰白到灰褐色	分叶状，有纤维间隔，肿瘤细胞排列成微囊结构、管状结构和实体结构。微囊和管腔内存在嗜酸性或泡状分泌物。少数可在纤维基质背景中分布孤立的上皮岛，也可仅由单个大囊构成，囊腔内上皮乳头状增生，囊壁衬覆复层靴钉样细胞	阳性：S-100 蛋白、乳球蛋白、CKpan、CK7、CK8、CK18、CK19、EMA、GCDFP-15、SOX10 和 GATA-3、波形蛋白、MUC1、MUC4、STAT5a、巨囊病液体蛋白 阴性：P63、calponin、CK14、SMA、CK5/6、DOG1
腺泡细胞癌	发病年龄 5—84 岁，平均年龄 38.4 岁	圆形或卵圆形，直径 2～4cm，质软，常有不完整包膜。切面灰白及粉红色，质脆，实性，偶见囊性或坏死	腺泡样细胞、闰管样细胞、空泡样细胞、透明细胞可同时存在或以一种细胞类型为主。结构类型：实体型、乳头囊状型、滤泡型	阳性：DOG1 细胞膜及腔缘顶端强阳性、CK、抗 α-糜蛋白酶、Leu-M 阴性：乳球蛋白、S-100 和波形蛋白、P63
低级别涎腺导管癌	老年人多见，51—70 岁为高峰，平均 63.8 岁。男性是女性的 3 倍，多发生在大涎腺	圆形或结节状，质硬，无包膜，切面灰白色，偶见囊腔，囊内有黏稠液体	细胞呈立方或多角形，胞质呈嗜酸性呈实性团块，中央坏死形成“粉刺”样，另可见导管样结构，内衬顶浆分泌上皮，呈乳头状或筛状，其瘤细胞巢周围可见肌上皮围绕。疑难病例需行 ETV6 基因重排检测，此肿瘤无 ETV6 基因重排	阳性：P63、CK、CEA、EMA、GCDFP-15、（S-100、calponin、SMA 常围绕腔隙阳性，MASC 无此特点） 阴性：乳球蛋白
腺样囊性癌	多发生于 30—60 岁之间，平均 45.8 岁，男性多见	肿瘤与正常组织间无清楚界限，切面灰白，实性，瘢痕样	由腺上皮、肌上皮构成，排列成筛状管状、实性结构。筛孔内、管腔内可见嗜酸或嗜碱黏液，间质为玻璃样变的胶原纤维	阳性：CK、S100、actin、myosin、P63 阴性：GFAP、乳球蛋白

(续　表)

主要肿瘤	年龄性别	大体表现	镜下形态	免疫表型
低级别黏液表皮样癌	任何年龄均可发生,中年以上为发病高峰,女性比男性多见	肿瘤直径不超过5cm,可见假性包膜,切面灰白或粉红色,可见小囊腔,腔内为淡黄色黏液或血性液体	由黏液细胞、鳞状细胞、中间细胞形成团块。低级别者黏液细胞和表皮样细胞排列呈巢、片状,可形成囊腔,腔内有粉染黏液,间质中可见黏液湖	阳性:CK、CEA、EMA 阴性:S100、乳球蛋白
多形性腺癌	发病年龄 23—90 岁,平均 57.6 岁。女性多见,女男约 2∶1	肿瘤通常为黄褐色分叶状结节,界限清楚但无包膜,切面实性,质偏硬,呈浸润性生长,大小不等,平均直径 2.2cm	形态结构的多样性主要表现为:①实性团块,呈小叶状,周围有纤维性间质包绕;②筛状区域;③乳头状结构或乳头状囊性结构;④小导管样结构;⑤细胞排列成条索或束状,常见呈流水样、同心圆样、靶样、螺纹状围绕着神经或血管排列。肿瘤浸润周边肌肉、结缔组织及神经,嗜神经现象常见	阳性:CK、S100、EMA、CEA 阴性:乳球蛋白

四、诊断思路

1. 临床诊断思路　涎腺 MASC 发病年龄广泛,多数患者通常表现为腮腺区缓慢生长的无痛性包块,少数可有疼痛或面神经瘫痪,个别病例以颈部淋巴结转移为首发症状,病程从 2 个月到几年不等。无实验室检查、影像学检查的诊断性特征,因此仅通过临床症状、临床检查确诊 MASC 几乎是不可能的,最后诊断只能依靠病理检查。

2. 病理诊断思路　典型的 MASC 呈分叶状,有纤维间隔,肿瘤细胞排列成微囊结构、管状结构和实体结构。在微囊和管腔内存在大量的嗜酸性或泡状分泌物。少数可为纤维基质背景中分布孤立的上皮岛,也可仅由单个大囊构成,囊腔内上皮乳头状增生,囊壁衬覆复层靴钉样细胞。MASC 是一个不同于腺泡细胞癌的实体,主要在于以下方面:首先,MASC 的细胞质中缺乏 AciCC 特征性的嗜碱性颗粒;其次,MASC 几乎总是弥漫表达 S-100 蛋白、STAT 5a、CK7/CKpan、vimentin 和乳球蛋白,也可表达 EMA 和 GCDFP15,而缺乏 DOG-1、P63、SMA、CK5/6 表达。Ki-67 5%～28%。组织化学染色 PAS 阳性,而黏液卡红染色阴性;最后,与 AciCC 不同的是,大多数 MASC 的病例由于 t(12;15)(p13;q25)易位,而存在 ETV6-NTRK3 融合基因,基于形态学以及融合基因 ETV6-NTRK3 检测,确诊 MASC 并不困难。

(欧海玲　李　青　王强修)

参考文献

[1] Ei Naggar A, Chan JKC, Grandis JR, et al. WHO classification of tumors fo head and nech tumors[M] 4 thed. Lyon france: IARC Press,2017.

[2] 魏建国,张雷,张仁亚. 涎腺分泌性癌临床病理特征[J]. 中华病理学杂志,2018,47(2):143-145.

[3] Luo W, Lindley SW, Lindley PH, et al. Mammary analog secretory carcinoma of salivary gland with high-grade histology arising in hard palate, report of a case and review of literature[J]. Int J Clin EXp Pathol, 2014, 7(12): 9008-9022.
[4] Drilon A, Li G, Dogan S, et al. What hides behind the MASC: clinical response and acquired resistance to entrectinib after ETV6-NTRK3 identification in a mammary analogue secretory carcinoma (MASC). Ann Oncol, 2016, 27(5): 920-926.
[5] Chiosea SI, Griffith C, Assaad A, et al. Clinicopathological characterization mammary analogue secretory carcinoma of salivary glands [J]. Histopathology, 2012, 61(3): 387-394.
[6] Sethi R, Kozin E, Remenschneider A, et al. Mammary analogue secretory carcinoma: update on a new diagnosis of salivary gland malignancy[J]. Laryngoscope, 2014, 124(1): 188-195.
[7] Jung MJ, Song JS, Kim SY, et al. Finding and characterizing mammary analogue secretory carcinoma of the salivary gland[J]. Korean J Pathol, 2013, 47(1): 36-41.
[8] 周兵,陈辉,王洁.腮腺乳腺样分泌癌临床病理分析[J].中华病理学杂志,2016,45(10):713-714.
[9] 孙晶晶,李江.唾液腺乳腺样分泌癌的研究进展[J].国际口腔医学杂志,2016,43(6):677-684.
[10] 邹玉玮,张伟,于文娟,等.涎腺分泌癌的临床病理特征和预后分析[J].临床与实验病理学杂志,2018,34(1)22-26.

第七节 恶性黑色素瘤

一、临床特征

恶性黑色素瘤(malignant melanoma, MM)来源于黑色素细胞,好发部位主要为皮肤、眼、外阴、生殖道和消化道等。腮腺原发性 MM 罕见,目前文献报道不足 100 例,加之 MM 临床表现和病理形态复杂多变,与其他肿瘤的临床表现很相似,故对其诊断具有一定的困难,极易产生误诊和漏诊。MM 占所有恶性肿瘤的 1%~3%,但其增长率快,恶性程度极高,其死亡率不断攀升,5 年生存率<10%。MM 的发病与过度的紫外线照射、遗传、环境及外界刺激等相关,且随着年龄的增长发病率也有增高的趋势。MM 在我国患病率相对于欧美地区较低,但随着日光浴的流行,环境的变化以及我国人均寿命的增长等因素影响,也变得越来越易见。

腮腺 MM 多见于男性,发病高峰年龄为 30—70 岁,中位发病年龄 56 岁,临床通常表现为耳前下方腮腺区有痛或无痛性肿物,表面结节或分叶状,质地较韧,边界清或不清,活性度不一,肿物生长速度不一,表面皮肤可有变色,可有同侧颌下淋巴结的肿大,消炎治疗无效。腮腺 MM 缺乏特征性影像学表现,超声具有价格低廉、无辐射等优势,可清晰显示肿块大小、形态、边界、内部回声及颈部淋巴结情况,可作为腮腺黑色素瘤的首选检查方法。腮腺的 MM 预后较差,仅有少数患者术后长期生存。手术是 MM 治疗的首选,对腮腺 MM 推荐的治疗方案为腮腺切除与颈清扩。早期扩大切除并辅助其他治疗疗效尚可,但随着 MM 的不断进展,如果已伴有广泛转移,则不适宜手术。放疗对控制某些腮腺 MM 患者的局部复发可能有一定效果。但随着生物技术的发展,免疫治疗、生物治疗、基因治疗及联合治疗等方法都获得了较大的发展,并不断表现出它们抗肿瘤的优越性。有统计表明,腮腺原发 MM 的中位无进展时间为 8.5 个月(Ⅲ期)及 10 个月(Ⅳ期),腮腺转移性 MM 的中位无进展时间为 29 个月(Ⅲ期)及 8.5 个月(Ⅳ期),但两组的总体生存率并没有显著性差异。

二、病理特征

1. 肉眼观察　腮腺的 MM 大多表现为腮腺内实性结节，有或无包膜，切面灰白至灰褐、灰黑色，鱼肉状，可查见坏死。部分患者的 MM 表现为多发结节，可伴有疼痛。也有腮腺 MM 完全呈囊性的报道，肿瘤境界清楚，囊内可见灰黑色泥沙样及柏油样物。腮腺 MM 可在发现的同时或之后出现颈部淋巴结转移。

2. 显微镜检查　在形态学上，腮腺 MM 与皮肤等其他部位发生的 MM 相似，均具有 MM 的组织学特征。周围组织受侵（图 6-51），瘤细胞大小不等，形态多样，呈多形性弥漫分布，细胞界限不清，明显的细胞异型性，核沟、核折叠和假包涵体，大的嗜酸性核仁，核分裂象易见（图 6-52），有些为非典型核分裂象，部分区域可见坏死（图 6-53），但上述特点并非绝对。肿瘤细胞通常分为两类：①上皮样细胞：细胞体积较大，呈圆形或多边形，胞质丰富，常呈嗜酸性，胞核呈多形囊泡状，核仁明显，呈嗜酸性，核分裂象易见，排列成片块或条索状。②梭形细胞：瘤细胞呈短梭形，有胞质突，细胞核呈椭圆，弥漫片状分布，似肉瘤组织。肿瘤间质为少量纤维组织，可见较多薄壁小血管和片状出血伴淋巴细胞及浆细胞浸润（图 6-54）。在囊性腮腺 MM，

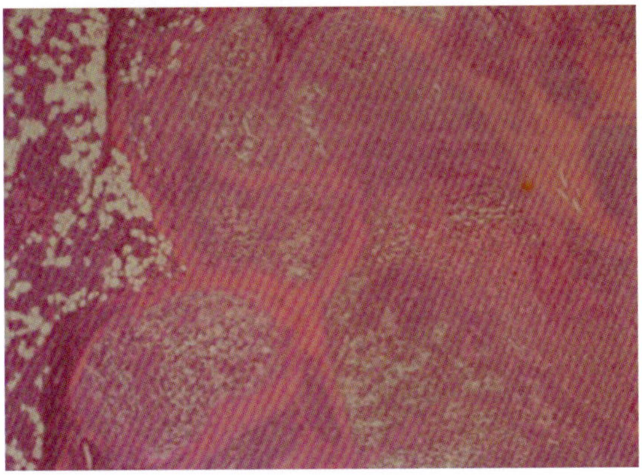

图 6-51　肿瘤在腮腺中浸润性生长（HE×40）

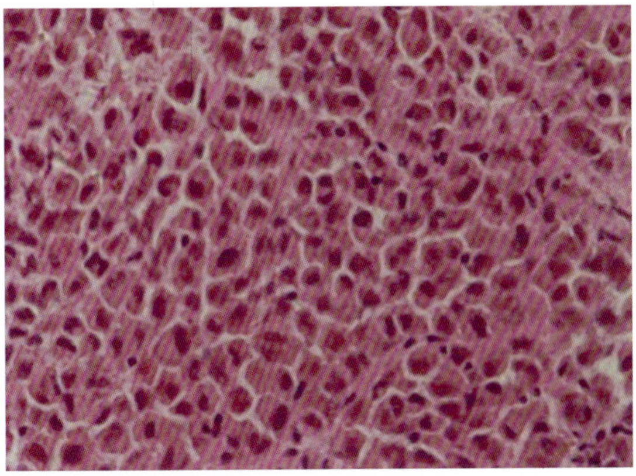

图 6-52　肿瘤细胞易见核分裂象（HE×400）

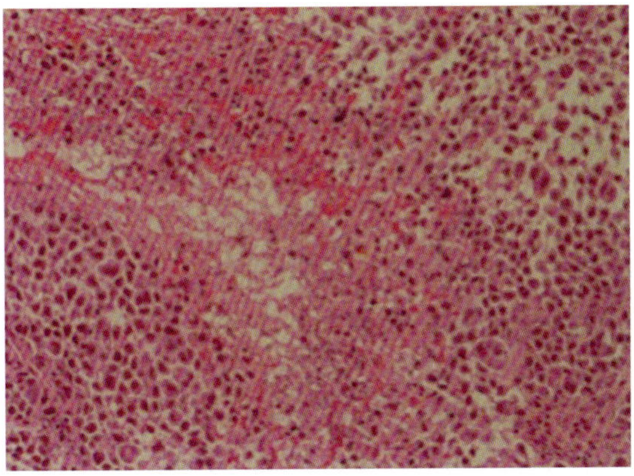

图 6-53　肿瘤部分区域坏死（HE×100）

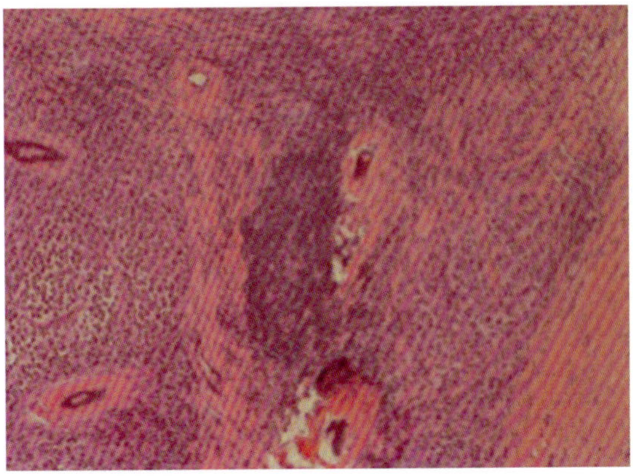

图 6-54　肿瘤间质见纤维细胞及浆细胞浸润（HE×100）

肿瘤细胞成分较少，衬覆于囊壁内侧，大部分区域瘤组织与腮腺之间有明显纤维间隔，局部肿瘤细胞向腮腺小叶内浸润性生长，肿瘤中心大片坏死形成囊腔。无色素者易与间质来源的细胞混淆而被误诊为各种软组织肿瘤。而事实上，MM 以镜下表现千变万化著称，细胞可为上皮样、梭形或极为怪异，从小的淋巴细胞样到大的多核巨细胞样均可，胞质可以嗜酸、嗜碱泡沫状、印戒样、横纹肌样或完全透明，黑色素可以很丰富、稀少或缺如，生长方式可以是假腺样、假乳头状、血管周皮瘤样、小梁状等，肿瘤可以伴有明显纤维母细胞反应、黏液样变、化生性或肿瘤性骨和软骨形成、破骨细胞样巨细胞等，有时可见向施万细胞、触觉小体、节细胞以及其他神经结构分化的现象，有时转移至淋巴结或者其他部位的 MM 与恶性外周神经鞘瘤在形态上难以区分。

3. 免疫表型　恶性黑色素瘤的特征性标志物包括 HMB45、MelanA、SOX-10、MITF 和 S100 等，以 S-100 蛋白的敏感性最高。靶向治疗相关标记物有 PD-L1 和 BRAF 相关的 VE1。基因检测目前主要是 BRAF 突变和 C-KIT 突变。腮腺恶性黑色素瘤 HMB45（图 6-55）、MelanA（图 6-56）、S100（图 6-57）和 Vim 阳性，Ki-67 指数较高（图 6-58），CK、LCA 及 EMA 等阴性。

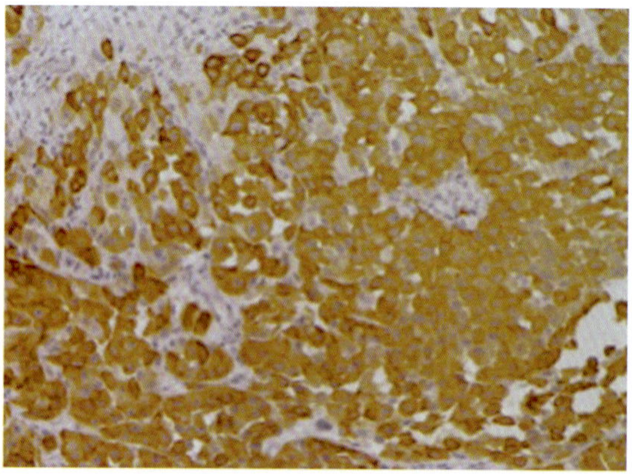

图 6-55　肿瘤细胞 HMB45 阳性表达（EliVision 法×400）

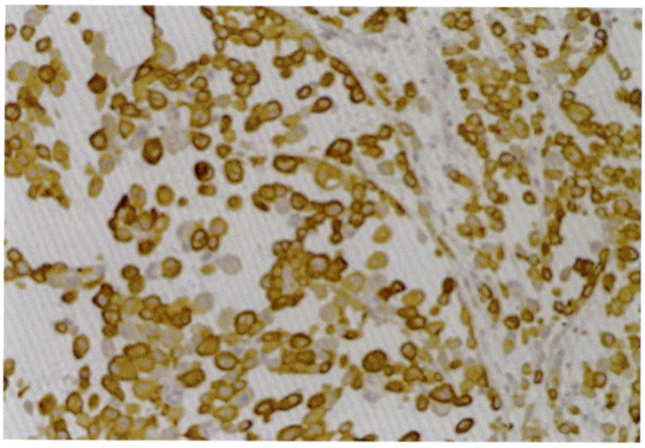

图 6-56　肿瘤细胞 MelanA 阳性表达（EliVision 法×400）

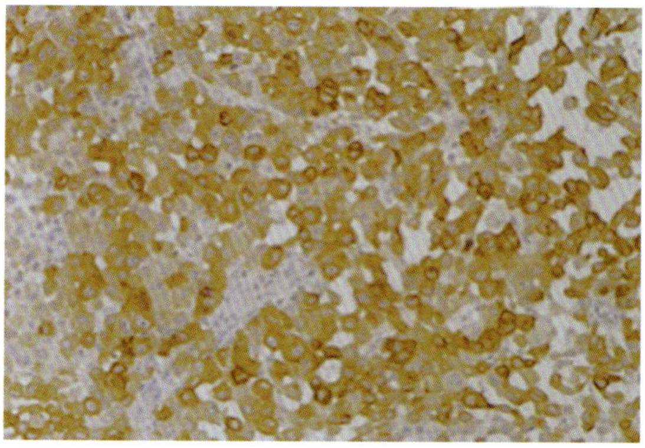

图 6-57　肿瘤细胞 S100 阳性表达（EliVision 法×400）

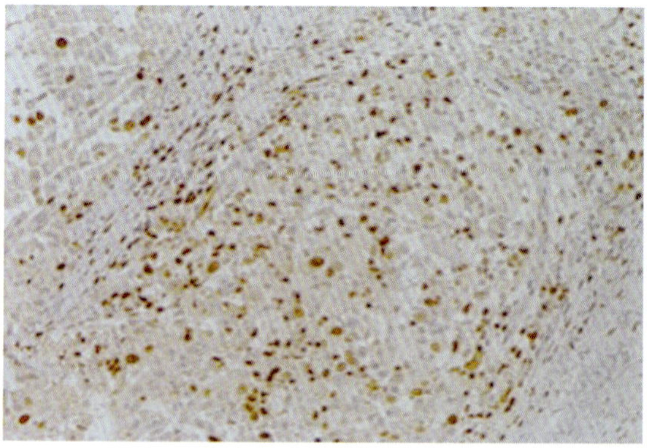

图 6-58　肿瘤细胞 Ki-67 高表达指数（EliVision 法×100）

4. 特殊染色　黑色素染色以银染为基础，取决于黑色素颗粒的还原特性，其中以 Fontana-Masson 染色最为常用。在检测 HE 切片中不明显的细小散在的颗粒或者证明常规切片上见到的棕色颗粒是黑色素而不是含铁血黄素时，可以与铁染色结合使用。多巴反应表明有多巴氧化酶（将多巴转化为黑色素样色素）存在，但由于这种方法需要新鲜组织，所以使用受到限制。

三、鉴别诊断

腮腺原发性 MM 罕见，其中上皮样细胞型 MM 应与腮腺原发性癌（如黏液表皮样癌、大细胞癌、嗜酸性细胞癌、鳞状细胞癌、肌上皮癌等）相鉴别（表 6-7）。

表 6-7 腮腺上皮样细胞型 MM 的鉴别诊断

主要肿瘤	临床特点	病理特点	免疫表型
MM	腮腺原发性 MM 文献报道不足 100 例，极易产生误诊和漏诊。多见于男性，发病高峰年龄为 30－70 岁，中位发病年龄 56 岁，临床通常表现为耳前下方腮腺区有痛或无痛性肿物，表面结节或分叶状，质地较韧，边界清或不清，活性度不一，肿物生长速度不一，表面皮肤可有变色，可有同侧颌下淋巴结的肿大，消炎治疗无效。腮腺 MM 缺乏特征性影像学表现，超声具有价格低廉、无辐射等优势，可清晰显示肿块大小、形态、边界、内部回声及颈部淋巴结情况，可作为腮腺黑色素瘤的首选检查方法。腮腺的 MM 预后较差，仅有少数患者术后长期生存。手术是 MM 治疗的首选	腮腺 MM 大多表现为腮腺内实性结节，有或无包膜，切面灰白至灰褐、灰黑色，鱼肉状，可查见坏死。镜下与皮肤等其他部位发生的 MM 相似，均具有 MM 的组织学特征。瘤细胞大小不等，形态多样，呈多形性弥漫分布，核折叠和假包涵体，大的嗜酸性核仁，核分裂象易见，部分区域可见坏死。肿瘤细胞通常分为上皮样细胞和梭形细胞两类。生长方式可以是假腺样、假乳头状、血管周皮瘤样、小梁状等，肿瘤可以伴有明显纤维母细胞反应、黏液样变、化生性或肿瘤性骨和软骨形成、破骨细胞样巨细胞等	阳 性：HMB45、MelanA、S100 和 Vim、Ki-67 指数较高 阴 性：CK、LCA 及 EMA 等
黏液表皮样癌	常见于儿童和成人的肿瘤，实性、固定的无痛性肿块，常为囊性，边界清楚或边缘有浸润，可能有疼痛、面神经麻木、出血等症状	低分化黏液表皮样癌的肿瘤细胞主要由表皮样细胞或中间细胞为主，细胞异型性明显，核分裂象多见，可查到少量黏液细胞，PAS 染色阳性	CK、P63、CK5/6、CK8/18 阳性，HMB45、MelanA、S-100 阴性
肌上皮癌	平均年龄 55 岁，男女发病率均等，多数为无痛性肿块，具有局部破坏的特点	肌上皮癌细胞椭圆形、浆细胞样或者梭形，也可以是透明细胞，细胞形态一致，有明显异型性，核分裂较多，边缘常呈浸润性生长，可见坏死、黏液变性	CK、CD10、calponin、SMA 等阳性，HMB45、MelanA、S-100 阴性

（续　表）

主要肿瘤	临床特点	病理特点	免疫表型
大细胞癌	罕见，多数患者 60 岁以上，表现为快速生长的实性肿块，常与周围邻近组织固定，面神经麻痹和淋巴结肿大常见	肿瘤由大的多形性细胞构成，可出现奇异的巨细胞，核分裂易见，有明显坏死。细胞有丰富的嗜酸性或透明胞质，有些类似淋巴瘤，细胞核呈多边形或梭形，有显著的核仁	可能有一种神经内分泌标志位阳性，如 Syn、CgA、CD56 或 PGP9.5，TP53 可弥漫核阳性
嗜酸性细胞癌	发病年龄 25—91 岁，平均 62.5 岁，男性多见。表现为无痛性、不规则肿块，良性嗜酸性腺瘤恶变者有生长突然加速的病史，面神经侵犯可引起疼痛或局部麻木	肿瘤无包膜，常浸润肌组织、淋巴组织和神经。肿瘤细胞大、圆形至多边形，有细的、颗粒状嗜酸性胞质，圆形泡状细胞核，常有明显核仁。排列成片、岛和巢状，有些肿瘤中间有不同口径的导管样结构	有报道称 α1-AT 可能有助于嗜酸性细胞癌的诊断
鳞状细胞癌	年龄分布广，多在 60—65 岁，常表现为快速生长的肿块，硬而固定，可伴面神经病变，常有疼痛	肿瘤浸润涎腺实质，呈不规则的巢状和梁状，伴有纤维性、结缔组织增生性反应	CK、P63、CK5/6、P40 等阳性，HMB45、Melan-A、S-100 阴性

四、诊断思路

1．概述　恶性黑色素瘤是一种起源于黑色素细胞的高度恶性肿瘤，可发生于皮肤、黏膜、眼葡萄膜等不同部位或组织。尽管发生在不同部位的恶性黑色素瘤的发病机制、分子遗传学改变及预后存在一定差异，但其组织形态学特点基本一致，因此，不同部位恶性黑色素瘤的病理学 TNM 分期是不同的，对于完整切除的肿瘤，病理报告应提供病理学 TNM 分期相关指标。具体到头颈部黏膜恶性黑色素瘤建议采用美国抗癌联合会（AJCC）恶性黑色素瘤分期标准（2016 年第 8 版）。

2．临床诊断思路　腮腺 MM 在临床症状及影像学表现上均与腮腺原发的多种良恶性肿瘤均存在一定重叠性，影像学可误诊为多形性腺瘤等良性肿瘤，对于发生在腮腺的占位性病变，尤其是组织来源诊断有困难者，最关键是要考虑到 MM 的可能性。有学者认为，在胚胎形成时期口腔上皮下凹时，其内就包含有色素细胞，下凹的口腔上皮发育成熟后，其内的黑色素细胞即为形成原发性 MM 的组织学基础。但即便如此，由于腮腺原发 MM 十分罕见，对发生在腮腺的 MM，仍要首先考虑到转移性 MM 的可能性，积极寻找位于皮肤尤其是头颈部皮肤或黏膜 MM，如果头颈部发生了 MM，也应该关注主要的涎腺及其淋巴结是否受累，可在术前进行 CT 或 MRI 检查，术后如发现腮腺区域或颌下腺区域有肿大的淋巴结，可采用针刺细胞学明确诊断。对于原发于腮腺的 MM，也要检查对应的引流淋巴结是否有转移。

3．病理诊断思路　因腮腺的原发性 MM 很罕见，病理学可误诊为横纹肌肉瘤、脉管源性恶性肿瘤等。在组织学上，缺乏经验者极易将上皮样细胞型 MM 与腮腺原发性癌相混淆，而梭形细胞型 MM 则由于分化较低或缺乏黑色素，需要与梭形细胞癌和一些肉瘤相鉴别。而当肿瘤细胞数量较少、瘤细胞内外含有大量黑色素时，应注意与局部出血引起的肉芽组织相鉴别。尤其在冷冻切片中，大量黑色素可能与含铁血黄色素相混淆。值得注意的是某些涎腺原发性上皮性肿瘤中也可含有黑色素。目前已报道 4 例涎腺黏液表皮样癌和 1 例多形性腺瘤的肿瘤实质，以及 1 例腺样囊性癌肿瘤间质中含有黑色素和黑色素细胞。与 MM 不同的是，这些上皮性肿瘤中的黑色素细胞不表达或弱表达 HMB-45 蛋白。其次，应注意腮腺原发性 MM 与腮腺转移性 MM 的鉴别。一般来说，腮腺的原发性恶性 MM 非常罕见，诊断原发性腮腺 MM 要十分慎重，因此必须首先仔细检查全身以排除转移的可能性。有学者认为有些腮腺原发性 MM 的病例经证实仍是转移来源的，未找到原发灶者可能是原发的黑色素瘤已退化消失。也有文献将原发性腮腺 MM 称为原发部位不明的腮腺 MM。众所周知，黑色素细胞来源于神经嵴，是弥散神经系统的细胞之一，在哺乳动物胚胎早期，黑色素细胞的前体细胞从神经嵴迁移到表皮和毛囊，也可能迁移至腮腺。正常腮腺导管上皮中存在黑色素细胞，具有形成原发性恶性黑色素瘤的组织学基础。Woodward 等建议原发性腮腺 MM 的诊断标准为：①肿瘤中心位于腮腺内；②肿块内没有确定的淋巴结；③在仔细查找眼睛、皮肤、鼻、咽喉、口腔、食管、生殖器区域和脑膜等部位后，未发现有 MM；④先前没有 MM 切除病史或色素损伤。

（欧海玲　苏文敬　王强修）

参考文献

[1] 《中国黑色素瘤规范化病理诊断专家共识(2017 版)》编写组. 中国黑色素瘤规范化病理诊断专家共识(2017 版)[J]. 中华病理学杂志，2018，47(1)：7-13.

[2] Scott JF，Thompson CL，Vyas R，et al. Parotid melanoma of unknown primary [J]. J Cancer Res Clin Oncol，2016，142(7)：1529-1537.

[3] 王齐敏，王莉芬，吕丽，等. 腮腺原发性黑色素瘤 1 例[J]. 临床与实验病理学杂志，2011，27(7)：797-798.

[4] Mesa M，Quesada JL，Pinas J. Metastasis of amelanotic melanoma of unknown origin in the parotid gland [J]. Br J Oral Maxillofac Surg，2009，47(7)：569-571.

[5] Woodward RT，Shepherd NA，Hensher R. Malignant melanoma of the parotid gland：a case report and literature review [J]. Br J Oral Maxillofac Surg，1993，31(5)：313-315.

[6] Takeda Y. Melanocytes in the human parotid gland [J]. Pathol Int，1997，47(8)：581-583.

[7] 邢益祥，李佳，刘晨，等. 原发性腮腺恶性黑色素瘤 1 例[J]. 诊断病理学杂志，2017，24(5)：394-395.

第八节　滤泡性淋巴瘤

一、临床特征

涎腺滤泡性淋巴瘤(follicular lymphoma，FL)是涎腺发生的淋巴瘤中常见的类型之一，据文献报道，病例几乎占所有涎腺淋巴瘤的一半。但由于难以与淋巴结发生者区别，这些病例可能包括发生在涎腺腺体内的淋巴结，然后累及腺体实质的肿瘤，有些也可能是有明显结节性结构的结外边缘区淋巴瘤。滤泡性淋巴瘤是包括中心细胞、中心母细胞的滤泡中心 B 细胞发生的肿瘤，主要累及淋巴结，也可累及脾、咽淋巴环和几乎所有结外部位，如皮肤、胃肠、眼附属器、乳腺、睾丸及软组织等，涎腺也是常见的部位。滤泡性淋巴瘤主要发生在成年人，20 岁以下罕见，发病的中位年龄为 60 岁，女性稍多见。涎腺滤泡性淋巴瘤的临床表现与其他涎腺肿瘤类似，缺乏特异性，一般表现为涎腺部位肿块。肿块生长速度可较快，活动或固定，质地稍韧硬，无痛及压痛，表面皮肤颜色无改变，皮温不高。影像学检查见肿块实性，质地均匀，无坏死、囊性变。滤泡性淋巴瘤预后较差，多数患者在就诊时已发生扩散，可有周围淋巴结肿大，仅约 1/3 的患者就诊时为Ⅰ期或Ⅱ期。尽管肿瘤已经发生扩散，患者一般并无其他症状。患者预后与肿瘤的组织学分级有关，高级别肿瘤侵袭性强。约 1/4 的病例可能发生弥漫性大 B 细胞淋巴瘤转化。对于Ⅰ—Ⅱ期的患者，可尽早给予放射治疗或者放疗联合全身免疫化疗。对于有治疗指征的Ⅲ—Ⅳ期患者，免疫化学治疗是目前国内外最常见的治疗模式。利妥昔单抗可用于维持治疗，而且对复发的患者仍有效。复发、难治或者转化性的 FL 患者，可考虑造血干细胞移植联合利妥昔单抗维持治疗。

二、病理特征

1. 肉眼观察　涎腺滤泡性淋巴瘤常发生于腮腺，也可发生于其他大涎腺，小涎腺发生者少见。涎腺内见灰白色结节，无包膜，质软，切面细腻、湿润，略呈颗粒状或分叶状，少见坏死出血。边缘不甚清楚，侵及周围涎腺组织，局部常见肿大淋巴结。

2. 显微镜检查　滤泡性淋巴瘤破坏涎腺组织，有密集的典型肿瘤性滤泡结构（图 6-59），主要由中心细胞和很少量的中心母细胞构成。肿瘤性滤泡结构境界常不清楚（图 6-60），可互相融合，套区变薄或消失，中心细胞和中心母细胞分布缺乏极性，混杂随机排列，不见着色小体吞噬细胞，滤泡间也有肿瘤细胞浸润。中心细胞小到中等大小，具有角状、拉长、扭曲、有裂的细胞核，核仁不明显，胞质少，染色淡（图 6-61）。中心母细胞较大，核圆形或卵圆形，空泡状，有 1～3 个位于核膜下的核仁，胞质少（图 6-62）。肿瘤根据中心母细胞的比例分级。0～5 个中心母细胞/HPF 为 1 级，6～15 个中心母细胞/HPF 为 2 级，＞15 个中心母细胞/HPF 为 3 级。1～2 级属于低级别肿瘤，3 级为高级别肿瘤。3 级肿瘤中滤泡结构内仍有中心细胞的为 3A 级，滤泡结构完全由中心母细胞构成的为 3B 级。

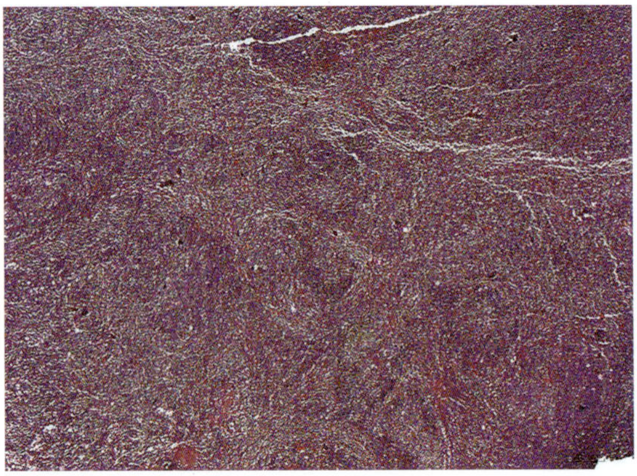

图 6-59　肿瘤显示结节状滤泡结构（HE×40）

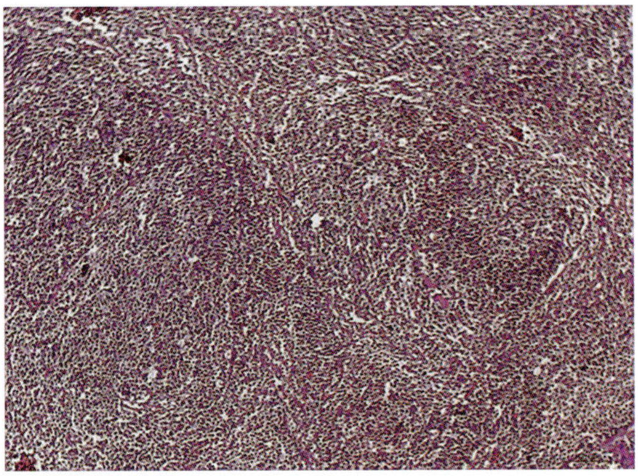

图 6-60　肿瘤呈结节状滤泡结构（HE×100）

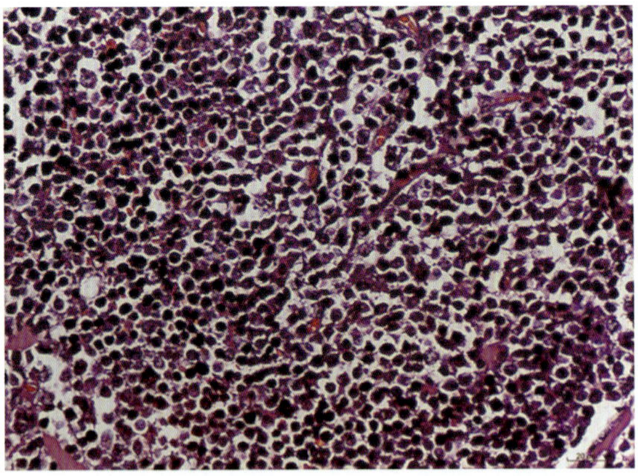

图 6-61　肿瘤细胞形态较一致，呈中心细胞样（HE×400）

3. 免疫表型　肿瘤细胞表达 B 细胞抗原，CD19、CD20、CD22、CD79α 等阳性（图 6-63），Bcl-2、Bcl-6、CD10 阳性（图 6-64，图 6-65）。CD21 免疫组化染色，滤泡内肿瘤细胞

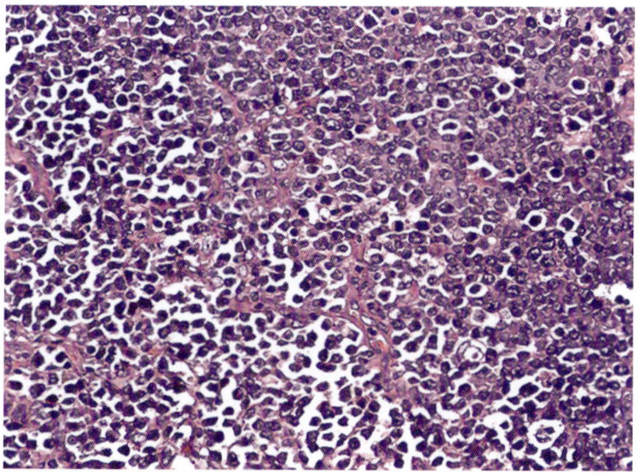

图 6-62　中心细胞样细胞中夹杂少量中心母细胞样细胞（HE×400）

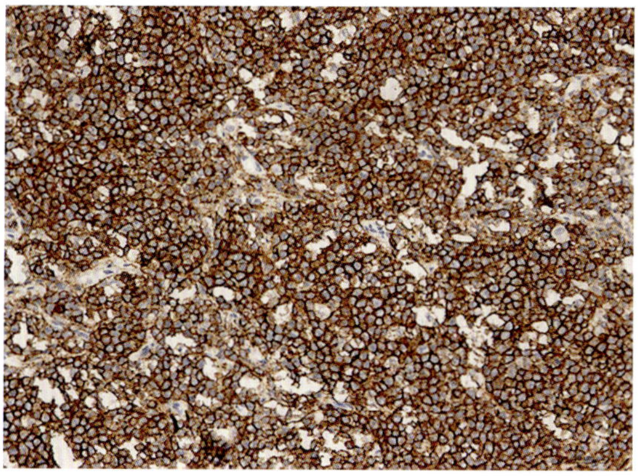

图 6-63　肿瘤细胞 CD20 阳性（EliVision 法×200）

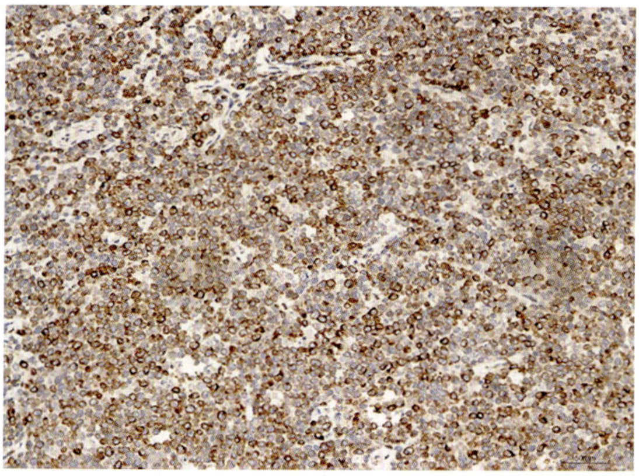

图 6-64　肿瘤细胞 Bcl-2 阳性（EliVision 法×100）

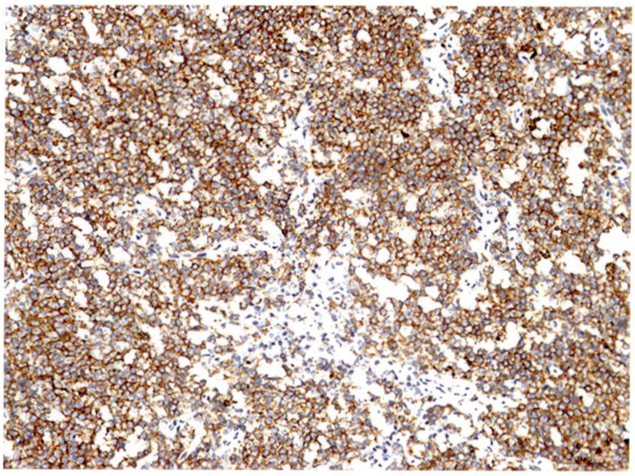

图 6-65　肿瘤细胞 CD10 阳性（EliVision 法×200）

间的树突细胞呈膜阳性，能够显示滤泡结构的存在（图 6-66）。

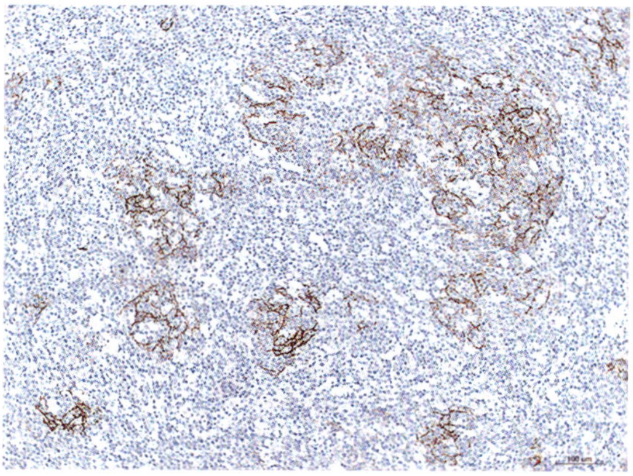

图 6-66　滤泡树突细胞 CD21 阳性显示出滤泡结构（EliVision 法×100）

三、鉴别诊断

滤泡性淋巴瘤具有较明显的特点，无论发生在什么部位，典型病例诊断困难较小。需要注意的是，其他类型的淋巴瘤也可具有滤泡样结构，良性的淋巴组织反应性增生，也可有滤泡形成，诊断时要注意鉴别（表 6-8A）。

表 6-8A　涎腺滤泡性淋巴瘤的鉴别诊断

主要肿瘤	临床特点	病理特点	免疫表型
滤泡性淋巴瘤	平均发病年龄 60 岁。女性稍多见。淋巴结发生为主，可见于结外，涎腺可以发生，特别是大涎腺。患者就诊时可能已经存在骨髓受累	滤泡生长模式，滤泡结构边界不清，可互相融合，套区变薄或消失，中心细胞、中心母细胞排列缺乏极性，随机分布，缺乏可染小体巨噬细胞	CD21、CD23 显示滤泡结构；CD19、CD20、CD79α 阳性，Bcl-2 阳性
淋巴组织反应性增生	可为炎症反应，患者多有局部涎腺组织慢性炎症表现	淋巴滤泡增生，边缘区不明显，滤泡周围见浆细胞、T 淋巴细胞等混合性炎细胞浸润，滤泡附近见淋巴上皮病变，不引起腺上皮的嗜酸性变或破坏。增生的淋巴细胞处于不同分化阶段	淋巴滤泡套细胞层外缺乏弥漫浸润的 IgM 阳性、IgD 阴性的 B 淋巴细胞
小淋巴细胞性淋巴瘤	多见于成人，可无明显症状，可有疲劳、贫血、感染、肝脾大、淋巴结肿大	肿瘤细胞弥漫分布，可有假滤泡生长模式。瘤细胞小，核圆形，可有块状染色质，偶见核仁。可有小到中等大小的幼淋巴细胞、较大的副免疫母细胞	肿瘤细胞膜表达 IgM/IgD，CD20、CD22、CD5、CD79α 阳性
套细胞淋巴瘤	涎腺区肿块为主要临床表现，就诊时常有其他部位累及，预后较差	由弥漫性或结节性增生的淋巴瘤细胞构成。淋巴瘤细胞小到中等大小，胞质较多，核型稍不规则，可有小裂，染色质簇状分布，核仁不明显，类似生发中心的小裂样中心细胞	表达全 B 细胞标记物及 CD5、CD43，cyclin D1 核阳性。CD21 标记可显示滤泡树突细胞网
MALT 淋巴瘤	是涎腺原发性淋巴瘤最常见类型之一。主要发生在成年人，发病年龄多在 55—65 岁，患者中女性稍多。多发生在舍格伦综合征患者淋巴上皮性涎腺炎的基础上	早期常显示单核样细胞样肿瘤细胞和中心细胞样肿瘤细胞围绕肌上皮岛形成“晕轮”结构。反应性淋巴滤泡周围和保存的套区外侧见肿瘤细胞浸润，肿瘤细胞弥漫分布或围绕生发中心呈环形分布。肿瘤细胞显示边缘区 B 细胞形态，类似生发中心的中心细胞，还可呈单核细胞样。肿瘤中可见少量散在转化母细胞。形成淋巴上皮病是重要特点	CD20、CD79α、CD21、CD35、PAX-5 阳性，CD5、CD23、CD10 阴性
结节性淋巴细胞为主型霍奇金淋巴瘤	男性多发，发病年龄为 30—50 岁	结节状或弥漫性病变，小淋巴细胞、组织细胞、上皮样组织细胞中混杂少数肿瘤细胞，肿瘤细胞大、核大、重叠或分叶，爆米花样，多个核仁、嗜碱性，较经典霍奇金细胞核仁小	肿瘤细胞 CD20、CD79a、Bcl-6、CD45 阳性，偶尔表达 CD30；浸润淋巴细胞可有 CD4、CD57 阳性的 T 细胞

四、诊断思路

1. 概述　涎腺可以发生的淋巴瘤绝大部分是非霍奇金淋巴瘤，而且大部分是 B 细胞型，以往报道中滤泡性淋巴瘤占的比例很高，这可能与缺乏严格的原发性滤泡性淋巴瘤的诊断标准有关。近年的报道认为黏膜相关淋巴组织（mucosa-associated lymphoid tissue，MALT）淋巴瘤，即结外边缘区淋巴瘤最常见。滤泡性淋巴瘤的组织学分级与预后密切相关，这种分级有多种，都是以肿瘤中的大细胞的比例来进行，这些大细胞就是中心母细胞。大细胞越多，肿瘤的侵袭性越强。采用组织学分级的争议在于重复性较低。目前认为Ⅰ、Ⅱ级肿瘤之间缺乏有意义的临床差别，因此建议简化分级为低级别和高级别。当肿瘤中出现弥漫性大 B 细胞淋巴瘤区域都应该单独报告，并说明所占比例。

2. 临床诊断思路　涎腺的淋巴瘤并非罕见疾病，在发现涎腺肿块时，都应考虑到淋巴瘤的可能性。滤泡性淋巴瘤主要见于老年人，平均发病年龄 60 岁左右，这是一个重要的特点，年轻人和儿童较少发生滤泡性淋巴瘤。滤泡性淋巴瘤常缺乏特异的临床表现，主要表现为局部肿块。对于涎腺肿块进行细针穿刺细胞学检查，有时可以对淋巴瘤的诊断有帮助，但仅依据少数细胞常难以确定淋巴瘤的类型。切取组织活检或切除肿块病理诊断是涎腺淋巴瘤诊断的最佳手段。在确定滤泡性淋巴瘤的诊断后，应细致检查全身其他部位，包括骨髓，以了解肿瘤是否存在播散。

3. 病理诊断思路　滤泡性淋巴瘤具有显著的结节状滤泡样结构，结节大小不一，分布不均，互相融合，肿瘤细胞大小一致，形态单一，缺乏正常滤泡的套层、边缘区分带现象，也不见正常滤泡中的着色体吞噬细胞，正常淋巴滤泡内的中心细胞、中心母细胞分布有极性，即依照主要由中心细胞组成的暗区、由中心母细胞组成的明区、套区、边缘区方向指向边缘窦或表面黏膜抗原来源的方向，但在滤泡性淋巴瘤，中心细胞、中心母细胞随机分布，不存在极性。采用 CD21 可较清楚地显示滤泡样结构。CD21 标记滤泡树突状细胞是诊断的重要依据。滤泡型淋巴瘤整个滤泡内均有 CD21 阳性的滤泡树突细胞，随着滤泡扩大和级别提高，滤泡树突细胞网会越来越稀疏。在边缘区淋巴瘤，滤泡树突细胞只出现生发中心内，生发中心往往萎缩变小，而肿瘤细胞的范围内无论如何变化都不会出现 CD21 阳性的滤泡树突细胞。滤泡性淋巴瘤的病理报告必须包括组织学分级。滤泡性淋巴瘤的组织学分级与预后关系密切，分级时应至少选择不同滤泡的 10 个高倍视野进行中心母细胞计数，这些滤泡应有代表性，而不是只选择大细胞多的进行观察。在诊断报告中，应该对生长模式加以说明（表 6-8B）。

表 6-8B　滤泡性淋巴瘤的生长模式

生长模式	滤泡数量	备注
滤泡性	滤泡结构＞70％	
滤泡和弥漫性	滤泡结构为 25％～75％	说明各自大约所占百分比
局灶滤泡性	滤泡结构＜25％	
弥漫性	没有明显滤泡结构	

（欧海玲　王东关　赵文博）

参考文献

[1] Shum JW, Emmerling M, Lubek JE, et al. Parotid lymphoma: a review of clinical presentation and management[J]. Oral Surg Oral Med Oral Pathol Oral Radiol, 2014, 118(1): e1-5.

[2] Smith J, Wen F, Cao J, et al. Parotid gland follicular lymphoma lacking both cytoplasmic and surface light chains: a rare case[J]. Int J Clin Exp Pathol, 2014, 7(10): 7100-7104.

[3] 王东关. 结外淋巴瘤病理诊断学[M]. 天津：天津科技出版社，2012.

[4] Feinstein AJ, Ciarleglio MM, Cong X, et al. Parotid gland lymphoma: prognostic analysis of 2140 patients[J]. Laryngoscope, 2013, 123(5): 1199-1203.

[5] Noda M, Miyoshi N, Takada S, et al. Two cases of discordant lymphomas consisting of MALT lymphoma and follicular lymphoma [J]. Rinsho Ketsueki, 2011, 52(7): 540-545.

第九节　黏膜相关淋巴组织淋巴瘤

一、临床特征

涎腺的黏膜相关淋巴组织(mucosa-associated lymphoid tissue，MALT)淋巴瘤是起源于 MALT 的 B 细胞淋巴瘤，恶性程度较低。主要发生在成年人，偶尔发生于儿童和青年，发病年龄多在 55－65 岁，患者中女性稍多。发病率为 9～10/10 万。以往文献报道，多数涎腺 MALT 淋巴瘤发生在舍格伦综合征患者的淋巴上皮性涎腺炎的基础上，或者与其他自身免疫性病变相关，个别病例与自身免疫性疾病无关。舍格伦综合征和淋巴上皮性涎腺炎患者发生淋巴瘤的危险性较一般人群增加 44 倍，4%～7%患者发生淋巴瘤，这些淋巴瘤约 85%为 MALT 淋巴瘤。临床主要表现为单侧或双侧腮腺区肿块，有时可为其他涎腺部位肿块，无痛性或有轻度压痛，局部淋巴结也可受累。患者症状主要是受累及的涎腺持续性增大，发展较缓慢。患者可有桥本甲状腺炎、类风湿关节炎、系统性红斑狼疮等自身免疫性疾病的表现。可有单克隆性丙种球蛋白血症。影像学检查见涎腺增大，实性，边界尚清，超声显示不均匀回声或低回声结节。涎腺 MALT 淋巴瘤是一组惰性的低度恶性淋巴瘤，但随着病情的进展，可以转化为高度恶性的弥漫大 B 细胞淋巴瘤。

针对 MALT 淋巴瘤的治疗是综合性的，由于大部分 MALT 淋巴瘤与病原微生物感染相关，尤其是胃肠道 MALT 淋巴瘤、眼附属器 MALT 淋巴瘤等，因此抗感染治疗是所有治疗中的一线治疗方案。若抗感染治疗有效则可长期随访并定期复查是否复发，若治疗无效可考虑行放、化疗，靶向免疫治疗等其他治疗方式。晚期患者建议加用利妥昔单抗联合化疗的全身系统性治疗。MALT 淋巴瘤预后良好，5 年总生存率可达 90%，10 年生存率为 75%～80%。即使出现局部淋巴结受累甚至骨髓受累，也并不提示患者预后差。

二、病理特征

1. 肉眼观察　肿瘤多见于腮腺，也可见于其他大小涎腺，但较少。涎腺结节性增大，质地稍韧或软，切面灰黄色或灰白色，质地细腻，湿润，鱼肉状，有时见微囊结构，较少见出血坏死。

2. 显微镜检查　发生在腮腺的黏膜相关淋巴组织淋巴瘤可见淋巴上皮性涎腺炎背景，病变为不明显的结节状或弥漫性淋巴细胞样肿瘤细胞浸润，完全或部分破坏涎腺腺体结构。早期常保留涎腺小叶轮廓，但破坏腺泡（图 6-67）。肿瘤细胞沿叶间导管浸润蔓延（图 6-68），低倍镜观察见在近导管周围为胞质淡染的单核样瘤细胞，病灶外围为深染的淋巴样细胞，这是涎腺 MALT 淋巴瘤诊断的基本特点（图 6-69）。发生在淋巴上皮性涎腺炎的肿瘤，早期常显示单核样细胞样肿瘤细胞和中心细胞样肿瘤细胞围绕肌上皮岛形成“晕轮（halos）”结构。肿瘤细胞由单克隆增生的淋巴细胞，显示边缘区 B 细胞形态，中等偏小，胞质淡染，核小或中等大小，形

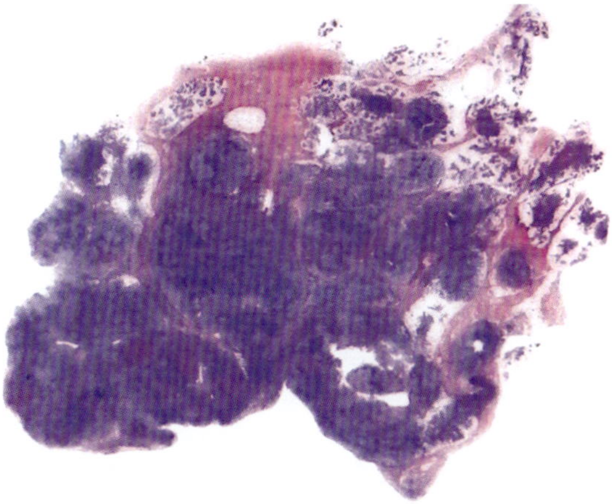

图 6-67　腮腺小叶轮廓尚完整，腺泡被增生的淋巴组织取代（HE×20）

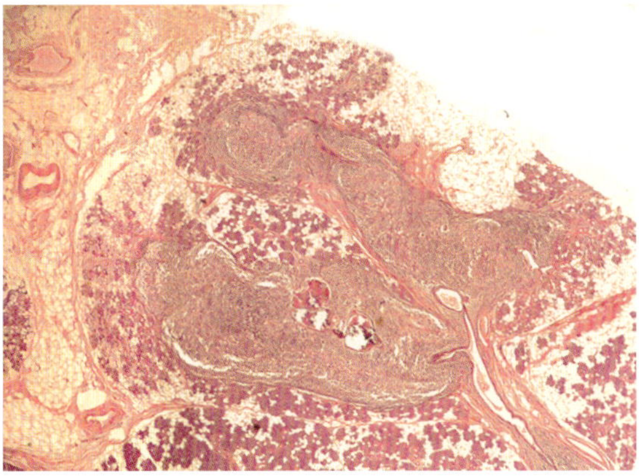

图 6-68　增生的淋巴组织沿小叶间导管分布（HE×40）

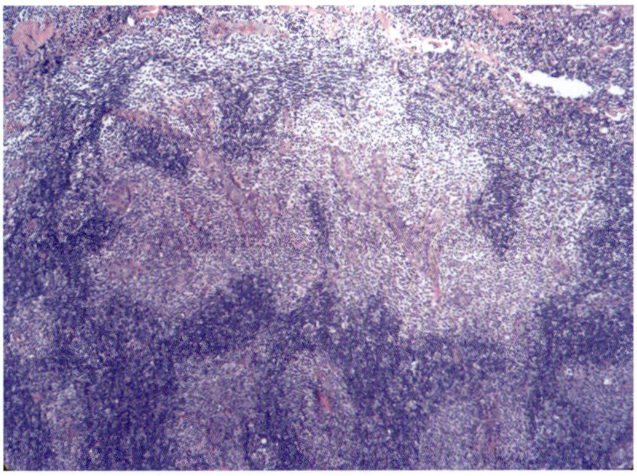

图 6-69　腮腺小叶破坏，淋巴瘤组织围绕小导管分布（HE×40）

状不规则或有切迹，染色质与成熟小淋巴细胞相比更稀少，无明显核仁（图 6-70）。这种肿瘤细胞类似生发中心的中心细胞，又称为中心细胞样细胞。肿瘤细胞还可呈单核细胞样。肿瘤中可见少量散在分布的、转化的母细胞（中心母细胞样、免疫母细胞样）。小淋巴细胞和分化的浆细胞也常可见到，有时浆细胞非常明显，浆细胞或淋巴浆细胞可见核内包涵体（Dutcher 小体）。瘤细胞可成簇（一般 3～5 个以上）浸润至导管和腺体上皮肌上皮之间（图 6-71），破坏腺体结构，形成淋巴上皮病变（lymphoepithelial lesion），这也是 MALT 淋巴瘤特征性的病理改变（图 6-72）。淋巴上皮病变的数量多少不一。涎

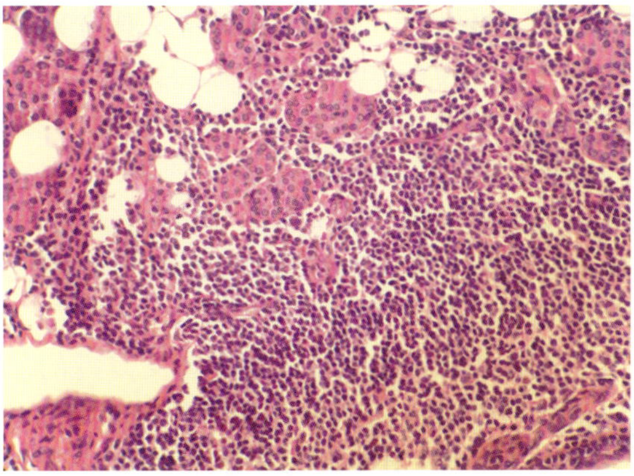

图 6-70　肿瘤细胞形态一致，破坏腮腺小叶（HE×200）

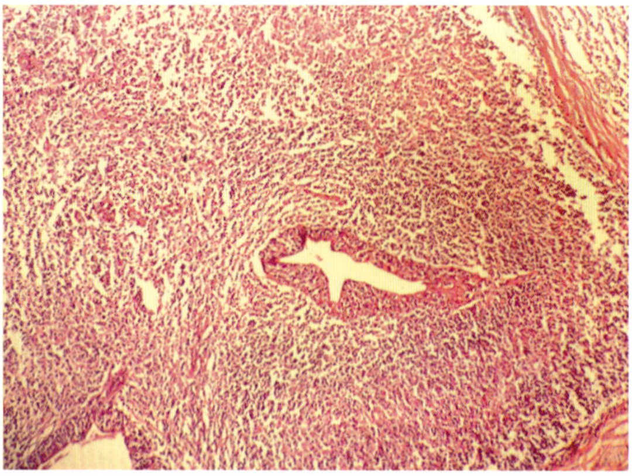

图 6-71 肿瘤组织破坏腮腺组织，淋巴细胞浸润导管上皮（HE×100）

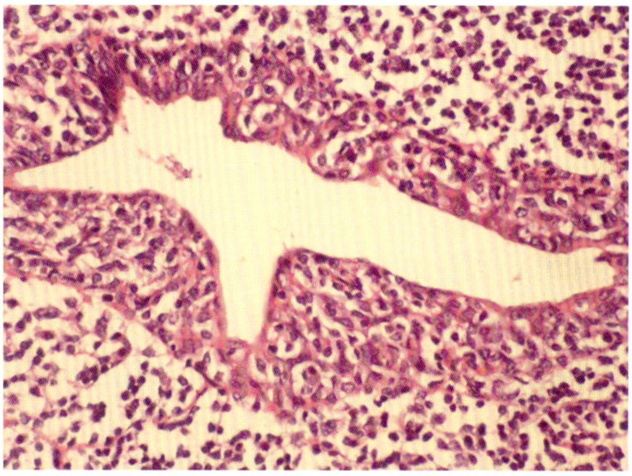

图 6-72 肿瘤细胞浸润残存的导管上皮，形成淋巴上皮病变（HE×400）

腺 MALT 淋巴瘤的淋巴上皮病变具有破坏性和周围出现宽大的透明细胞环特点。肿瘤细胞特异性植入反应性滤泡的生发中心，会形成模糊的结节状。随着病程的进展，病变中出现密集成簇或成片的大 B 淋巴细胞，恶性度也由低度恶性向高度恶性转化。MALT 淋巴瘤的有些病变常呈多灶性生长，这也是有些病例切除局部病变后又复发的原因。根据中心母细胞的多少，分低度恶性 MALT 淋巴瘤（其中心母细胞有少量或无）、中度恶性 MALT 淋巴瘤（其中心母细胞数量较多≥20％）和高度恶性 MALT 淋巴瘤（瘤细胞以中心母细胞、免疫母细胞为主）。

3. 免疫表型　肿瘤细胞表达 B 细胞标志物，CD20（图 6-73）、CD79a（图 6-74）、CD21、CD35、PAX-5 阳性，CD5、CD23、CD10、Bcl-2 阴性。

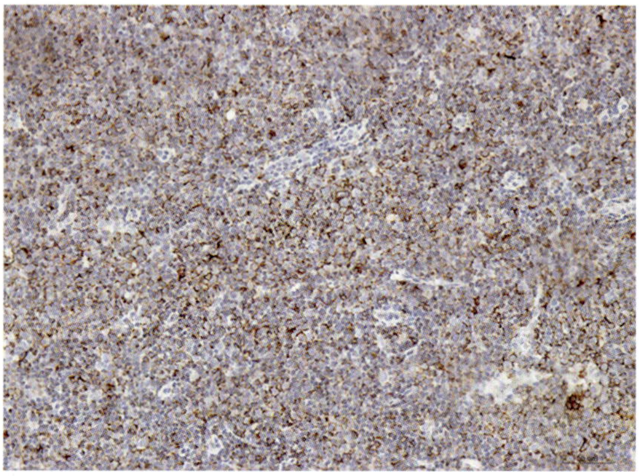

图 6-73 肿瘤细胞表达 CD20（EliVision 法×100）

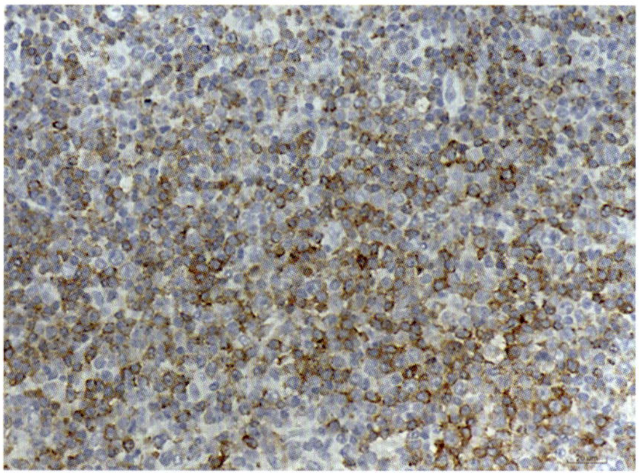

图 6-74 肿瘤细胞表达 CD79α（EliVision 法×400）

三、鉴别诊断

涎腺发生的 MALT 淋巴瘤要与淋巴上皮性涎腺炎鉴别，也要与小 B 细胞淋巴瘤鉴别，包括套细胞淋巴瘤、小淋巴细胞性淋巴瘤、滤泡性淋巴瘤，小细胞癌也可能需要进行鉴别诊断（表 6-9）。

表 6-9 涎腺结外边缘区淋巴瘤的鉴别诊断

主要肿瘤	临床特点	病理特点	免疫表型
MALT 淋巴瘤	主要发生在成年人，发病年龄多在 55—65 岁，患者中女性稍多。发生在舍格伦综合征患者淋巴上皮性涎腺炎的基础上，或者与其他自身免疫性病变相关，主要表现为单侧或双侧腮腺区肿块，有时可为其他涎腺部位肿块。肿瘤惰性	早期常显示单核样细胞样肿瘤细胞和中心细胞样肿瘤细胞围绕肌上皮岛形成“晕轮”结构。反应性淋巴滤泡周围和保存的套区外侧见肿瘤细胞浸润，肿瘤细胞弥漫分布或围绕生发中心呈环形分布。肿瘤细胞显示边缘区 B 细胞形态，类似生发中心的中心细胞，还可呈单核细胞样。肿瘤中可见少量散在转化母细胞。形成淋巴上皮病是重要特点	CD20、CD79a、CD21、CD35、PAX-5 阳性，CD5、CD23、CD10、Bcl-2 阴性
淋巴上皮性涎腺炎	多见于成年，60%～80% 见于女性。主要发生于腮腺，受累腺体弥漫肿大，硬，无痛或轻压痛	涎腺腺泡破坏，导管上皮和肌上皮增生，形成上皮肌上皮岛，大量淋巴细胞浸润，可见生发中心。增生的淋巴细胞处于不同分化阶段，多为分化成熟的淋巴细胞	淋巴细胞显示为非单克隆性，CD20、CD3 均有阳性细胞
套细胞淋巴瘤	临床表现为涎腺肿块，就诊时常有其他部位累及，预后较边缘区淋巴瘤差	由弥漫性或结节性增生的淋巴瘤细胞构成。淋巴瘤细胞小到中等大小，胞质较多，核型稍不规则，可有小裂，染色质簇状分布，核仁不明显，类似生发中心的小裂样中心细胞	表达全 B 细胞标记物及 CD5、CD43，cyclin D1 核阳性。CD21 标记可显示滤泡树突细胞网
小淋巴细胞性淋巴瘤	多见于成人，可无明显症状，可有疲劳、贫血、感染、肝脾大、淋巴结肿大	肿瘤细胞弥漫分布，可有假滤泡生长模式。瘤细胞小，核圆形，可有块状染色质，偶见核仁。可有小到中等大小的幼淋巴细胞、较大的副免疫母细胞	膜表达 IgM/IgD，CD20、CD22、CD5、CD79α 阳性
滤泡性淋巴瘤	平均发病年龄 60 岁。女性稍多见。淋巴结发生为主，可见于涎腺。半数存在骨髓受累	肿瘤呈滤泡生长模式，滤泡结构边界不清，套区变薄或消失，中心细胞、中心母细胞随机分布，缺乏可染小体巨噬细胞，可伴淋巴上皮病变	CD21、CD23 显示滤泡结构；CD19、CD20、CD79α 阳性，Bcl-2 阳性
小细胞癌	罕见。发病年龄多数超过 50 岁。男性稍多。临床表现为涎腺肿块，生长迅速，浸润广泛，常伴面瘫、开口受限	肿瘤无包膜，细胞小，核不规则，胞质较淋巴细胞稍多。黏附性高于淋巴瘤。巢状、片状分布，外围细胞可栅栏状排列，有时可见菊形团样结构	CK 特征性核旁点状阳性，S-100 蛋白、Syn、CgA 常阳性，LCA 阴性

四、诊断思路

1. 概述　MALT 淋巴瘤好发于成年人，中位年龄 61 岁，男女比为 1∶1.2，女性略多。本病可发生于任何结外部位，但以胃、肺、皮肤、眼附属器等较常见。发生在涎腺者较少见，但却是涎腺发生的主要非霍奇金淋巴瘤，按发病率排序依次为腮腺、颌下腺、舌下腺，也可发生于小涎腺，可以单发，也可能多发，可仅累及单侧，也可以为双侧发生。相对来说，涎腺非霍奇金淋巴瘤较少见，只占所有结外非霍奇金淋巴瘤的5%，占涎腺肿瘤的2%，其中最常见的类型是MALT淋巴瘤，另外较多见的类型是弥漫性大B细胞淋巴瘤、小B淋巴细胞淋巴瘤和非特异性外周T细胞淋巴瘤。涎腺淋巴瘤可以为原发性，也可能是淋巴结淋巴瘤蔓延而来。涎腺原发淋巴瘤应该指那些病变主体位于涎腺，累及涎腺实质的肿瘤，涎腺内的淋巴结应结构正常，没有肿瘤累及。淋巴结的淋巴瘤，尽管可以发生于涎腺区，但没有涎腺实质累及者，不应认为是涎腺原发。但实际工作中，有时难于确定原发部位。涎腺MALT淋巴瘤常发生于淋巴上皮性涎腺炎基础上，从患淋巴上皮性涎腺炎到发生淋巴瘤的时间，据报道为6个月至29年不等。及时治疗淋巴上皮性涎腺炎和其他自身免疫性疾病，对这些患者进行较有效的随访观察，对于及早发现涎腺MALT淋巴瘤会有一定的帮助。

2. *临床诊断思路*　涎腺发生的MALT淋巴瘤主要表现为受累涎腺区持续肿胀，临床症状缺乏特异性。涎腺的炎症和各种良恶性肿瘤都可有涎腺区肿胀、包块。但已知结外边缘区淋巴瘤患者多数有舍格伦综合征病史，可有桥本甲状腺炎、类风湿关节炎、系统性红斑狼疮等自身免疫性疾病，这些和其他肿瘤不同，具有提示意义。舍格伦综合征患者在临床多表现为干燥综合征，涎腺、泪腺等外分泌腺功能障碍，出现口干、眼干，口腔检查可见黏膜干燥，口底黏液池消失，舌背丝状乳头萎缩，舌表面光滑潮红，呈“镜面舌”外观。泪液分泌减少致患者少泪、无泪、畏光、眼异物感等。在对舍格伦综合征患者出现的涎腺区肿大，要有警惕，注意MALT淋巴瘤的可能。

3. *病理诊断思路*　黏膜MALT淋巴瘤组织形态学多样，缺乏特异性的免疫表型，病理诊断困难，目前主要是采用排除法诊断。黏膜MALT淋巴瘤是涎腺最多见的淋巴瘤类型，在诊断涎腺淋巴瘤时应首先考虑。涎腺MALT淋巴瘤具有一些形态学特点，肿瘤细胞呈单核细胞样、中心细胞样，较一致，另外在生发中心与肿瘤性的边缘区细胞之间可有套细胞残存，这是MALT淋巴瘤与套细胞淋巴瘤的重要鉴别点。淋巴上皮病变的存在也是边缘区淋巴瘤的特点，但必须想到，淋巴上皮性涎腺炎也具有淋巴上皮病变，不过淋巴上皮性涎腺炎的浸润淋巴细胞是非肿瘤性的，早期以T淋巴细胞为主，后期可多见B淋巴细胞、浆细胞，对难以鉴别的浸润细胞，免疫组化检查有帮助。近年来随着分子病理学技术的迅速发展，鉴别诊断手段也不断增多，如采用PCR(聚合酶链式反应)技术检测MALT淋巴瘤Ig基因重排，荧光原位杂交技术检测MALT淋巴瘤中IgH基因断裂以及t(11;18)(q21;q21)、t(1;14)(p22;q23)、t(14;18)(q32;q21)、t(3;14)(p14;q32)四种独特的染色体改变等。

（欧海玲　赵文博　王东关）

参考文献

[1] 王东关. 结外淋巴瘤病理诊断学[M]. 天津：天津科学技术出版社，2012.

[2] Khalil MO, Morton LM, Devesa SS, et al. Incidence of marginal zone lymphoma in the United States, 2001—2009 with a focus on primary anatomic site[J]. Br J Haematol, 2014, 165(1): 67-77.

[3] Takahashi T, Suzumiya J. Marginal zone B-cell lymphoma of mucosa-associated lymphoid tissue type (MALT lymphoma) [J]. Nihon Rinsho, 2014, 72(3): 493-498.

[4] Metikurke SH, Krishnappa R, Ramachar SM, et al. Primary malignant lymphoma of the parotid gland[J]. J Cancer Res Ther, 2012, 8(4): 641-643.

[5] Kojima M, Tsukamoto N, Yokohama A, et al.

B-cell lymphoma associated with Sjögren's syndrome among Japanese patients: a clinicopathologic and immunohistochemical study of 15 cases[J]. J Clin Exp Hematop, 2009, 49 (2):89-95.
[6] 林海月,王红霞,陈昊. MALT 淋巴瘤诊断进展[J]. 诊断病理学杂志, 2017, 33 (9): 1010-1012.
[7] 陆丹蕾,谢万灼. 黏膜相关淋巴组织淋巴瘤的发病机制及治疗策略[J]. 国际输血及血液学杂志,2017,40 (3):236-240.

第7章

甲状腺肿瘤WHO组织学分类概述

第一节　概　述

第四版WHO内分泌肿瘤分类于2017年出版，本版分类是在对甲状腺肿瘤病理学、临床生物学行为以及遗传学的新认识基础上进行修订的（表7-1）。其中将滤泡来源的肿瘤分为良性滤泡性肿瘤、交界性滤泡性肿瘤、乳头状癌、滤泡性癌、Hürthle细胞肿瘤、低分化癌、未分化癌等，重新定义和归类了部分甲状腺肿瘤或肿瘤类型，进一步明确部分肿瘤的诊断标准。主要包括以下几个方面：

表7-1　WHO(2017)甲状腺肿瘤组织学分类

1. 甲状腺癌(thyroid carcinoma)	
1.1 乳头状癌(papillary carcinoma)	8260/3*
1.2 滤泡癌(follicular carcinoma)	8330/3
1.3 低分化癌(poorly differentiated carcinoma)	8337/3
1.4 间变性癌(anaplasticb carcinoma)	8020/3
1.5 鳞状细胞癌(squamous cell carcinoma)	8070/3
1.6 黏液表皮样癌(mucoepidermoid carcinoma)	8430/3
1.7 伴嗜酸细胞增多的硬化型黏液表皮样癌(sclerosing mucoepidermoid carcinoma with eosinophilia)	8430/3
1.8 黏液癌(mucinous carcinoma)	8480/3
1.9 髓样癌(medullary carcinoma)	8345/3
1.10 混合性髓样和滤泡细胞癌(mixed medullary and follicular cell carcinoma)	8346/3
1.11 伴胸腺样分化的梭形细胞肿瘤(spindle cell tumour with thymus-like differentiation)	8588/3
1.12 甲状腺内胸腺癌(intrathroid thymic carcinoma)	8589/3
2. 甲状腺交界性肿瘤(borderline tumoues)	
2.1 玻璃样梁状肿瘤(hyalinizing trabecular tumor)	8336/1*
2.2 其他包裹性滤泡性肿瘤(other follicular tumours)	
2.2.1 恶性潜能未定的滤泡性肿瘤(FT-UMP)	8335/1*
2.2.2 恶性潜能未定的高分化肿瘤(WT-UMP)	8348/1*

（续　表）

2.2.3 具有乳头状癌细胞核特点的非浸润甲状腺滤泡性肿瘤（NIFTP）	8349/1*
3. Hürthle 细胞肿瘤（Hürthle cell tumours）	
3.1 Hürthle 细胞腺瘤（Hürthle cell adenoma）	8290/0
3.2 Hürthle 细胞腺癌（Hürthle cell adenimocacinama）	8290/3
4. 淋巴造血系统肿瘤（haematolymphold tumours）	
4.1 原发性淋巴瘤 （primary lymphoma）	
4.2 滤泡树突状细胞肉瘤（follicular dendritic cell sarcoma）	9758/3
4.3 朗格汉斯细胞组织细胞增生症（Langerhans cell histiocytosis）	9751/3
5. 甲状腺其他肿瘤（other thyroid tumous）	
5.1 畸胎瘤（teratoma）	
5.2 异位胸腺瘤（ectopic thymoma）	8580/3
5.3 血管肉瘤（angiosarcoma）	9120/3
5.4 平滑肌肿瘤（smooth muscle tumours）	
5.5 外周神经鞘肿瘤（peripheral nerve sheath tumours）	
5.6 副神经节瘤（paraganglioma）	8693/3
5.7 孤立性纤维性肿瘤（solitary fibrous tumour）	8815/1
6. 继发性肿瘤（secondary tumours）	

* 国际肿瘤分类（ICD-O）和医学系统性命名。生物学行为编号/0 为良性肿瘤，/1 为非特异性、交界性或不确定性生物学行为，/2 为原位癌和上皮内瘤变 3 级，/3 为恶性肿瘤。* 代表 IARC/WHO 协会新证实的形态学编码。

一、滤泡性腺瘤

滤泡性腺瘤是一种显示甲状腺滤泡细胞分化、无甲状腺乳头状癌核特征的、良性、有包膜和非浸润性肿瘤（图7-1～图7-3），要与甲状腺结节性增生内的增生性结节鉴别。除了典型的滤泡性腺瘤外，还有高功能性腺瘤、滤泡性腺瘤伴增生、脂肪腺瘤、滤泡性腺瘤伴奇异核、印戒细胞滤泡性腺瘤、透明细胞滤泡性腺瘤、梭形细胞滤泡性腺瘤和黑色滤泡性腺瘤 8 种亚型。其中滤泡性腺瘤增加的 2 种

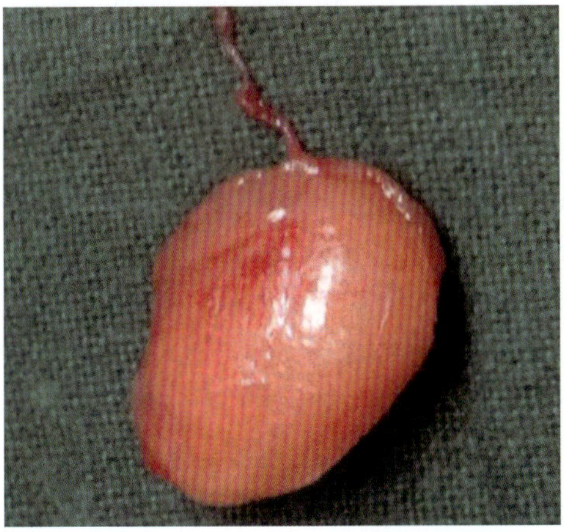

图 7-1　甲状腺腺瘤，示完整的包膜

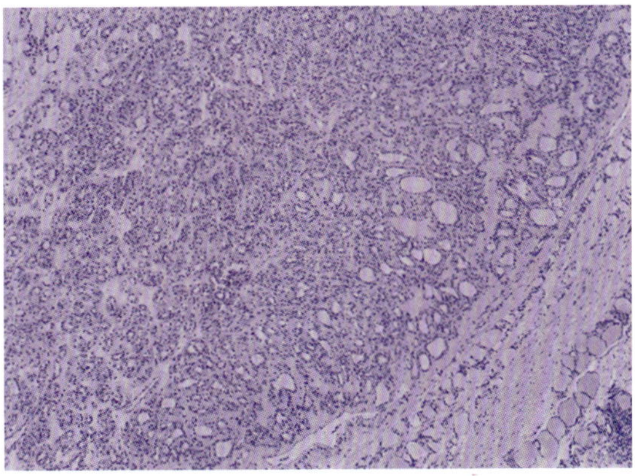

图 7-2　甲状腺腺瘤，示包膜内滤泡细胞团（HE×100）

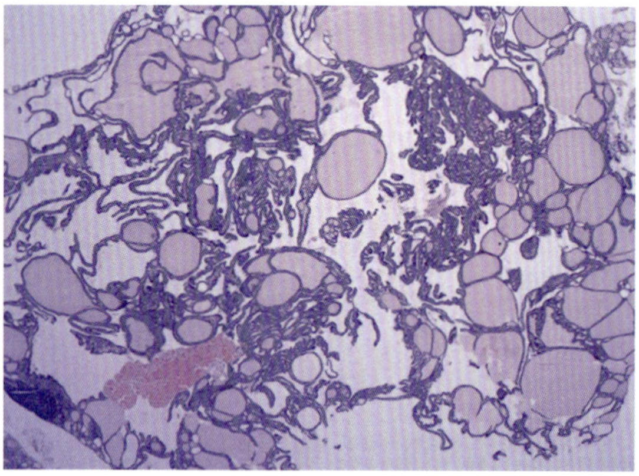

图 7-3　滤泡性腺瘤，示乳头状增生（HE×40）

变异型分别为梭形细胞滤泡性腺瘤和黑色滤泡性腺瘤。前者主要由表达 CK TG 及 TTF-1 的梭形细胞构成，CT 呈阴性；而后者见于经米诺环素治疗的患者，大体检查肿瘤黑色，镜下胞质内色素沉积。以前分类中的胎儿性腺瘤（图 7-4）和黏液性滤泡腺瘤在 2017 年新版 WHO 分类中之所以未被独立地列出，是因为这些形态结构只表明经典型腺瘤形态学异质性，作为一种独特的排列方式而存在，不属于变异型。变异型是指肿瘤具有相同起源及特定的组织学改变，与临床预后有一定的相关性，尽管表现为组织形态的异质性，但仍属于某一明确病种的一部分，治疗上可能存在个体差异，但总体方案差异不明显。

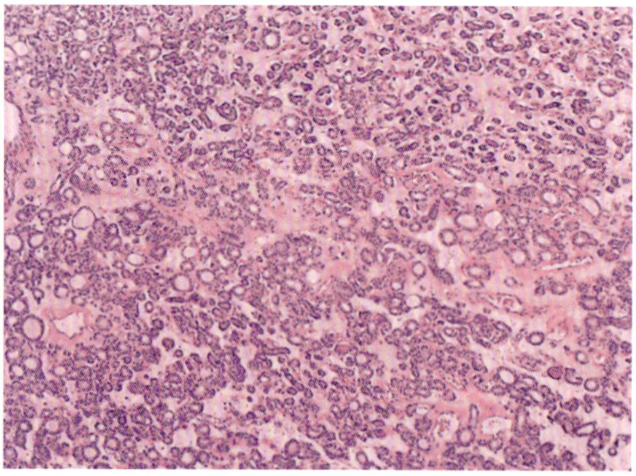

图 7-4　甲状腺腺瘤，以往所谓的胎儿型（HE×100）

二、乳头状癌

甲状腺乳头状癌是最常见的内分泌恶性肿瘤，由具有独特生物学行为的 15 种不同亚型组成。在确定的这 15 种亚型中，以普通型、微小乳头状癌（见本章第二节）、包裹型、滤泡型（见本章第三节）、弥漫硬化型和高细胞型相对常见，而其他亚型比较少见（见本章第四节）。

三、交界性甲状腺滤泡性肿瘤

交界性甲状腺滤泡性肿瘤为 2017 年版新增的一组滤泡性肿瘤，包括了恶性潜能未定的滤泡性肿瘤、恶性潜能未定的高分化肿瘤和伴乳头状癌核特征的非浸润性甲状腺滤泡性肿瘤，其中透明变梁状肿瘤在 2004 年 WHO 分类中被归为良性肿瘤，其 ICD-O 编码为 0，而在新版 WHO 分类中被重新认定为交界性肿瘤（见第五节）。

四、Hürthle 细胞肿瘤

新分类将 2004 年版中的嗜酸细胞肿瘤从滤泡性肿瘤中剔除，成为一组独立的病变，肿瘤是由嗜酸性细胞组成，肿瘤细胞胞质颗粒状，细胞核大，位于中央，核仁明显。术语 Hürthle 比“嗜酸细胞”更常用。因此，新分类中采用了 Hürthle 细胞肿瘤，鉴于其临床、病理和分子谱与滤泡性肿瘤不同，因此，新版 WHO 分类将嗜酸细胞肿瘤从滤泡性肿瘤中单独分出来，包括了 Hürthle 细胞腺瘤和 Hürthle 细胞腺癌。但要注意的是甲状腺乳头状癌仍有嗜酸细胞亚型，不属于嗜酸细胞肿瘤。

研究发现，Hürthle 细胞肿瘤具有较高水平的自噬发生，提示发病可能与基本自噬增加有关。嗜酸性成分所占比例需＞整个肿瘤的 75%，若肿瘤仅含少量嗜酸细胞，应诊断为甲状腺肿瘤伴 Hürthle 细胞分化特征。肉眼观察，Hürthle 细胞肿瘤呈棕褐色，可见钙化及梗死。腺瘤的包膜薄，而癌相对较厚。镜下观察，与非 Hürthle 细胞肿瘤相比，嗜酸性胞质肿胀呈球形，以至于胞核显得相对较小。分子生物学研究发现，与非 Hürthle 细胞肿瘤相比，该种肿瘤细胞有丰富的线粒体和较高的线粒体 DNA 突变频率。而且，这些肿瘤有不同于其他常见甲状腺肿瘤的基因谱，转录组标记符合 Wnt/β-catenin 和 PI3K-Akt-mTOR 通路的活化。与滤泡性肿瘤比较，它们有较低的 RAS 突变和较高的 PAX8/PPARG 重排。另外，在 Hürthle 细胞肿瘤中常见异倍体。Hürthle 细胞肿瘤（腺瘤/癌）的临床、病理和分子谱不同于滤泡性腺瘤/癌，证明了其可以作为一种独立的疾病。不同于滤泡癌，Hürthle 细胞癌能够扩散到颈部淋巴结。Hürthle 细胞癌的预后被认为与血管侵犯的范围有关。像其他滤泡性肿瘤一样，Hürthle 细胞可向间变型癌转化。①Hürthle 细胞腺瘤：包膜完整，缺乏包膜和（或）血管侵犯的非浸润性 Hürthle 细胞肿瘤（图 7-5～图 7-6）；②Hürthle 细胞癌：具有包膜和（或）血管侵犯的 Hürthle 细胞肿瘤（图 7-7～图 7-14）。Hürthle 细胞癌较常见于男性，患者发病年龄比乳头状癌和滤泡癌晚。患者平均年龄 57 岁，与普通型滤泡癌相比，患者年龄更大，体积更大，分级更高，而生存率更低，5年生存率仅20%～40%。常有

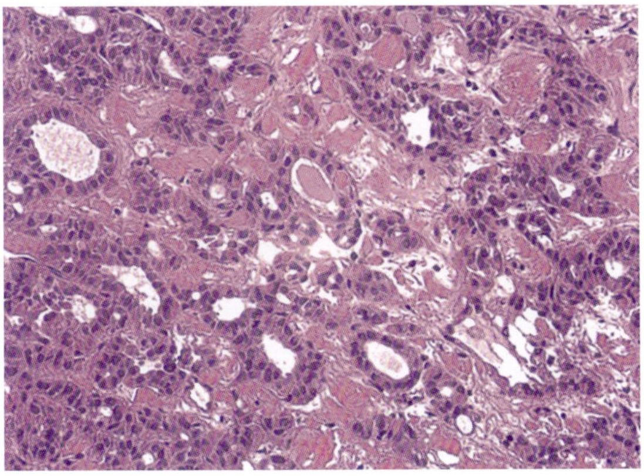

图 7-5　Hürthle 细胞腺瘤，示肿瘤细胞胞质丰富，胞质内富含嗜酸性颗粒（HE×400）

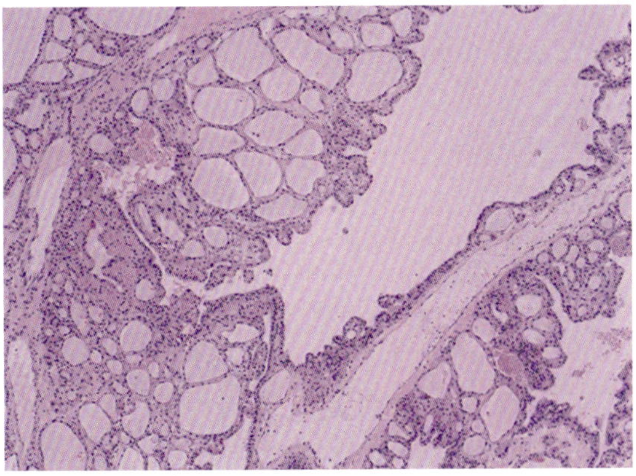

图 7-6　Hürthle 细胞腺瘤，示乳头状结构（HE×100）

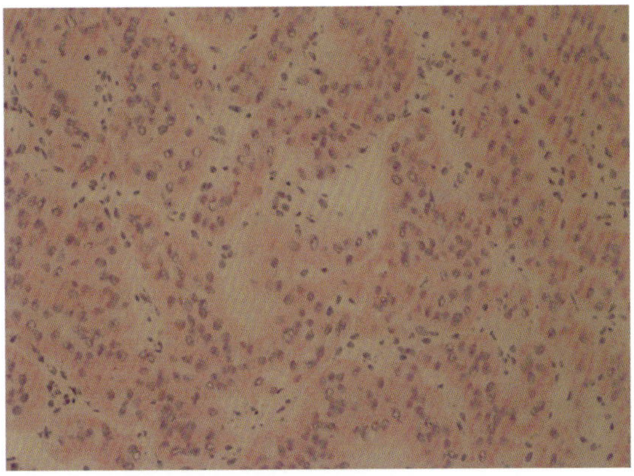

图 7-7　Hürthle 细胞癌的冰冻切片，示瘤细胞胞质呈嗜酸性（HE×100）

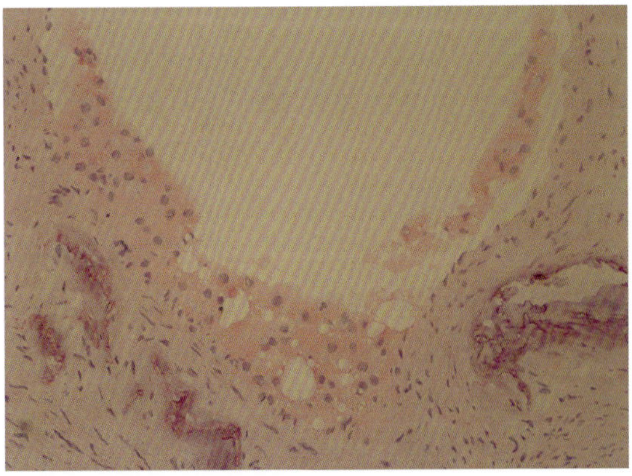

图 7-8　Hürthle 细胞癌的冰冻切片，示瘤细胞浸润血管（HE×100）

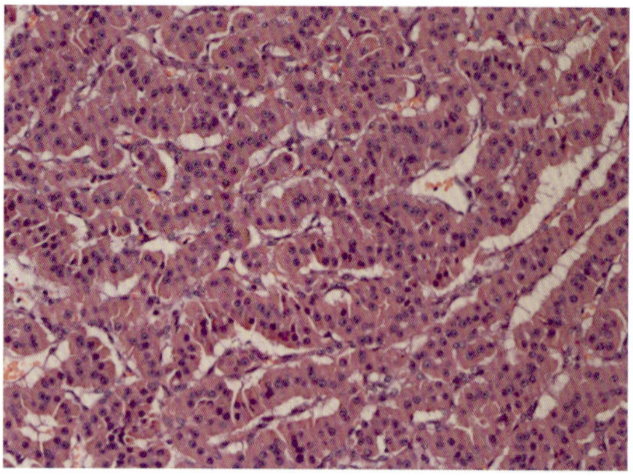

图 7-9　Hürthle 细胞癌的常规切片，可见瘤细胞胞质嗜酸，有异型性（HE×200）

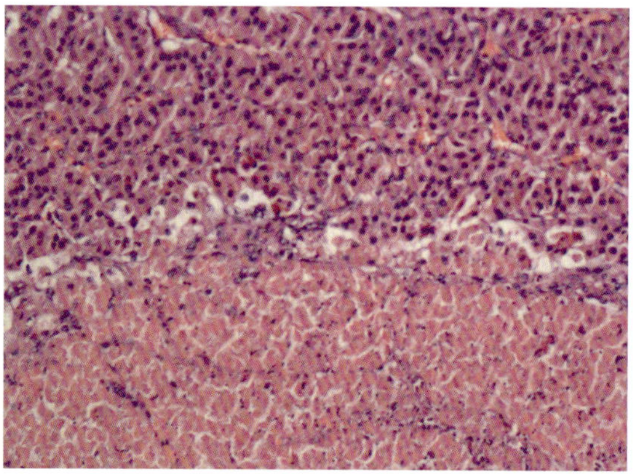

图 7-10　Hürthle 细胞癌的常规切片，可见坏死（HE×200）

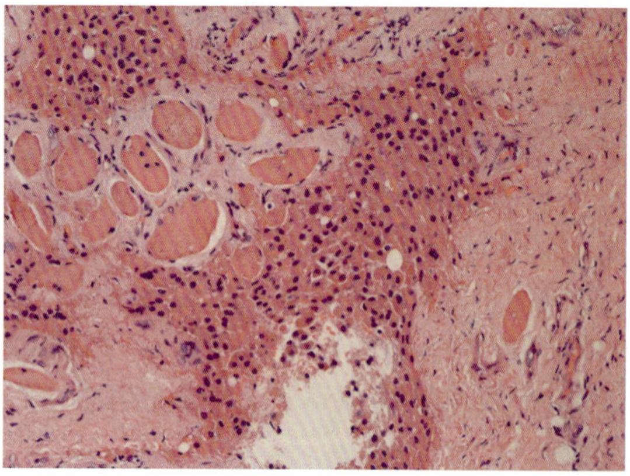

图 7-11　Hürthle 细胞癌的常规切片，肿瘤组织侵犯周围正常甲状腺组织（HE×200）

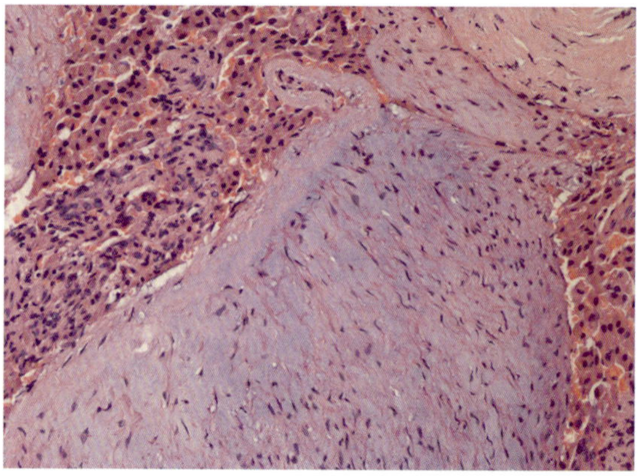

图 7-12　Hürthle 细胞癌的常规切片，肿瘤细胞侵犯神经（HE×200）

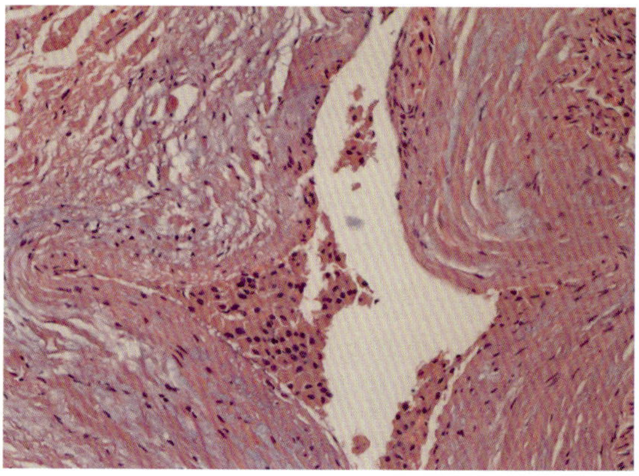

图 7-13　Hürthle 细胞癌的常规切片，肿瘤细胞侵犯包膜内血管（HE×200）

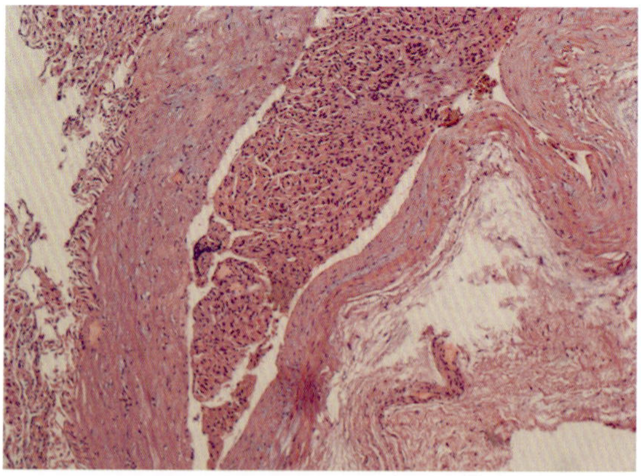

图 7-14　Hürthle 细胞癌的常规切片，肿瘤组织在血管内形成癌栓（HE×200）

邻近甲状腺组织浸润，周围形成卫星结节，可发生颈部的淋巴结转移，应常规行第Ⅵ组淋巴结切除。对放射性碘治疗不敏感，术后可辅助放疗。

五、低分化癌

低分化癌是一种滤泡细胞来源的肿瘤，形态学和生物学行为介于分化型（滤泡癌和乳头状癌）和间变性癌之间。甲状腺低分化癌由于其内含有微滤泡、境界清楚的实性巢或“小岛”组成，有时被称为岛状癌（图 7-15）。WHO（2017）甲状腺肿瘤分类采用了 2006 年《都灵提议》制定的诊断标准：①滤泡细胞来源的癌的诊断（根据常规标准）；②实性、岛状和梁状生长方式；③缺乏甲状腺乳头状癌的普通核特征（图 7-16）；④至少出现以下 3 种形态学特征之一：卷曲的核（如乳头状癌的“去分化”核特征）；核分裂象为≥3 个/10HPF（图 7-17）；或肿瘤性坏死。所谓的卷曲的核或纡曲核，指的是核稍小，外形多轻度不规则似葡萄干样，较一致，染色质深染且均匀分布，无核内包涵体，几乎见不到核沟，现在认为这是甲状腺乳头状癌的部分去分化表现。坏死为凝固性坏死，坏死灶常位于实性细胞巢或细胞岛的中心，而且边界往往清楚。现在的问题在于到底肿瘤中含有多少低分化癌成分时才能诊断甲状腺低分化癌，有的学者提出当梁状、实性和岛状的生长区域仅是肿瘤的一部分，其余为乳头状癌或滤泡癌时，则以梁状、实性和岛状的生长区域占肿瘤组织的 50%为分界线。但部分学者认为 10%的梁状、实性和岛状的生长区域就有意义。

低分化甲状腺癌中可有多个突变，其中包括一些发生于分化型甲状腺癌中的基因突变。基因组学研究也显示低分化癌中的突变负荷介于分化型甲状腺癌和间变性癌之间。而且，该肿瘤的 miRNA 谱也不同于分化型甲状腺癌和间变性癌。

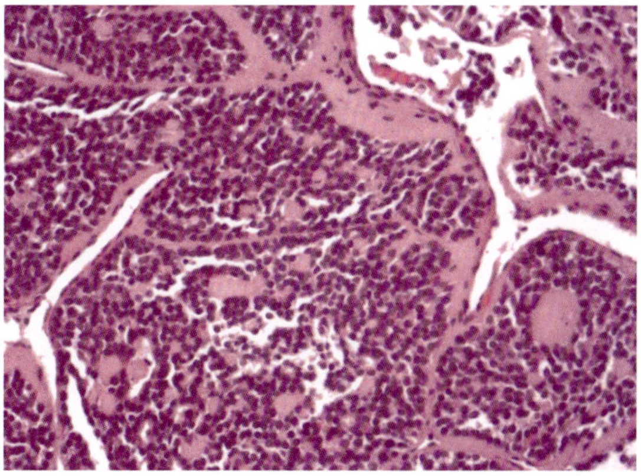

图 7-15　甲状腺低分化癌，示岛状结构（HE×200）

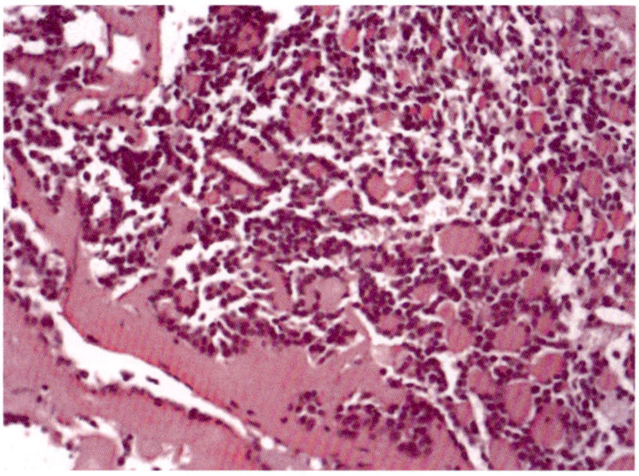

图 7-16　甲状腺低分化癌，滤泡样结构，缺乏乳头状癌核特征（HE×200）

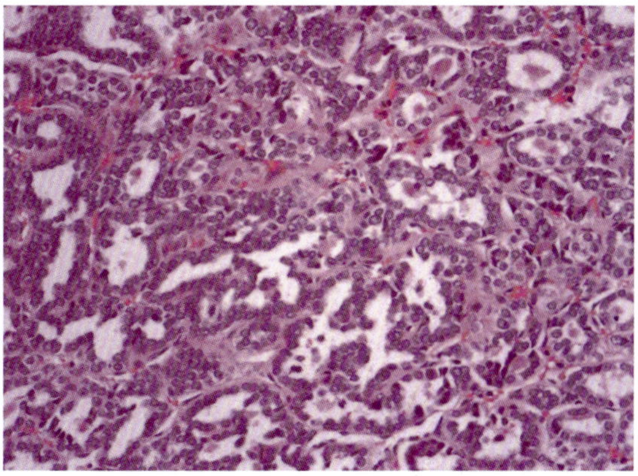

图 7-17　甲状腺低分化癌，细胞异型性明显，可见核分裂（HE×200）

六、间变性甲状腺癌

间变性甲状腺癌在甲状腺癌中恶性程度最高，1 年生存率仅 10%～20%。30%～40%发生转移，多转移至肺、骨及脑，病死率>90%。是由未分化的甲状腺滤泡细胞组成的肿瘤。间变性甲状腺癌可新发或从分化型癌转化而来。镜下为未分化的滤泡上皮，可见明显的坏死(图 7-18)。可分为 3 种结构：巨细胞(图 7-19)、肉瘤样(图 7-20)和上皮样。癌细胞表达 CK，而 TTF-1 通常阴性，但 PAX-8 可见于约 50%病例。因此，PAX-8 可用于证实癌为甲状腺来源。间变性甲状腺癌的遗传学谱系复杂，伴有多个基因学改变，最常见的突变基因是 p53。如果发生 p53 基因突变，表明癌发生去分化。

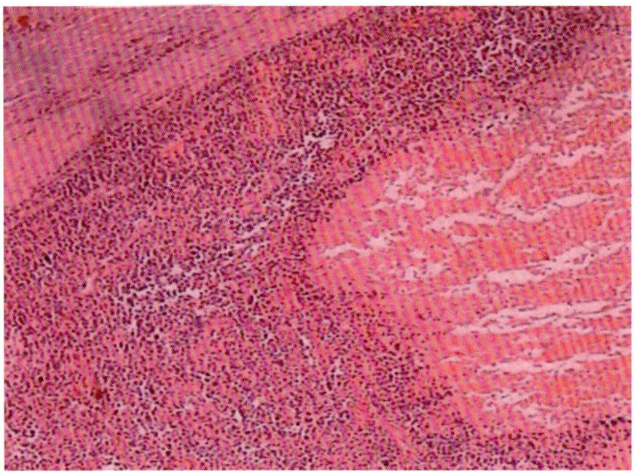

图 7-18　甲状腺间变性癌，示凝固性坏死(HE×40)

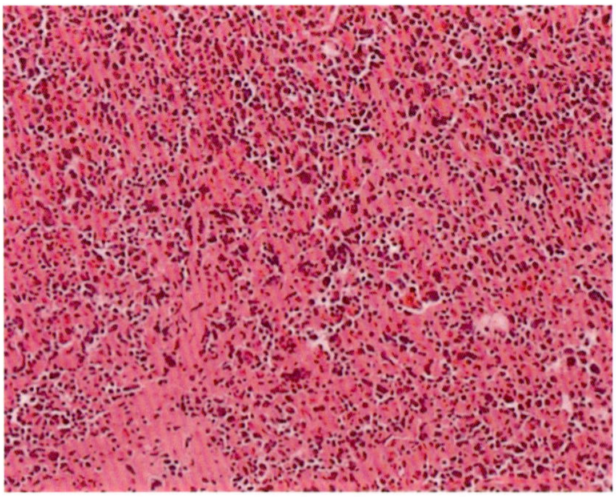

图 7-19　甲状腺间变性癌，示破骨样巨细胞(HE×40)

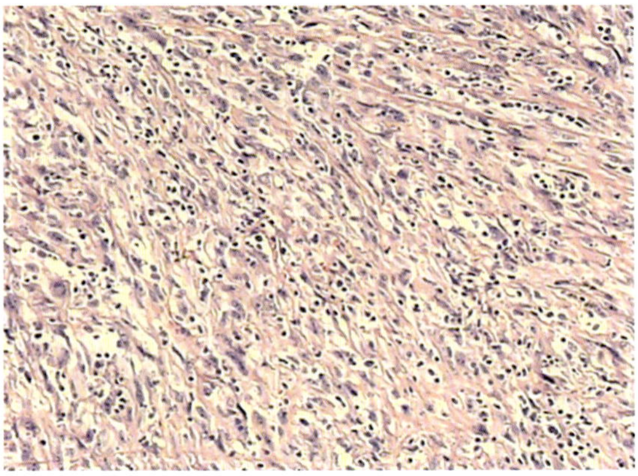

图 7-20　甲状腺间变性癌肉瘤型，示瘤细胞呈梭形，呈肉瘤样改变，其内可见淋巴细胞浸润(HE×200)

当遇到肉瘤样形态的甲状腺病变时，需首先考虑间变性甲状腺癌。一经诊断，所有的间变性甲状腺癌均被认定为Ⅳ期，又分为 T4A(局限于甲状腺)及 T4B(在任何程度上延伸到甲状腺外)。间变性甲状腺癌与鳞状细胞癌的形态学鉴别意义不大，但要求与头颈部或其他部位的鳞状细胞癌直接蔓延、累及或转移性至甲状腺相鉴别。PAX-8 在 50%的间变性甲状腺癌及 92%鳞状细胞癌中阳性，而在头颈部的其他鳞状细胞癌中不表达。

七、其他上皮性肿瘤

其他上皮性肿瘤包括

(1)涎腺型肿瘤：①黏液表皮样癌：是一种具有惰性生物学行为的低级别恶性肿瘤(图 7-21)。该肿瘤表达 PAX-8 和 TTF-1。而且，表皮样细胞和导管基底细胞表达 P63。②硬化性黏液表皮样癌伴嗜酸性粒细胞增多症：是一种显示表皮样和腺样分化、以及表现为硬化性间质伴嗜酸性粒细胞和淋巴细胞浸润的恶性上皮性肿瘤(图 7-22)。该肿瘤最初认为是低级别肿瘤。然而,最近的研究发现其有潜在的侵袭性行为,伴甲状腺外扩散和远处转移。与表达 PAX-8 和 TTF-1 的黏液表皮样癌有诸多不同,例如硬化性黏液表皮样癌伴嗜酸细胞增多症,常见神经周围侵犯和伴有慢性淋巴细胞性甲状腺炎(桥本甲状腺炎),而很少伴发乳头状甲状腺癌,免疫组化染色显示硬化性黏液表皮样癌伴嗜酸细胞增多症者 TG 通常阴性,TTF-1 约半数阴性。

(2)黏液性癌:是一种恶性上皮性肿瘤,

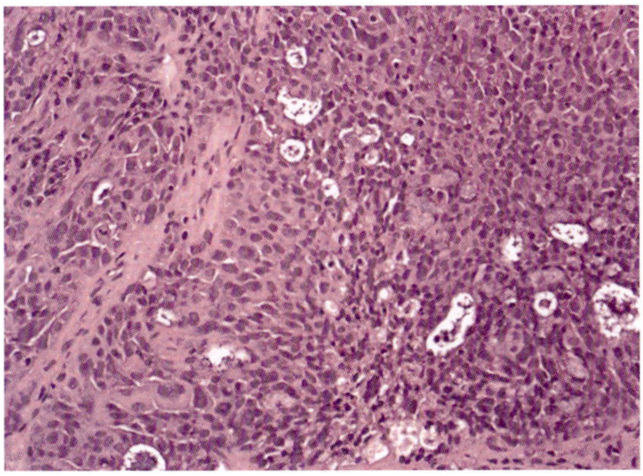

图 7-21　甲状腺黏液表皮样癌,示表皮样细胞、黏液样细胞及纤维间质构成(HE×200)

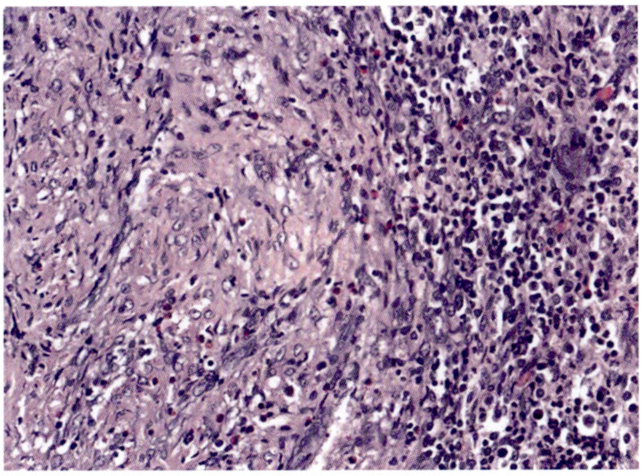

图 7-22　甲状腺黏液表皮样癌伴嗜酸性粒细胞增多,示肿瘤细胞周围嗜酸性粒细胞及淋巴细胞浸润(HE×200)

特征性表现为肿瘤细胞群被广泛的细胞外黏液围绕。肿瘤细胞表达 PAX-8 和 TTF-1。主要的鉴别诊断是转移性癌和其他能产生黏液的甲状腺原发肿瘤。黏液癌预后非常差。

(3)显示胸腺样分化的梭形上皮性肿瘤:显示胸腺样分化的梭形上皮性肿瘤的特征为小叶状结构和两种细胞成分组成,后者为梭形上皮细胞与腺样结构混合。肿瘤细胞表达高分子量角蛋白和 CK7,不表达 TTF-1 和 CD5。该肿瘤必须与滑膜肉瘤、转移性梭形细胞癌和异位性胸腺瘤鉴别。它是一种缓慢生长的肿瘤,预后好。

(4)甲状腺内胸腺癌:旧版称为显示胸腺样分化的癌,该肿瘤细胞常表达 CD5、P63、CD117、P53、BCL-2、Calretinin 及 CK,不表达 TTF-1、CT 及 LCA。Ki-67 增殖指数为 10%～30%。

八、非上皮性肿瘤

这些肿瘤包括副神经节瘤、周围神经鞘膜肿瘤(神经鞘瘤、恶性周围神经鞘膜瘤)、血管性肿瘤(血管瘤、淋巴管瘤和血管肉瘤)、平滑肌肿瘤(平滑肌瘤和平滑肌肉瘤)、孤立性纤维性肿瘤、组织细胞肿瘤(Langerhans 细胞组织细胞增生症、Rosai-Dorfman 病和滤泡树突状细胞肉瘤)、生殖细胞肿瘤、淋巴瘤和畸胎瘤。所有这些肿瘤均罕见。与上一版比较,变化部分包括:①原发性甲状腺淋巴瘤应与桥本甲状腺炎等鉴别。最常见的是弥漫大 B 细胞性淋巴瘤(图 7-23～图 7-25),其次为黏膜相关淋巴组织结外边缘区淋巴瘤和滤泡性淋巴瘤。黏膜相关淋巴组织结外边缘区淋巴瘤常显示广泛的浆细胞样分化,易误认为浆细胞瘤。而真正的甲状腺浆细胞瘤罕见,故新版予以删除。局限性甲状腺淋巴瘤预后较好,临床随访即可。②滤泡树突状细胞肉瘤:上一版称为“滤泡树突状细胞肿瘤”,是一种起源于滤泡树突细胞的罕见肿瘤,常侵犯淋巴结和头颈部软组织,且肿瘤细胞可

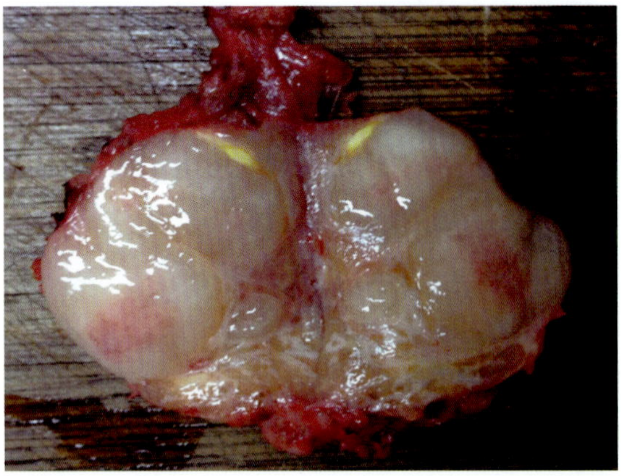

图 7-23　甲状腺弥漫性大 B 细胞淋巴瘤大体表现所见，切面灰白均质，鱼肉样状

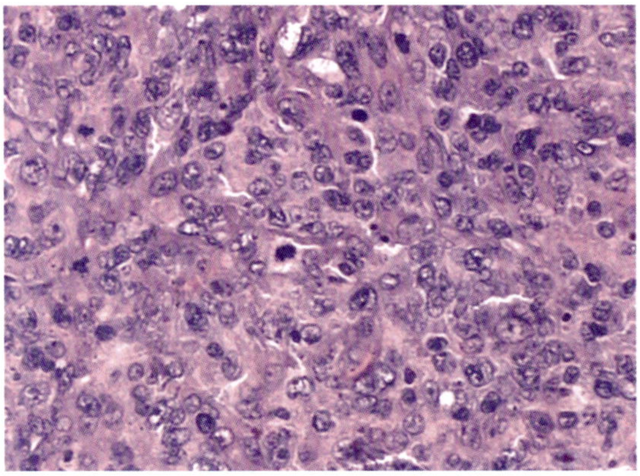

图 7-24　甲状腺弥漫性大 B 细胞淋巴瘤，示肿瘤细胞异型性明显（HE×200）

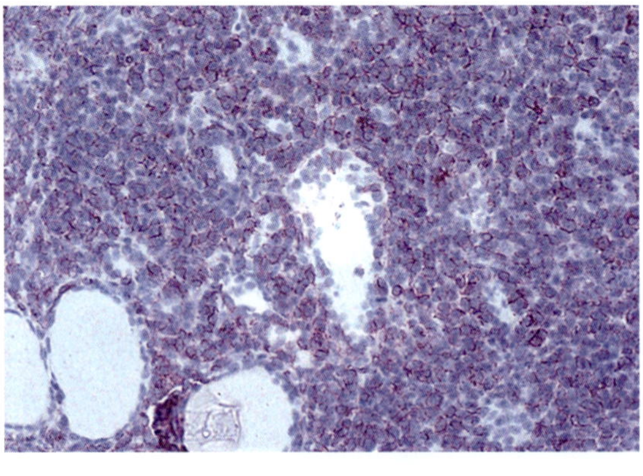

图 7-25　甲状腺弥漫性大 B 细胞淋巴瘤，免疫组化标记示肿瘤细胞 CD20 阳性（HE×200）

呈现核沟、核内假包涵体等病理特征，因此也需与 PTC 进行鉴别。资料显示其复发率及转移率分别为 28%和 27%。③生殖细胞肿瘤（GCT）：GCT 由上一版的“畸胎瘤”扩展而来并分级。2017 年版分为成熟性畸胎瘤（0～1 级）、未成熟性畸胎瘤（2 级）及恶性畸胎瘤（3 级）。1 级伴有限的未成熟神经外胚层组织，仅 1 个低倍视野（40×）可见胚胎性成分；2 级被证实为良性肿瘤伴 2～3 个低倍视野见到局灶未成熟组织；属于交界性；3 级为恶性，>4 个低倍视野包含未成熟组织伴核分裂及细胞非典型，若出现胚胎性癌及卵黄囊瘤成分，也归于 3 级。GCT 预后取决于患者年龄、肿瘤大小、未成熟组织程度。一般青春期前婴幼儿多为 0～2 级，而青春期后往往为 3 级，约 30%发生复发或转移。④神经节瘤：可能来自喉下副神经节。2017 年版 WHO 分类将其归为恶性，ICDO 编码由 8693/1 变为 8693/3，有利于病理诊断，减轻了与髓样癌等鉴别的压力，尤其术中冷冻病理检查。神经节瘤镜下呈巢状或小梁状排列，局部呈实性，这些巢团被纤维结缔组织分割成小叶状，形成器官样结构，细胞圆形、多面形到梭形，颗粒状胞质中等嗜酸或嫌色，核圆形、卵圆形，染色质细腻，偶见双核或深染，但并不代表恶性。核分裂不常见，免疫组化标记显示 S-100 蛋白阳性的支持细胞出现在巢外周或与主细胞交错排列。手术切除即可，但需要随访，因为少数病例可发生转移。⑤朗格汉斯细胞组织细胞增生症：2017 年版 WHO 分类将朗格汉斯细胞组织细胞增生症归于恶性，其 ICDO 编码也从 8751/1 改为 8751/3。原发于甲状腺的朗格汉斯细胞组织细胞增生症常表现为孤立性结节，镜下常伴有嗜酸性粒细胞浸润。虽可见核异型和核分裂，但缺乏甲状腺乳头状癌的核特征，可出现核沟，系统性朗格汉斯细胞组织细胞增生症累及甲状腺预后不佳，但原发于甲状腺的孤立性病变，术后无进展。⑥孤立性纤维性肿

瘤:2017 年版 WHO 分类将其生物学行为归为交界性,ICDO 编码 8815/0 改为 8815/1。已经明确是一种涉及 STAT6 基因易位相关性肿瘤,免疫组化检测 STAT6 可用于诊断。孤立性纤维性肿瘤可浸润甲状腺周围组织,若出现显著的细胞非典型,核分裂象>5/10HPF,需考虑恶性。

九、透明变梁状肿瘤

透明变梁状肿瘤的国际疾病分类(ICD-0)编码由 0 变为 1。甲状腺透明变梁状肿瘤包膜相对完整。高倍镜下可见肿瘤细胞排列以条索状为主,肿瘤细胞主要为长型细胞,细胞间有透明样变物质;细胞核长型,长轴与梁状结构几乎垂直,细胞核可见核沟,核内包涵体不易找到。此肿瘤略好发于甲状腺右叶,未见 RAS 和 BRAF 突变。预后好,几乎所有病例均显示良性过程。与乳头状甲状腺癌鉴别诊断:主要是甲状腺透明变梁状肿瘤细胞内有透明变物质,PAS 染色呈阳性。与甲状腺滤泡性腺瘤的鉴别诊断:甲状腺透明变梁状肿瘤的细胞核有核沟和包涵体,另外细胞质内有透明变物质;而甲状腺滤泡性腺瘤的细胞核通常呈圆形或者椭圆形,无甲状腺透明变梁状肿瘤细胞核的特征。与其他肿瘤的免疫表型特征不同,甲状腺透明变性梁状肿瘤细胞膜通常呈 Ki-67 膜强阳性(详见本章第五节)。

十、继发性肿瘤

继发性肿瘤是邻近器官恶性肿瘤通过直接扩散或非甲状腺部位器官的恶性肿瘤通过血管播散至甲状腺内的肿瘤。癌转移到甲状腺可能伴随破坏性甲状腺炎。喉部鳞状细胞癌是最常见的通过直接扩散到甲状腺的继发性肿瘤。肾、肺、乳腺或结肠癌血行转移较常见。另外,黑色素瘤和淋巴瘤也有报道。近年来,细针吸取活检结合更加特异性抗体(如肺癌的 NapsinA、甲状腺癌的 PAX-8)有助于区分甲状腺原发性和继发性肿瘤。而且,甲状腺继发性肿瘤的细针吸取活检可以提供组织用于评估分子改变,从而可以有助于原发性肿瘤的辅助治疗。

(王强修　李亚琼)

参考文献

[1] Lam AF. Pathology of Endocrine Tumors Update: World Health Organization New Classification 2017-Other Thyroid Tumors [J]. AJSP: Reviews & Reports,2017.

[2] 王强修,张珂,林晓燕. 现代内分泌肿瘤临床病理学[M]. 北京:中国医药科技出版社,2011.

[3] 王强修,陈海燕. 甲状腺疾病诊断治疗学[M]. 上海:上海第二军医大学出版社,2015.

[4] 许婷婷,李楠,谢峰梅,等. 甲状腺低分化癌 3 例临床病理分析[J]. 临床与实验病理学杂志,2017,33(12):1388-1390.

[5] Lloyd R, Osamura R, Klöppel G, et al. WHO classification of tumours of endocrine organs [M]. 4th ed. Lyon: IARC Press,2017.

[6] Kakudo K, Liu Z, Satoh S, et al. Non-invasive follicular thyroid neoplasm with papillary-like nuclear features: diagnosis and differential diagnoses [J]. J Basic Clin Med, 2017, 6 (1): 14-21.

第二节　甲状腺微小乳头状癌

甲状腺微小乳头状癌(papillary thyroid microcarcinoma,PTMC)是甲状腺乳头状癌(papillary thyroid carcinoma,PTC)中最常见的病理亚型,被 WHO 定义为最大直径≤1cm 的 PTC。PTMC 总体预后良好,无病生存率为 93%,以至于有人曾提议将其称为“微小乳头状肿瘤”。PTMC 在全球的发病率近年来显著增高,尸体解剖中的发现率为

5.6%～35.06%。2014年世界卫生组织公布的全球癌症报告指出，甲状腺癌新发病例中>50%为PTMC，可能与以下因素有关：①PTMC发病数量的绝对增多；②甲状腺超声检查技术提高；③超声引导下细针穿刺活检病理检查的普遍开展；④病理医生取材进一步规范。在最近傅晓丹等报道的254例PTMC中，PTMC的病灶主要出现在左侧或右侧，峡部少见，这与甲状腺左、右叶占大部分体积有关。以女性多见，男女之比为1.0∶3.6，发病年龄集中在41－50岁，51岁以后又逐渐减少。PTMC可单发、多发或伴有同侧或对侧甲状腺内大的乳头状癌。好发于近被膜处（图7-26），部分合并结节性甲状腺肿，不仔细检查容易漏诊（图7-27），常在尸检中发现，也可因颈部淋巴结肿大或切除甲状腺良性病变时偶然被发现。尽管PTMC的检出率并不随年龄增加而增加，但如何处理这种多无临床表现、常呈良性经过的癌，已成为临床和病理医生日常工作中倍感棘手的问题。因为部分PTMC不仅可复发，而且常伴有淋巴结转移，文献报道转移率可达8.1%～56.0%，少数病例可通过颈部淋巴结转移为首发症状。我们的体会是，PTMC首选的影像学诊断方法是采用高分辨率超声影像检查，肿瘤纵径与横径之比>1，肿瘤侵犯包膜，多为少量点状或短条状血流，边缘毛刺状，发现颈部淋巴结内转移性甲状腺癌时，临床上应仔细检查甲状腺，因为有些PTMC直径可以<0.2cm，超声检查也很难发现，在进行"定位"与"定量"诊断同时，对颈部淋巴结情况进行评估。对于转移灶较大且或怀疑有周围组织侵犯的PTMC，强化CT可以作为评估手段，再就是积极寻找有助于指导PTMC的治疗、分层管理及判断预后的标志物也是当务之急。

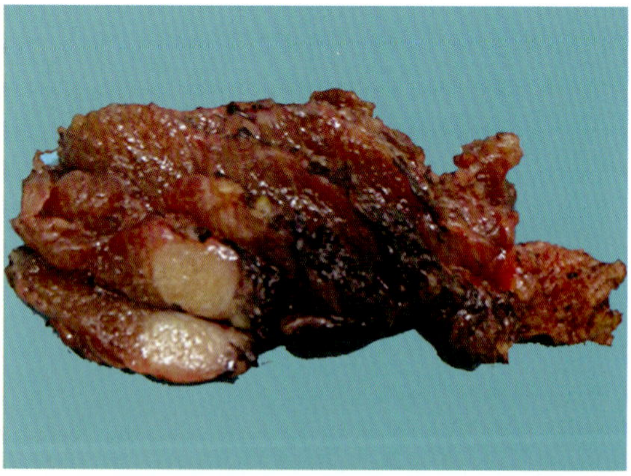

图7-26 甲状腺乳头状癌，示肿瘤位于被膜处并突破被膜

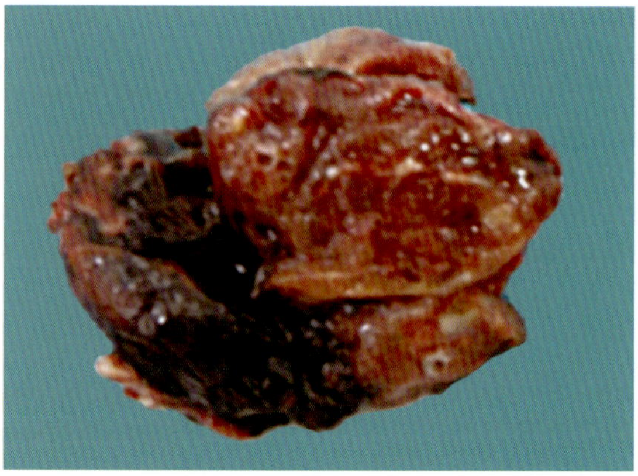

图7-27 结节性甲状腺肿，右下方可见一微小灰白色病灶，直径<0.1cm，镜下为癌

关于术中冰冻检查问题，尽管各家医院的诊疗水平不一，但多数病例是根据术中冰冻检查结果决定的手术范围。镜下多由乳头状结构（图7-28）、滤泡结构与乳头结构混合构成（图7-29），可呈包裹性、纤维化或囊性变（图7-30，图7-31）。随着超声技术的发展和普及，术前甲状腺B超的常规检查对甲状腺肿瘤的诊断具有重要意义，尤其对于病灶在0.2～0.5 cm之间的可疑病变可结合术中快速冷冻诊断。对于>0.5cm病灶则建议行术前B超引导下穿刺活检及细胞学病理诊断进一步确诊。

关于细针吸取细胞学检查问题，乳头状癌细胞学涂片HE染色后可见呈乳头状结构的组织碎片和特征性细胞核两大特点：①肿瘤细胞呈单个或团状分布，要寻找较大的细

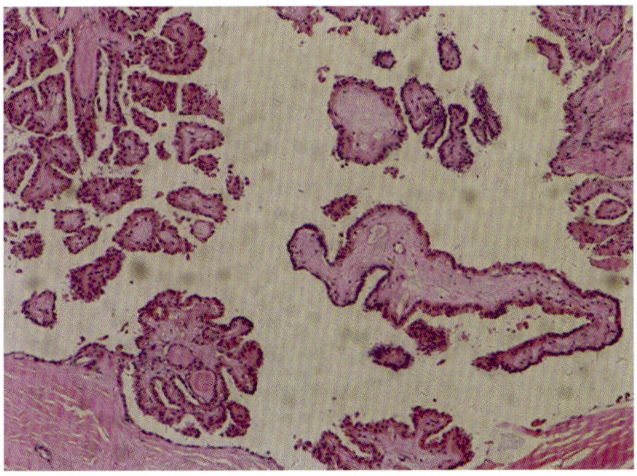

图 7-28　甲状腺微小乳头状癌(HE×40)

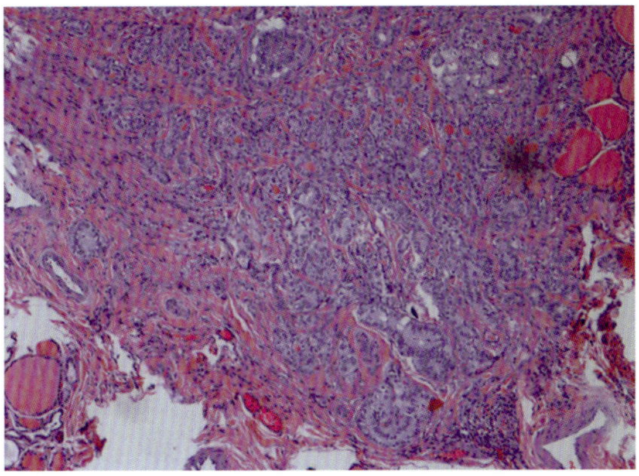

图 7-29　滤泡亚型甲状腺微小乳头状癌(HE×40)

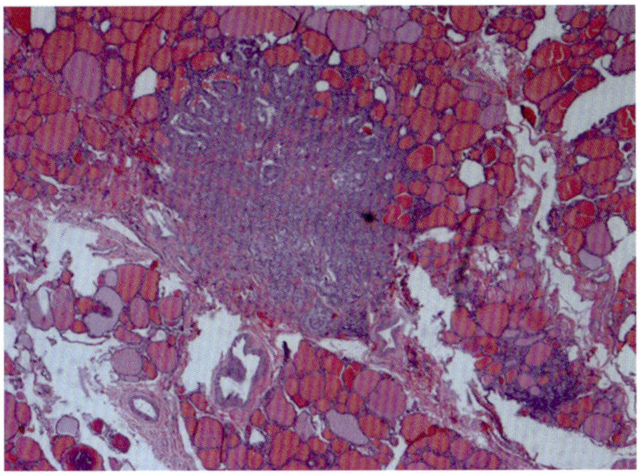

图 7-30　滤泡亚型甲状腺微小乳头状癌，纤维化明显(HE×40)

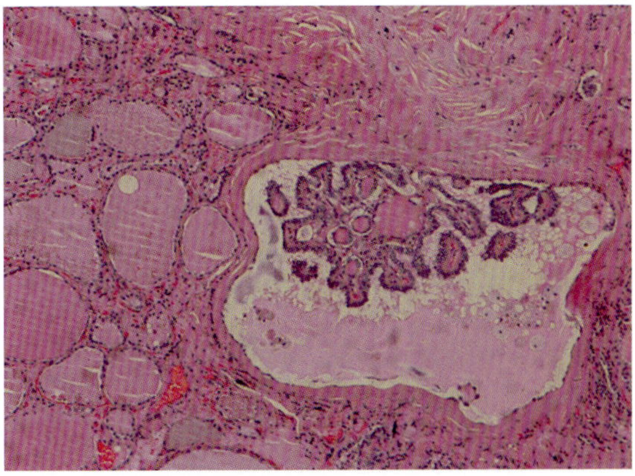

图 7-31　甲状腺微小乳头状癌，肿瘤位于囊内(HE×40)

胞团片，低倍镜下细胞团片边缘锐利，多层细胞，经常呈分枝乳头状结构，周边部细胞呈栅栏状排列，部分乳头结构的中心可见血管和纤维细胞轴心。②肿瘤细胞大小不一致，但多数较大，呈球形、多边形，胞质多呈嗜酸性，细胞界限比较清楚。癌细胞核有以下几个明显的特征：①毛玻璃状核：核染色质纤细，弥漫均匀分布，致使呈淡蓝色毛玻璃状，常见小核仁。应指出不是所有的乳头状癌细胞核均呈毛玻璃状，但多数细胞核比较淡染。②线状核沟：部分细胞核内见纵行浓染细线状蓝线，可单条，也可多条。③假包涵体：有些细胞部分胞质陷入核内，核内出现大小不等的圆形淡染核内胞质，称为假包涵体，可单个，也可两个以上。假包涵体不是乳头状癌独有的，也可见于滤泡癌、髓样癌和许特莱细胞肿瘤中，但在乳头状癌细胞中最多见。砂粒体见于 40%～50% 的乳头状癌病例。典型的砂粒体为蓝染同心圆多层钙化蛋白物质，不多见。更常见者为不规则形钙化物质碎片，常附着少量上皮细胞。这对术前确定手术等治疗方案非常重要。我们的经验是，很小的病灶，尤其是钙化灶，大体检查时只要发现就应取材镜检，傅晓丹等的研究结果也支持这一观点，因为即使 0.2 cm 甚至 0.1 cm 的 PTMC 也可出现颈部淋巴结的转移，对这类患者同样要做颈淋巴结的检查及处理。

重视慢性淋巴细胞性甲状腺炎的病理诊断，以往研究发现在直径≥0.5～1.0 cm 的 PTMC 中，多数伴有慢性淋巴细胞性甲状腺炎（图 7-32）。在我们统计分析的 571 例 PTMC 患者中，不伴慢性淋巴细胞性甲状腺炎者 435 例，伴有慢性淋巴细胞性甲状腺炎者 136 例，两者的淋巴结转移率分别为 31.26% 和 25.74%；而在 92 例多灶性 PTMC 中，48 例有淋巴结转移；慢性淋巴细胞性甲状腺炎合并多灶性 PTMC 者 55 例，其中淋巴结转移者 17 例。提示慢性淋巴细胞性甲状腺炎与 PTMC 的发生密切相关，且常为多灶性发生，但伴慢性淋巴细胞性甲状腺炎的 PTMC 的淋巴结转移率较不伴者低。可能是由于组织中浸润的淋巴细胞诱导某些基因改变从而抑制了肿瘤细胞的生长，另外间质纤维化有助于抑制癌细胞的转移。也有研究发现，伴有或不伴有淋巴细胞性甲状腺炎的 PTMC 两者颈部淋巴结的转移率分别为 10.4% 和 6.7%，前者颈部淋巴结转移率较高，提示伴有淋巴细胞性甲状腺炎可能作为颈部淋巴结转移的风险因子，建议对同侧颈中央区淋巴结进行预防性清扫，但两者差异无统计学意义。刘洪刚教授复习文献指出，男性患者、年龄＜45 岁、肿瘤直径＞5mm、出现甲状腺包膜外浸润、双侧发生、多灶性病变、特殊病理亚型、$BRAF^{V600E}$ 突变阳性、cyclin D1 阳性表达等因素是 PTMC 出现淋巴结转移和预后较差的危险因子。

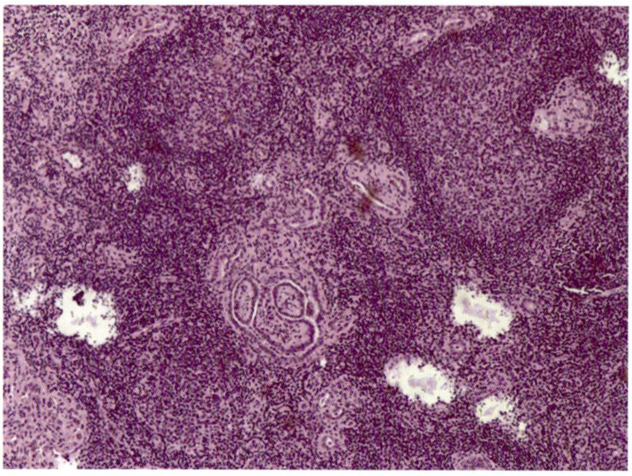

图 7-32　慢性淋巴细胞性甲状腺炎伴有甲状腺微小乳头状癌（HE×40）

肿瘤大小及部位也与淋巴结转移及预后有关。据报道在 4432 例肿瘤直径＜1cm 的病例中，7.2%的病例镜下发现有甲状腺外侵犯，28%的病例伴有淋巴结转移，且远处转移者占 0.7%，并有 5%的病例术后肿瘤复发，有 0.3%的患者死于肿瘤相关疾病。肿瘤位于甲状腺中间 1/3 的中部、直径＞5 mm、中青年、男性、叶内多灶、包膜浸润等因素均与颈部中央区淋巴结转移相关；肿瘤位于甲状腺上叶、中 1/3 中部及直径＞5 mm 与侧颈部淋巴结转移率相关。

借助分子病理学与遗传学研究结果进一步提高对甲状腺癌的认识及诊断水平。国外学者观察发现，上皮细胞黏附分子表达缺失与 PTMC 颈部淋巴结转移相关。最近我们采用免疫组织化学分析法回顾性检测了细胞间黏附分子-1（ICAM-1）在 132 例甲状腺乳头状癌（PTC）、72 例淋巴细胞性甲状腺炎、10 例滤泡癌、15 例滤泡腺瘤、16 例结节性甲状腺肿和 8 例正常甲状腺组织中的表达，并采用免疫印迹法检测了 42 例 PTC 病人冰冻组织的 ICAM-1 的蛋白表达水平。结果发现 ICAM-1 在正常滤泡上皮、滤泡病变（腺瘤和滤泡癌）及良性结节性增生中均无表达，但在 PTC 中表达显著增高。ICAM-1 过表达与甲状腺外浸润、淋巴结转移有关。而且在伴有 PTC 样核改变的淋巴细胞性甲状腺炎中 ICAM-1 的表达显著高于不伴有 PTC 样核改变的淋巴细胞性甲状腺炎。与角蛋白 19、Galectin-3、间皮素相比，ICAM-1 在鉴别淋巴细胞性甲状腺炎是否伴有 PTC 样核改变中最敏感。Kim 等观察到 COX2 在 PTMC 组织中的表达最强，且在淋巴结转移阴性者表达较阳性者高，而其在甲状腺间变性癌组织中的表达率最低，认为 COX2 的表达可提示甲状腺癌的早期阶段。

以往研究发现，葡萄糖神经酰胺合成酶(GCS)可以降低神经酰胺水平，并帮助细胞逃避神经酰胺诱导的细胞凋亡，从而导致肿瘤细胞发生耐药。为观察 GCS 在甲状腺乳头状癌中的表达情况，我们通过免疫组织化学和 Western 印迹对 108 例甲状腺乳头状癌组织标本中 GCS 蛋白表达水平进行回顾性分析。结果发现正常甲状腺滤泡细胞 GCS 呈弱阳性或阴性表达，但在 PTC 组织中常呈高表达状态。GCS 过度表达与甲状腺乳头状癌的原发肿瘤大小、局部浸润、淋巴结转移、局部复发密切相关，但与患者性别、年龄、病理亚型、肿瘤多灶性、肿瘤分期或远处转移无明显相关关系。Western 免疫印迹也显示 GCS 蛋白水平在 PTC 组织高于正常甲状腺组织。据此认为 GCS 的表达在 PTC 是显著增高的，可能是影响预后的独立因素。在 PTMC 的免疫组织化学染色方面，早期观察发现出现转移的 PTMC 其独特的免疫组织化学表型为 p27 表达的缺失及 cyclin D1 的高表达。在出现转移的病例中发现 E-cadherin 的阳性率为 78.5%，其在肿瘤浸润边界的表达明显高于肿瘤中央部分，在淋巴结转移灶中则肿瘤边缘表达少见。

$BRAF^{V600E}$ 突变是 PTC 最常发生的遗传事件，研究发现，$BRAF^{V600E}$ 突变与 PTC 的多中心发生、淋巴结转移和包膜浸润相关。BRAF 基因位于染色体 7q24，编码丝氨酸/苏氨酸激酶，并参与调控 RAS-RAF-MEK-ERK 信号通路。当 BRAF 发生突变时可使 ERK 信号通路异常激活，从而介导肿瘤的发生。已报道 PTC 中 $BRAF^{V600E}$ 突变的阳性率为 82.2%，而在 PTMC 中 $BRAF^{V600E}$ 平均突变率为 47.8%(29%～83%)，可见于 77%的进展期及 32%无进展期的 PTMC 病例。突变状态与 PTMC 大小、多灶、腺叶外浸润、淋巴结转移及进展相关，据此可用于 PTMC 的风险评估，因为有报道称伴有 $BRAF^{V600E}$ 突变的 PTMC 可表现为恶性生物学行为。

近年来，一种称为高细胞亚型的微小癌引起学者们的关注，因为这种癌虽然微小，但预后差，若不仔细观察，容易将这种微小癌归到微小乳头状癌的微小亚型内。当高细胞亚型的微小癌呈灶性、双侧直径＞0.5cm 和包膜浸润时，极易发生淋巴结转移。目前的困难是，病变很小，缺乏诊断标准，加上分型困难等因素，往往导致漏诊。

目前，关于 PTMC 的治疗方案仍然不统一，国内外争议的焦点主要是 PTMC 手术的必要性和手术范围。对于需要外科手术的 PTMC，主要的学术争议在于原发灶和颈部淋巴结的处理范围等方面。多数专家认为原发灶的术式应该在腺叶＋峡叶切除和全/近全甲状腺切除术中合理的选择，继发灶(颈部淋巴结)的清除范围也应遵循个体化治疗原则，一般建议行中央区淋巴结清除，并在个体化的选择性颈淋巴结清扫术中合理选定。借助影像技术引导的热消融(射频、微波、激光)治疗具有损伤小、恢复较快、重复性较好且多数不影响美观等特点，近年来在部分甲状腺良性结节、部分低危甲状腺微小乳头状癌及颈部转移性淋巴结非外科手术治疗中已有所开展。其适应证需同时满足以下 3 项：①提示单发结节，直径≤1 cm，没有贴近包膜，穿刺活检证实为乳头状癌，颈部无可疑淋巴结转移；②经评估，患者自身条件不能耐受外科手术治疗或患者主观拒绝外科手术治疗的；③患者思想顾虑过重影响正常生活且拒绝临床观察(患者要求微创介入治疗)。

(王强修　李亚琼　刘晓红)

参考文献

[1] 傅晓丹，楼善贤，施红旗，等. 甲状腺微小乳头状癌 254 例临床病理分析[J]. 中华病理学杂

志,2015,44(4):258-261.
[2] Kim E, Choi JY, Koo do H, et al. Differences in the characteristics of papillary thyroid microcarcinoma≤5 mm and>5 mm in diameter [J]. Head Neck, 2015, 37(5): 694-697.
[3] 杨东斌,贾乐,李加美,等. 伴淋巴细胞性甲状腺炎甲状腺微小乳头状癌淋巴结转移率分析[J]. 医学综述,2015,21(10):1854-1855.
[4] ChowSM, LawSC, ChanJK, et al. Papillary microcarcinoma of the thyroid-prognostic significance of lymph node metastasis and multifocality[J]. Cancer, 2003, 98(1): 31-40.
[5] 刘洪刚. 加强对甲状腺微小乳头状癌的深入探讨[J]. 中华病理学杂志,2016,45(6):361-363.
[6] Zhang KE, Ge SJ, Lin XY, et al. Intercellular adhesion molecule 1 is a sensitive and diagnostically useful immunohistochemical marker of papillary thyroid cancer (PTC) and of PTC-like nuclear alterations in Hashimoto's thyroiditis [J]. Oncol Lett, 2016, 11(3): 1722-1730.
[7] KimYA, ChangM, ParkYJ, et al. Detection of survivin and COX-2 in thyroid carcinoma: anaplastic carcinoma shows overexpression of nuclear survivin and low COX-2 expression [J]. Korean J Pathol, 2012, 46(1): 55-60.
[8] Zhang K, Song YH, Lin XY, et al. Upregulation of glucosylceramide synthase protein in papillary thyroid carcinoma[J]. Chin Med J (Engl), 2013, 126(24): 4660-4664.
[9] 葛明华,徐栋. 甲状腺良性结节、微小癌及颈部转移性淋巴结热消融治疗. 浙江省专家共识(2015版)[J]. 中国普通外科杂志,2016,25(7):944-946.

第三节 甲状腺滤泡亚型乳头状癌

过去把所有具有滤泡结构的甲状腺癌都归到滤泡癌范畴,随着诊断经验和临床随访,人们发现部分具有以下特点的甲状腺癌不同于滤泡癌,更类似甲状腺乳头状癌,这些特点包括:①肿瘤呈滤泡状生长(图7-33);②部分细胞核具有乳头状癌核特征(图7-34);③生物学行为更倾向乳头状癌,于是就提出了甲状腺滤泡亚型乳头状癌的分类。早在1960年,国外学者就发现一部分甲状腺肿瘤,一方面具有滤泡结构,另一方面具有甲状腺乳头状癌的核特征,也可见到沙砾体,这些肿瘤一旦发生了淋巴结转移,就可出现乳头状结构。随访发现,其生物学行为与甲状腺乳头状癌相似,提出用甲状腺滤泡亚型乳头状癌来界定这一部分肿瘤。20世纪70年代有人研究了6例甲状腺滤泡亚型乳头状癌的临床病理学特点,强调其形态上缺乏乳头样结构、生物学行为与甲状腺乳头状癌类似、容易发生颈部淋巴结转移、缺乏远处转移、预后较好。需要指出的是,近年来的研究发现,该亚型中的部分特征与滤泡性肿瘤相近,如常有滤泡性肿瘤的RAS基因突变、可见DNA非整倍体和显示不同于乳头状癌的基因表达谱等。

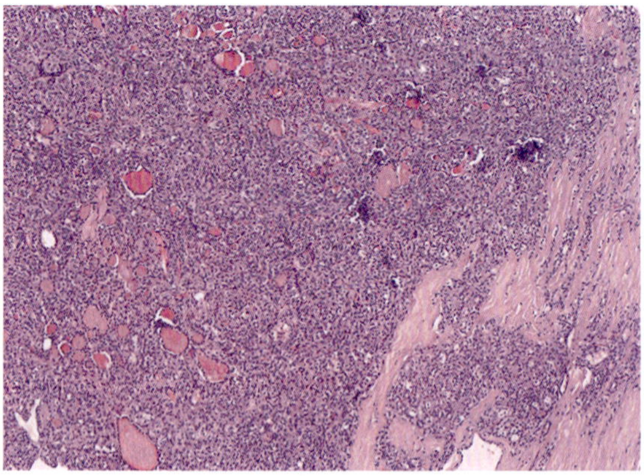

图7-33 滤泡亚型甲状腺乳头状癌,示滤泡状生长(HE×100)

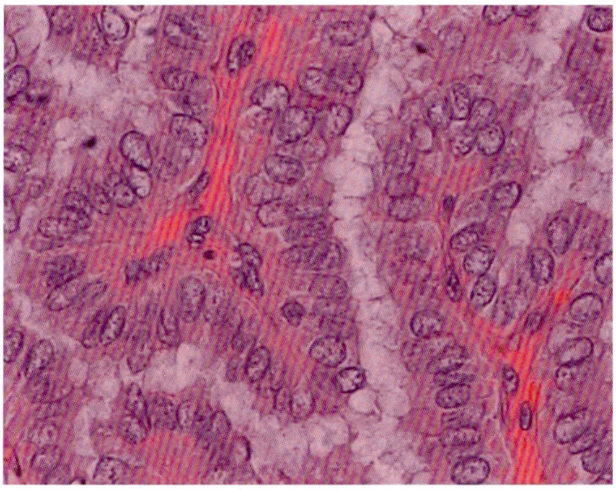

图 7-34 甲状腺滤泡型乳头状癌，示毛玻璃核，核大，排列较拥挤（HE×400）

甲状腺乳头状癌中常见的亚型就是甲状腺滤泡型乳头状癌，此型因同时具有甲状腺乳头状癌核特征和滤泡性生长模式而得名，为完全或几乎完全由滤泡生长的甲状腺乳头状癌构成。认识此亚型的意义在于其镜下乳头状癌的核特征，尤其是核内包涵体往往不很明显，极易误诊为滤泡性腺瘤，导致手术切除范围不足而影响预后。同时此型混合了罕见的巨滤泡和多结节（弥漫）病变，极易误诊为良性病变，应与结节性甲状腺肿和巨滤泡腺瘤鉴别，免疫组化 CK19、Galectin-3 和 HBME-1 有助于鉴别诊断。在此需要特别强调的是，2017 年新版分类把有完整包膜且无包膜侵犯的甲状腺滤泡亚型乳头状癌已从此型中删除归为具有 PTC 核特征的非浸润性甲状腺滤泡性肿瘤（NIFTP），详见本章第五节。占所有乳头状癌的 9.0%～22.5%，发病率仅次于普通乳头型。病变常呈弥漫性、浸润性或多个结节状，具有较高的淋巴结转移率，远处转移多见于肺和骨，并且转移灶通常表现为发育良好的乳头状结构。甲状腺滤泡型乳头状癌不同于普通乳头状癌，具有与其他滤泡性病变相似的组织病理学基础，因此常具有相对良性的超声声像图表现特征。镜下观察为一种完全或几乎由滤泡组成，但具有乳头状癌特征性核改变的肿瘤。即细胞核空亮或者透明，或者出现核沟（图 7-35），并且细胞核卵圆形而非圆形；通常有包膜，肿瘤性滤泡拉长，滤泡细胞排列不规则形成皱襞、小芽，突入腔内，间质内可见沙砾体（图 7-36），但淋巴结内的转移灶往往可见清晰的乳头状结构（图 7-37）；对于部分病例中出现的具有透明、淡染核的滤泡，应与乳头状癌鉴别，魏雪静等提出了一个可以借用的方法，就是比较异常滤泡与邻近正常滤泡的核有帮助：若二者有逐渐移行则倾向于良性诊断，而核陡然改变者则倾向乳头状癌的诊断。Lloyd 等指出乳头状癌滤泡亚型的组织病理学诊断比较困难，因多数伴有转移的病例有明显的浸润，因此在缺乏主要的组织病理学特征或明显浸润性生长的情况下，做出乳头状癌滤泡亚型的诊断应特别谨慎。

临床医师在实践中逐渐发现，甲状腺滤泡亚型乳头状癌中具有包膜的一部分肿瘤，即使单纯切除后，依然具有良好的生物学行为，不伴有复发和转移。随之研究表明，根据是否具有包膜，甲状腺滤泡亚型乳头状癌应该分为两个亚型，即浸润性甲状腺乳头状癌滤泡亚型和包裹性甲状腺乳头状癌滤泡亚

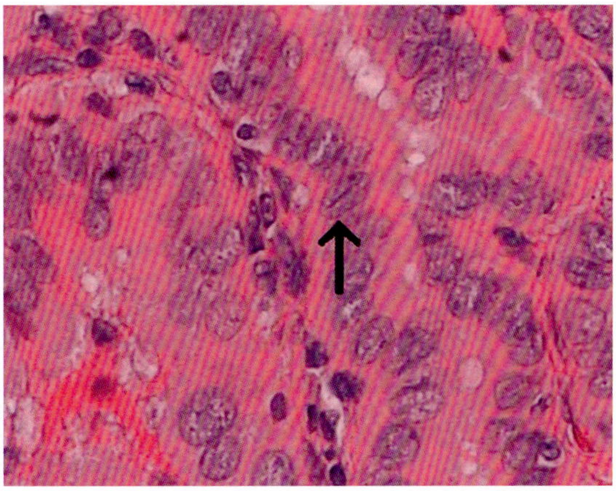

图 7-35 滤泡亚型甲状腺乳头状癌，示核沟（箭头）（HE×400）

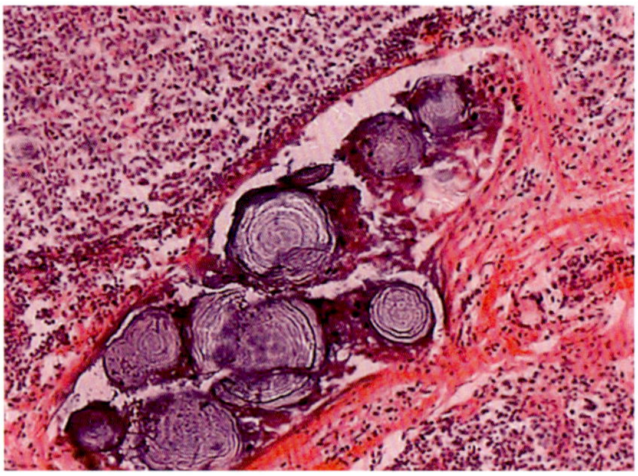

图 7-36　滤泡亚型甲状腺乳头状癌的沙砾体，示同心圆状结构的嗜碱性层状钙化小体(HE×100)

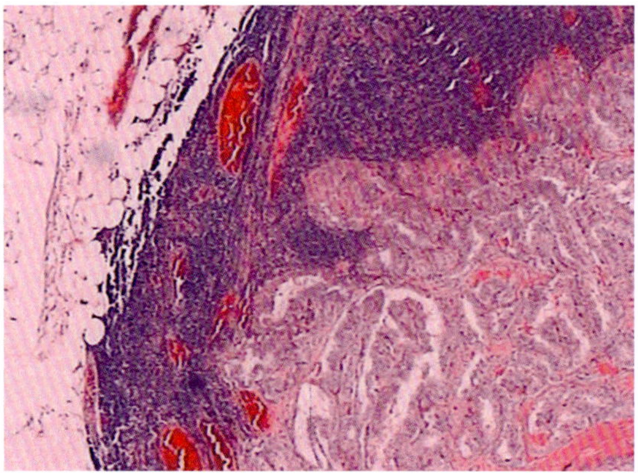

图 7-37　滤泡亚型甲状腺乳头状癌，淋巴结转移灶，示发育良好的乳头状结构(HE×100)

型。浸润性甲状腺乳头状癌滤泡亚型具有和经典型甲状腺乳头状癌相似的分子生物学特点和生物学行为。并根据是否伴有包膜和(或)血管浸润，将包裹性甲状腺乳头状癌滤泡亚型进一步分为非浸润性包裹性甲状腺乳头状癌滤泡亚型和浸润性包裹性甲状腺乳头状癌滤泡亚型，其分子生物学特点和生物学行为分别类似于甲状腺滤泡腺瘤和滤泡癌。1994 年，日本学者通过研究认为将非浸润性包裹性甲状腺乳头状癌滤泡亚型定义为癌是错误的，导致患这类肿瘤患者的过度治疗。并提出了“具有乳头状癌核特征的非浸润性甲状腺滤泡性肿瘤”概念，目的是防止此类病变的过度治疗。为此，2016 年 4 月，国际内分泌病理学家达成了一致意见，统一规范了具有乳头状癌核特征的非浸润性甲状腺滤泡性肿瘤的诊断标准，并发表在 *JAMA Oncol* 上。甲状腺包膜型乳头状癌滤泡亚型，指完全或绝大部分由滤泡状结构组成的乳头状癌，包膜完整，瘤组织未侵犯包膜和血管；无论有无乳头状结构，其预后均较好，单纯切除即可，但有少部分可出现骨转移。诊断指标如下：①滤泡上皮细胞核卵圆，而不是圆形；②核排列拥挤，紊乱失去极性；③核空亮，透明(不应仅限于肿瘤的中心部位，若仅限于中心部，则可能为组织固定欠佳的表现)，或有明显的核沟；④沙砾体出现。

如果上述 4 个指标缺少一个时，必须具备以下 4 个以上的辅助特征才能诊断：①发育不全的乳头；②滤泡结构明显拉长，不规则；③胶质深染；④出现少见的假性核内包涵体；⑤滤泡腔内出现多核组织细胞。同时对此类病例应强调连续切片的重要性，往往能切出乳头状结构，则诊断更为明确。该亚型与滤泡性腺瘤，或者包膜型滤泡性癌的区别较难。由于它们有相似的临床表现和大体形态特征，镜下的组织学特征是唯一的诊断指标：若有肯定的包膜、血管侵犯，诊断滤泡性癌；若滤泡上皮细胞核有乳头状癌的特征，则诊断为甲状腺包膜型乳头状癌滤泡亚型。这就提醒我们应重视医学发展趋势，重视临床实践，用发展的眼光(包括形态学、生物学及分子生物学等)去看待某类肿瘤的特征。

(王强修　李亚琼)

参考文献

[1] Lloyd RV, Erickson LA, Casey MB, et al. Observer variation in the diagnosis of follicular

variant of papillary thyroid carcinoma[J]. Am J Surg Pathol,2004,28 (10):1336-1340.

[2] 魏雪静,张淑红,周小鸽.有包膜的甲状腺滤泡性肿瘤[J].中华病理学杂志,2016,45(6):415-416.

[3] Liu Z,Zhou G,Nakamura M,et al. Encapsulated follicular thyroid tumor with equivocal nuclear changes, so-called well-differentiated tumor of uncertain malignant potential: a morphological,immunohistochemical,and molecular appraisal[J]. Cancer Sci,2011,102(1):288-294.

[4] 刘志艳,周庚寅,KennichiKakudo.甲状腺细针穿刺不确定类型病变中甲状腺癌的生物学行为[J].中华病理学杂志,2016,45(6):423-426.

第四节　其他少见亚型乳头状癌

在甲状腺乳头状癌中,有几种亚型侵袭性较高,主要包括高细胞亚型、柱状细胞亚型、实体型、弥漫硬化亚型和其他新近报道的高危亚型,如甲状腺乳头状癌伴有鞋钉样特征或伴有细胞极性黏附性消失特征。但是,有一些甲状腺乳头状癌亚型中细胞核特征(如细胞核增大、重叠,呈毛玻璃样,伴有核沟、核内假包涵体等)不明显,包括柱状细胞亚型、Warthin 瘤样亚型和筛状-桑葚状亚型等。而且,这些细胞核特点也见于一些良性病变,如玻璃样变梁状腺瘤和桥本甲状腺炎。而当细胞和特征都不明确时,尤其当肿瘤同时具有包膜、不伴有乳头状生长模式时,甲状腺乳头状癌的诊断会存在较大争议和分歧。因此,熟悉甲状腺乳头状癌的各种少见亚型对临床和病理医生都极为重要。

1. 实性/梁状 PTC　一种 50% 以上瘤细胞形成实性、小梁状或巢状(岛状)排列的乳头状癌。较为罕见,占成人 PTC 的 1%～3%,多具有 RET/PTC3 重排,据报道该亚型在受到电离辐射的儿童中多发。在预后方面,儿童患者预后较好,而成年人常伴有远处转移,约 15%的发生肺内转移。镜下观察呈实体、梁状或巢状(图 7-38)。瘤细胞岛被纤维血管间隔分隔,一般见不到明显的乳头形成,但具有典型乳头状癌的核特征。由于此型 PTC 常发生于儿童且具有甲状腺外转移的特点,因此需与恶性度较高的低分化甲状腺癌和髓样癌鉴别。不伴有坏死、核分裂很少见和具有乳头状癌核特征是诊断实体亚型 PTC 的关键。

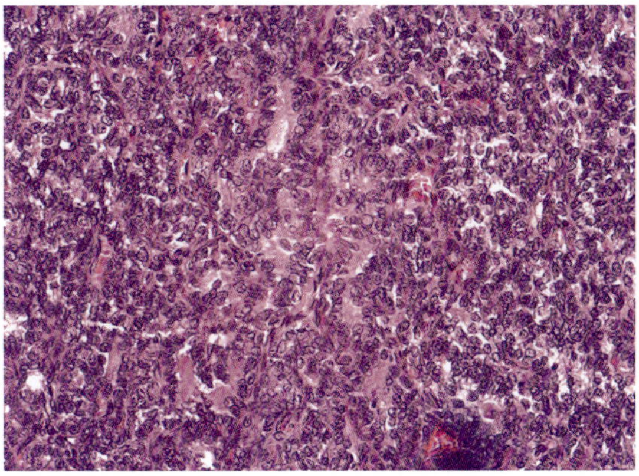

图 7-38　甲状腺乳头状癌 实体亚型(HE×200)

2. 透明细胞亚型 PTC　罕见亚型,为一种由糖原积聚或空泡形成致使胞质透明变的 PTC。镜下具有典型的乳头状癌结构和核特征,但大部分细胞胞质透明。甲状腺透明细胞癌非常罕见,发病率为 0.5%～4.6%,原发性甲状腺肿瘤的透明细胞改变可见于嗜酸细胞肿瘤、滤泡性肿瘤、乳头状癌或未分化癌,而在乳头状癌中透明细胞型仅占 1.7%。诊断此病时透明细胞所见比例应大于 50%。

肉眼观与一般的乳头状癌无明显区别,多为灰白色实性结节,界限相对清楚,可有包膜,质地中等或偏硬,也有的质软。

镜下位于实性或滤泡区域的透明细胞呈立方形，而位于乳头表面的透明细胞则呈立方至低柱状，并且透明胞质多集中于细胞顶端，细胞膜界限清楚，胞质从水样透明到细颗粒状（图 7-39，图 7-40）。细胞核的特征与普通乳头状癌一致，位于立方细胞的中央或柱状细胞的基底。也可见到嗜酸细胞和透明细胞混合。然而，一些癌细胞胞质部分透明和部分嗜酸。内或外可见到阿尔辛蓝阳性的黏液，部分病例肿瘤细胞胞质内可见 PAS 阳性的糖原。

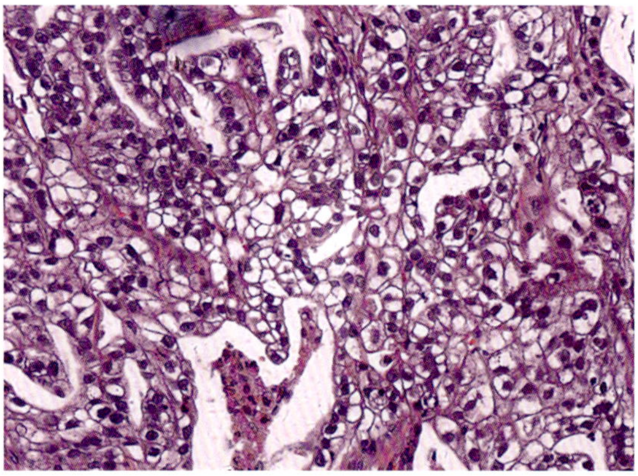

图 7-39　甲状腺乳头状癌，透明细胞亚型，示细胞核具有乳头状癌核的特征（HE×400）

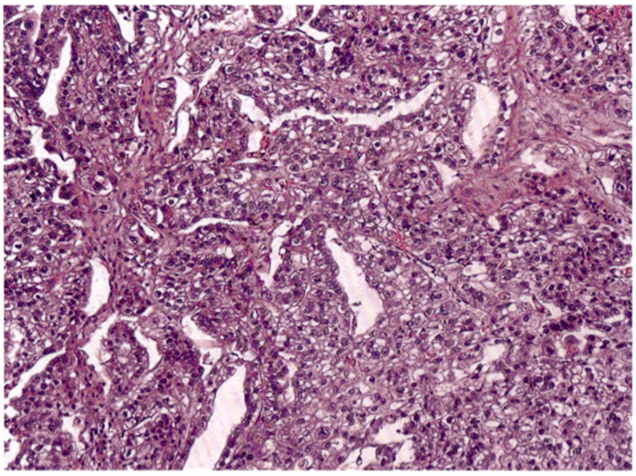

图 7-40　甲状腺乳头状癌，透明细胞亚型，示癌细胞胞质呈水样透明到细颗粒状（HE×200）

甲状腺肿瘤出现全部或部分透明细胞时的四种可能性：原发滤泡源性肿瘤、透明细胞型髓样癌、甲状旁腺肿瘤和转移性肾细胞癌，免疫组化有助于鉴别诊断。

3. 弥漫硬化型 PTC　为一种弥漫累及双侧或一侧甲状腺，伴显著纤维化的 PTC（图 7-41）。超声提示弥漫沙粒状钙化罕见，该亚型甲状腺乳头状癌存在较低的 BRAF 突变和常见 RET/PTC 基因重排。约占所有甲状腺乳头状癌的 0.5%。多见于青少年，女性多发。肿瘤弥漫性侵犯甲状腺的一侧或两侧叶，通常不形成明显的肿块。广泛性鳞状上皮化生、大量的沙砾体、散在性淋巴、浆细胞巢常见，并可在扩张的淋巴管-血管内见到小乳头结构，可伴有广泛间质纤维化。由于本型侵袭能力强，发生颈部淋巴结转移和肺转移的概率也较一般乳头状癌高，因而预后较差。免疫组化表达特点：TG、TTF-1、HBME1 和 Galectin-3 均阳性表达。与经典乳头状癌相比，高表达 P63，低表达 P53。此型 PTC 易与桥本甲状腺炎混淆，应注意鉴别。

4. 嗜酸性细胞亚型 PTC 和 Warthin 瘤样亚型 PTC　如构成乳头状癌的大多数瘤细胞（>75%）为嗜酸细胞，则为此型。目前

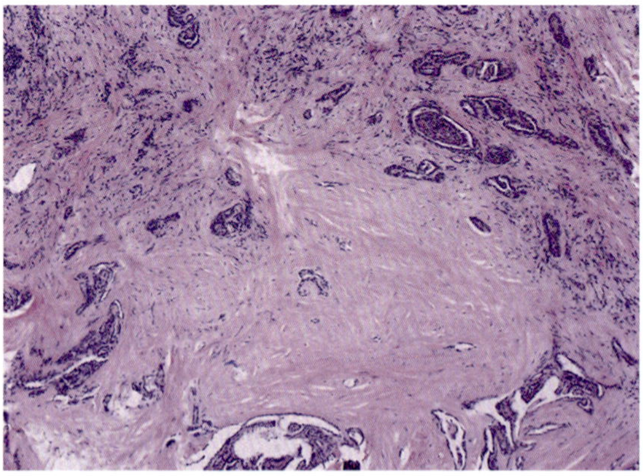

图 7-41　弥漫硬化型甲状腺乳头状癌，示间质广泛纤维化（HE×100）

认为单纯型嗜酸性细胞亚型 PTC 很罕见。肉眼观，肿瘤外观呈红棕色，偶尔可为灰白色，境界清楚。一部分有明显和广泛的包膜侵犯，可有乳头状或滤泡样结构。镜下，以复杂分支的乳头为特征，乳头由嗜酸细胞和薄的纤维血管间质束组成。瘤细胞通常呈多角形、柱状，胞质内有丰富的嗜酸性颗粒。瘤细胞核具有普通型乳头状癌的细胞核的特征。其生物学行为与普通乳头状癌相似。文献报道 5%～15% 的病例有淋巴结转移，50% 有 BEAF 突变。38%～87% 的病例伴有淋巴细胞性甲状腺炎背景，提示此型的发病可能与此有关。诊断此型 PTC 时应注意与桥本甲状腺炎、嗜酸细胞癌和高细胞亚型 PTC 鉴别。

杨海玉等认为嗜酸性细胞亚型 PTC 的组织结构和形态类似涎腺的 Warthin 瘤，故又称为甲状腺 Warthin 瘤样 PTC。也有的学者认为 Warthin 瘤样亚型 PTC 是嗜酸性细胞亚型乳头状癌的一个亚型。2017 年新版 WHO 分类强调了 Warthin 瘤样亚型 PTC，付燕飚等的复习文献，发现文献报道了近 100 余例 Warthin 瘤样亚型 PTC，其特点是常见于桥本甲状腺炎的基础上，预后与经典的乳头状癌无差别，显微镜下的显著特点是在乳头的间质内可见大量淋巴细胞浸润，可见生发中心，炎细胞常侵入邻近甲状腺实质内(图 7-42，图 7-43)。认识此型 PTC 的意义还在于术中快速病理检查时切勿将其诊断为转移性腺癌。

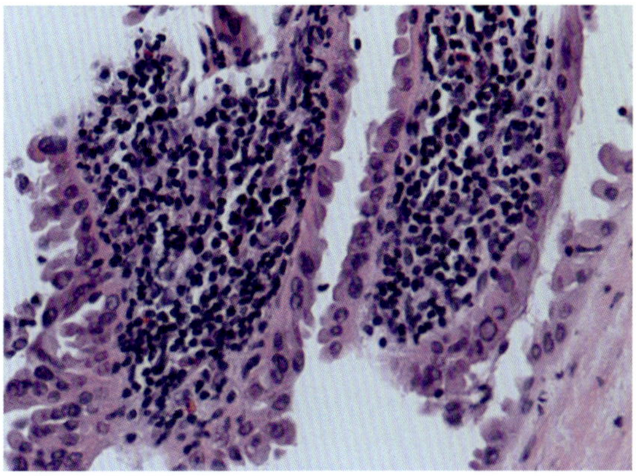

图 7-42　Warthin 瘤型乳头状癌，示乳头间质内大量淋巴细胞浸润(HE×400)

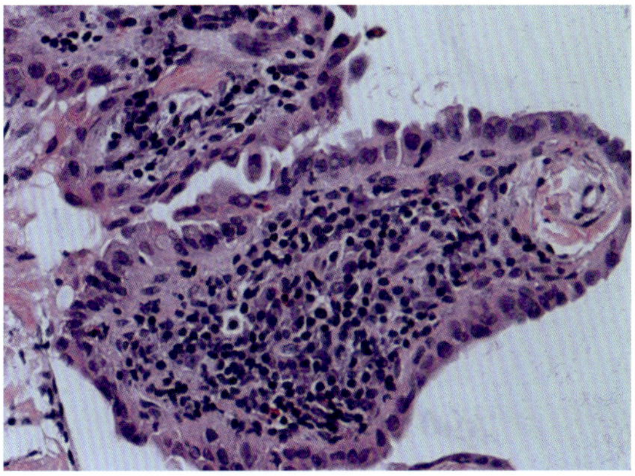

图 7-43　Warthin 瘤型乳头状癌，示乳头状癌特点，间质内大量淋巴细胞(HE×400)

5. 筛状-桑椹亚型 PTC　此亚型 PTC 多见于女性，女性与男性比例约为 4.9∶1.0，平均发病年龄在 24—27 岁，占所有乳头状癌的 0.22% 以下。临床上常表现为无痛性包块，部分患者有家族性腺瘤性息肉病或 Gardner 综合征。形态学上，筛状癌的乳头样结构不同于甲状腺良性增生性病变(细胞排列整齐、有序、列兵样结构、核大小一致)和其他类型 PTC(细胞拥挤、蛋篮样结构滤泡结构中有胶质，细胞显著增大、毛玻璃样)。筛状癌虽有乳头状结构，但同时具有筛状结构，筛状孔中胶质稀少或缺乏。桑椹体的出现被认为是筛状-桑椹亚型 PTC 的独特结构，需要注意的是，部分病例可缺乏桑椹体，相反过多桑椹体的出现可以导致误诊为鳞状上皮化生。TTF-1、TG、β-catenin 和 ER 是一组诊断筛状-桑椹亚型 PTC 较特异免疫组化标记，其中 TG 阴性说明肿瘤细胞发生了基因突变或发生了去分化。β-catenin 呈肿瘤细胞胞质和核阳性、细胞膜阴性，而内对照滤泡上皮细胞胞膜阳性，此为该型 PTC 细胞

β-catenin(CTNNB1)基因突变形成的独有特征；雌激素受体(ER)滤泡上皮细胞核阳性，而桑葚体阴性。桑椹体表达 CK，但不表达 P63、TTF-1、TG、CK19、β-catenin 和 ER。同时可有肿瘤包膜和脉管浸润。此类患者常伴有结肠腺瘤样息肉蛋白(APC)基因突变，易罹患家族性结直肠息肉综合征(FAP 或 Gardner 综合征)。此型预后较其他侵袭性甲状腺乳头状癌亚型要好。

6. 包裹型 PTC　大多数的乳头状癌呈浸润性生长，也有少数肿瘤具有完整的包膜，称包裹型乳头状癌，此型占乳头状癌的 10%，其中约 25%伴有淋巴结转移，是 2017 年新版 WHO 分类确定的新亚型。具有典型 PTC 细胞学特点，具有完整的纤维包膜(图 7-44，图 7-45)，也可有局灶浸润(图 7-46)。其结构特点与一般乳头状癌完全相同，常见瘤组织的局部侵犯。此型很少复发，生存率可达 100%，虽亦可有淋巴结转移，但较一般乳头状癌少，远处转移极少。包裹型乳头状癌应注意与滤泡性腺瘤伴乳头状增生及增生性结节伴囊性变并假乳头状结构形成区别开来。这些良性病变核位于基底部，染色正常或深染，而乳头状癌细胞核居中，透明。同时，这些良性细胞免疫组化不表达高分子量角蛋白(例如 AE1 抗体)或 S-100 蛋白，而且腔面也没有 Alcian Blue 或 EMA 阳性物质覆盖。

7. 高细胞亚型 PTC　罕见，发生于年龄大的男性患者。肿瘤体积较大，国外的研究发现，在 278 例高细胞亚型 PTC 中，有甲状腺外浸润者占 53.6%，5 年生存率仅为 81.9%，而甲状腺乳头状癌的总体生存率为 97.8%。由于切面的原因，肿瘤细胞的高度不一致，而且乳头状癌的不同亚型中均可见一定比例的大细胞，所以此型不易界定。瘤细胞有丰富的嗜酸性胞质，具有一般的乳头状癌核的特征，但有更多的核沟和核内包涵体。高细胞型 PTC 常有 BRAF 基因突变

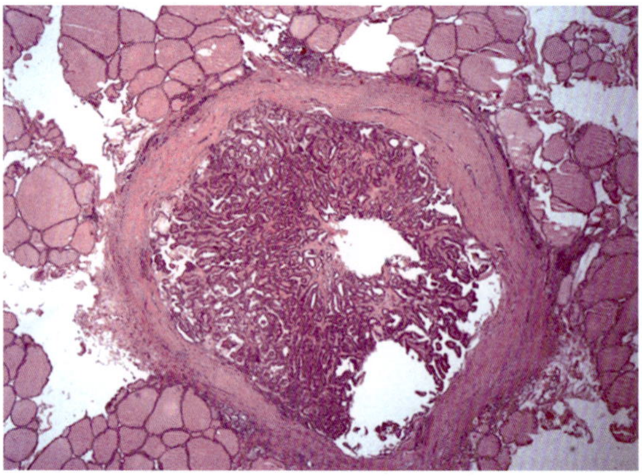

图 7-44　包裹型甲状腺乳头状癌，示包膜完整(HE×40)

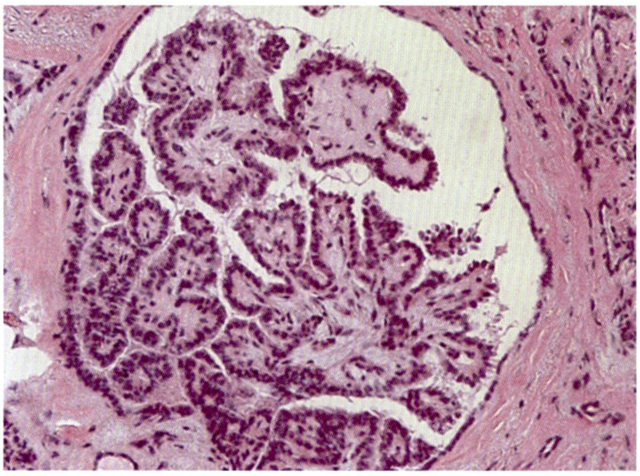

图 7-45　包裹型甲状腺乳头状癌，示乳头状结构(HE×100)

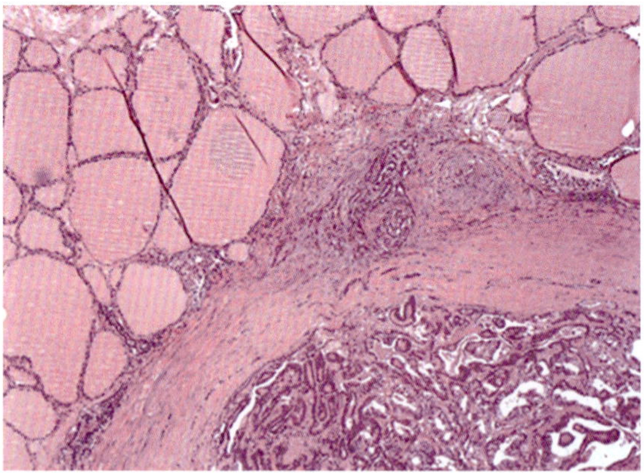

图 7-46　包裹型甲状腺乳头状癌，示局灶性包膜外浸润(HE×100)

(80%以上)和端粒酶逆转录酶(TERT)促进子突变。免疫组化标记显示 P53 阳性。在诊断标准方面,旧版 WHO 分类标准为肿瘤细胞高度至少是其宽度的 3 倍,高细胞至少在 50%。如果高细胞成分<50%,则不应诊断为此型,而称之为乳头状癌伴高细胞特点。有关高细胞成分的比例学者们意见不一,缺乏统一标准,多数学者认为该型 PTC 被低估了。WHO(2017 版)定义为一种 30% 以上瘤细胞的高度 2~3 倍于宽度的 PTC。此型 PTC 的坏死、核分裂和甲状腺外侵犯常见,更具侵袭性。目前认为,诊断时患者年龄偏大、肿瘤直径大和甲状腺外浸润是导致此型 PTC 预后较差的原因。

8. 柱状细胞亚型　非常罕见,约占所有乳头状癌的 0.17%。研究发现,年轻女性(平均年龄 47 岁),肿瘤体积较小(1.3~4.0 cm,平均直径 3.6cm),界限清楚,有包膜的柱状细胞变异型,预后较好,未见明显侵袭性,称其为惰性柱状细胞变异型,而老年男性(平均年龄 64.8 岁),肿瘤体积较大(4.0~11.5 cm,平均直径 6.0cm),预后取决于包裹型还是浸润型生长,而非细胞学形态。无包膜的柱状细胞变异型,预后较差,发生局部和远处转移率较高,称其为侵袭性柱状细胞变异型。

组织病理学特点,由分层的柱状细胞构成,柱状细胞成分>50%,伴有明显的核分层,有些肿瘤细胞伴有核和亚核胞质空泡,有些肿瘤细胞类似于子宫内膜癌或结肠腺瘤、腺癌的细胞。再加上该型细胞核特征与传统的乳头状癌细胞核有明显差别,因此,如果患者出现转移性病变,可能会被误认为是由肺腺癌、结肠腺癌或子宫内膜腺癌转移所致。免疫组化表达特点:TG、TTF-1、ER、PR、cyclin D1 和 P53 在该型中均阳性表达,PR 在惰性柱状变异型中呈弥漫性表达,而在侵袭性变异型中表达较少。Ki-67 增殖指数在小于 5%到 30%之间,bcl-2 在惰性柱状细胞变异型中较少表达。

9. 靴钉样细胞变异型 PTC　靴钉样细胞变异型甲状腺乳头状癌是新近发现的一种甲状腺乳头状癌的亚型,被 2017 年 WHO 内分泌肿瘤收录。好发于老年女性。目前报道不足 30 例,发病年龄 28-78 岁,平均年龄 57.3 岁。该病发生可能与基因 BRAF 突变有关。研究发现当甲状腺乳头状癌中靴钉样乳头状结构>30%时,肿瘤的侵袭性行为变强。癌细胞具有嗜酸性胞质,核位于细胞顶端,核/质比降低,细胞黏附性丧失,形成“靴钉”外观。该疾病实体首次于 2010 年由 Asioli 及其同事报道。2013 年该研究小组通过分析 24 例进一步描述了该种亚型的特征,还于 2014 年报道了 4 例靴钉型甲状腺乳头状癌的细胞学特征。几乎所有的报道均证实了该亚型非常罕见,但具有侵袭性的组织学特征如坏死、核分裂象、血管淋巴管侵犯、甲状腺外扩散等。而且,局部复发和局部及远处转移常见。在许多系列病例报道中,靴钉型甲状腺乳头状癌具有高病死率。最近国外报道 12 例此型 PTC,平均年龄 54 岁,肿瘤均较大且伴有节外侵犯、淋巴管/血管侵犯及淋巴结转移。

此型 PTC 具有一般甲状腺乳头状癌的共有特征,可见沙砾体,呈乳头状,核异型明显,淡染核,可见核沟、核仁、核内包涵体,侵袭性生长;但它也具有独特结构,如乳头更加复杂,分支增多,初始的乳头比较粗大,末端乳头纤细,乳头表面衬覆细胞高核质比,呈现顶端肥胖,底端偏小的靴钉样形态,似乎在乳头表面形成一个个突起。但坏死、沙砾体和淋巴结浸润不常见。

Asioli 等提出的诊断标准是:①非实体型甲状腺乳头状癌;②无高/柱状或弥漫硬化亚型 PTC 特征,若存在上述亚型成分则应≤10%;③极性/黏附性丧失,鞋钉/微乳头结构≥10%肿瘤组织。预后与鞋钉/微乳头结构成分所见比例无关。肿瘤细胞排列成以下 3

种生长模式：①乳头状：由复杂乳头和微乳头组成，乳头中央含明显的纤维血管轴心；②滤泡状：滤泡大小不等，瘤细胞呈嗜酸性且见鞋钉状细胞，滤泡内含少量胶质；③簇状：乳头大小不一，中央不含纤维血管轴心，乳头表面被覆鞋钉样细胞。免疫组化标记肿瘤细胞表达 TTF-1、Thyroglobulin、CK19、EMA、HBME-1。Ki-67 约 10%，P53 阳性提示肿瘤分化较差。

诊断此型 PTC 时需要与其他具有鞋钉样乳头状的肿瘤甲状腺内转移相鉴别，如卵巢浆液性乳头状癌、腹膜原发性浆液性乳头状癌、肺鞋钉样腺癌及乳腺微乳头状癌等。同时也应注意与分化差的甲状腺癌和间变性癌进行鉴别，出现鞋钉样细胞代表肿瘤向高级别转化，也可见于低分化甲状腺癌中。

10. 其他　除上述介绍的甲状腺乳头状癌亚型外，近年来尚有其他罕见亚型，如结节性筋膜炎样型（一种由梭形细胞和纤维黏液性基质组成的间质高度增生、小叶状的乳头状癌）、梭形细胞亚型、乳头状癌伴纤维瘤病亚型、乳头状癌伴灶性岛样成分等。

（王强修　李亚琼　林晓燕）

参考文献

[1] 成殷，崔全才. 甲状腺乳头状癌高细胞亚型的临床病理学研究进展[J]. 诊断病理学杂志，2015，22(3)：181-184.

[2] KakudoK，BaiY，KatayamaS，et al. Classification of follicular cell tumors of the thyroid gland：analysis involving Japanese patients from one institute[J]. Pathol Int，2009，59(6)：359-367.

[3] HirokawaM，CarneyJA，GoellnerJR，et al. Observer variation of encapsulated follicular lesions of the thyroid gland[J]. Am J Surg Pathol，2002，26(11)：1508-1514.

[4] 杨海玉，刘勇. 甲状腺乳头状癌的诊断与鉴别诊断[J]. 临床与实验病理学杂志，2017，33(6)：658-662.

[5] 付燕飚，李秀珍，李百周. Warthin 瘤样甲状腺乳头状癌一例[J]. 中华病理学杂志，2015，44(7)：529-530.

[6] Asioli S，Erickson LA，Righi A，et al. Papillary thyroid carcinoma with hobnail features：histopathologic criteria to predict aggressive behavior[J]. Hum Pathol，2013，44(3)：320-328.

[7] 解建军，王玉民，张洁，等. 具有靴钉样特征的甲状腺乳头状癌一例[J]. 中华病理学杂志，2015，44(1)：65-66.

[8] Lam AF. Pathology of Endocrine Tumors Update：World Health Organization New Classification 2017-Other Thyroid Tumors. AJSP：Reviews & Reports，2017，22：209-216.

[9] 崔秀杰，赵海鸥，苏鹏，等. 筛状桑椹型甲状腺乳头状癌临床病理及分子生物学特征[J]. 中华病理学杂志，2018，47(5)：354-359.

第五节　甲状腺交界性肿瘤

一、概　述

甲状腺肿瘤是人体最常见的内分泌肿瘤，根据其细胞起源可分为上皮源性肿瘤、间叶源性肿瘤、淋巴造血系统肿瘤以及生殖细胞肿瘤等。上皮源性肿瘤包括了起源于滤泡上皮细胞的肿瘤和起源于 C 细胞的肿瘤两大类，其中以起源于滤泡上皮细胞的肿瘤最为多见。过去我们将甲状腺滤泡上皮细胞起源的肿瘤分为以下五大类，分别是：滤泡腺瘤（follicular adenoma，FA）、甲状腺乳头状癌（papillary thyroid carcinoma，PTC）、甲状腺滤泡癌（follicular thyroid carcinoma，FTC）、甲状腺低分化癌（poorly differentiated thyroid carcinoma，PDC）以及甲状腺间变性癌（anaplastic thyroid carcinoma，ATC）。根据

2004 年世界卫生组织(World Health Organization,WHO)出版的甲状腺肿瘤分类,滤泡腺瘤被认为是良性肿瘤,其 ICD-O 编码为 0,而其他四大类肿瘤被认为属于恶性肿瘤,其 ICD-O 编码均为 3。另一方面,经过多年的研究与实践,病理学工作者已经认识到在很多系统的肿瘤当中都存在一类生物学行为不确定或我们称之为“具有不确定恶性潜能”(uncertain malignant potential,UMP)的肿瘤。那么在甲状腺肿瘤当中是否也存在这样一类生物学行为介于良性与恶性之间的肿瘤?我们该如何定义、制定怎样的诊断标准来识别这一类肿瘤,以及随之而来的临床处理方针的改变都是一直以来深深困扰广大病理工作者的难题。

二、甲状腺交界性肿瘤的提出背景

自 2004 年第三版 WHO 内分泌肿瘤分册出版以来的十余年间,甲状腺肿瘤研究的各个领域取得了突飞猛进的发展,特别是关于高分化滤泡性肿瘤分子-基因表征的研究进展使我们认识到:过去那种将其简单划分为乳头状或滤泡状以及良性或恶性的分类方法已经有些过时了,我们亟需的是一种更能准确反映甲状腺肿瘤,特别是高分化滤泡性肿瘤的生物学行为新分类方法。

正是在这一背景下,2017 年出版的 WHO 内分泌肿瘤分册对甲状腺肿瘤的分类进行了较为全面的修订。这其中最显著的变化就是正式引入了甲状腺交界性肿瘤的概念,其 ICD-O 编码为 1。在最新版 WHO 分类中甲状腺交界性肿瘤包括了两大部分,即:透明变梁状肿瘤(hyalinizing trabecular tumour,HTT)和其他包裹性滤泡性肿瘤(other encapsulated follicular-patterned thyroid tumours)。透明变梁状肿瘤在 2004 年 WHO 分类中被归为良性肿瘤,其 ICD-O 编码为 0,而在新版 WHO 分类中被重新认定为交界性肿瘤;而其他包裹性滤泡性肿瘤主要分为恶性潜能未定的肿瘤(tumours of uncertain malignant potential)以及具有乳头状癌核特征的非浸润性甲状腺滤泡性肿瘤(non-invasive follicular thyroid neoplasm with papillary-like nuclear features)。

三、甲状腺交界性肿瘤

1. 恶性潜能未定的肿瘤

(1)提出恶性潜能未定的肿瘤的背景。1986 年 4 月苏联的乌克兰共和国切尔诺贝利核能发电厂发生了严重的泄漏和爆炸事故,周边地区的许多儿童患上了甲状腺癌。为了进行诊断登记,各国的甲状腺病理专家尝试采用当时 WHO 的分类方法,但是在实际操作过程中遇到了许多不能达成一致的病例。1999 年 2 月在剑桥召开的第一次会议,与会的专家分析了约 200 例病例,发现对于包裹性的滤泡性肿瘤的诊断存在很大分歧,而这种分歧是由各国各地区的诊断标准的差异造成的。为了解决这一差异造成的分歧,在随后的第二次会议上,大家就包裹性滤泡性肿瘤的新分类方法达成一致,将一些新的诊断术语列入了提案,制定了新的分类标准,并在切尔诺贝利事故后的肿瘤登记时采用了这一方法。2000 年,Williams 等切尔诺贝利病理学组提出的新分类方法中采用了三个新的概念,分别是:“恶性潜能未定的高分化肿瘤”(well differentiated tumours of uncertain malignant potential,WDT-UMP)用来指那些高分化的、非浸润性或仅表现为可疑浸润的、具有不确定甲状腺乳头状癌核特征的包裹性滤泡性肿瘤;“高分化癌,非特指”(well differentiated carcinoma, not other-wise specified,WDC-NOS)用来指具有不确定甲状腺乳头状癌核特征(PTC-N),但伴有明确的包膜和/或血管浸润的包裹性滤泡性肿瘤;以及“恶性潜能未定的滤泡性肿瘤”(follicular tumor of uncertain malignant potential,FT-UMP)用来指具有可疑包膜浸润,但不伴有血管浸润以及乳头状核特征的包裹性滤泡性肿瘤。该研究进一步指出 WDT-UMP 和 FT-UMP 均应被视为交界性肿瘤。在切尔诺贝利研究组登记的 913 例恶性和交界性病例中，诊断为 WDC-NOS 的病例占 3.7%，WDT-UMP 的病例占 5.5%，而 FT-UMP 的病例占 2.7%。

(2)新版 WHO 甲状腺肿瘤分类中的恶性潜能未定的肿瘤。2017 年版 WHO 甲状腺肿瘤分类采用了 Williams 等提出的恶性潜能未定的肿瘤(UMP)的概念，将其归入甲状腺交界性肿瘤范畴，并对其定义进行了一定程度的更新。首先，新版 WHO 分类明确了恶性潜能未定的肿瘤(tumours of uncertain malignant potential)的定义：这类肿瘤是指那些包裹性的或境界清楚的、以滤泡状模式生长的甲状腺肿瘤，并伴有可疑的包膜或血管浸润；随后，再根据肿瘤细胞是否具有乳头状癌细胞核特征，将该类肿瘤进一步分为以下两类：恶性潜能未定的滤泡性肿瘤(FT-UMP)，不具有乳头状癌细胞核特点；恶性潜能未定的高分化肿瘤(WDT-UMP)，具有明确或不确定的乳头状癌细胞核特征。

与 Williams 等最初提出的概念相比，新版 WHO 分类 UMP 相关内容进行了如下更新：首先，对“可疑浸润”的定义进行了拓展，不仅包括了可疑的包膜浸润，同时还包括了可疑的血管浸润；其次，在 WDT-UMP 以往的概念中，其细胞核特征被定义为不确定的 PTC-N，而在新版 WHO 分类当中，WDT-UMP 还包括了具有明确 PTC 特征的具有可疑浸润的包裹性病变，即涵盖了原来我们诊断为包裹性滤泡亚型乳头状癌(encapsulated follicular variant PTC，EFV-PTC)的一部分病例；再次，新版中恶性潜能未定的肿瘤还包含了“境界清楚(不含包膜)”的原来意义上的非典型增生，伴有可疑浸润的病变。

(3)恶性潜能未定的肿瘤的临床及形态学特征。由于各国采用的诊断标准存在差异，目前根据新版 WHO 提供的数据，我们可以发现欧美以及日本报道的恶性潜能未定的肿瘤患病率存在较大的差异。在美国、法国以及日本，WDT-UMP 的患病率分别为 0.5%、8.1%以及 5.6%，FT-UMP 的患病率为 0.6%和 7.6%(日本数据不详)。

这类肿瘤一般表现为甲状腺的单发结节。肿瘤的肉眼形态多类似于滤泡腺瘤或增生结节，直径一般为 1～3cm，仅有少数结节大约 4cm。结节周边的甲状腺组织可伴有增生结节或淋巴细胞性甲状腺炎。组织形态学上，恶性潜能未定的肿瘤表现为单纯的滤泡样结构，同时具有可疑的包膜或血管浸润。这里，关于可疑包膜或血管浸润是诊断该类肿瘤的要点。在新版 WHO 分类中，“可疑包膜浸润”为与肿瘤主体相连的肿瘤细胞浸润但尚未完全穿透包膜(有或无蘑菇样结构)，或出现陷于纤维性包膜的孤立的肿瘤细胞巢，或肿瘤呈广基样膨胀性顶起纤维组织被膜(穹顶样)(图 7-47)。判断是否具有包膜浸润时，必须要与细针穿刺抽吸活检造成的浸润假象相鉴别(图 7-48)。“可疑血管浸润”指在肿瘤包膜的血管内出现轮廓平滑的肿瘤细胞团，但同时缺乏血管内皮被覆及伴随血栓的形成，或者指在肿瘤包膜内查见肿瘤细胞巢紧邻血管，需要考虑是早期血管浸润还是仅只是瘤巢与血管共存的情况时，均应视为可疑的血管浸润(图 7-49)。需要重点强调的是：在实际工作中，我们必须对肿瘤进行充分取材，除外肯定的包膜或血管浸润，而不是以滥用恶性潜能未定的肿瘤这一诊断来代替充分的取材。恶性潜能未定的肿瘤以细胞核的形态进一步分类，其中 FT-UMP 肿瘤细胞核为圆形，不具有 PTC-N，表现为与甲状腺滤泡腺瘤(FA)以及滤泡癌(FTC)相同的细胞核特征(图 7-50)；而 WDT-UMP 被定义为具有可疑或明确的 PTC-N，其细胞核表现出不同程度的大小和形状的变化(如核增大、核重叠、核拥挤以及核拉长)，核膜不规

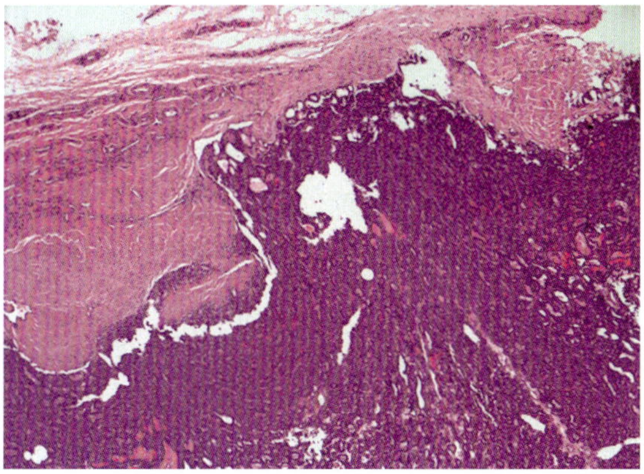

图 7-47　恶性潜能未定的滤泡性肿瘤，并伴可疑包膜浸润（HE×40）

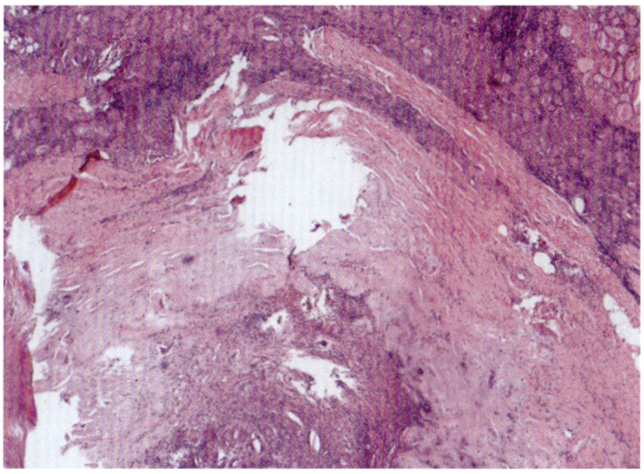

图 7-48　甲状腺细针穿刺造成的浸润假象（HE×40）

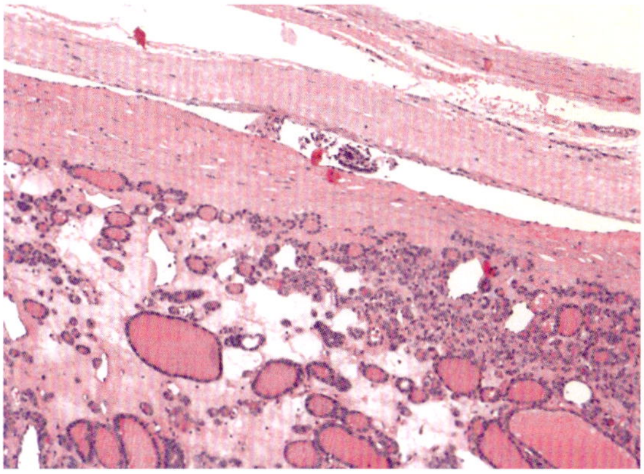

图 7-49　恶性潜能未定的高分化肿瘤：伴可疑脉管浸润（纤维包膜中脉管内可见肿瘤细胞团，但缺乏被覆的血管内皮及纤维素性血栓）（HE×200）

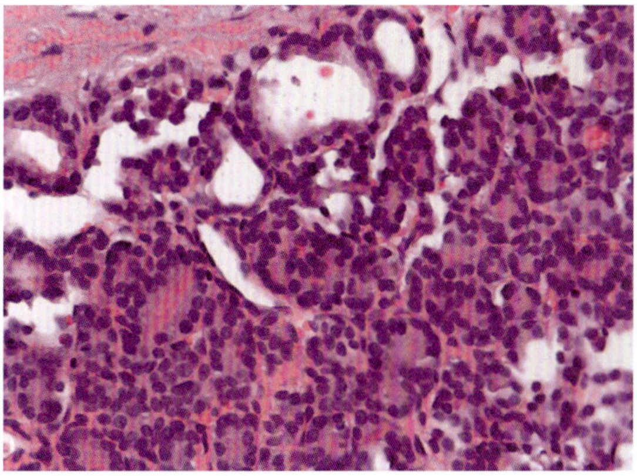

图 7-50　恶性潜能未定的滤泡性肿瘤：细胞核不伴有 PTC-N（HE×200）

则（核型不规则、核沟及核内包含体），染色质特点（染色质透明伴边集/毛玻璃核），这些特点与随后介绍的 NIFTP 的细胞核特点是重叠的（图 7-51，图 7-52）。

FT-UMP 表现出与 FA、增生结节以及微小浸润型滤泡癌相似的免疫组化表型。WDT-UMP 有时可呈现 HBME1、Galectin-3 和 CK19 阳性，这一免疫表型不同于 FA 却与 FVPTC 相似，提示两者可能存在一定的相关性。但是这组免疫标记在实际诊断 WDT-UMP 的过程中却没有太大的价值。

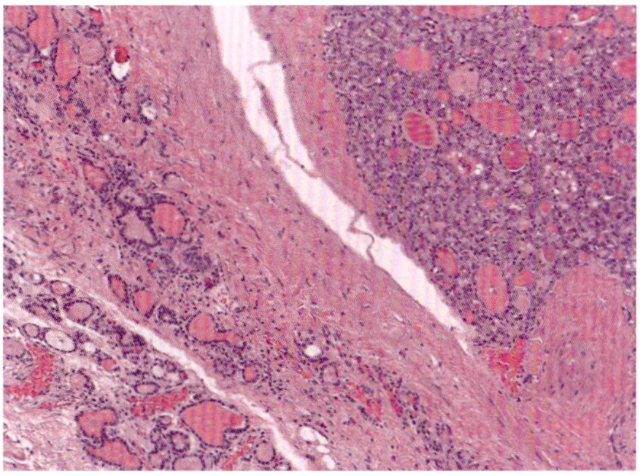

图 7-51　恶性潜能未定的高分化肿瘤：伴可疑的 PTC-N（HE×100）

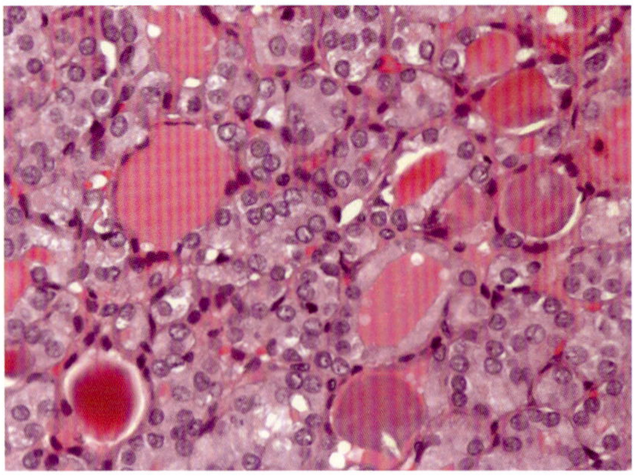

图 7-52 恶性潜能未定的高分化肿瘤：伴可疑 PTC-N（可见核增大、染色质轻度透明及核沟）（HE×400）

在过去的十几年间，关于恶性潜能未定的肿瘤基因学的研究取得了一定的进展。根据这些研究成果，该类肿瘤目前已知的基因学改变包括了：NRAS 突变（WDT-UMP 和 FT-UMP 均可发生），HRAS 突变（FT-UMP），PAX-PPARG（FT-UMP），RET-PTC1（WDT-UMP），而代表了 PTC 基因学改变特征的 BRAF 突变却没有相关的报道，提示了恶性潜能未定的肿瘤其基因学改变与滤泡性肿瘤（如 FA 和 FTC）更为类似。此外，另有研究表明，恶性潜能未定的肿瘤的基因表达和 microRNA 谱系呈现出一定的异质性，其特征介于良性的滤泡性结节与 PTC 之间。这些研究可以帮助病理和临床医生进一步理解恶性潜能未定的肿瘤作为交界性肿瘤的本质，从而更好地把握其生物学行为。

2. 具有乳头状癌核特征的非浸润性甲状腺滤泡性肿瘤

（1）滤泡亚型甲状腺乳头状癌（follicular variant of PTC）。在 20 世纪五六十年代，病理医生们依据甲状腺肿瘤的组织学生长模式将滤泡上皮来源的恶性肿瘤简单地分为：乳头状癌（以乳头状结构为主）以及滤泡癌（以滤泡结构为主）。由于滤泡上皮起源的肿瘤多呈现出大面积的滤泡结构，因此在那个年代，诊断为滤泡癌的病例远多于诊断为乳头状癌的病例。直到 1960 年，Lindsay 首次报道了一组滤泡状生长的肿瘤表现出与乳头状癌相同的细胞核特征，并提出这一部分肿瘤可能是滤泡癌的一个亚型。1977 年，Chen 和 Rosai 报道了 6 例相似的病例并指出这类肿瘤虽然形态上缺乏乳头状结构，但其生物学行为与 PTC 相似、容易发生颈部淋巴结转移、缺乏远处转移、预后较好，因此提出这类肿瘤更应被归入 PTC 而非 FTC，并正式将其命名为滤泡亚型甲状腺乳头状癌（follicular variant of PTC，FVPTC）。自此以后，FVPTC 的概念被广泛接受，同时病理医生们逐渐取得了共识：乳头状癌细胞核特点（PTC-N）是诊断 PTC 的最重要指标。到了 20 世纪八九十年代，PTC 的诊断率明显超过了滤泡甲状腺癌（FTC）。

随后的研究又提出 FVPTC 尚存在两种亚型：浸润性 FVPTC（infiltrative FVPTC）和包裹性 FVPTC（encapsulated FVPTC，EFVPTC）；并根据是否伴有包膜和（或）血管浸润，进一步将 EFVPTC 分为浸润性包裹性 FVPTC（invasive encapsulated FVPTC）以及非浸润性包裹性 FVPTC（non-invasive encapsulated FVPTC）。在过去的二三十年间，EFVPTC 的诊断率增长了 2～3 倍，在北美以及欧洲新诊断的甲状腺癌中占 10%～20%，发病率甚至超过了 Lindsay 以及 Rosai 等最初报道的浸润性 FVPTC。然而一直以来，内分泌病理医生对于 EFVPTC 的诊断就存在较大的困难和争议，因为对于该类肿瘤来说，诊断其为恶性的唯一依据为是否具有 PTC-N，而 PTC-N 的判定一直缺乏一个国际统一的实用诊断标准，其判定具有较大的主观性，即使是国际知名的甲状腺病理学专家对于 PTC-N 的判读也存在显著差异。近年来由于担心低诊引发诉讼等原因造成病理医生们逐渐采用较为宽松的 PTC-N 诊断标准,被认为是造成 EFVPTC 诊断率不断上升的重要原因(尤其是美国)。因而陈国璋教授曾撰文呼吁对 EFVPTC 的诊断需要采用更为严格的标准。而另一方面,越来越多的研究证实 FVPTC 特别是 EFVPTC 呈现出惰性的生物学行为和与经典型 PTC 截然不同的基因学特征,即使患者只接受了单侧腺叶切除,预后仍然良好。然而,这部分患者却依旧接受着与经典型 PTC 患者相同的治疗方案。正是这一现状使得甲状腺研究学者们反思:我们的实际工作中可能存在对 EFVPTC 过度诊断以及过度治疗的问题,给患者带来了沉重的心理压力,同时也对医疗资源造成了浪费。我们亟需规范对 EFVPTC 的诊断并探索能代表其生物学本质的新的分类及命名。

(2)具有乳头状癌核特征的非浸润性甲状腺滤泡性肿瘤概念的提出。正是在上述背景下,美国匹兹堡大学的 Nikiforov 教授组织全球 24 位知名甲状腺病理专家成立了工作组,开展了一项针对 EFVPTC 的多中心多学科回顾性研究,随后相关研究成果发表在 2016 年的 *JAMA Oncology*,引发了全球各界的巨大关注。工作组对由 13 所研究中心提供的 210 例伴有或不伴有浸润的 EFVPTC 进行重新评估,其中非浸润性 EFVPTC 109 例,随访时间为 10～26 年,浸润性 EFVPTC 101 例,随访时间为 1～18 年。该研究发现所有 109 例非浸润性 EFVPTC(其中 67 例仅接受了单侧叶切除,无一例接受放射性碘治疗)均预后良好,未发生复发或转移;而 101 例浸润性 EFVPTC 有 12 例预后不良,其中 5 例发生远处转移(2 例死亡),1 例发生淋巴结转移,1 例肿瘤复发,5 例血清学检查 Tg 水平较高。研究组同时查阅了相关文献,发现所有英文文献当中有关非浸润性 EFVPTC 复发的报道仅有两例(一例为肿瘤切除不净所致,一例可能存在浸润),并认为即使把这两例病例计算在内,非浸润性 EFVPTC 依然显示了很低的恶性程度和极佳的预后,因此倡议该类肿瘤不应继续被称为“癌”,而应有一个能够准确反映其生物学行为和病理学特点的新的命名。研究组提出采用具有乳头状癌核特征的非浸润性甲状腺滤泡性肿瘤(noninvasive follicular thyroid neoplasm with papillary-like nuclear fatures,NIFTP)来重新命名这类肿瘤。该研究组进一步证实,在基因学方面,NIFTP 多伴有 RAS、PAX-PPARG 等突变或基因融合,而不出现经典的 PTC 的基因改变,如 BRAFV600E 突变,提示 NIFTP 呈现出与其他滤泡性肿瘤如 FA、FTC、浸润性 EFVPTC 相似的基因改变,可能为浸润性 EFVPTC 的前驱病变。

(3)NIFTP 诊断标准以及乳头状癌核特征的评分标准:Nikiforov 领导的该研究组进一步提出了 NIFTP 的组织学诊断标准共识(表 7-2)。NIFTP 首先是一类包裹性或界限清楚的病变,包膜可厚可薄、或具有部分包膜、或与周围甲状腺组织有明显界限(图 7-53);有纤维性包膜者不伴有包膜和血管浸润,包膜和血管浸润的判定标准与 FTC 的判定标准一致,需要进行充分的取材除外浸润。肿瘤细胞呈现滤泡状生长模式,真性乳头结构的比例需＜1%,不含沙砾体,实性/梁状/岛屿状结构(solid/trabecular/insular growth pattern,STI 结构)比例＜30%,无肿

表 7-2　NIFTP 组织学诊断标准

➤ 包裹性或界限清楚
➤ 滤泡状生长模式并
＜1%乳头
无沙砾体
＜30%实性/梁状/岛屿状生长模式
➤ 细胞核评分 2～3 分
➤ 无包膜或血管浸润
➤ 无肿瘤性坏死
➤ 无高核分裂活性

瘤性坏死，无高核分裂活性（核分裂＜3/10HPF）。超过30%的STI结构、肿瘤性坏死、高核分裂活性均提示低分化癌的可能，诊断NIFTP需要除外上述这些组织学特征。

肿瘤细胞核特征的判定具有很大的主观性，不同观察者之间以及同一观察者不同时间做出的诊断都可能存在较大差异，因此Nikiforov工作组经过研究提出了一种更为简单以及可重复性较高的“3点评分方案”（表7-3）来解决这一难题，试图帮助我们解决实际诊断工作中的PTC-N判定问题。该

表7-3 乳头状细胞核评分标准

➤细胞核大小和形状（0～1分）： 细胞核增大、重叠、拥挤、核拉长
➤核膜不规则（0～1分）： 细胞核轮廓不规则、核沟、核内假包涵体
➤染色质特点（0～1分）： 染色质透明伴边集、毛玻璃核

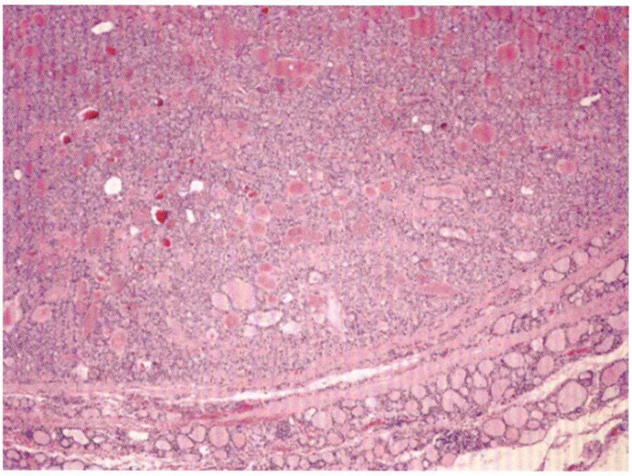

图7-53 具有乳头状癌核特征的非浸润性甲状腺滤泡性肿瘤：肿瘤具有薄的纤维性包膜，不伴有浸润，呈滤泡性生长模式（HE×40）

标准包括以下三个方面：①细胞核的大小和形状（核增大、重叠、拥挤，核拉长）；②核膜不规则（细胞核轮廓不规则，核沟，核内假包涵体）；③染色质特点（染色质透明伴边集、毛玻璃核）。上述3点，具备一条评为1分，不具备评为0分，然后将总得分相加，如果最终得分在2～3分，则被认为具有PTC-N，符合NIFTP的诊断标准（图7-54，图7-55）。根据2017版WHO分类，这一标准同样可以用于我们前文中提到的WDT-UMP的细胞核特征评价。

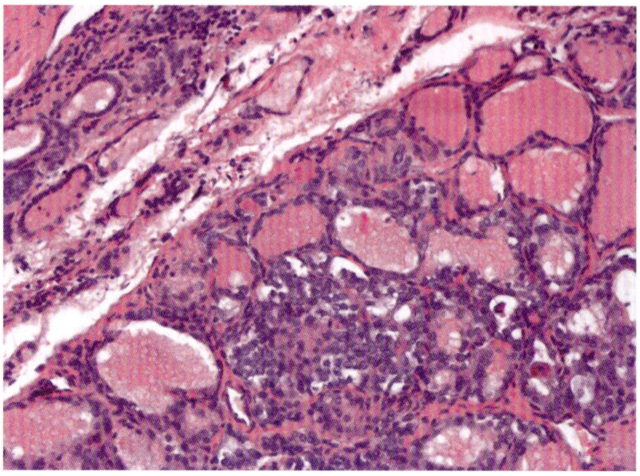

图7-54 具有乳头状癌核特征的非浸润性甲状腺滤泡性肿瘤：肿瘤性滤泡上皮细胞具有PTC-N特征（HE×100）

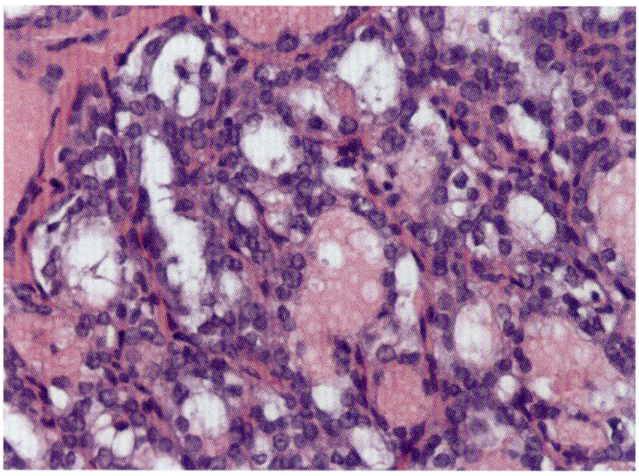

图7-55 具有乳头状癌核特征的非浸润性甲状腺滤泡性肿瘤：细胞核增大、拥挤、核型不规则、毛玻璃核，可见核沟，细胞核评分1+1+1=3（HE×400）

（4）新版WHO分类与NIFTP的临床病理学特征。2017年新版WHO甲状腺肿瘤分类中正式引入了NIFTP的概念，并把

它与恶性潜能未定的肿瘤一起归入“其他包裹性滤泡性肿瘤”(other encapsulated follicular-patterned thyroid tumours),并将其定性为交界性肿瘤,其 ICD-O 编码为 1。新版 WHO 分类中沿用了 Nikiforov 工作组提出的 NIFTP 的定义、组织学诊断标准和 PTC-N 评分标准,并对 NIFTP 的临床病理学特征做了进一步的详细描述。

NIFTP 患者男女比例为 1∶(3～4)。该肿瘤可发生于任何年龄,但较多见于 40—60 岁的人群。肿瘤多表现为单一的、无痛性、可移动的结节,可发生于甲状腺的两叶及峡部,直径多在 2～4cm,超声检查多表现为实性的、界限清晰的、均质的结节,常表现为低回声信号。肉眼检查,NIFTP 具有薄或中等厚度的包膜,偶尔可伴有厚的纤维性包膜。肿瘤切面呈现均一的棕白色至深棕色,继发性改变比较少见,有时可见局部出血及囊性变,多为细针穿刺活检的术后改变。

NIFTP 预后良好,完整切除肿瘤后,其 15 年内复发和转移率低于 1%,但若切缘阳性则可导致肿瘤复发。治疗方面推荐对 NIFTP 进行一侧腺叶切除而无须进行全甲状腺切除以及放射性碘治疗。

3. 透明变梁状肿瘤　除了我们前面提到的两类“其他包裹性滤泡性肿瘤”以外,透明变梁状肿瘤(hyalinizing trabecular tumor,HTT)在新版 WHO 分类中也被归入了甲状腺交界性肿瘤的范畴,其 ICD-O 编码由 0 变更为 1。

HTT 为滤泡上皮起源的肿瘤,由拉长的或多角型细胞构成梁状结构,在肿瘤细胞之间以及肿瘤小梁之间存在大量的玻璃样物质。过去我们曾将其称为“透明变梁状腺瘤”。HTT 多发生于 50 岁左右的女性,患者一般没有明显的症状。超声学检查多表现为实性的、圆形或卵圆形的、边界清晰的低回声结节,与 FA 和 FVPTC 的表现相似。大体检查,HTT 通常单发,多为一个界限清晰的或包裹性病变,质地软到韧,切面多呈分叶状,灰白、灰黄色。肿瘤直径 0.5～7.5cm,多数小于 3cm。镜下,HTT 为境界清晰的病变,缺乏包膜、血管以及甲状腺实质的浸润(文献中报道过一例浸润性 HTT)。肿瘤细胞呈细长的多角形,构成波浪状的小梁或小的细胞巢,围以纤细的间质,形成器官样或分叶状的外观(图 7-56)。细胞长轴与基底膜垂直排列,胞质不同程度的嗜酸性、胞质有细颗粒,偶尔可见透明胞浆,细胞核呈卵圆形、可伴有核形不规则、核沟及核内假包涵体,因此在 FNA 细胞学检查中容易误诊为 PTC(图 7-57)。核分裂象罕见。小梁状结构内可见数量不等的玻璃样无定形物质,PAS 染色阳性(图 7-58)。肿瘤内亦可见钙化及砂砾体。从以上形态学特征可知,HTT 容易与 PTC、MTC 以及甲状腺副节瘤相混淆,采用免疫组化的方法可帮助鉴别诊断。HTT 肿瘤表达 TTF-1、Tg、PAX-8 等滤泡上皮标记,不表达 CT,一半以下的病例可不同程度表达 HBME1、Galectin-3 和 CK19,玻璃样物质 Collagen Ⅳ阳性(图 7-59)。当使用 MIB-1 单克隆抗体,HTT 出现 Ki-67 阳性表达于肿瘤细胞膜和细胞质,这是 HTT 最为独特的免疫表型,对于 HTT 的诊断具有重要的提示作用。

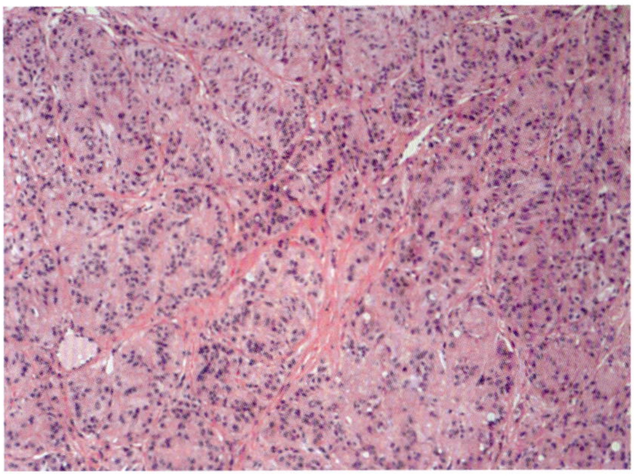

图 7-56　透明变梁状肿瘤:肿瘤细胞构成波浪状的小梁或小的细胞巢,围以纤细的间质,形成器官样或分叶状的外观(HE×100)

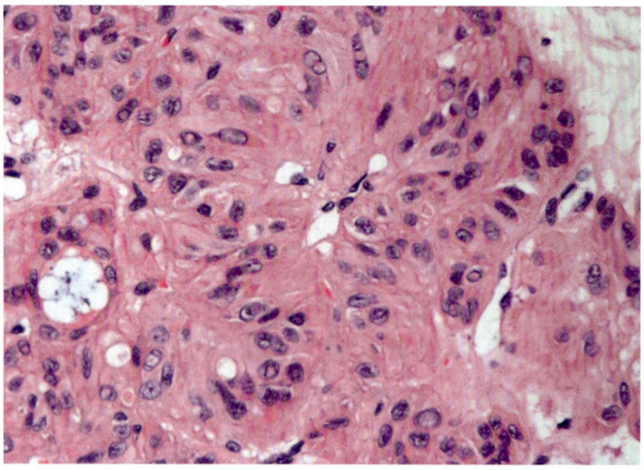

图 7-57　透明变梁状肿瘤：胞质不同程度的嗜酸性、胞质有细颗粒，细胞核呈卵圆形、可伴有核形不规则、核沟及核内假包涵体（HE×400）

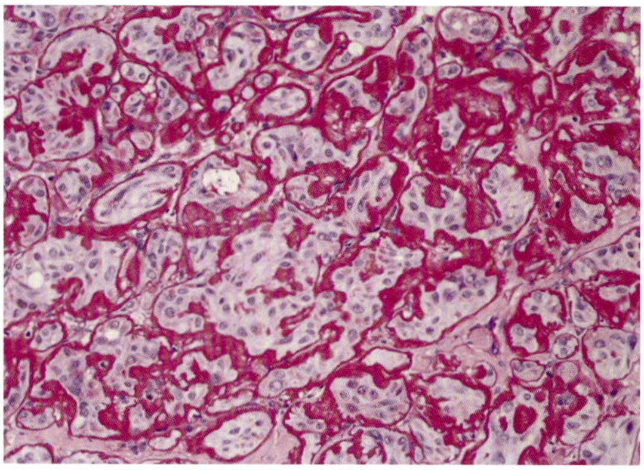

图 7-58　透明变梁状肿瘤：小梁状结构内可见玻璃样无定形物质，PAS 染色阳性（HE×200）

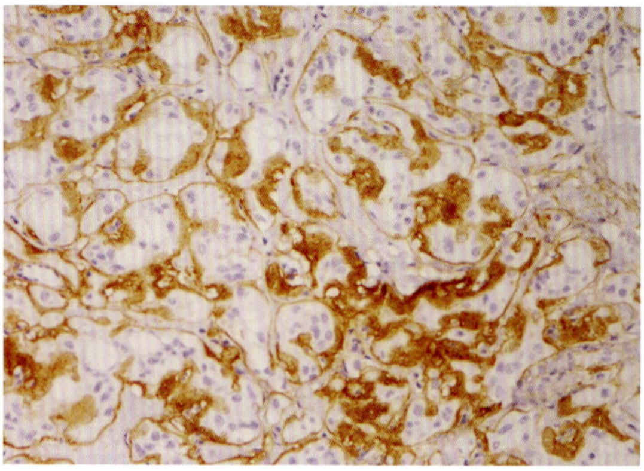

图 7-59　透明变梁状肿瘤：玻璃样无定形物质，CollagenⅣ阳性（HE×200）

HTT 一般预后良好，目前已知文献仅报道过一例呈现恶性经过的病例（发生肺转移），绝大多数肿瘤切除术后临床呈现良性经过，淋巴结转移十分罕见。

四、甲状腺交界性肿瘤的意义及实际诊断工作中可能遇到的问题

2017 年 WHO 分类中甲状腺交界性肿瘤的提出完善了甲状腺肿瘤谱系，将我们过去认为是恶性的肿瘤重新界定为极低度恶性潜能肿瘤，并进一步指出单纯的一侧腺叶切除即可满足肿瘤治疗的需要，无须进行甲状腺全切以及进一步的放射性碘治疗，一方面极大减轻了患者由于恶性诊断带来的巨大心理压力，避免了接受过度治疗以及降低了由过度治疗造成的并发症和继发性病变的发生，另一方面又避免了医疗资源的过度浪费。

尽管新版 WHO 分类对甲状腺交界性肿瘤作了尽可能详尽的定义和描述，并对 PTC-N 的判定这一甲状腺病理诊断中最棘手的问题提出了量化评分系统，但是新的概念和诊断标准在实际应用时仍可能存在较多问题。据文献报道，在北美及欧洲国家，NIFTP 发病率占全部甲状腺癌的 10%～20%，而亚洲甲状腺工作组统计了东亚及东南亚 6 个国家和地区的 NIFTP 的发病率则明显较低，占所有甲状腺癌诊断病例的 0～4.7%，平均约为 0.8%，其中刘志艳等报道的山东大学齐鲁医院 NIFTP 所占比例为 0.3%。造成这一差异的原因较多，但是其中最重要的原因可能是亚洲国家与北美和欧洲采取的诊断阈值不同，尤其是对于 PTC-N 的判定，即使有了新的评分细则，然而在实际应用过程中仍然存在较大的不一致性，尚需进一步的研究来解决这一问题。另外，新版 WHO 关于 NIFTP 和恶性潜能未定肿瘤的分类较为复杂，容易使病理医生产生概念上的混淆。2011 年，刘志艳等的研究表明，NIFTP 和 WDT-UMP 具有相似的形态学、

免疫组化特点和分子生物学表型，并提议采用“恶性生物学行为未定的高分化肿瘤”(well differentiated tumor，uncertain behavior，WDT-UB)的概念来同时概括这两种肿瘤。

由于甲状腺交界性肿瘤属于新的概念，新的命名都较长，基层病理医生对新概念和诊断标准的掌握可能有一定难度，需要甲状腺亚专科的专家多开展新概念和诊断标准的普及讲座，同时要求广大病理医生多参加读片活动，并通过临床实践总结经验，严格把握甲状腺交界性肿瘤的诊断标准，一定要避免将其作为“垃圾桶”进行滥用。

(王强修　李亚琼)

参考文献

[1] DeLellis R, Lloyd R, Heitz P, et al. World health organization classification of Tumours: pathology and genetics, tumours of endocrine organs [M]. 3rd ed. Lyon: IARC Press, 2004.

[2] Lloyd R, Osamura R, Klöppel G, et al. WHO classification of tumours of endocrine organs [M]. 4th ed. Lyon: IARC Press, 2017.

[3] 刘志艳. 2017 年新版 WHO 甲状腺交界性肿瘤解读 [J]. 山东大学耳鼻喉眼学报, 2017, 31(6): 1-4.

[4] William ED. Guest editorial: two proposals regarding the terminology of thyroid tumors [J]. Int J Surg Pathol, 2000, 8(3): 181-183.

[5] Lindsay S: Carcinoma of the thyroid gland: a clinical and pathological study of 293 patients at the university of California hospital. Springfield III: Charles C Thomas; 1960.

[6] Chen KT, Rosai J. Follicular variant of papillary thyroid carcinoma: a clinicopathologic study of six cases [J]. Am J Surg Pathol, 1977, 1(2): 123-130.

[7] Chan J. Strict criteria should be applied in the diagnosis of encapsulated follicular variant of papillary thyroid carcinoma [J]. Am J Clin Pathol, 2002, 117(1): 16-18.

[8] Nikiforov YE, Seethala RR, Tallini G, et al. Nomenclature revision for encapsulated follicular variant of papillary thyroid carcinoma: a paradigm shift to reduce overtreatment of indolent tumors [J]. JAMA Oncology, 2016, 2(8): 1023-1029. DOI: 10.1001/jamaoncol.2016.0386.

[9] 刘志艳. 具有乳头样核特征的非浸润性甲状腺滤泡性肿瘤及其诊断标准[J]. 中华病理学杂志, 2017, 46(3): 205-208.

[10] Bychkov A, Hirokawa M, Jung CK, et al. Low rate of noninvasive follicular thyroid neoplasm with papillary-like nuclear features in Asian practice [J]. Thyroid, 2017, 27(7): 983-984.

[11] Liu Z, Song Y, Han B, et al. Non-invasive follicular thyroid neoplasm with papillary-like nuclear features and the practice in qilu hospital of Shandong [J]. J Basic Clin Med, 2017, 6(1): 22-26.

[12] Kakudo K, Liu Z, Satoh S et al. Non-invasive follicular thyroid neoplasm with papillary-like nuclear features: diagnosis and differential diagnoses [J]. J Basic Clin Med, 2017, 6(1): 14-21.

[13] Kakudo K, Liu Z, Hirokawa M. Thyroid FNA Cytology, Differential Diagnosis & Pitfalls [M]. Himeji: Bookway, 2016.

[14] Liu Z, Zhou G, Nakamura M, et al. Encapsulated follicular thyroid tumor with equivocal nuclear changes, so-called well-differentiated tumor of uncertain malignant potential: a morphological, immunohistochemical, and molecular appraisal [J]. Cancer Sci, 2011, 102(1): 288-294.

第六节　甲状腺肿瘤的免疫标记物

一、与肿瘤起源相关的标记物

1. 甲状腺球蛋白　甲状腺球蛋白(thyroglobulin,TG)是甲状腺中的一种碘化糖蛋白,为同源二聚体,分子质量约 660 kDa。TG 的作用机制包括以下三个方面:①通过核受体作用于转录和翻译过程;②直接作用于线粒体;③TG 可作用于细胞膜受体。甲状腺球蛋白是甲状腺肿瘤与其他肿瘤的鉴别以及确定转移性甲状腺癌时重要的标记物之一。多种甲状腺髓样癌的亚型都可模拟甲状腺乳头状癌相应亚型癌的结构特点,单凭镜下所见有时不易鉴别。乳头状癌 TG 都呈阳性表达,但在甲状腺髓样癌中不表达 TG(图 7-60,图 7-61);而甲状腺乳头状癌 CT、CgA 和 Syn 都呈阴性表达,髓样癌为阳性表达。此外,甲状腺的病变还要与甲状腺区的神经节细胞瘤、甲状旁腺肿瘤鉴别,TG 阳性也是常用的甲状腺来源肿瘤的特异性标记物。

2. 甲状腺转录因子-1　Civitarale 等 1989 年在甲状腺滤泡上皮细胞中发现一种转录因子,将其命名为甲状腺转录因子-1

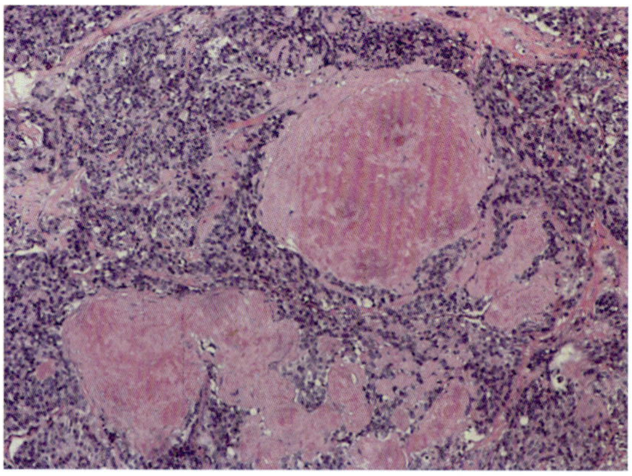

图 7-60　甲状腺髓样癌,可见淀粉样物质(HE×100)

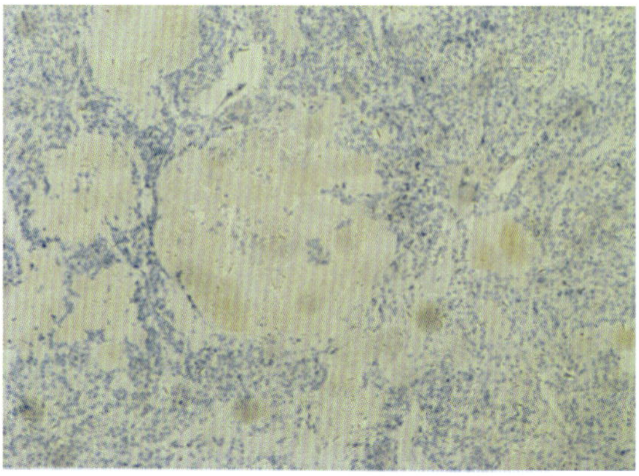

图 7-61　甲状腺髓样癌,示 TG 阴性表达(EliVision 法×100)

(thyroid transcription factor-1, TTF-1)。TTF-1 是 Drosophila NK-2 家族中的一员,其同源性达 82%,因此又被称为 NKX2 转录因子。一直以来,由于 TTF-1 在甲状腺和肺组织细胞核中稳定的阳性表达,并在胎盘形成过程中起到提高转录活性的作用,而被看作是这些器官发生的启动子。TTF-1 是一种组织特异性转录因子,也是甲状腺和肺特异基因的高效转录激活物,调控甲状腺和肺的一些特异性基因的表达。在甲状腺组织中,其作用在于控制甲状腺球蛋白,甲状腺过氧化物酶,降钙素等基因的表达(图 7-62)。在肺组织中,TTF-1 表达于成熟的肺泡Ⅱ型上皮细胞和肺导气部的支气管上皮细胞的亚段,而Ⅰ型肺泡上皮细胞始终不表达,TTF-1 主要分布于终末呼吸道,包括呼吸性细支气管、肺泡管、肺泡囊、肺泡,另外,在肺的腺癌、小细胞癌中 TTF-1 的表达显著强于良性上皮,而在肺鳞癌中 TTF-1 却几乎均为阴性表达。TTF-1 在甲状腺、肺组织形成早期阶段即开始并且终身表达。动物实验表明,在肺发育过程中,破坏 TTF-1 会导致支气管食管瘘及肺组织严重发育不全，提示 TTF-1 对于肺组织的形态构成起着重要作用。因此 TTF-1 和 TG 联合应用，可以确定肿瘤来源。

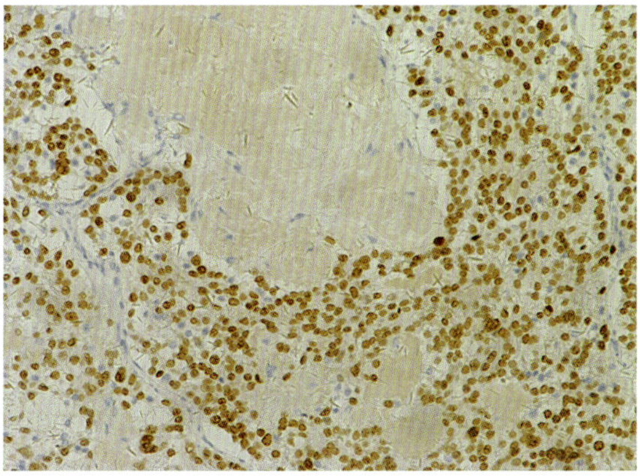

图 7-62 甲状腺髓样癌，示 TTF-1 阳性表达（EliVision 法 × 100）

3. 降钙素 降钙素 CT 是一种含有 32 个氨基酸的直线型多肽类激素，在人体里是由甲状腺的滤泡旁细胞（parafollicular cells，又称 C 细胞）分泌。主要功能是降低血钙和血磷。其主要的靶器官是骨组织，可抑制破骨细胞的生成，从而抑制骨的吸收，减弱骨盐溶解；并能促进破骨细胞转变为成骨细胞，增强成骨的过程，最终导致骨释放的钙和磷减少，钙和磷沉积增加，导致血钙和血磷的下降。另外，CT 能直接作用于肾脏的近曲小管细胞，抑制肾对钙和磷的吸收，使这些离子从尿中排出增多。CT 的分泌直接受血钙浓度的调节：当血钙浓度升高时，CT 的分泌也相应增加；血钙浓度降低时分泌减少。另外，几种胃肠激素如胃泌素、促胰液素以及胰高血糖素，均有促进 CT 分泌的作用，其中胃泌素的作用最强。

甲状腺髓样癌（medullary thyroid carcinoma，MTC）通常根据大体及 HE 染色切片的镜下组织学特征即可诊断（图 7-63，图 7-64），特征性地出现淀粉样物质，组织化学染色，刚果红染色呈红色（图 7-65）。MTC 常

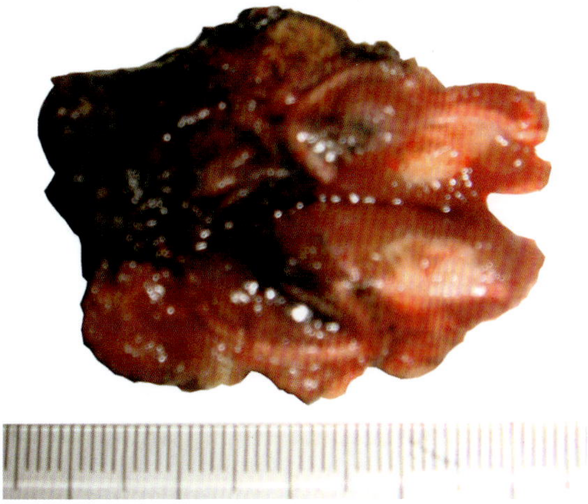

图 7-63 甲状腺髓样癌大体图片

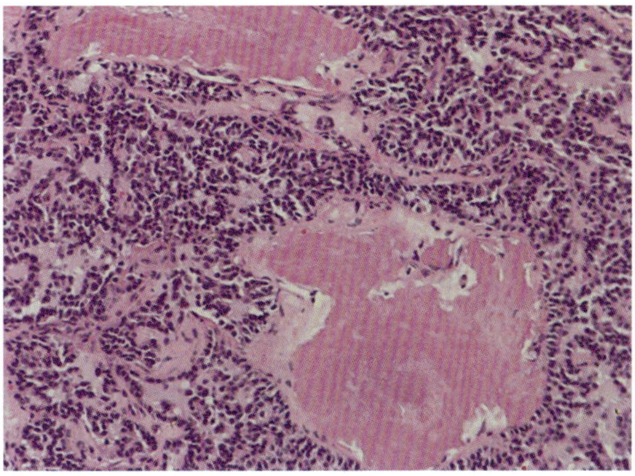

图 7-64 甲状腺髓样癌镜下改变（HE × 200）

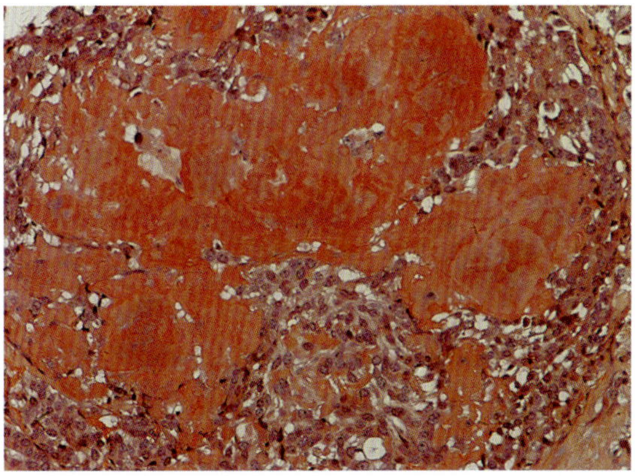

图 7-65 甲状腺髓样癌，刚果红染色呈红色（HE × 200）

有过量CT的分泌，从而导致临床一系列症状。MTC的基因学改变提示有一定的家族遗传性，尤其是出现了甲状腺滤泡周围基质内C细胞增生时。C细胞增生通常与家族性的MTC有关，并且在散发性的MTC中不多。MTC的不同亚型要与甲状腺乳头状癌的不同亚型相鉴别。MTC和C细胞CgA(图7-66)、Syn(图7-67)和CT(图7-68)呈阳性表达。其中CgA可能是最敏感的标记物。而超过95%的MTC表达CT，因此CT是MTC最特异性的标记物。而甲状腺乳头状癌时上述标记物均呈阴性表达。虽然大多数MTC表达弥漫阳性的CT，但是偶尔只有局灶阳性，部分可呈阴性表达，但是用FISH等原位杂交的方法可以检测CT的mRNA。大约80% MTC的病例基质中出现淀粉样物质，这些物质CT染色也为阳性。而CT在髓样癌的病理诊断，以及与甲状腺肿瘤的鉴别时是十分有用的抗体。在诊断甲状腺髓样癌时，MTC组织中CT阳性而TG阴性，但有时因为肿瘤内存在陷入的滤泡细胞或两种肿瘤混合存在时，部分髓样癌中也有TG的阳性表达，并且MTC偶尔CT也可呈阴性表达，因此，联合应用包括广谱神经内分泌标记物如CgA和Syn在内的多种标记物在MTC诊断时是非常重要的。

4. 嗜铬蛋白A　嗜铬蛋白A(chromogranin A，CgA)是嗜铬蛋白家族的主要成员，是一种存在于嗜铬细胞颗粒中的酸性可溶性蛋白，由439个氨基酸组成，分子量为68kD，最初是从牛肾上腺髓质嗜铬颗粒中提取，后发现广泛存在于神经系统、肾上腺髓质和多种神经内分泌细胞的致密核心颗粒中。人类CgA分子至少包含以下结构/功能区域：一个疏水的N末端信号肽；一个由10对氨基酸残基组成的蛋白质加工区域；两个朝向N末端的半胱氨酸残基形成的分子内的二硫化物环；一个内部的和胰岛素释放抑制肽-胰抑素相同的氨基酸序列；一个与钙黏蛋白(如肠道的钙黏蛋白)同源的区域；还存在一个可能为细胞膜组成部分的精氨酸-甘氨酸-天冬氨酸复合物。

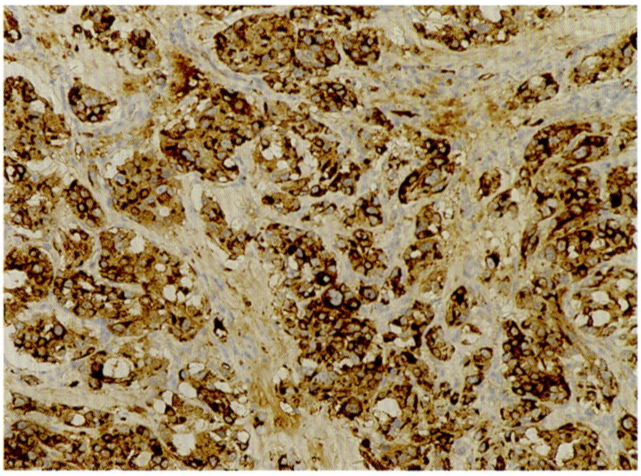

图7-66　甲状腺髓样癌，示CgA阳性表达(EliVision法×200)

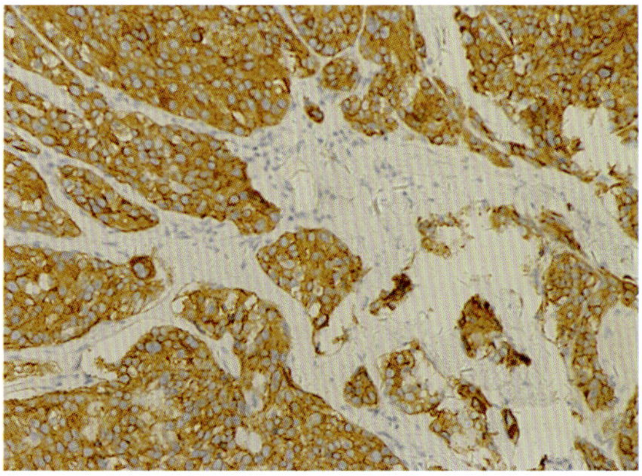

图7-67　甲状腺髓样癌，示Syn阳性表达(EliVision法×200)

CgA在细胞内有两个主要的生物学作用：一是在高尔基网膜上选择性调节靶肽激素和神经递质的聚集；二是促进高尔基网的通透性，并参与Ca^{2+}及儿茶酚胺的代谢。此外，CgA参与形成分泌颗粒内基质构架，组织和加工分泌颗粒，其水解片段对多种内分泌激素(如胰岛素、甲状旁腺素、儿茶酚胺)的释放有抑制作用，也可能是一些生物活性肽(如胰酶)的前体，还有促进肿瘤生长等作用。

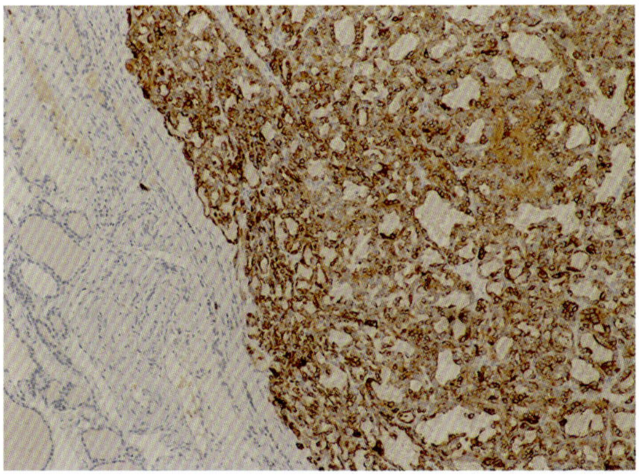

图 7-68 甲状腺髓样癌，示肿瘤细胞 CT 阳性表达（EliVision 法×100）

用免疫组化和放射免疫方法测定发现，CgA 广泛分布于神经内分泌组织，细胞中含 CgA 最丰富的就是肾上腺髓质。研究表明，在正常人体中 CgA 基因启动子的主要结构决定了其在神经内分泌细胞的表达情况。CgA 在正常神经内分泌组织中的免疫反应依次为：肾上腺髓质＞垂体前、中、后叶＞胰腺＞肠道＞甲状腺＞下丘脑。CgA 的广泛分布使其成为诊断神经内分泌肿瘤的有价值的指标，并能帮助判断神经内分泌肿瘤的种类。

对甲状腺髓样癌进行 CgA 等抗体免疫组化染色（图 7-66），结果显示 CgA 的阳性表达率在原发灶与复发的瘤组织之间的表达无差异。Roskams 等发现 CgA 在肝胆管细胞癌中可呈阳性表达，说明人的小胆管上有神经内分泌表型。前列腺类癌和小细胞癌甚为罕见，但前列腺癌中神经内分泌分化较为常见，文献报道差异很大，阳性率在 8%～100%。对 11 例松果体瘤用 CgA 进行标记，结果全部呈阳性表达。

5. 突触素　突触素（synaptophysin，Syn）是突触小泡膜上的一种含糖的膜结构蛋白，是目前发现的最特异的神经内分泌细胞的标记物之一。Syn 的相对分子质量为 38kDa，包括 4 个跨膜区，其氨基和羧基都暴露在胞质内。人类和哺乳动物的 Syn 基因位于 X 染色体上，并在生物的进化过程中具有高度保守性，正常位于神经元突触前囊泡膜上和正常神经内分泌细胞胞质内，几乎存在于中枢和外周神经系统的所有神经末梢，同时在神经内分泌细胞等部位也发现有 Syn 存在，参与突触囊泡的导入、转运和神经递质的释放、突触囊泡再循环和突触发生。Syn 可作为突触前终末的特异性标记物，用来检测突触的密度和分布。

Syn 是突触囊泡膜上的特异性蛋白质，突触前膜含有大小两种突触囊泡：小清亮突触囊泡（small clear synaptic vesicles，SSV）和大致密核心囊泡（large dense cored vesicle，LDV）。Syn 广泛分布于 SSV 上，但在 LDV 内缺乏（即使有也极少）。人类的 Syn 基因包括七个外显子，大约 20kb，位于 X 染色体 Xp11.2p11.23，编码的 Syn 蛋白由 307 个氨基酸组成，分子量为 38kDa，包括四个跨膜区，其氨基端和羧基都暴露在胞质内。第一个囊泡内环是糖基化的，而胞质羧基末端是 CAMK 磷酸化的丝氨酸残基和 pp60c-src 磷酸化的酪氨酸残基。Syn 的羧基端可结合 Ca^{2+}，是突触囊泡钙结合蛋白之一，可被酪氨酸蛋白激酶磷酸化。Syn 的 C 端胞质末端具有独特性，含有 9 个不完全的五肽重复序列 YGP(Q)QG，可能参与调节蛋白质-蛋白质间的相互作用。现在发现 Syn 的含有最后三个重复序列（278-307 残基）的 C 端与结合 Siah-1A 有关。Syn 在进化上，牛、小鼠和人的 Syn 序列与只存在囊泡内环的氨基酸序列有明显不同，而跨膜区和胞质侧的序列则高度保守。这说明 Syn 这个具有多个跨膜区的膜蛋白，其功能区很可能定位在高度保守的膜内区和胞质侧序列。

Syn 可能在神经元核周体的内质网合成，然后转运到高尔基复合体进行加工后，在囊泡中被运至突触活跃区。免疫电镜研究证实，Syn 位于小圆形或扁形（Ⅰ、Ⅱ型）突触囊泡质膜面，光镜下标记的 Syn 样颗粒实际上是成簇的囊泡。除了突触囊泡外，线粒体、胞膜、突触后膜均无 Syn。Syn 由 Siah 蛋白所降解，Siah 蛋白与 Syn 相互作用并通过泛素-蛋白酶途径调节 Syn 的降解。

Syn 在小鼠、大鼠、牛及人的各种神经元的突触前囊泡中广泛存在。在神经系统中所有的神经末梢 Syn 均呈点状分布，而在白质及胶质细胞中没有 Syn 出现。在 Schizophrenia 患者的大脑额叶皮质第 9 区和第 40 区 Syn 明显降低，转录活性也降低，从而导致投射至额叶皮层的轴突数量减少。在神经内分泌细胞等部位也发现有 Syn 存在。在肾上腺嗜铬细胞中的突触素存在于多样形态的光滑小泡。小泡呈圆形或卵圆形，与神经元的 SSV 大小相似。在视网膜的内、外网状层也存在 Syn。垂体前叶的突触素染色颗粒大部分沉积于细胞内的光滑小泡。另外，颈动脉体、皮肤、甲状腺、肺、胰腺、胃肠黏膜、胃肠道潘氏细胞和胃肠黏膜也发现有突触素存在。在实体肿瘤中，戴赟等研究非小细胞肺癌中 Syn 的表达率为 17.9%，且在腺鳞癌混合性肿瘤中的表达较多。在甲状腺肿瘤中，主要用于甲状腺髓样癌的诊断（图 7-67）。

二、与肿瘤性质相关的标记物

1. CK19　为低分子量细胞角蛋白，属于中微丝蛋白家族，存在于正常上皮和各种上皮来源的肿瘤中，主要用于腺癌的诊断，如胆管癌、胰腺癌等。近年来研究发现，CK19 在甲状腺乳头状癌中呈弥漫强阳性表达，而在正常甲状腺组织及良性甲状腺病变中不表达或仅灶性弱阳性表达。Erkiliç 等的研究也得出相同的结论：在甲状腺乳头状癌中，CK19 弥漫强阳性表达，而在结节性甲状腺肿则仅为局灶性或弱阳性表达；Cheung 等报告 CK19 在 80% 的甲状腺乳头状癌中弥漫性阳性表达，而甲状腺腺瘤仅有 3% 弥漫性表达，17% 局灶阳性表达。因此，在甲状腺乳头状癌与甲状腺良性病变的病理诊断与鉴别诊断中，CK19 免疫组化染色是一个有用的辅助诊断指标，甲状腺乳头状癌 CK19 呈阳性表达（图 7-69～图 7-71），而甲状腺良性病变中 CK19 不表达（图 7-72～图 7-74）。

2. HBME-1　人骨髓内皮细胞标记物（HBME-1）是间皮细胞表面微绒毛的一种抗原成分，主要成分为透明质酸，近年来逐渐被用于甲状腺癌的诊断。研究表明 HBME-1 在甲状腺乳头状癌中呈高表达（图 7-75），Ziadi 等研究发现 HBME-1 在甲状腺乳头状癌的阳性表达率超过90%，我们的观察结果为

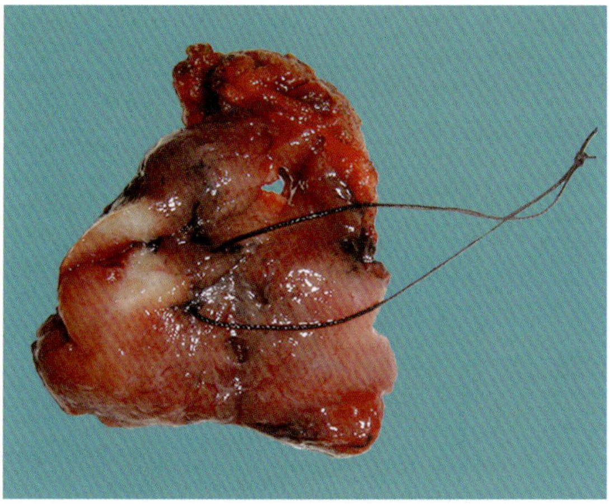

图 7-69　甲状腺乳头状癌大体所见，肿瘤呈灰白色，边界欠清

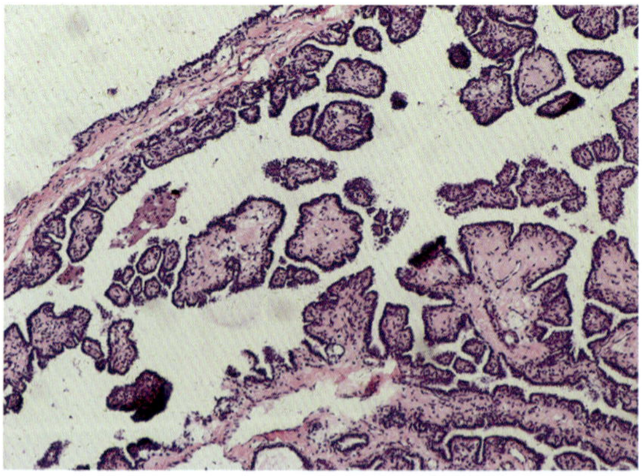

图 7-70　甲状腺乳头状癌，镜下可见典型的乳头状结构（HE × 100）

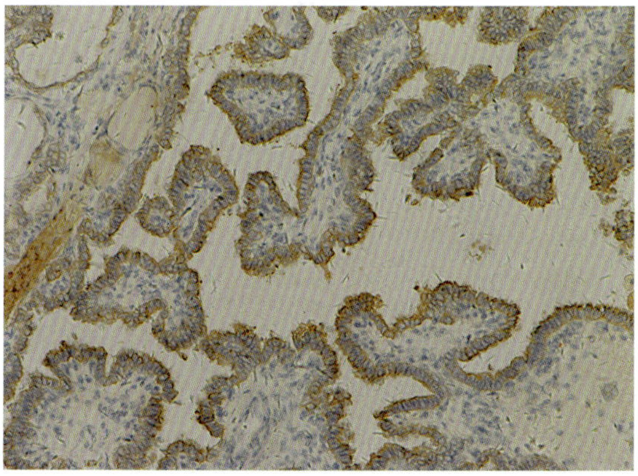

图 7-71 甲状腺乳头状癌，示 CK19 阳性表达（EliVision 法 ×200）

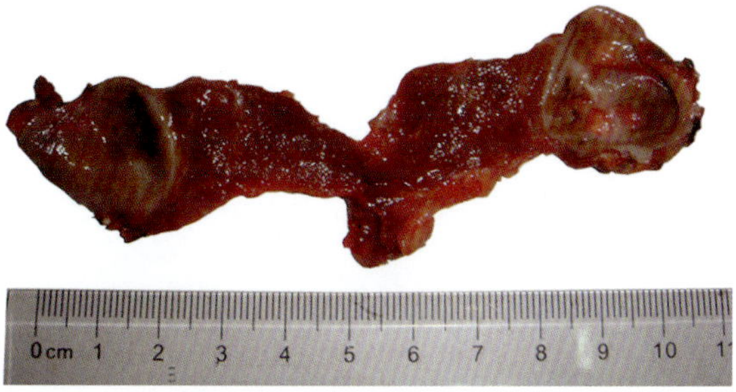

图 7-72 结节性甲状腺肿囊性变大体所见，注意观察囊内壁情况

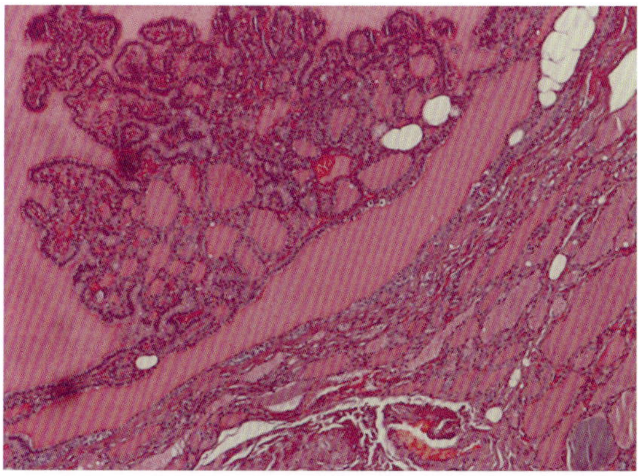

图 7-73 结节性甲状腺肿，囊内可见假乳头状（HE×100）

97.2%，且大多为中度或强阳性，但在乳头状增生中的表达率仅为 7.5%，且为弱阳性表达，其诊断甲状腺乳头状癌的敏感性和特异性分别为 97.2% 和 92.5%。提示 HMBE-1 在鉴别甲状腺良、恶性乳头状病变中有重要参考价值。

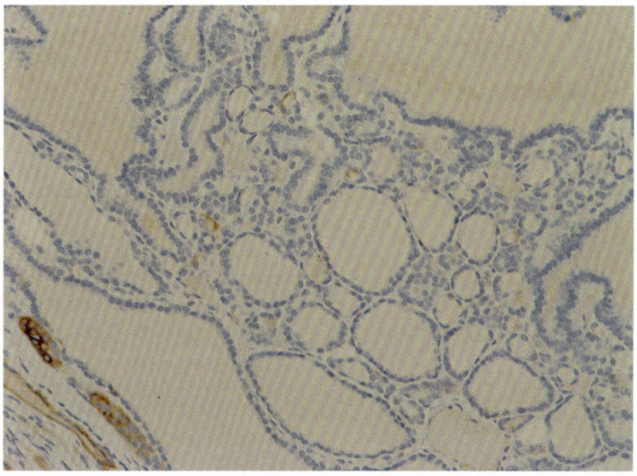

图 7-74 结节性甲状腺肿，示乳头状区域 CK19 呈阴性表达（EliVision 法 ×200）

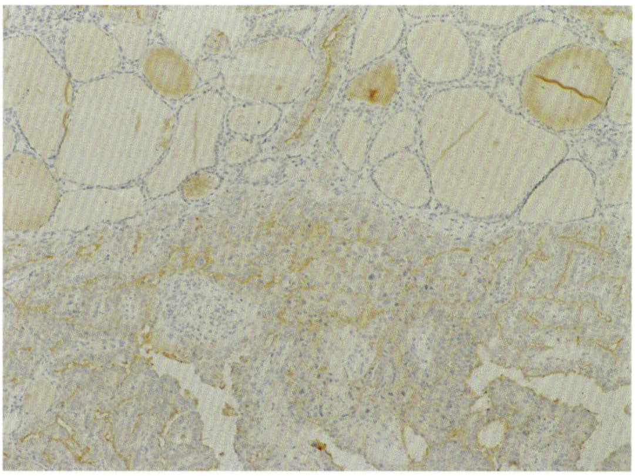

图 7-75 甲状腺乳头状癌，示 HBME-1 阳性表达（EliVision 法 ×100）

3. 半乳糖凝集素-3 半乳糖凝集素-3（Galectin-3）属于凝集素蛋白超级家族成员，是一种多功能的 β-半乳糖糖苷结合蛋白，在介导细胞黏附、促进增殖、抑制凋亡、促进血管形成和肿瘤侵袭与转移等方面发挥作用。Galectin-3 在活动的巨噬细胞、嗜酸性细胞、上皮细胞（如甲状腺、胃、肠）及一些感觉神经元中表达最多。研究认为 Galectin-3 在鉴

别甲状腺乳头状癌与甲状腺良性病变时具有重要价值(图 7-76),Galectin-3 可作为甲状腺癌的诊断标志,尤其是对于微小乳头状癌的诊断更具有重要临床意义。姚晓峰等的研究结果显示,在甲状腺癌、良性病变和癌旁组织中 Galectin-3 的表达率分别为 78.12%(25/32)、26.67%(8/30)和 27.78 %(5/18),差异有统计学意义,说明其在良恶性病变的鉴别诊断中具有一定的应用价值。吴文君等也得出了相同的结论。这提示 Galectin-3 在有助于甲状腺良、恶性乳头状病变的鉴别诊断。

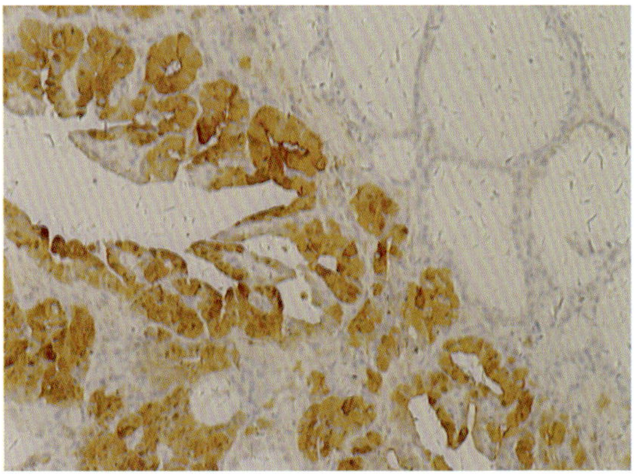

图 7-76 甲状腺乳头状癌,示 Galectin-3 阳性表达(EliVision 法×200)

4. TPO 它在甲状腺素合成过程中起关键作用。研究显示 TPO 在正常甲状腺组织及甲状腺良性病变中高表达,而在甲状腺恶性肿瘤中呈阴性表达。Christensen 等用免疫组化法对 181 例甲状腺结节进行 TPO 检测,发现甲状腺恶性病变中呈阴性表达(图 7-77,图 7-78),而良性病变大部分呈阳性表达(图 7-79,图 7-80)。Kholova 等检测 TPO 在甲状腺良、恶性病变鉴别诊断中的敏感性为 64%,特异性为 99%。因此,在病理诊断中对不能定性的甲状腺乳头状增生,辅以免疫组化测定组织 TPO 蛋白表达情况,TPO 阴性者有助于 PTC 的诊断。

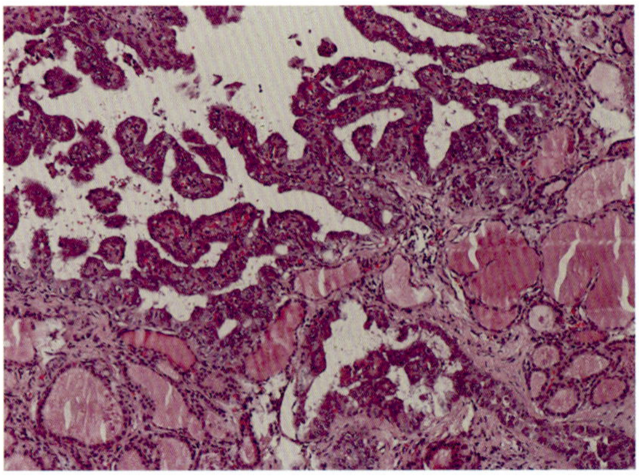

图 7-77 甲状腺乳头状癌的乳头状结构(HE×200)

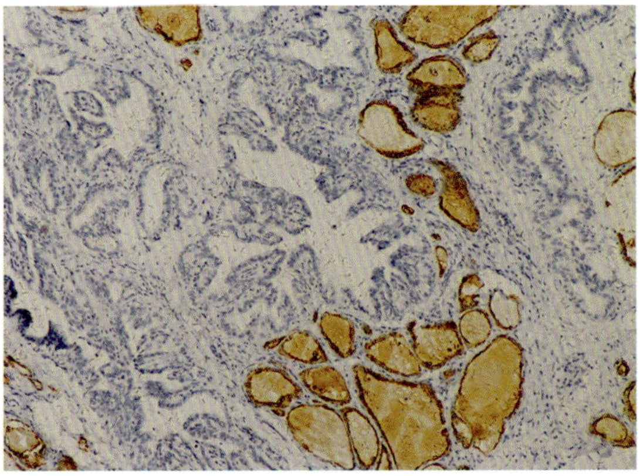

图 7-78 甲状腺乳头状癌,示 TPO 阴性表达(EliVision 法×100)

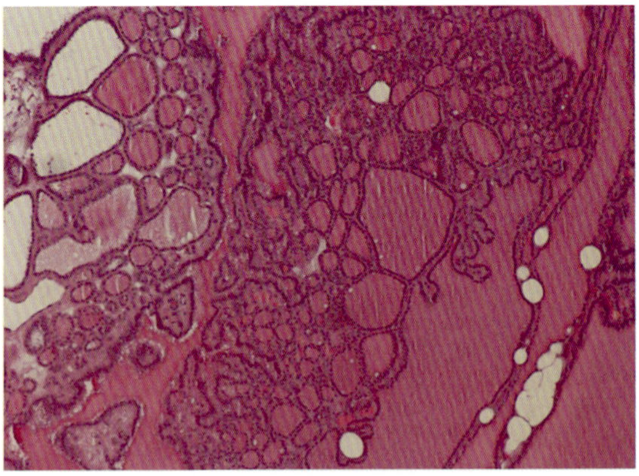

图 7-79 结节性甲状腺肿,示假乳头状结构(HE×100)

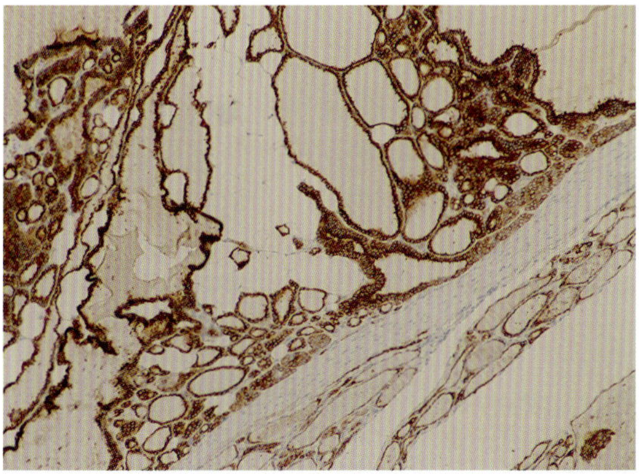

图 7-80 结节性甲状腺肿，示假乳头区域 TPO 阳性表达（EliVision 法 ×100）

5. CD56 CD56 是神经细胞黏附分子（neural cell adhesion molecule，NCAM）的一种，属于免疫球蛋白超级家族成员，位于中枢和外周神经细胞及纤维膜表面，是一组密切相关的唾液酸糖蛋白，分子量为 220kD，在神经系统的生长发育中发挥重要作用。CD56 是神经细胞黏附分子的一个异构体，可以结合神经细胞黏附分子，后者大多数表达于神经外胚层分化细胞系肿瘤和组织中，也表达一些中胚层分化肿瘤中和横纹肌肉瘤中，在 NK 细胞介导的细胞毒作用中起黏附作用。CD56 的这种黏附作用也是同型的，只有当靶细胞表达 CD56 时才起作用。研究发现 CD56 阳性的实体肿瘤往往表现出更具侵袭性的生长方式，且患者的预后较差。在肿瘤附近会出现嗜血细胞综合征，即组织细胞吞噬红细胞的现象。这可能是因为细胞毒素和淋巴细胞释放的介质介导引起的，这种毒性作用可能破坏了细胞间的黏附作用，从而导致肿瘤细胞侵袭性生长。还发现神经黏附因子异构体中有一种含有高浓度多聚唾液酸的亚型，形成的碳水化合物屏障可减少与介质的接触，从而降低细胞的黏附能力，来参与对肿瘤细胞侵袭性的调节。CD56 的 N 末端含有丰富的唾液酸，有可能与这种亚型的神经黏附因子共同参与肿瘤细胞的侵袭性行为。

近年来研究发现，CD56 与多种肿瘤的进展和转移关系密切，特别是在神经内分泌肿瘤中呈高表达，越来越受到人们重视。CD56 与一些神经内分泌肿瘤关系密切，可以作为一个很好的肿瘤标记物来协助诊断。目前国内临床病理已将 CD56 列为非激素类神经内分泌源性的标记物，并取得了不错的效果。

EI 等研究了 175 例甲状腺病变中 CD56 的表达，包括 75 例癌（72 例乳头状癌，2 例滤泡状癌和 1 例 Hürthle 细胞癌）、35 例腺瘤（32 例滤泡腺瘤和 3 例 Hürthle 细胞瘤）及非肿瘤性病变 65 例（25 例结节性甲状腺肿，5 例毒性甲状腺肿，19 例淋巴细胞性甲状腺炎和 6 例 Hashimoto 甲状腺炎）。结果 CD56 在甲状腺乳头状癌中完全阴性表达。而 CK19 85％的乳头状癌阳性和 26％非乳头状癌病变呈阳性表达。P63 在 70％ 的乳头状癌阳性表达而在非乳头状癌病变中呈现完全阴性表达。因此，确定了 CD56、CK19 和 P63 三者联合用于鉴别乳头状癌和其他甲状腺滤泡性病变。其中 CD56 要比 CK19 等更加特异和敏感。Nechifor-Boilă 的最新研究显示，CD56 在甲状腺癌中表达下降或缺失，是甲状腺癌最敏感的分子标记物。因此检测 CD56 在甲状腺肿瘤中的表达情况有助于其良恶性的鉴别。

6. CD15 CD15 是一种糖蛋白，由半乳糖、岩藻糖和 N-乙酰葡萄糖胺组成的碳水化合物抗原，属于 CAMs 家族成员，为选择素所识别的比较确定的一个配基。很多实验研究证实，CD15 在许多肿瘤组织中表达明显增强，并且 CD15 阳性的肿瘤侵袭性强、转移率高，预后差，因此被认为是某些恶性肿瘤预后不良的一种标志物。柳剑英等用免疫组化测甲状腺腺瘤、甲状腺癌及结节性甲状腺肿的针吸细胞块中 CD15 的表达，发现 CD15

在甲状腺癌中有表达，而且在分化好的甲状腺癌与良性甲状腺病变中的表达有显著性差异，认为CD15是甲状腺癌比较特异的一种标记物。

7. CD44v6　CD44v6是一种分布极为广泛的细胞表面跨膜糖蛋白，其表达可改变细胞表面细胞黏附分子的构成，在正常组织中的表达多具有严格选择性。CD44v6被认为可以激活癌基因，使肿瘤细胞逃避宿主免疫系统的识别杀伤而生长，介导异型分子间的黏附，促进肿瘤生长和转移。CD44v6的配体为细胞外基质，可与透明质酸受体、胶原和层粘连蛋白等多种配体结合，介导肿瘤细胞与细胞外基质的相互作用，以便肿瘤细胞锚定在宿主细胞外基质上生长，并较易进入毛细血管或淋巴管，使瘤细胞黏附于远隔组织器官，而透明质酸降解产物还可促进毛细血管的发生；从而获得更强的浸润及转移能力。CD44v6在头颈鳞状细胞癌中表达升高，与肿瘤生长转移相关。仇玲玲等研究显示，CD44v6在甲状腺正常组织中呈无表达，在甲状腺腺瘤中呈低表达，在甲状腺乳头状癌中阳性表达率显著高于甲状腺腺瘤和正常组织，提示CD44v6在良恶性甲状腺肿瘤的鉴别诊断中有潜在意义。在伴有浸润和颈部淋巴结转移的PTC中，CD44v6呈现了更强的表达率，分别为83.3%和83.9%，与国内报道一致。提示CD44v6参与了PTC的局部浸润和淋巴结转移。CD44v6在甲状腺滤泡中表达升高，但在髓样癌中无优势表达。国内其他研究显示，CD44v6在甲状腺良性肿瘤的表达率为58.33%，甲状腺癌中的表达率为92.19%，其中甲状腺滤泡癌中的表达阳性率最高，因此其在甲状腺癌的鉴别诊断中具有一定的价值。

8. Pax8　配对盒基因(paired box genes，Pax)在胚胎发育过程中，通过编码核转录因子，达到促进组织增生、抑制细胞凋亡及协调细胞特殊分化的作用。Pax8蛋白由位于染色体2q 13的基因编码，由450个氨基酸组成，在胎儿发育期调控许多器官的形成，对甲状腺、肾、部分中枢神经系统、内耳、眼、午非管和苗勒管器官的形成起关键作用，Pax的基因敲除可导致内膜缺失、子宫发育异常等。Pax8蛋白在正常甲状腺中呈强阳性表达，而在甲状腺癌中表达下降，阳性表达率为66.7%，在几乎所有甲状腺癌如乳头状癌、滤泡癌及部分间变性癌和髓样癌中均可表达。此外，Pax8在肺来源的神经内分泌癌中均不表达，而在甲状腺来源的神经内分泌癌中表达率为86.4%，提示其在鉴别甲状腺来源还是肺来源的神经内分泌癌具有较高的应用价值。

三、肿瘤血管及淋巴管生成相关标记物

1. VEGF　是高度保守的同源二聚体糖蛋白，特异性地与3个血管内皮生长因子受体(VEGFR-1，VEGFR-2及VEGFR-3)相结合，作用于血管内皮细胞并促进其增殖，增加血管通透性，是已知的最强的一种直接促进新生血管形成的血管生成因子。VEGF的过度表达与肿瘤的侵袭和转移密切相关，是影响肿瘤生物学行为和转移潜能的一个重要因素。

VEGF蛋白表达在PTC较正常甲状腺组织显著增高，可作为辅助诊断、评价甲状腺癌临床生物学行为和选择治疗方式的一个重要参考指标。研究显示，VEGF在PTC中高表达不仅与其发生发展密切相关，还与PTC的预后相关，检测VEGF有助于评估甲状腺癌的生物学行为，其在良、恶性疾病的鉴别中也起重要作用。因此，通过抗VEGF抗体可抑制肿瘤的生长，提示以VEGF为靶点的生物治疗，有可能成为临床治疗甲状腺癌的新手段。

2. D2-40　是新近发现的一种单克隆抗体，可与一种40 000的唾液酸糖蛋白M-A(肿瘤胚胎性抗原)特异性结合，而M-A表达

于淋巴管内皮而不表达于血管内皮，被认为是最具特异的淋巴管标记物。巩雷等研究认为 D2-40 可更敏感和特异的应用于肿瘤淋巴管密度的检测，且是淋巴结转移的预测指标。

3. COX-2　细胞周期活性丧失的关键激酶，能活跃的磷酸化微小染色体维持蛋白（minichromosome maintenance proteins，MCM），是 MCM 蛋白的 DNA 解旋酶活性丧失，两者共同参与 DNA 复制调控。目前认为，COX-2 的致癌机制主要是促进肿瘤细胞增殖和抑制凋亡、影响肿瘤细胞的黏附和迁移、抑制免疫反应、促进肿瘤血管形成以及影响肿瘤淋巴管的生成。上调基质金属蛋白酶的表达，阻碍细胞外基质的水解，并上调肿瘤相关血管因子的表达，促进肿瘤血管的形成，从而增加其侵袭和转移活性。Cinzia 等研究发现 COX-2 在 PTC 中呈高表达，并对 PTC 患者的淋巴管生成起重要作用，其机制可能是通过上调 VEGF-C 的表达促进肿瘤淋巴管的生成，利于 PTC 淋巴结的转移。

四、细胞增殖活性相关标记物

1. Ki-67　是一种反映细胞增殖活性的指标，其表达异常与肿瘤的发生和发展密切相关。是一个鉴别良、恶性肿瘤常用的值参考指标。有学者研究认为，Ki-67 在 PTC 的阳性率高于甲状腺良性病变的表达，提示 Ki-67 的检测可反映甲状腺肿瘤细胞的增殖活性，有助于判断 PTC 的生物学行为及预后，可作为诊断甲状腺癌的一项辅助指标，对甲状腺癌和甲状腺良性病变的鉴别也有一定意义。

2. PCNA　增殖细胞核抗原（proliferating cell nuclear antigen，PCNA）为 DNA 聚合酶的辅助蛋白，是判定细胞增殖活性的内源性标记物，在 DNA 复制过程中起重要的调节作用，能较客观地反映肿瘤的增殖速度及恶性倾向，是研究肿瘤细胞动力学和评估肿瘤恶性潜能的良好指标之一。研究认为，PCNA 在甲状腺乳头状癌组织与正常甲状腺组织存在显著差异，说明 PCNA 在甲状腺乳头状癌的发生、发展、浸润及转移等生物学行为中起重要作用。

3. MCM7　微小染色体维持蛋白 7（minichromosome maintenance proteins 7，MCM7）属于 MCM 蛋白家族，该家族被认为是启动 DNA 复制起始点的复制准许因子之一。研究表明，MCM 蛋白家族是一组在序列上高度同源、功能上密切相关的蛋白，MCM7 作为家族成员之一，可直接反映 MCM 蛋白的表达水平。MCM 蛋白是多功能蛋白，是 DNA 复制和延伸的重要组成部分，目前研究还认为 MCM7 是细胞增殖的一种新标记物，MCM7 在人恶性肿瘤细胞和经历恶性转化的癌前病变细胞中高表达。史琳等研究发现，在 MCM7 在 PTC 中的阳性表达均明显高于甲状腺腺瘤、结节性甲状腺肿及正常甲状腺组织。

五、与肿瘤发生发展相关标记物

1. p53　p53 基因突变与肿瘤的发生发展关系密切，野生型 p53 基因属于抑癌基因，能维持细胞正常生长、抑制肿瘤细胞恶性增殖，防止细胞恶性转化；突变型 p53 基因不仅失去了对肿瘤细胞的抑制作用，反而能促进细胞的恶性转化。近年研究发现，p53 基因与甲状腺癌存在一定的关系。有学者认为，p53 基因突变可能引起甲状腺癌变，并促进其向低分化方向转化。Olivier 等发现只有 10％的分化较差和有侵袭性的甲状腺癌突变型 p53 蛋白呈高表达，所以 p53 基因突变可能参与了甲状腺癌的发生和发展，与甲状腺癌的进展、侵袭和转移有关，对甲状腺癌的分级以及预后有重要的提示作用。

p53 基因及其下游诱导靶基因 MDM2、WAFI/CIP1 和 GADD45 等为调控细胞周期 G1 期的生理性检测点的关键组成成分。p53 可以控制细胞周期，使细胞对各种可能引起肿瘤的异常情况起零耐受作用，能有效地防止细胞的恶性转化。当DNA遭受各种损害时，可通过特异性的翻译（后）修饰来激活p53，在其反式激活域被CkI、DNA-PK、JNK及MAPK磷酸化，在C端被CdkS、PKC及Ckll磷酸化。不同的蛋白激酶修饰p53不同的DNA结合活性，诱导激活不同的p53下游的靶基因，通过上调p21，MDM2，GADD45等基因在DNA损伤所致的G1/S停顿中发挥着重要作用。p53还能通过非转录机制导致G1期停顿，p53还能调节p21，通过p21与PCNA结合能抑制PCNA的活性，通过阻止DNA复制的延伸阶段干扰细胞周期进展，控制细胞周期进入S期。

p53可调节凋亡相关基因的表达，包括编码控制线粒体的完整性的蛋白质，或是编码细胞膜死亡受体蛋白质的基因。p53可以调控凋亡抑制基因Bcl-2和凋亡促进基因Bax来调控细胞的凋亡过程；还可通过调控新发现的细胞膜死亡受体DR4和DRS的表达，参与细胞内凋亡的激活过程；p53还可通过凋亡IGF的调控来诱导凋亡，IGF是对抗各种促凋亡因素的重要分子之一；此外，p53还通过干扰生长因子的信号转导通路引起细胞凋亡。

野生型基因通过抑制VEGF的表达而抑制肿瘤新生血管形成。p53突变增加的同时，肿瘤组织内的微血管数量也相应的增加，上调VEGF的表达从而促使肿瘤血管生成。

p53具有多种与DNA相互作用方式的能力，参与DNA修复。p53的C端能探测到并与损伤的DNA牢固结合使p53与损伤DNA形成复合物，同时激活基因修复相关的靶基因，参与并增强DNA修复。突变体p53的核酸外切酶功能丧失，DNA修复功能受损。

突变型p53发生蛋白构象变化后失去了抑癌功能，同时可结合并抑制野生型p53蛋白的活性，突变型p53半衰期长且稳定性强，可在细胞内积聚并导致机体产生自身免疫反应形成抗p53蛋白抗体，该抗体可以经免疫组织化学等方法检测，是肿瘤的特异性标记物之一，对肿瘤的早期诊断、预后判断以及高危人群的监测均有一定价值。

需要注意，p53表达可能显示两种不同的模式，都与TP53突变有关。常见模式是弥漫性核强染色，大约60%的细胞或更多细胞显色，是因为TP53基因的一个密码子发生突变，从而产生了非常稳定的p53蛋白，不易降解，免疫组化显示强阳性，代表着TP53的错义突变。另一种模式为完全不染色，与无义突变有关，突变形成截短的蛋白质，p53抗体检测不到，这种情况也应判断为p53“阳性”。

2. P27　是定位于染色体的肿瘤抑制基因，属于细胞周期负性调节因子CDKIs成员，阻断细胞由G1期向S期的转化，抑制细胞的增殖和肿瘤的形成，在真核细胞周期调控中起重要作用。人P27基因定位12p13.1，含有两个参与编码的外显子和一个无功能的外显子及一个内含子。人的P27cDNA长594 bp，在人、鼠、貂的氨基酸顺序有90%的同源性，具有高度保守性。属于cip/Kip家族成员之一，是相对分子质量为27kD的热稳定蛋白。P27蛋白在近N-末端28-87位60个氨基酸区域内与p21蛋白具有42%的同源性，与p57有47%的同源性。此区域有两个Ser磷酸化位点，介导周期素依赖激酶（CKD）活性的抑制。在近C-末端153-169位的17个氨基酸序列为双支核定位信号（bipartitie nuclear localization signal）序列，去除或突变该序列的P27蛋白散在胞质中，不能有效地发挥细胞周期的调控作用。P27的C-末端存在Thr磷酸化位点，可抑制染色体H1组蛋白的磷酸化，并可能与其作用底物的反馈调节有关。P27蛋白的结构决定了其作为周期素依赖激酶抑制药的功能特点。

P27在静止期及指数生长期细胞中的

mRNA 水平保持稳定水平，但随细胞周期的改变而变化。静止期细胞 P27 蛋白水平最高，在促有丝分裂原刺激后开始下降，DNA 合成达到最高点时其降低到最低水平，随着细胞周期的完成，P27 重新开始聚集，细胞再进入静止状态。因此，目前认为 P27 蛋白的调节发生在翻译或翻译后。

在甲状腺肿瘤观察中，P27 表达与组织类型、浸润程度、不同甲状腺癌病理类型及淋巴结转移和临床分期有关。Erickson 等用免疫组化染色研究 16 例滤泡状腺瘤、23 例滤泡状腺癌、22 例乳头状癌、27 例未分化癌、7 例非肿瘤甲状腺组织中 P27、Ki-67 蛋白表达，发现非肿瘤甲状腺 P27 表达最高，滤泡状腺癌与滤泡状腺瘤差异有显著意义，未分化癌 Ki-67 蛋白表达为其他任何类型肿瘤 3 倍之多，有无淋巴结转移的滤泡状腺癌之间 Ki-67 表达的差异有非常显著意义。滤泡状腺癌与滤泡状腺瘤相比 Ki-67 表达水平差异有显著意义。认为 P27、Ki-67 表达的检测有助于鉴别甲状腺滤泡状腺瘤与腺癌。Stolf 等利用 cDNA 微阵列检测甲状腺肿瘤的基因构架，结果发现 P27mDNA 在乳头状癌水平较甲状腺瘤及正常甲状腺组织明显下调，而且 P27 多位于癌细胞质内表达，而正常及腺瘤组织主要在核内表达。在对于甲状腺髓样癌的观察中，有研究发现 P27 的表达与肿瘤大小、降钙素水平呈负相关。这提示 p27 基因及其产物的异常表达可能与甲状腺乳头状癌的发生、发展有着密切的关系。

3. PTEN　第 10 号染色体同源缺失性磷酸酶-张力蛋白基因（phosphatase and tensin homolog deleted on chromosome ten，PTEN），是迄今为止发现的第一个具有双特异性磷酸酶活性的抑癌基因，定位于人类染色体 10q23.3 上，全长 2095kb，包括 1 个氨基端磷酸酶区域，1 个与脂质结合的 C-区和一个由约 50 个氨基酸组成的羧基端区域。PTEN 基因 cDNA5′末端存在着由 804 个核苷酸组成的非翻译区，并含有许多基因启动子区域 CpG 岛结构，可为其发生 DNA 甲基化提供可能。PTEN 高甲基化可导致 PTEN 低水平转录及 PTEN 蛋白的减少甚至缺失。PTEN 基因在多种进展期恶性肿瘤中，如胶质细胞瘤、乳腺癌、前列腺癌、膀胱癌、甲状腺癌及非小细胞肺癌中存在着不同程度的突变或丢失，参与肿瘤的发生和发展过程。

PTEN 作为抑癌基因是控制细胞周期启动或退出、促进分化、启动修复或调节细胞死亡程序中信号传导途径的主要成分。①调控细胞周期和细胞凋亡：PTEN 是 PI3K/Akt 通路第二信使 PIP3 的磷酸酶，可使 PIP3 去磷酸化，阻断 AKT 及其下游激酶的活化，使细胞周期发生 G1 期停滞或促使细胞凋亡，对细胞的生长起负调节作用。当 PTEN 基因发生突变或丢失而失活时，细胞内 PIP3 的水平增高，PI3K/AKT 的信号传导加强，细胞增殖形成肿瘤。此外，PTEN 还通过选择性抑制有丝分裂原激活蛋白激酶（MAPK）途径来调节细胞增殖、分化和凋亡。PTEN 主要作用于以下 MAPKs 信号传导通路：PTEN 可抑制细胞外调节激酶 ERK 通路；PTEN 可通过使 MAPK 上游的 MEK、ras 以及 SHC 发生去磷酸化；被活化的 MAPK 下游成分 MEK1 的过表达可反馈性的拮抗 PTEN 对细胞扩散和局部突触的生物效应。②抑制细胞迁移：PTEN 基因在进展期的恶性肿瘤中的表达缺失率增加，这可能是由于 PTEN 基因对细胞黏附和移动的调节缺失所致。PTEN 的蛋白磷酸酶活性可使局部黏附激酶 FAK 和 SHC 去磷酸化，使细胞迁移能力和定向迁移能力增加。Di 等认为 PTEN 通过其磷酸酶活性调控 FAK 和 SHC 的磷酸化来调节细胞和细胞、细胞与细胞外基质间的相互作用，进而影响细胞粘连和迁移的各个方面。最近有研究表明，PTEN 抑制细胞迁移的机制主要依赖于 PTEN 的磷酸酶蛋白活性和苏氨酸残基的脱甲基作用，而与其脂质磷酸酶活性的去 IP3 磷酸化作用无关。

PTEN 是一种抑癌基因，常存在于正常的组织的细胞质和细胞核中。细胞质 PTEN 的降解主要是依赖于泛素化-溶酶体降解系统，而新近发现的 NEDD4-1 已被证实是 PTEN 的特异性的泛素化连接酶，在介导 PTEN 的降解过程中发挥着重要的作用。

PTEN 与甲状腺肿瘤相关性的研究，目前仍鲜见报道。国内李茂竹等的研究发现，正常甲状腺组织、甲状腺腺瘤、甲状腺癌中 PTEN 表达水平依次降低，伴淋巴结转移的病例组 PTEN 表达水平显著低于无淋巴结转移组，且分期愈高，PTEN 表达愈低，提示在甲状腺癌发展过程中 PTEN 蛋白表达进行性下降，高恶性甲状腺癌比低恶性的表达更低。Alvarez 等研究发现，甲状腺癌中 PTEN 启动子高频甲基化，提示 PTEN 的甲基化与甲状腺癌的发生密切相关。

六、肿瘤转移及预后相关标记物

1. CXCR4　是趋化因子受体 SDF-1/CXCL12 的唯一受体，属 7 次跨膜 G 蛋白偶联受体。趋化因子通过作用其受体来参与多种生理和病理过程。CXCR4 和 CXCL12 比较特殊，他们是一配一的受体配体关系。绝大多数趋化因子受体有多个配体，一个趋化因子可以结合到两个或多个受体。CXCR4 的配体 CXCL12 在造血干细胞移居骨髓中起重要作用或阻断 CXCR4 受体配体结合，可以调节造血干细胞的迁徙，这对骨髓造血干细胞移植可能十分有用。

研究表明，CXCL12 及其受体 CXCR4 与恶性肿瘤的发生、侵袭和转移关系密切。叶英海研究表明 PTC 中 CXCR4 的表达强度与淋巴结转移有关。

2. CCR7　趋化因子受体 CCR7 是一种重要的趋化因子受体，在一定程度上影响肿瘤的发生、发展，与肿瘤的浸润和淋巴结转移等因素密切相关。Yan 等报道，CCR7 在胃癌中的表达伴有淋巴结转移的显著高于无淋巴结转移者。研究表明，CCR7 在 PTC 中高表达，与其淋巴结转移有密切关系。

3. MMP-9　基质金属蛋白酶（matrix-metallopreteinases，MMPs）是一种与肿瘤侵袭和转移密切相关的蛋白酶，为促进肿瘤转移的重要因子之一。MMP-9 是 MMPs 中相对分子量最大的酶，参与细胞外基质降解，对肿瘤的浸润和转移起着极为重要的作用。Cho 等研究发现：乳头状甲状腺癌 MMP-9 表达水平显著高于甲状腺腺瘤及正常甲状腺组织。MMP-9 通过促进血管生成、增加 ECM 的降解和降低细胞间的黏附作用促进甲状腺癌的转移，与甲状腺癌的临床分期、淋巴结转移密切相关。

4. E-cadherin　E-cadherin（E-cad）是一类主要介导细胞间同质黏附的钙依赖性跨膜糖蛋白，主要存在于上皮组织中，对维持细胞形态、细胞运动及黏附功能具有重要作用。可通过促进上皮细胞间的黏附，使肿瘤细胞保持密切接触，难以脱离原发瘤进入周围组织或血管，当其表达减少或功能异常时，将导致肿瘤的侵袭或转移。Wasielewski 等通过对生存期的非参数分析显示，E-cad 表达缺失是分化型甲状腺癌预后的负相关因素。Brabant 等通过 Northen 杂交和免疫组化法分别检测良性甲状腺病变及癌组织中 E-cadherin mRNA 和细胞膜表达水平，显示良性病变的 mRNA 含量高，胞膜区染色强阳性；癌组织中 mRNA 含量差异大，大多数示弱阳性，转移及复发癌中 mRNA 含量低，不稳定的 E-cadherin 表达可能是高侵袭性的标志。

在此需要指出的是，肿瘤标记物种类繁多，至今尚未发现针对甲状腺肿瘤某一组织类型特异的标记物，在 PTC 的诊断及鉴别中还存在一定的局限性，在临床实地工作中尚需了解和掌握所用免疫标记物的局限性、特异性及敏感性等实际问题。

七、甲状腺肿瘤的免疫标记物筛选

1. 甲状腺正常滤泡上皮　目前常用的有 TTF-1（图 7-81）、TG（图 7-82）和 PAX-8（图 7-83），其意义在于判断正常甲状腺组织或肿瘤来源。

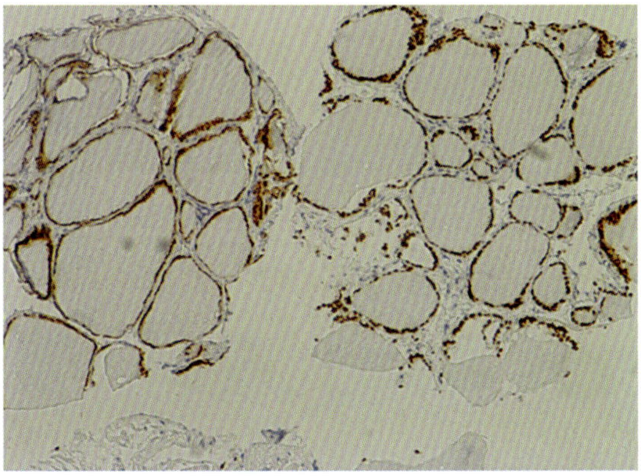

图 7-81　正常甲状腺组织，滤泡上皮细胞 TTF-1 阳性表达（EliVision 法 ×100）

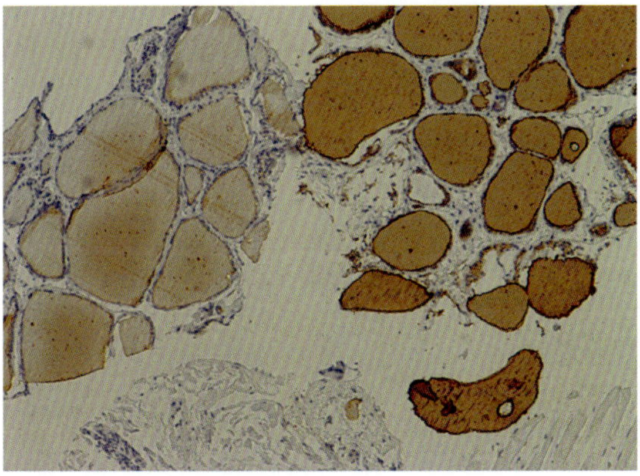

图 7-82　正常甲状腺组织，滤泡上皮细胞 TG 阳性表达（EliVision 法 ×100）

2. 甲状腺乳头状癌　绝大多数乳头状癌可用 CK19 和 CD56 免疫标记物标记。尤其是当遇到需要鉴别肿瘤类型时可用 CK19 和 CD56，甲状腺乳头状癌时 CK19 阳性表达（图 7-84），而 CD56 呈阴性表达（图 7-85）。甲状腺乳头状癌亚型较多，其中筛状型乳头状癌可表达 ER 和 β-catenin，但不表达 TG。

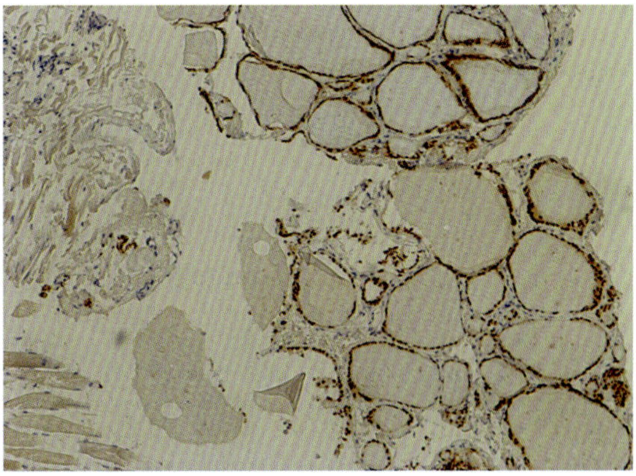

图 7-83　正常甲状腺组织，滤泡上皮细胞 PAX-8 阳性表达（EliVision 法 ×100）

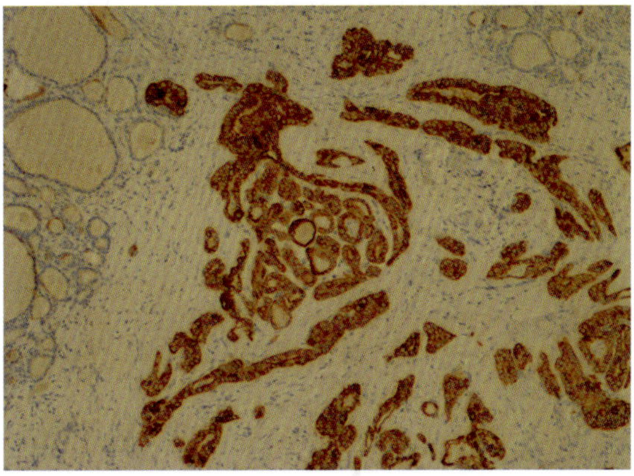

图 7-84　甲状腺乳头状癌，CK19 阳性（EliVision 法 ×100）

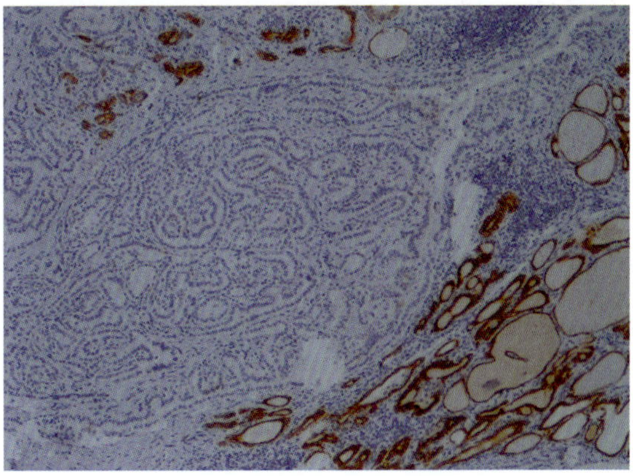

图 7-85　甲状腺乳头状癌，示肿瘤细胞 CD56 阴性（EliVision 法 ×100）

3. 甲状腺髓样癌　阳性表达 Syn(图 7-86)、嗜铬素蛋白 A(图 7-87)和 CT(图 7-88),阴性表达 TG(图 7-89)。甲状腺髓样癌是来源于甲状腺 C 细胞的恶性肿瘤,无明显包膜,常侵犯周围组织。典型的髓样癌是由多边形、梭形、圆形、柱状、立方,部分可呈小细胞浆细胞样的上皮细胞构成,细胞形态相对一致。肿瘤细胞成分较多,但核分裂象少见。髓样癌的组织学特点是实性增生的细胞团之间有淀粉样物沉积,组织化学染色,刚果红染色呈红色(图 7-90)。

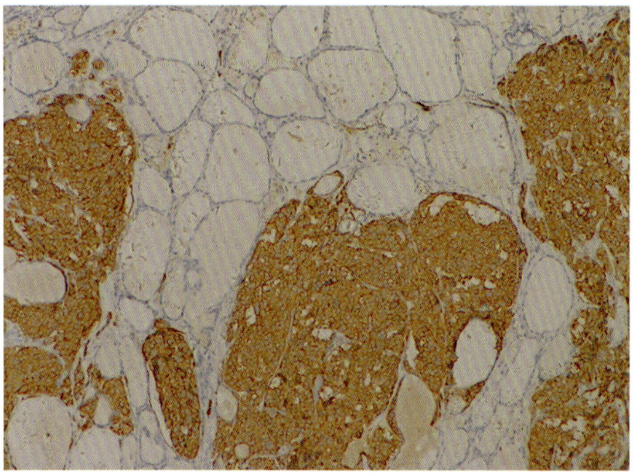

图 7-86　甲状腺髓样癌,Syn 阳性表达(EliVision 法×100)

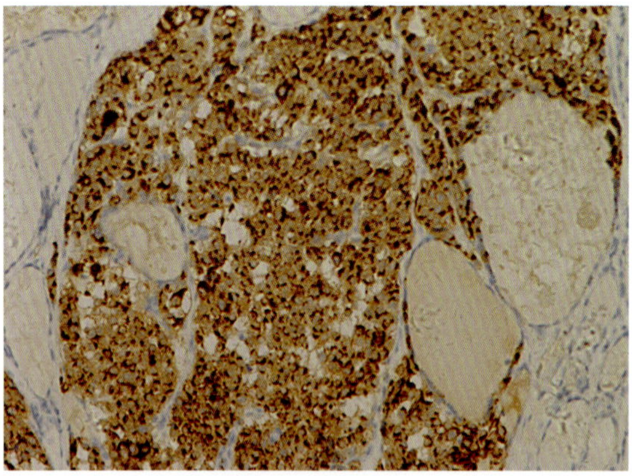

图 7-87　甲状腺髓样癌,嗜铬素蛋白 A 阳性表达(EliVision 法×100)

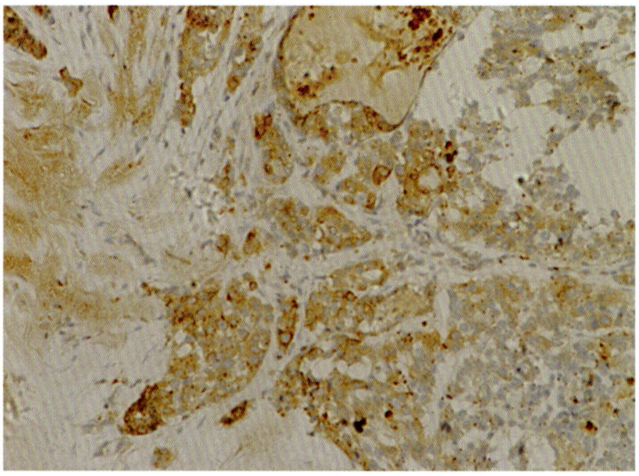

图 7-88　甲状腺髓样癌,CT 阳性表达(EliVision 法×200)

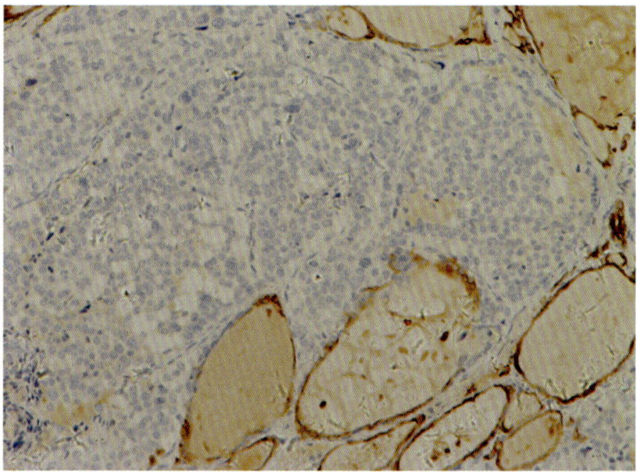

图 7-89　甲状腺髓样癌,TG 阴性表达(EliVision 法×200)

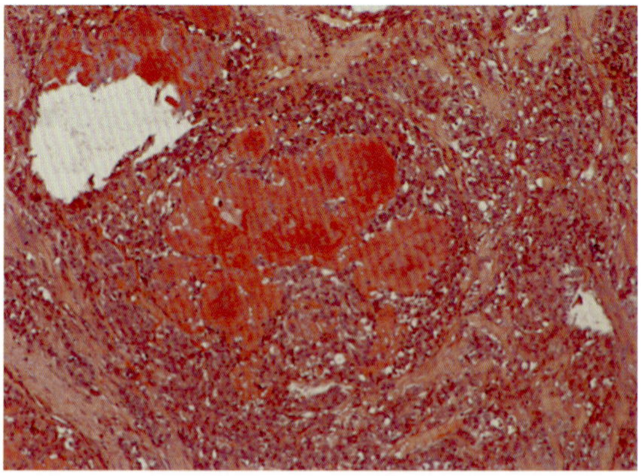

图 7-90　甲状腺髓样癌,刚果红染色淀粉样物呈红色(HE×100)

4. 包裹性 FVPTC 与 NIFTP　2017 年(WHO)甲状腺肿瘤分类新增的具有乳头状癌细胞核特征的非浸润性滤泡型甲状腺肿瘤(NIFTP),过去被认为是滤泡型甲状腺乳头状癌(FVPTC)的一个亚型。以往研究显示,包裹性 FVPTC 为一种惰性肿瘤,而非浸润性包裹性 FVPTC(即 NIFTP)则被认为代表了这类肿瘤中最为惰性的亚型。最近 du Jour 等应用 WHO 制定的最新 NIFTP 诊断标准,对以往诊断的 50 例 FVPTC 进行了回顾性分析。结果显示,原诊断为 FVPTC 的 50 例肿瘤中有 17 例(34%)被重新诊断为 NIFTP。其中尽管最初术语修订的研究仅验证了肿瘤直径>1.0 cm 的 NIFTP 的惰性行为,但他们的研究还包括了小至 0.3 cm 的病例(图 7-91,图 7-92)。总共 4 个<1.0cm 的肿瘤被重新诊断为 NIFTP,肿瘤直径分别为 0.3cm、0.5cm、0.6cm 和 0.7cm。其中,0.3cm 的肿瘤进行了两个淋巴结取样,均为阴性;0.5cm 和 0.6cm 的肿瘤其 BRAF V600E 突变为阴性。另外 21 例肿瘤(42%)仍维持了 FVPTC 的诊断。

Rivera 等的研究也发现,非浸润性包裹性 FVPTC 具有惰性生物学行为,现在多可以重新归类为 NIFTP。根据 FVPTC 的定义,只有全部或几乎全部为滤泡结构的肿瘤才可归为 FVPTC,因此,任何形态明确的乳头状(图 7-93,图 7-94)、砂砾体结构或显著的实性生长均可排除 FVPTC 和 NIFTP 的诊断。在甲状腺癌中,坏死和(或)核分裂活性增高与预后有关,因此,若发现上述特征也应排除 NIFTP 的诊断(图 7-95,图 7-96)。

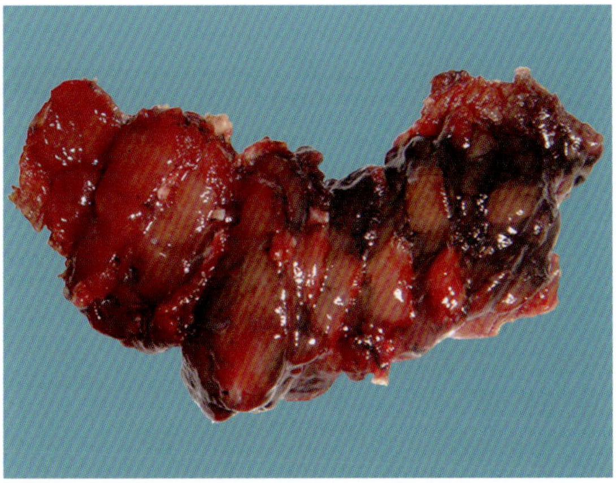

图 7-91　结节性甲状腺肿大标本,多切面检查时发现微小的质硬区域

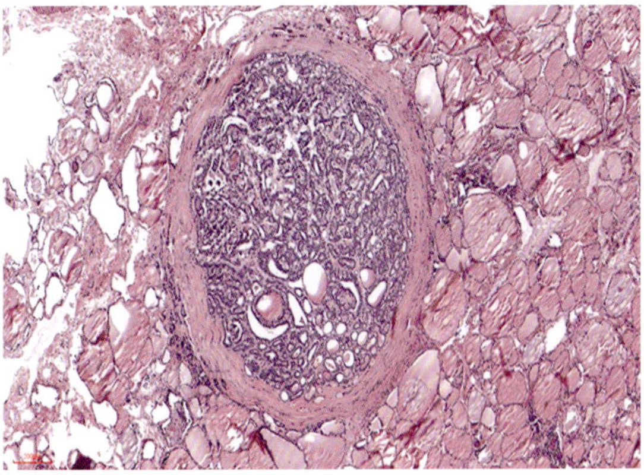

图 7-92　与图 7-91 为同一病例,甲状腺微小结节,直径<0.3cm,镜下改变符合 NIFTP(HE×40)

研究还发现,诊断为 NIFTP 或包裹性 FVPTC 的肿瘤均未见淋巴结转移和 BRAF V600E 突变。Ohori 等的研究结果显示,不仅在 NIFTP 病例中从未发现 BRAF V600E

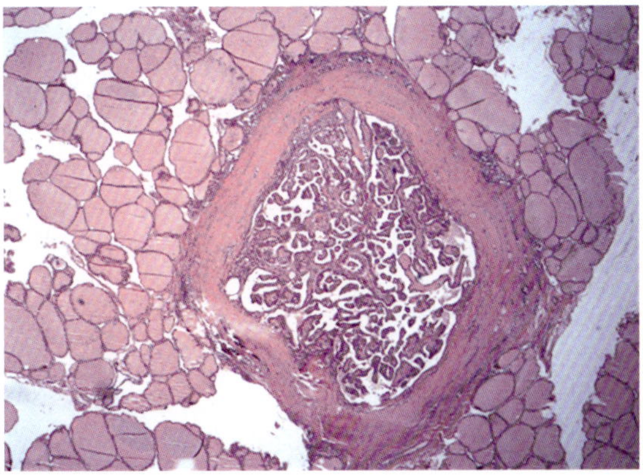

图 7-93　包裹性甲状腺微小乳头状癌,低倍镜下见包膜完整,乳头状结构不明显,酷似 FVPTC 或 NIFTP(HE×40)

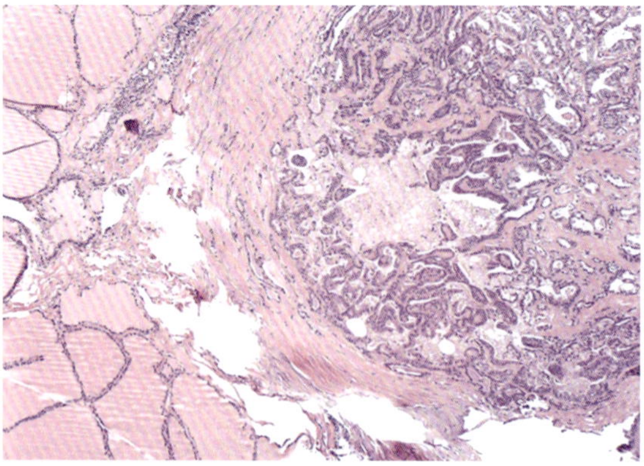

图 7-94 与图 7-93 为同一病例，高倍镜下可见明显的乳头状结构，应归于包裹性甲状腺微小乳头状癌，故可排除 FVPTC 和 NIFTP 的诊断(HE×100)

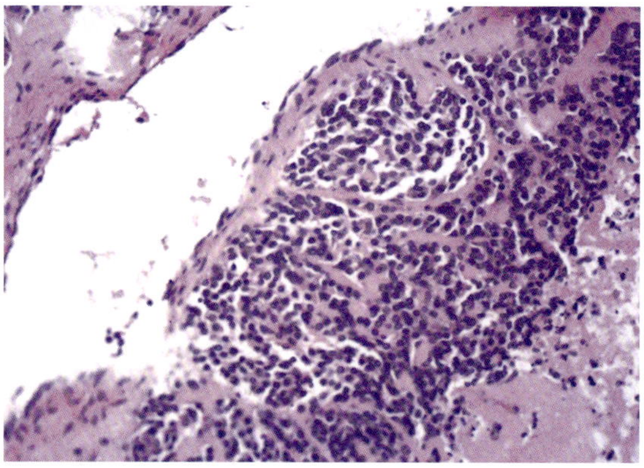

图 7-95 甲状腺癌伴有明显的坏死，而 NIFTP 为惰性肿瘤，无坏死(HE×100)

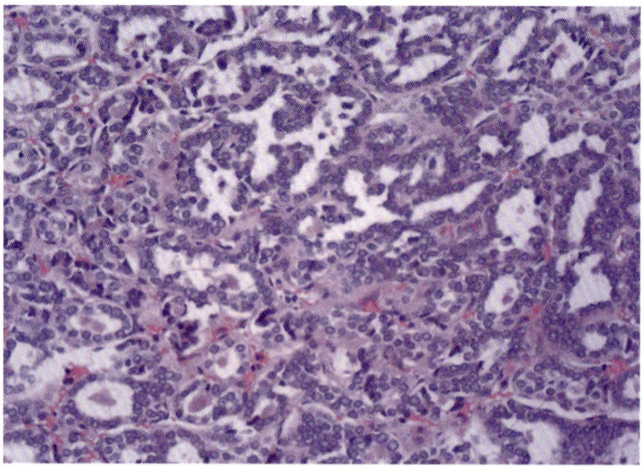

图 7-96 甲状腺癌，瘤细胞异型性明显，可见核分裂象，故不考虑 NIFTP(HE×200)

突变，且表现出更为惰性的生物学行为，即便在局灶性肿瘤包膜浸润的包裹性 FVPTC 病例中也是如此，因观察例数尚少，有待进一步观察。

就高年资病理医生而言，有关浸润性包裹性 FVPTC 与 NIFTP 的鉴别诊断问题不大，对于疑难病例，可借助免疫组化染色 CK19、Galectin-3 和 HBME-1 进行鉴别。浸润性包裹性 FVPTC 时肿瘤细胞表达 CK19（图 7-97）、Galectin-3（图 7-98）和 HBME-1（图 7-99），不表达 TPO(图 7-100)。

5．甲状腺内胸腺癌　甲状腺内胸腺癌的分布特点是呈巢状及片状分布、瘤细胞间有丰富的纤维性间隔，瘤细胞的特点是细胞

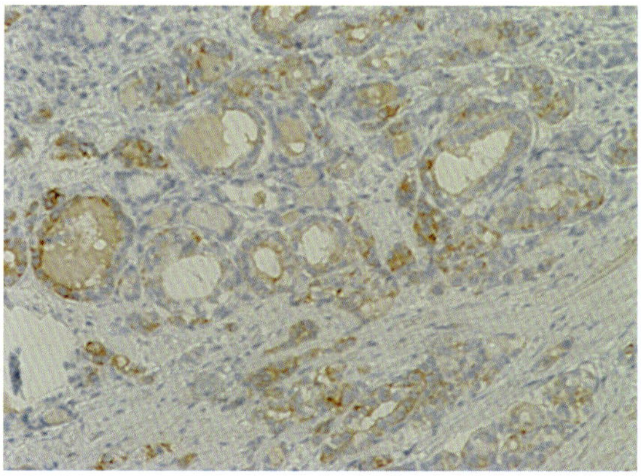

图 7-97 浸润性滤泡型乳头状癌 CK19 阳性(EliVision 法×200)

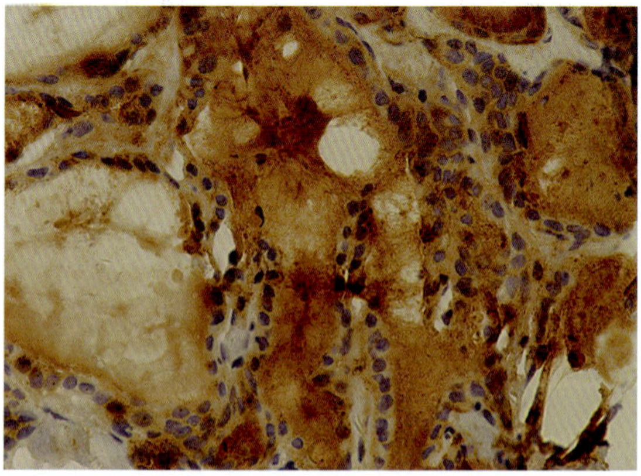

图 7-98 浸润性滤泡型乳头状癌 Galectin-3 阳性(EliVision 法×400)

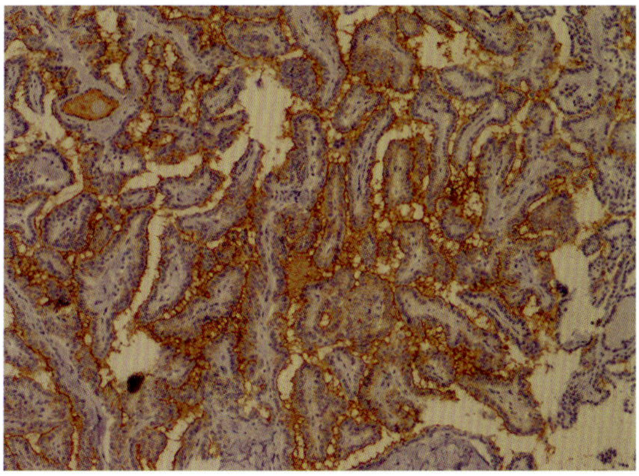

图 7-99 浸润性滤泡型乳头状癌 HBME-1 阳性(EliVision 法×100)

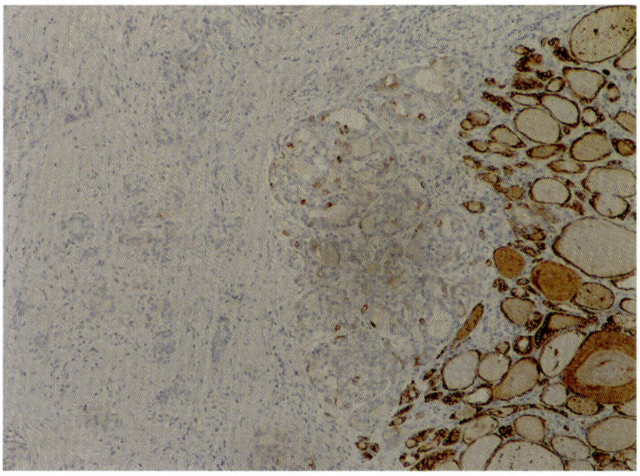

图 7-100 浸润性滤泡型乳头状癌 TPO 阴性(EliVision 法×100)

异型性小,核呈卵圆形、空泡状,可见清楚的小核仁,间质内有较多的淋巴细胞浸润(图 7-101);但与甲状腺的鳞状细胞癌不易鉴别,此时可应用以下两组免疫组化标记物进行鉴别:一组是与诊断甲状腺内胸腺癌有关的抗体,如 CD5(图 7-102)、CD117(图 7-103)和 P63(均呈弥漫强阳性表达);另一组为鉴别诊断所用的抗体,如 TG、TTF-1 和 Calcitonin(均呈阴性表达)。尽管部分细胞可出现不同程度的鳞状分化(图 7-104),并与鳞状细胞癌同时表达 CK19(图 7-105)和 P63,但鳞状细胞癌时 CD117 和 CD5 均阴性表达有助于鉴别。

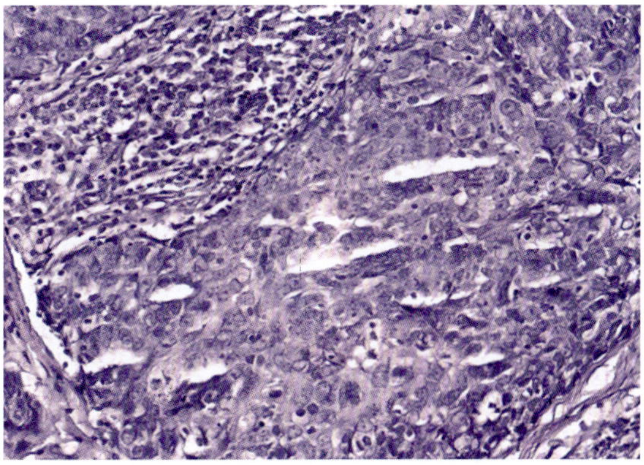

图 7-101 肿瘤细胞呈巢状及片状分布,可见清楚的小核仁,间质内有较多的淋巴细胞浸润(HE×400)

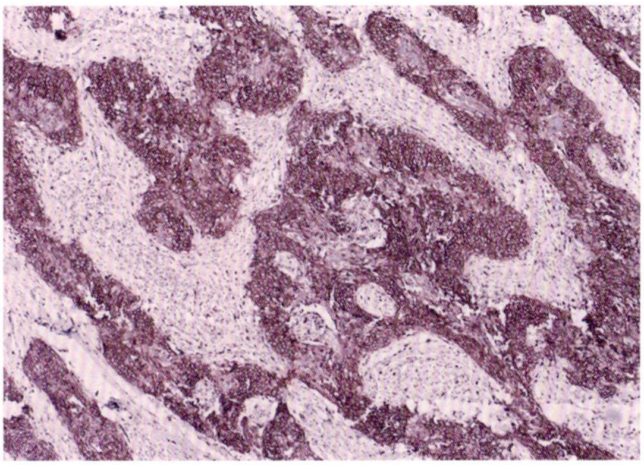

图 7-102 肿瘤细胞 CD5 免疫组化染色阳性(SP 法×100)

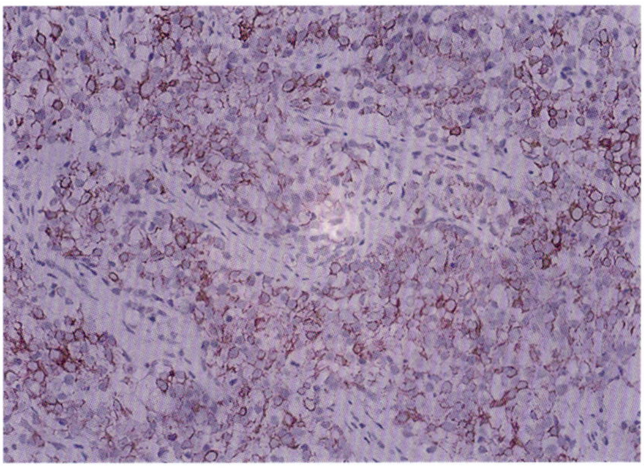

图 7-103 肿瘤细胞 CD117 免疫组化染色阳性(SP 法×400)

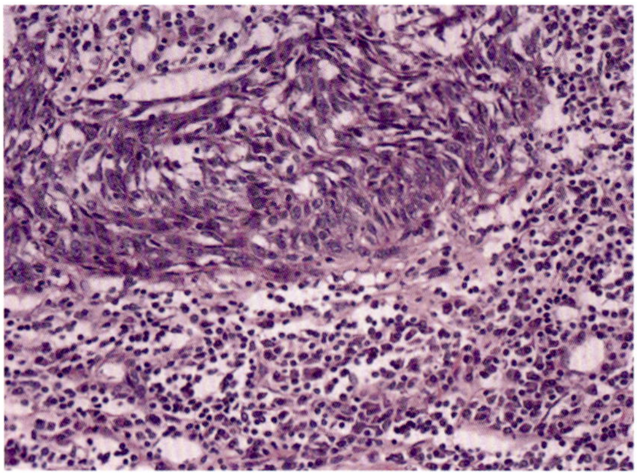

图 7-104 肿瘤细胞出现不同程度的鳞状分化(HE×400)

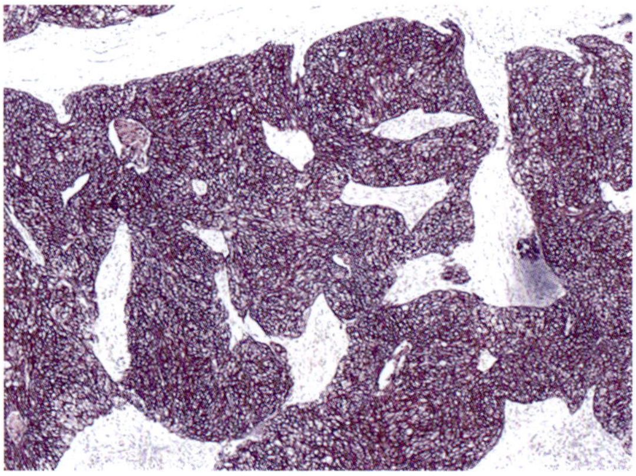

图 7-105 肿瘤细胞 CK19 免疫组化染色阳性(SP法×100)

6. 甲状腺内混合性肿瘤 甲状腺混合性肿瘤,包括碰撞瘤、混合性髓样-滤泡性癌及甲状腺肿瘤内转移瘤等。单纯依据其光镜下表现较难诊断和分类,此时免疫组织化学标记的正确选择和合理判读就显得尤为重要。

碰撞瘤是组织学起源完全不同的两个独立肿瘤同时发生在同一器官,但两种成分紧密并列,而无移行、过渡及混合、并排除互相转移的可能性。据文献报道,甲状腺中最为常见的碰撞瘤类型为乳头状癌与髓样癌的组合,其次为乳头状癌与鳞状细胞癌的组合。由于两种肿瘤成分彼此独立,界限清晰,组织学特征各异,因此再辅以免疫组化检查则不难诊断。此时可以应用与乳头状癌有关的一组抗体,如 CK19、Galectin-3、HBME-1;与髓样癌有关的抗体,如 CT、CgA、Syn 及 CEA 等;与鳞状细胞癌有关的抗体,如 CK5/6、CK19、P63 和 P40;以及辅助鉴别诊断的抗体如 TG、TTF-1、PAX8、TPO 和 CD56 等。

混合性髓样-滤泡性癌的两种肿瘤成分通常混杂在一起,由于肿瘤成分混杂,并且髓样癌的形态变化多样。常用的抗体组合为与髓样癌有关的抗体,如 CT、CgA、Syn、CEA 以及辅助鉴别诊断的抗体如 TG、TTF-1 等。混合性髓样-滤泡性癌的鉴别诊断包括:滤泡亚型髓样癌(所有肿瘤成分 TG 均阴性)、包含内陷正常滤泡上皮的髓样癌(滤泡上皮成分缺乏恶性肿瘤特征)、以及伴有神经内分泌分化的滤泡癌(CgA 阳性,但 CT 阴性)。需要注意的是,TTF-1 在髓样癌以及滤泡性癌成分中均可表达,同时对于缺乏组织形态学支持,但肿瘤背景当中出现 TG 阳性信号需要慎重解读,不可轻易诊断为混合性髓样-滤泡性癌,因为髓样癌细胞可以吸收部分甲状腺球蛋白而表现为阳性。

甲状腺的转移性肿瘤较为常见,转移性病灶在结节性甲状腺肿、甲状腺炎中出现的概率较高,而发生在甲状腺原发肿瘤内者罕见,形成肿瘤对肿瘤的转移(tumor-to-tumor metastasis),此时呈现出甲状腺混合性肿瘤的组织形态,即甲状腺原发性肿瘤与转移性肿瘤的混合。根据发生频率的排列,最常见的原发部位为肾、肺、乳腺及结肠等。当肿瘤转移灶形成肿块时,常有不同于甲状腺实质的组织结构和细胞形态,诊断常较明确。但当转移性肿瘤出现在甲状腺原发肿瘤中,模拟微滤泡、腺泡或乳头状结构,并与原发肿瘤混杂时,诊断将变得非常困难。此时,需结合转移性肿瘤的免疫标记以及甲状腺特异性免疫标记进行检查。甲状腺特异性免疫标记物一般选择 TTF-1、TG、PAX8 和 TPO 等，此时可清晰地观察到标记阳性的甲状腺原发肿瘤成分与标记阴性的转移瘤成分（图 7-106～图 7-109）。转移瘤成分如怀疑为转移性肺癌可行 NapsinA 染色，怀疑为转移性肾细胞癌可行 RCC、CD10、Vimentin、CA9 染色（图 7-110），怀疑为消化道肿瘤转移可行 CDX-2、CEA 等染色（图 7-111），同样可以看到标记阳性的转移性肿瘤成分与标记阴性的原发甲状腺肿瘤成分混合存在。CT 染色可以帮助与混合性髓样-滤泡性癌相鉴别（图 7-112）。Ki-67 增殖指数一般在转移性肿瘤中

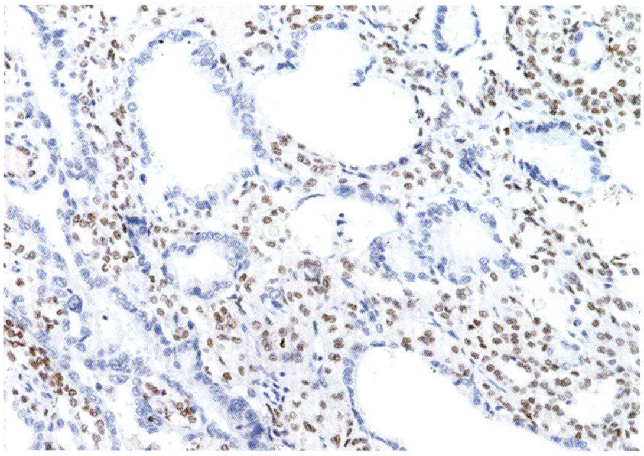

图 7-106 甲状腺滤泡肿瘤内转移性结肠癌，示结肠腺癌肿瘤细胞 TTF-1 阴性表达，周围甲状腺滤泡性肿瘤 TTF-1 阳性表达（EliVision 法 ×200）

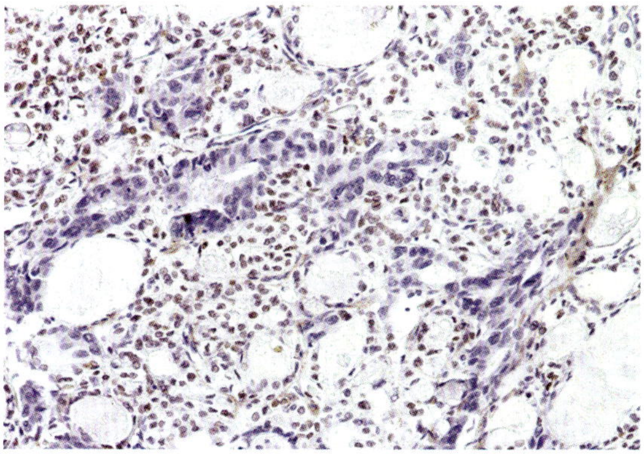

图 7-107 与图 7-106 为同一病例，转移性结肠癌 PAX8 阴性表达，周围甲状腺滤泡性肿瘤 PAX-8 阳性表达（EliVision 法 ×200）

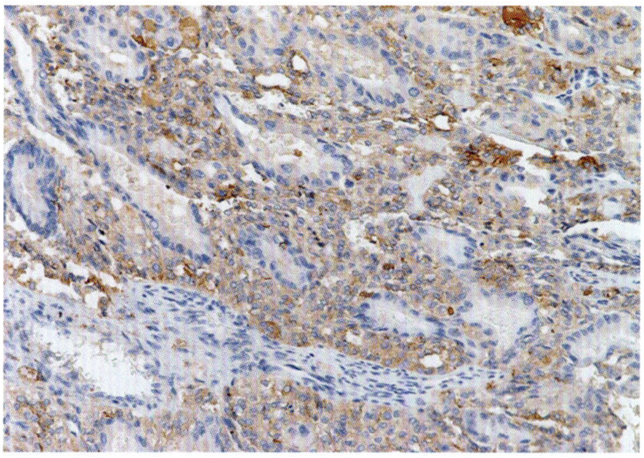

图 7-108 与图 7-106 为同一病例，转移性结肠癌 TG 阴性表达，周围甲状腺滤泡性肿瘤 TG 阳性表达（EliVision 法 ×200）

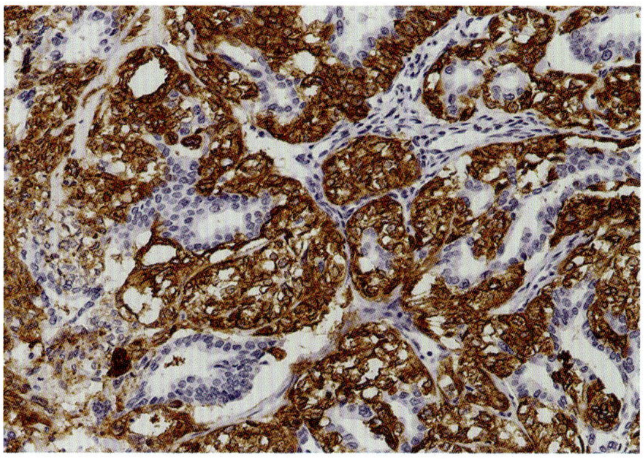

图 7-109 与图 7-106 为同一病例，转移性结肠癌 TPO 阴性表达，周围甲状腺滤泡性肿瘤 TPO 阳性表达（EliVision 法 ×200）

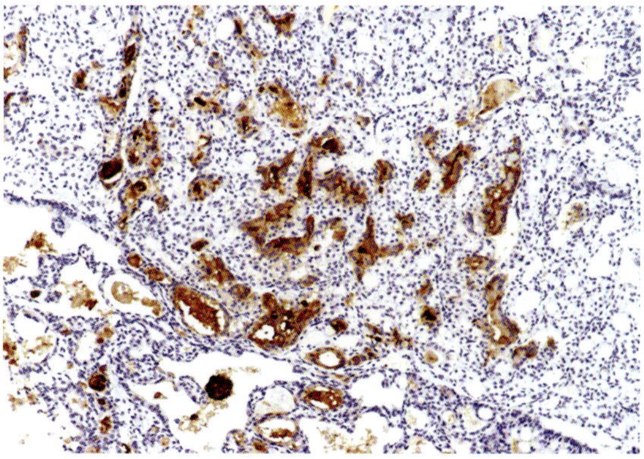

图 7-110 与图 7-106 为同一病例，转移性结肠癌 CEA 阳性表达，周围甲状腺滤泡性肿瘤 CEA 阴性表达（EliVision 法 ×100）

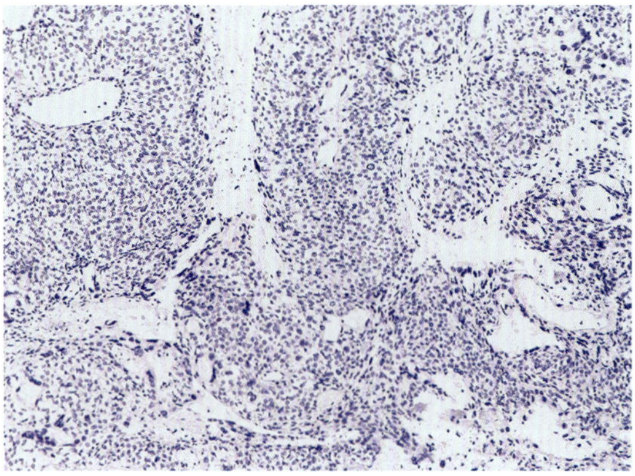

图 7-111 两种肿瘤成分 CD10 均阴性表达，可除外滤泡性肿瘤伴透明细胞性肾细胞癌转移（EliVision 法 ×100）

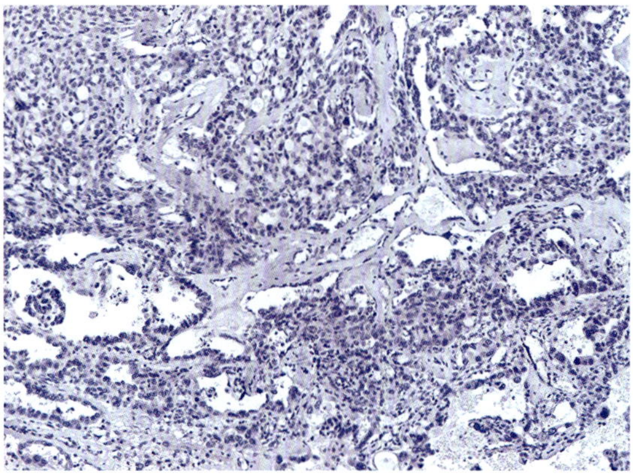

图 7-112 两种肿瘤成分 CT 均阴性表达，可除外混合性髓样-滤泡性癌（EliVision 法 ×200）

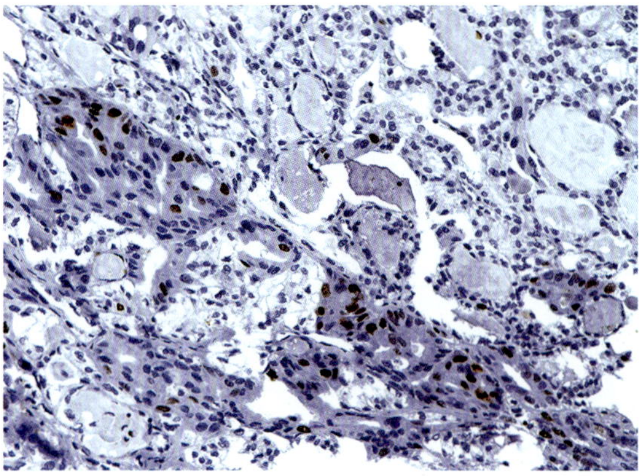

图 7-113 转移性结肠癌 Ki-67 指数较高，周围甲状腺滤泡性肿瘤 Ki-67 指数较低（EliVision 法 ×200）

较高，而在甲状腺原发肿瘤中较低（图 7-113）。恰当的免疫组化组合在区分原发与转移性肿瘤时非常重要，但需注意阳性结果之间可有重叠，需要特别指出的是，TTF-1 既可表达在甲状腺肿瘤，也可表达在肺原发肿瘤以及其他部位的小细胞癌，此时可以选择同时检查 PAX8 等其他甲状腺特异性标记物。同时由于甲状腺间变性癌和低分化癌尚可表达 PAX8，因此对于鉴别肺和喉部来源的癌也很有帮助。病理医生在实际工作中一定要细致观察病变的组织学特征，依据形态学改变选择适当的抗体，对于可疑转移性肿瘤，必须与临床医生取得合作，通过详细询问临床病史、结合体格检查、实验室检查以及影像学检查获得相关的信息，帮助判断病变的性质以及可能的原发灶，避免开出大量无意义的免疫组织检查增加患者的经济负担。

7. 甲状腺其他肿瘤　甲状腺未分化癌 P53 蛋白阳性；甲状腺内胸腺癌 CD117、P63 和 CD5 阳性，而 CT 和 TG 均阴性。

8. 转移性癌　甲状腺的转移性癌很少见，免疫组化标记的特点是肿瘤表达与原发癌相关的抗体，但不表达 TG。以下几种癌可发生甲状腺内转移：①转移性乳腺癌：HER-2（图 7-114）、GCDFP-15（图 7-115）和 GATA-3 阳性；②转移性肺癌：NapisinA 和 TTF-1 阳性；③转移性肾细胞癌：CD10 阳性；④转移性肠道腺癌：CDX-2 阳性。

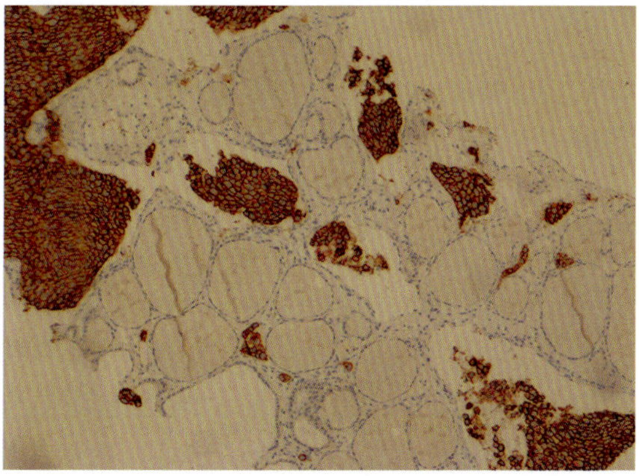

图 7-114 甲状腺内转移性乳腺癌，免疫组化标记示 HER-2 弥漫阳性表达，甲状腺组织阴性（EliVision 法 × 100）

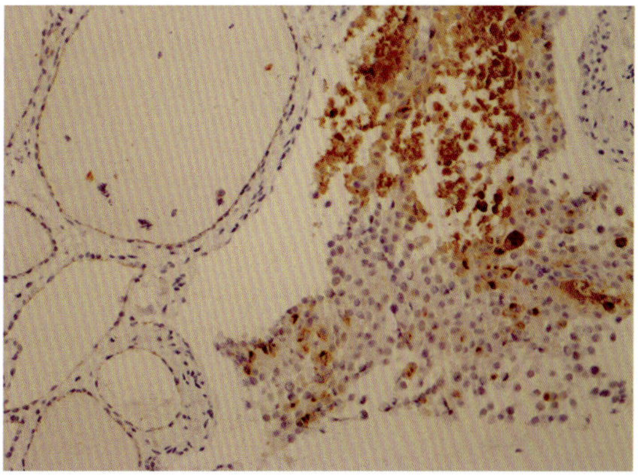

图 7-115 甲状腺内转移性乳腺癌，肿瘤细胞阳性表达 GCDFP-15，甲状腺组织呈阴性（EliVision 法 × 100）

（王强修　李亚琼）

参 考 文 献

[1] Huang H, Shi Y, Liang B, et al. Iodinated TG in thyroid follicular lumen regulates TTF-1 and PAX8expression via TSH/TSHR signaling pathway[J]. J Cell Biochem. 2017, 118(10):3444-3451.

[2] 王强修，张珂，林晓燕. 现代内分泌肿瘤临床病理学[M]. 北京：中国医药科技出版社，2011.

[3] Espadinha C, Silva AL, Cabrera R, et al. Molecular analysis of TTF-1 and TTF-2 genes in patients with early onset papillary thyroid carcinoma[J]. J Oncol. 2012, 2012:3592.

[4] Toy H, Etli O, Celik ZE, et al. Associations between nucleus size, and immunohistochemical galectin-3, cytokeratine-19 and hbme-1 markers in thyroid papillary carcinoma: a morphometric analyze. Pathol Oncol Res. 2017 [Epub ahead of print].

[5] Koshimizu H, Kim T, Cawley NX, et al. Chromogranin A: a new proposal for trafficking, processing and induction of granule biogenesis [J]. Regul Pept, 2010, 160(1-3):153-159.

[6] Golu I, Vlad MM, Dema A, et al. The absence of CD56 expression can differentiate papillary thyroid carcinoma from other thyroidlesions [J]. Indian J Pathol Microbiol. 2017, 60(2):161-166.

[7] Beesley MF, Mclaren KM. Cytokeratin 19 and galectin-3 immunohistochemistry in the differential diagnosis of solitary thyroid nodules[J]. Histopathology, 2002, 41(3):236-243.

[8] Fabian P, Kozmikova I, Kozmik Z, et al. Pax2/5/8 and Pax6 alternative splicing events in basal chordates and vertebrates: a focus on paired box domain [J]. Front Genet. 2015, 6:228.

[9] Nonaka D, Tang Y, Chiriboga L, et al. Diagnostic utility of thyroid transcription factors Pax8 and TTF-2 (FoxE1) in thyroid epithelial neoplasms. 2008, 21(2):192-200.

[10] Bi Y, Deng Y, Li S, et al. Immunophenotypic and prognostic analysis of PAX8 and TTF-1 expressions in neuroendocrine carcinomas of thymic origin: A comparative study with their pulmonary counterparts [J]. J Surg Oncol. 2016, 114(6):697-702.

[11] Erkiliç S, Aydin A, Koçer NE. Diagnostic utili-

ty of cytokeratin 19 expression in multinodular goiter with papillary areas and papillary carcinoma of thyroid[J]. Endocr Pathol, 2002, 13(3):207-211.

[12] Ma H, Xu S, Yan J, Zhang C, Qin S, Wang X, Li N. The value of tumor markers in the diagnosis of papillary thyroid carcinoma alone and in combination[J]. Pol J Pathol, 2014, 65(3): 202-209.

[13] Wiseman SM, Melck A, Masoudi H, et al. Molecular phenotyping of thyroid tumors identifies a marker panel for differentiated thyroid cancer diagnosis[J]. Ann Surg Oncol, 2008, 15(10):2811-26.

[14] Ziadi S, Trimeche M, Zermani R, et al. Diagnostic contribution of HBME-1 and anti-cytokeratin-19 antibodies in thyroid pathology: a retrospective study of 163 cases[J]. Tunis Med, 2005, 83(5):274-8.

[15] Lonjou C, Damiola F, Moissonnier M6, Durand G, et al. Investigation of DNA repair-related SNPs underlying susceptibility to papillary thyroid carcinomareveals MGMT as a novel candidate gene in Belarusian children exposed to radiation[J]. BMC Cancer, 2017 May 12;17(1):328.

[16] 林晓燕，王强修，田兴松，等. 甲状腺乳头状癌中 Galectin-3、CK19 和 HBME-1 的表达变化及意义[J]. 山东医药，2009，49(22):73-74.

[17] Liu Z, Li X, Shi L, et al. Cytokeratin 19, thyroperoxidase, HBME-1 and galectin-3 in evaluation of aggressive behavior of papillary thyroid carcinoma[J]. Int J Clin Exp Med, 2014, 7(8):2304-2308.

[18] 王强修，陈海燕. 甲状腺疾病诊断治疗学[M]. 上海：第二军医大学出版社，2015.

[19] 姚晓峰，张仑，金锐，等. CK-19 和 Galectin-3 在甲状腺良恶性组织中的表达[J]. 实用癌症杂志，2008，20:147-150.

[20] 吴文君，许岚，朱圣炜，等. Galectin-3 对甲状腺乳头状癌早期病变的诊断意义[J]. 肿瘤防治研究，2007，10(7):518-519.

[21] Christensen L, Blichert-Toft M, Brandt M, et al. Tyroperdoxidase (TPO) immunostaining of the solitaty cold thyroid nodule[J]. Clin Endocrrinol (Oxf), 2000, 53(2):161-169.

[22] Kholova I, Ludvikova M, Ryska A, et al. Diagnostic role of markers dipeptidyl peptidase IV and thyroid peroxidase in thyroid tumors[J]. Anticaner Res, 2003, 23(2A): 871-875.

[23] Kurokawa M, Nabeshima K, Akiyama Y, et al. CD56: a useful marker for diagnosing Merkel cell carcinoma[J]. J Dermatol Sci, 2003, 31(3):219-224.

[24] Nechifor-Boilă A, Cătană R, Loghin A, et al. Diagnostic value of HBME-1, CD56, Galectin-3 and Cytokeratin-19 in papillary thyroid carcinomas and thyroidtumors of uncertain malignant potential[J]. Rom J Morphol Embryol, 2014, 55(1):49-56.

[25] 柳剑英，杨京平. HBME-I、P53 和 CD15 蛋白在甲状腺癌中的表达及其诊断意义[J]. 实用癌症杂志，2002，17: 583-585.

[26] Torregrossa L, Giannini R, Borrelli N, Sensi E, Melillo RM, Leocata P, Materazzi G, Miccoli P, Santoro M, Basolo F. CXCR4 expression correlates with the degree of tumor infiltration and BRAF status in papillarythyroid carcinomas[J]. Mod Pathol, 2012, 25(1):46-55.

[27] Luo D, Chen H, Li X, et al. Activation of the ROCK1/MMP-9 pathway is associated with the invasion and poor prognosis in papillary thyroid carcinoma[J]. Int J Oncol, 2017, 51(4):1209-1218.

[28] Zhu X, Bai Q, Lu Y, et al. Expression and function of CXCL12/CXCR4/CXCR7 in thyroid cancer[J]. Int J Oncol, 2016, 48(6): 2321-2329.

[29] Marecko I, Cvejic D, Selemetjev S, Paskas S, Tatic S, Paunovic I, Savin S. Enhanced activation of matrix metalloproteinase-9 correlates with the degree of papillary thyroidcarcinoma infiltration[J]. Croat Med J, 2014, 55(2): 128-37.

[30] Weingarten C, Jenudi Y, Tshuva RY, The Interplay Between Epithelial-Mesenchymal

Transition (EMT) and the Thyroid Hormones-αvβ3 Axis in Ovarian Cancer[J]. Horm Cancer. 2017,[Epub ahead of print].

[31] Taye A, Gurciullo D, Miles BA, et al. Clinical performance of a next-generation sequencing assay (ThyroSeq v2) in the evaluation of indeterminate thyroid nodules[J]. Surgery, 2018, 163(1):97-103.

[32] du Jour KP, Schmitt AC, Chen AY, et al. Application of Strict Criteria for Noninvasive Follicular Thyroid Neoplasm with Papillary-Like Nuclear Features and Encapsulated Follicular Variant Papillary Thyroid Carcinoma: a Retrospective Study of 50 Tumors Previously Diagnosed as Follicular Variant PTC [J]. Endocr Pathol, 2018, 29(1):35-42.

[33] Rivera M, Tuttle RM, Patel S, et al. Encapsulated papillary thyroid carcinoma: a clinicopathologic study of 106 cases with emphasis on its morphologic subtypes (histologic growth pattern) [J]. Thyroid, 2009, 19(2): 119-127.

[34] Bizzarro T, Martini M, Capodimonti S et al. Young investigator challenge: The morphologic analysis of noninvasive follicular thyroid neoplasm with papillary-like nuclear features on liquid-based cytology: Some insights into their identification[J]. Cancer, 2016, 124(10): 699-710.

[35] Ohori NP, Seethala RR, Nikiforov YE. Young Investigator Challenge: Molecular testing in noninvasive follicular thyroid neoplasm with papillary-like nuclear features [J]. Cancer, 2017, 125(4):292-293.

[36] Ryan N, Walkden G, Lazic D, et al. Collision tumors of the thyroid: A case report and review of the literature[J]. Head Neck, 2015, 37 (10):E125-129.

[37] DeLellis R, Lloyd R, Heitz P, et al. World health organization classification of Tumours: pathology and genetics, tumours of endocrine organs [M]. 3rd ed. Lyon: IARC Press, 2004.

[38] Lloyd R, Osamura R, Klöppel G, et al. WHO classification of tumours of endocrine organs [M]. 4th ed. Lyon: IARC Press, 2017.

第七节　甲状腺癌的分子检测

甲状腺癌是内分泌系统中常见恶性肿瘤之一，目前其发病率仍呈上升趋势。随着分子生物学技术的发展，应用分子标记物对甲状腺癌进行诊断与鉴别诊断，能显著提高早期诊断水平，对甲状腺癌的诊断、治疗及预后分析有重要的临床意义。甲状腺癌的分子标记物较多，其研究主要基于外周血或组织中的 DNA 和 RNA。在此重点介绍目前研究较多且和甲状腺癌关系较为密切的基因和分子标记物。

一、DNA 相关标志物

1. BRAF 基因　BRAF 基因突变是目前已知最常见的甲状腺乳头状癌(papillary thyroid cancer, PTC)的基因变异，发生率为 35%～70%。BRAF 基因位于染色体 7q34，其参与 Ras-RAF-有丝分裂原活化蛋白激酶(mitogen-activated protein ki-nases, MAPK)、细胞外信号调节激酶-MAPK 途径的信号转导。目前已发现 40 多种 BRAF 基因突变类型，主要为 11、15 外显子上第 1799 位核苷酸 T→A 的转换，即密码子 600 的突变。该突变导致 BRAF 激酶持续激活，并使其 MAPK 下游传导通路高表达，从而导致细胞过度增殖、分化，最终导致甲状腺细胞的恶性转化。其他较少见的甲状腺乳头状癌 BRAF 的激活机制，包括 K601E 点突变、密码子 600 周围小框内插入或删除、以及 AKAP9/BRAF 基因的重排，这些突变与电离辐射造成的甲状腺癌相关。

其中，BRAF 基因的 V600E 突变在 PTC 高细胞亚型中发生率有 70%～80%，而在普通乳头状癌中的发生率约为 60%。许多 BRAF 阳性的甲状腺肿瘤在镜下表现为肿瘤细胞高度是宽度的 3 倍，伴有经典的乳头状结构和 PTC 细胞核的特征。而在 PTC 的滤泡亚型中，BRAF 的 V600E 突变发生率则只有约 10%。另一种 BRAF 基因的 K601E 突变，整体上比较罕见，大多出现在 PTC 滤泡亚型中。在未分化和低分化甲状腺癌中也可以观察到 BRAF 的 V600E 突变，然而在甲状腺滤泡癌和甲状腺良性肿瘤中没有发现 BRAF 的 V600E 突变。因此，BRAF 基因可以用来作为鉴别甲状腺乳头状癌和其他类型的甲状腺肿瘤的分子标记物。除了在 PTC 高细胞亚型的发生率较高，BRAF 基因的 V600E 突变也被发现与甲状腺癌的侵袭性相关，以及更高的肿瘤分期，伴有淋巴结、远处转移和高死亡率等。

由于 BRAF 阳性甲状腺癌生物学行为较差，通过实时荧光定量 PCR 检测术前 BRAF 基因有助于判断甲状腺癌术中甲状腺切除范围。还由于 BRAF 突变与癌侵袭、放射碘敏感缺失有关，故一旦术中或术前发现甲状腺癌 BRAF 突变阳性，应首选甲状腺全切除术，术后佐以高剂量放射性碘治疗，维持低水平的促甲状腺激素。此外，目前已有多个针对 BRAF 突变及相关通路的分子靶向治疗已取得很好的效果。Sorafenib(BAY43-9006)是一种多激酶抑制药，可抑制 VEGFR、RET、BRAF 等多种激酶，目前已被批准用于放射性碘治疗失败的分化型甲状腺癌，今后分子靶向药物联合治疗有望成为改变甲状腺癌常规治疗方案。

2. Ras 基因　Ras 基因编码 p21，可被生长因子、非受体酪氨酸激酶及 G 蛋白偶联受体激活参与信号传导，调控细胞增殖、分化和凋亡过程。Ras 癌基因包括 3 种基因型，分别为 H-Ras、N-Ras 和 K-Ras。突变的 Ras 蛋白表现出对 GPT 亲和力增强或抑制 GTP 酶自催化功能。导致下游 MAPK 和 PI3K/AKT 信号传导途径异常活化，是甲状腺肿瘤发生的关键事件，其中 N-Ras 第 61 密码子及 H-Ras 第 61 密码子突变最为普遍。PTC 中 RAS 的突变率为 15%～20%，伴 RAS 基因突变的 PTC 几乎都伴有组织学上的滤泡样变化，这种突变也与肿瘤细胞核形态不明显、更多的核修饰以及低淋巴结转移率相关。在 40%～50% 的甲状腺滤泡状癌(follicular thyroid carcinoma，FTC)中发现有 RAS 突变。20%～40% 的滤泡性腺瘤中也有 RAS 突变。鉴于 Ras 基因点突变并不局限于某种特定类型的甲状腺肿瘤，因此其特异性相对较低，有学者认为，Ras 突变的滤泡腺瘤可能是 FTC 癌前病变，或者是甲状腺癌发病的中间阶段。Ras 基因突变在甲状腺癌发生的早期起作用，与甲状腺癌的组织分化有关，但对细胞恶性转化不起决定性作用。尽管 Ras 对甲状腺癌的诊断敏感性和特异性均较低，但与其他遗传标志结合可具有较高的阴性预测价值。Ras 突变阳性的良性甲状腺结节在非手术治疗时具有长期的临床稳定性。单独具有 Ras 突变的分化型甲状腺癌有良好的预后。

3. RET/PTC　基因重排 RET 基因定位于 10 号染色体，属于编码跨膜的酪氨酸蛋白酶受体，是目前发现的相对特异的甲状腺癌基因之一。RET/PTC 基因重排是由 RET 酪氨酸激酶受体基因的 3′端和其他无相关基因的 5′端的融合所造成的，占 10%～40%。重排主要发生于 RET 酪氨酸激酶受体基因的 3′端与多种非相关基因的 5′端之间，继而激活 MAPK 和磷脂酰肌醇 3 激酶通路，包括两种最常见的重排类型：RET/PTC1 和 RET/PTC3。曾经接受电离辐射的患者发生 RET/PTC 重排的概率较大(50%～80%)，在 PTC 患者中，儿童和青壮年(40%～70%)出现 RET/PTC 重排的概率也较高。在甲状腺乳头状癌中 RET/PTC1 是最常见的，占所有重排类型的 60%～70%，RET/PTC3 占 20%～30%，RET/PTC2 和其他重排类型<5%。在 RET/PTC 表达阳性特别是存在 RET/PTC1 重排的 PTC 中，表现为患者年龄较轻，淋巴结转移率较高。在大多数 RET/PTC 表达阳性尤其是 RET/PTC1 重排的肿瘤中，呈现典型的乳头状结构，微小乳头状癌中 RET/PTC1 重排的出现更加显著，甲状腺乳头状癌的滤泡亚型中 RET/PTC 的出现率较低。

4. PAX8/PPAR γ 基因重排 PAX8/PPARγ 重排是染色体 2 和 3，t(23)(q13;P25) 之间易位的结果，导致编码甲状腺特定配对域转录因子的 PAX8 和 PPARγ 基因之间的融合，进而促进 PPARγ 蛋白的过表达，从而抑制细胞分化凋亡，促进肿瘤血管形成，导致上皮细胞过度增生形成肿瘤。PAX8/PPARγ 易位在 FTC 发现率高达 30%，在少量甲状腺滤泡亚型乳头状癌也存在 PAX8/PPARγ 易位，而在嗜酸性细胞癌中少见。表达 PAX8/PPARγ 的肿瘤特征表现为：患者年龄多较小、肿瘤体积较小、有癌巢样生长结构并多伴有血管浸润。在一小部分（2%～10%）滤泡性腺瘤和（<5%）乳头状癌滤泡亚型中也发现有这种重排。PAX8/PPARγ 表达阳性的滤泡性腺瘤通常伴有厚壁囊样结构，在免疫组织化学上显示出类甲状腺癌的特征。这表明他们可能已经是（原位）滤泡样癌或是在免疫组织化学检查中被忽视的恶性肿瘤征象。有研究表明 PAX8/PPARγ 具有高恶性肿瘤风险，可能适合前期全甲状腺切除术，对于极少部分的良性腺瘤可考虑甲状腺叶切除术。

二、RNA 相关标记物

1. HMGA2 属于非组蛋白的染色质相关蛋白，本身无转录活性，通过与染色质结合后改变染色质构象调节其他基因的转录。HMGA2 在正常组织中低表达或不表达，而在胚胎期以及恶性肿瘤组织中的表达明显上调。Jin 等利用 RT-PCR 技术对 120 例标本进行检测，其中 64 例甲状腺恶性肿瘤，56 例甲状腺良性病变，HMGA2 在甲状腺恶性肿瘤中的表达均明显高于良性病变，区分良恶性甲状腺肿瘤的敏感度和特异度分别为 90.2% 和 97.1%。因此，HMGA2 是区别甲状腺良恶性肿瘤的重要标记物之一。

2. hTERT hTERT 端粒酶属于核糖核蛋白酶，能以自身 RNA 为模板，延长端粒，确保 DNA 的连续复制，其激活、表达与细胞的增殖密切相关。大多数恶性肿瘤中端粒酶的活性明显增加，其活性对于甲状腺良恶性具有良好的鉴别作用。hTERT 是端粒酶的催化单位，其在永生细胞及癌细胞中高表达，被认为与肿瘤的发生、发展相关。hTERT 的表达作为甲状腺恶性肿瘤的潜在标记物，且敏感性高于端粒酶的活性检测。Sugishita 等报道显示 hTERT 在 FTC 中阳性率明显高于甲状腺滤泡状腺瘤。Huo 等发现甲状腺癌 hTERT 阳性率明显高于甲状腺瘤、结节性甲状腺肿和正常甲状腺组织，表明 hTERT 在甲状腺癌中高度表达，可能是一个特异性较高的甲状腺癌生物标记物，有利于对良、恶性甲状腺肿瘤的鉴别诊断。

3. TFF3 TFF3 又称肠三叶因子，为三叶肽家族中一员，主要在大肠和小肠杯状细胞中表达。Patel 等的研究结果提示 TFF3 是甲状腺滤泡性肿瘤中区分滤泡性腺瘤与滤泡型 PTC、FTC、PTC 的标记，TFF3 表达成为诊断 FTC 的可信标记物。

4. 微小 RNA 微小 RNA（miRNA）是一类广泛存在于真核细胞中的长约 22nt 的单链、非蛋白编码 RNA，能对基因表达进行负调控。人类 miRNA 超过半数位于与肿瘤相关的基因区域或脆性位点。肿瘤组织中异常表达的 miRNA 将可能成为标记分子，应用于肿瘤的分子诊断领域。目前有多种

miRNAs 已被证实在 PTC 中表达上调。Yu 等对 106 例 PTC 患者、99 例良性结节患者及 44 例正常成人采用 Solexa 测序技术和定量 PCR 技术对甲状腺组织和血清中 miRNA 进行检测,发现相对于良性结节和正常成人,PTC 患者血清中 Let-7e、miR-151-5p 和 miR-222 的表达明显增高。miRNA 表达及 BRAF 突变、肿瘤大小、有无外侵、淋巴结转移和肿瘤分期之间存在较强的相关性。Liu 等在 126 个 PTC 样本中发现 248 个 miRNA 和 3631 个基因表达,mir-206 对应目标基因 MET,mir-299-3p 对应目标基因 ITGAV,mir-101 对应目标基因 ITGA3,mir-103 对应目标基因 ITGA2,mir-222 对应目标基因 KIT 和 AXIN2,mir-15a 对应目标基因 AXIN2 和 FOXO1,miR-221 对应目标基因 KIT,结合对应目标基因的功能,进一步阐明 miRNAs 在 PTC 中的致癌作用。提示 miRNA 是 PTC 的潜在诊断及预后标记物,为将来基于 miRNA 的肿瘤治疗提供基础。

综上所述,甲状腺癌致病因素尚不十分清楚,亟需更多的循证医学研究和流行病学调查,寻找出导致甲状腺癌发病率不断增高的原因,为甲状腺癌的预防、诊断以及治疗提供更好的科学依据。随着新的分子标记物的发现,未来对甲状腺肿瘤分子发病机制的认识将会更加全面。特异性的分子标记物对于揭示甲状腺癌的发病机制、早期诊断甲状腺结节的良恶性、决定治疗方案、监测复发情况和预测预后以及基因治疗,均有十分重要的意义。

在甲状腺肿瘤中发现的 EZH1 突变类型包括 Q571R、Y642F 和 M349L,分别占 82%、17% 和 1%。EZH1 突变主要见于良性甲状腺疾病。统计显示,整体 EZH1 突变率在良性、交界性和恶性中分别为 13.5%、0 和 0.7%。滤泡性甲状腺肿瘤主要呈滤泡生长模式,常可见 RAS 基因突变而非 BRAF 基因突变。随着分子检测技术的进步,一些新型 RAS 类突变被发现,最近 Jung 等应用 Sanger 测序法对 201 例具有滤泡结构的甲状腺瘤的 BRAF, NRAS, HRAS, KRAS, EZH1,EIFIAX 和 TERT 基因突变进行测序,并研究这些突变的发生率以及其对临床的影响。结果发现 EZH1 突变的 2 个热点仅见于 RAS 阴性的滤泡结构的肿瘤,在已报道的文献中,伴 EZH1 突变的甲状腺瘤大多为良性,或者为微浸润或无浸润的癌。EIF1AX 突变见于 1 例滤泡腺瘤中。从而确认了 RAS 突变和 BRAF K601E 突变可见于良性、交界性或恶性滤泡性肿瘤中。所有滤泡性肿瘤中未见 BRAF V600E 突变。提示在高风险甲状腺癌中存在 TERT 启动子突变。这些遗传标记物可用于甲状腺结节的诊断和风险分级。

(王强修　李亚琼　李建峰)

参考文献

[1] Kimura ET, Nikiforova MN, Zhu Z, et al. High prevalence of BRA Fmutations in thyroid cancer: genetic evidence for constitutive activation of the RET/PTC-RAS-BRAF signaling pathway in papillary thyroid carcinoma[J]. Cancer Res, 2003, 63(7): 1454-1457.

[2] Xing M. BRAF mutation in thyroid cancer[J]. Endocr Relat Cancer, 2005, 12(2): 245-262.

[3] Cohen Y, Xing M, Mambo E, et al. BRF mutation in papillary thyroid carcinoma[J]. J Natl Cancer Inst, 2003, 95(8): 625-627.

[4] Nikiforova MN, Kimura ET, Gandhi M, et al. BRAF mutations in thyroid tumors are restricted to papillary carcinomas and anaplastic or poorly diferentiated carcinomas arising from papillary carcinomas [J]. J Clin Endocrinol Metab, 2003, 88(11): 5399-5404.

[5] Trovisco V, Soares P, Preto A, et al. Type and prevalence of BRAF mutations are closely associated with papillary thyroid carcinoma histotype and patients' age but not with tumour

aggressiveness[J]. Virchows Arch, 2005, 446(6): 589-595.

[6] Castro P, Rebocho AP, Soares RJ, et al. PAX8-PPARgamma rearrangement is frequently detected in the follicular variant of papillary thyroid carcinoma[J]. J Clin Endocrinol Metab, 2006, 91(1): 213-220.

[7] So YK, Son YI, Park JY, et al. Preoperative BRAF mutation has different predictive values for lymph node metastasisaccording to tumor size[J]. Otolaryngol Head Neck Surg, 2011, 145(64): 422-427.

[8] Yip L, Nikiforova MN, Carty SE, et al. Optimizing surgical treatment of papillary thyroid carcinoma associated with BRAF mutation[J]. Surgery, 2009, 146(6): 1215-1223.

[9] Fallahi P, Mazzi V, Vita R, et al. New therapies for dedifferentiated papillary thyroid cancer[J]. Int J Mol Sci, 2015, 16(3): 6153-6182.

[10] Vasko VV, Gaudart J, Allasia C, et al. Tyroid follicular adenomas may display features of follicular carcinoma and follicular variant of papillary carcinoma [J]. Eur J Endocrinol, 2004, 151(6): 779-786.

[11] Zhu Z, Gandhi M, Nikiforova MN, et al. Molecular profile and clinical-pathologic features of the follicular variant of papillary thyroid carcinoma. An unusually high prevalence of ras mutations[J]. Am J Clin Pathol, 2003, 120(1): 71-77.

[12] Fukahori M, Yoshida A, Hayashi H, et al. The association between Ras gene mutations and clinical characteristics in follicular thyroid tumors: new insights from a single center and a large patient cohort[J]. Thyroid, 2012, 22(7): 683-689.

[13] Guerra A, Sapio M R, Marotta V, et al. Prevalence of RET/PTC rearrangement in benign and malignant thyroid nodules and its clinical application[J]. Endocr J, 2011, 58(1): 31-38.

[14] Rabes HM, Demidchik EP, Sidorow JD, et al. Pattern of radiationinduced RET and NTRK1 rearrangements in 191 post-chernobyl papillary thyroid carcinomas: biological, phenotypic, and clinical implications [J]. Clin Cancer Res, 2000, 6(3): 1093-1103.

[15] Adeniran AJ, Zhu Z, Gandhi M, et al. Correlation between genetic alterations and microscopic features, clinical manifestations, and prognostic characteristics of thyroid papillary carcinomas[J]. Am J Surg Pathol, 2006, 30(2): 216-222.

[16] Armstrong MJ, Yang H, Yip L, et al. PAX8/PPARγ rearrangement in thyroid nodules predicts follicular-pattern carcinomas, in particular the encapsulated follicular variant of papillary carcinoma[J]. Thyroid, 2014, 24(9): 1369-1374.

[17] Omur O, Baran Y. An update on molecular biology of thyroid cancers[J]. Crit Rev Oncol Hematol, 2014, 90(3): 233-252.

[18] Castro P, Rebocho AP, Soares RJ, et al. PAX8-PPARγ rearrangement is frequently detected in the follicular variant of papillary thyroid carcinoma[J]. J Clin Endocrinol Metab, 2006, 91(1): 213-220.

[19] Jin L, Lloyd R V, Henry M R, et al. The diagnostic utility of combination of HMGA2 and IMP3 qRT-PCR testing in thyroid neo-plasms [J]. Appl Immunohistochem Mol Morphol, 2015, 23(1): 36-43.

[20] Sugishita Y, Kammori M, Yamada O, et al. Biological differential diagnosis of follicular thyroid tumor and Hürthle cell tumor on the basis of telomere length and hTERT expression[J]. Ann Surg Oncol, 2014, 21(7): 2318-2325.

[21] Huo XW, Gao YF, Ma QY, et al. The expression and significance of hTERT and P53 in thyroid carcinoma[J]. Academic Journal of Xi'an Jiao Tong University (English Edition), 2010, 22(2): 127-130.

[22] Patel M R, Stadler M E, Deal A M, et al. STT3A, C1orf24, TFF3: putative markers for characterization of follicular thyroid neoplasms from fine-needle aspirates[J]. Laryngoscope, 2011, 121(5): 983-989.

[23] Ohori NP, Seethala RR, Nikiforov YE. Young Investigator Challenge: Molecular testing in noninvasive follicular thyroid neoplasm with papillary-like nuclear features. Cancer, 2017, 125: 292-293.

[24] Jiang XS, Harrison GP, Datto MB. Reply to Young Investigator Challenge: Molecular testing in noninvasive follicular thyroid neoplasm with papillary-like nuclear features. Cancer, 2017, 125: 293-294.

[25] Wong KS, Strickland KC, Angell TE et al. The Flip Side of NIFTP: an Increase in Rates of Unfavorable Histologic Parameters in the Remainder of Papillary Thyroid Carcinomas. Endocrine pathology, 2017 28:171-176.

[26] Lim H, Devesa SS, Sosa JA, et al. Trends in Thyroid Cancer Incidence and Mortality in the United States, 1974-2013. JAMA, 2017. 317: 1338-1348.

[27] Yu S, Liu Y, Wang J, et al. Circulating microRNA profiles as potential biomarkers for diagnosis of papillary thyroid carcinoma. J Clin Endocrinol Metab, 2012, 97(6):2084-2092.

[28] Liu X, He M, Hou Y, et al. Expression profiles of microRNAs and their target genes in papillary thyroid carcinoma[J]. OncolRep, 2013, 29(4):1415-1420.

[29] Jung CK, Kim Y, Jeon S, et al. Clinical utility of EZH1 mutations in the diagnosis of follicularpatterned thyroid tumors [J]. Human Pathology. 2018. [Epub ahead of print].

第8章

甲状腺肿瘤的术前与术中诊断

甲状腺肿瘤大部分为良性肿瘤，而良性肿瘤中又以滤泡性腺瘤最为多见。甲状腺的恶性肿瘤占甲状腺肿瘤的5%，占人类所有恶性肿瘤的1%，主要见于青年人和老年人，常为环境、基因和激素等因素所引起。据统计，在美国每年新发现的甲状腺癌患者为25 700例，占头颈部恶性肿瘤发病率的首位。乳头状癌是最常见的甲状腺恶性肿瘤，在亚洲，约占甲状腺恶性肿瘤的78%～80%。

甲状腺肿瘤的术前诊断主要有超声诊断、超声引导下穿刺活检诊断和细针穿刺细胞学诊断；术中诊断也就是冰冻诊断（也称术中快速病理诊断）。甲状腺肿瘤的冰冻诊断也是以良性肿瘤最多见，非肿瘤性疾病以结节性甲状腺肿较多见，在人体各器官组织的冰冻诊断中，甲状腺冰冻最多见，主要是因为甲状腺肿瘤或瘤样病变缺乏特异性临床表现，也无特殊实验室检查指标作参考，影像学检查中只有超声检查的参考价值较大，同时做超声引导下穿刺活检有助于术前明确诊断。甲状腺细针穿刺细胞学检查在国内基层医院开展的相对普遍，可作为术前筛选及随访。因此，做甲状腺肿瘤的冰冻诊断时应了解术前做了哪些检查，怎样去参考这些检查结果，当冰冻检查结果与术前检查结果不符时，需与临床手术医生加强沟通。为此，这里简单介绍甲状腺肿瘤的超声检查、超声引导下穿刺活检组织学诊断、细针穿刺细胞学诊断和冰冻诊断及其意义。

第一节　超声检查

一、概　述

随着超声诊断仪器和诊断水平的不断提高，越来越多的甲状腺恶性结节被超声发现，同时超声检查具有操作简便、无创性、灵敏度高、无辐射及全面性等优点，不但可以观察肿瘤的大小、与周围器官的相互关系、有无突破甲状腺包膜向软组织浸润等情况，为临床医生提供诊疗参考，也可通过血流信号显示以及甲状腺动脉流速测定，进而了解甲状腺功能情况，能提示临床医师是否需要控制甲状腺功能后再行手术。

甲状腺结节很常见，尤其是在老年、女性、碘缺乏和颈部辐射史患者中更为常见。据统计，约5%的甲状腺结节为恶性结节。高分辨率超声影像对于甲状腺肿瘤的定位、定性、定量诊断具有独到的优势，且超声可以评估未触及结节的大小和特点，可以引导甲状腺结节的细针穿刺。一般来说，纵径大于横径的形态，边缘毛刺，极低回声，钙化尤其是微小钙化、常常提示恶性肿瘤(图 8-1);而单纯囊性,囊性为主或海绵状回声的结节则良性可能性大(图 8-2),对于等回声、低回声和高回声,单发,卵圆至圆形,或不规则形状,边界不清和环状钙化者可划归为不定结节(图 8-3)。

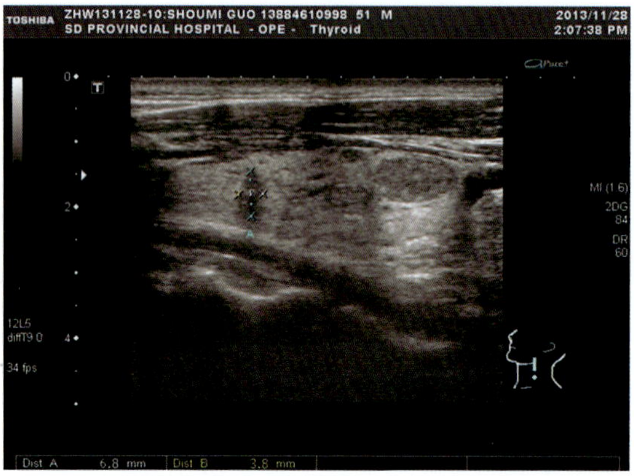

图 8-1 甲状腺癌,纵径大于横径,边缘毛刺,极低回声,伴微小钙化

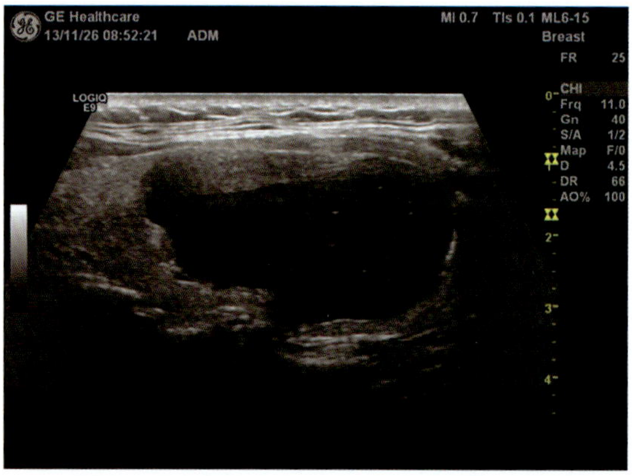

图 8-2 结节性甲状腺肿,结节以囊性为主

1. 结节大小 甲状腺结节的大小对于区分结节的良恶性并无帮助。90%的良性结节在 5 年随访期间体积增加 15%。结节增长的定义为结节直径增加 20%或结节体积增加 50%。当测量结节大小时,最好将测量定位在结节晕环的外缘。其内部结构可分为实性(囊性部分≤10%),实性为主(10% <囊性部分≤50%),囊性为主(50% <囊性部分≤90%)和囊性(囊性部分 >90%)(图 8-4～图 8-7)。实性结节的回声可分为四种类型,极低回声是指结节的回声低于颈前带状肌和甲状腺实质,低回声是结节的回声高于颈前带状肌但低于甲状腺实质,等回声是指结节的回声与甲状腺实质相似,高回声是指实质的回声高于甲状腺实质。许多报道中认为低回声是恶性肿瘤中的特异表现,但最近文献报道极低回声是恶性结节更特异和更可靠的标准。在所有甲状腺癌结节中,13%～26%有囊性成分。

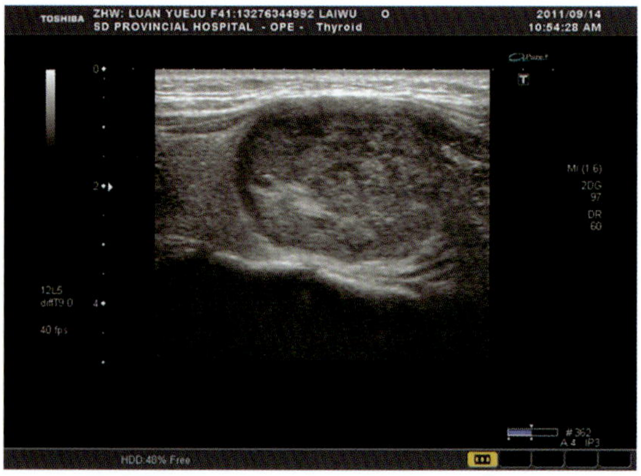

图 8-3 甲状腺结节,低回声,卵圆形,形态略不规则

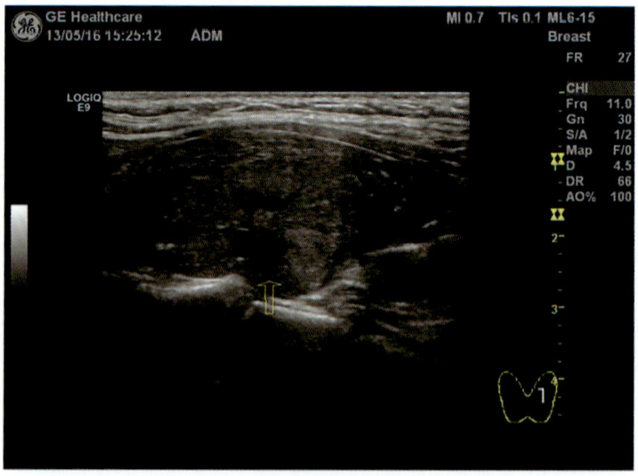

图 8-4 甲状腺左侧叶实性结节

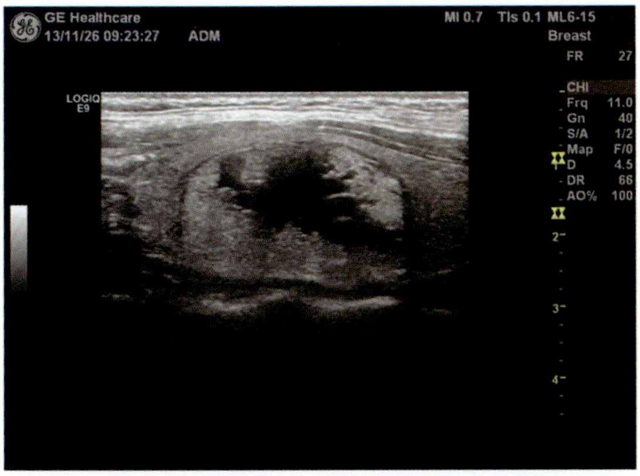

图 8-5 甲状腺一侧叶实性为主结节

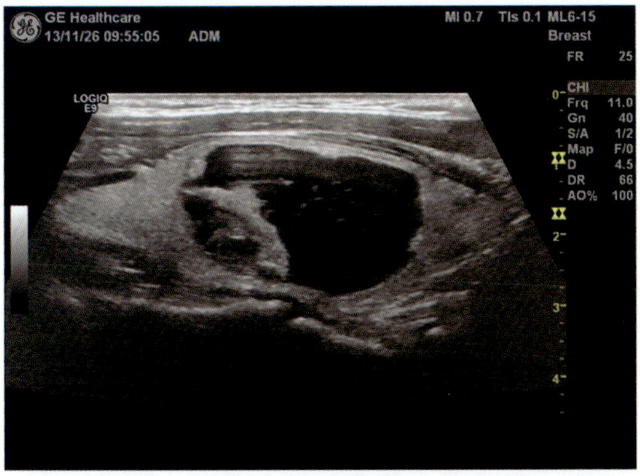

图 8-6 甲状腺一侧叶囊性为主结节

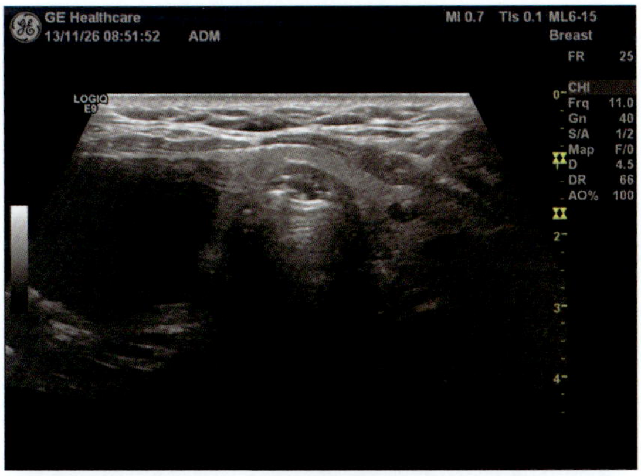

图 8-7 甲状腺囊性结节

2. 结节形状及边界 结节的形状对于良恶性结节的鉴别诊断有重要意义，纵径大于横径形状的结节高度可疑恶性肿瘤。有毛刺或微小分叶状边界以及边界不清晰的结节，为可疑恶性肿瘤（图 8-1）。

3. 钙化 在超声中，钙化是指强回声伴或不伴后方声影。钙化可分为微小钙化、粗大钙化和环状钙化。当表现为点状回声病灶伴有混响伪像时，则应是由胶质成分造成的，在实时超声中很容易和钙化区别。甲状腺结节内钙化可能为微小钙化，粗大钙化或周边钙化（环状钙化）（图 8-8，图 8-9）。微小钙化是甲状腺癌，特别是甲状腺乳头状癌的特异性表现，超声发现微小钙化高度提示恶性肿瘤。周边钙化（蛋壳样或环状钙化）在区分良性和恶性结节方面的意义仍存在争议。

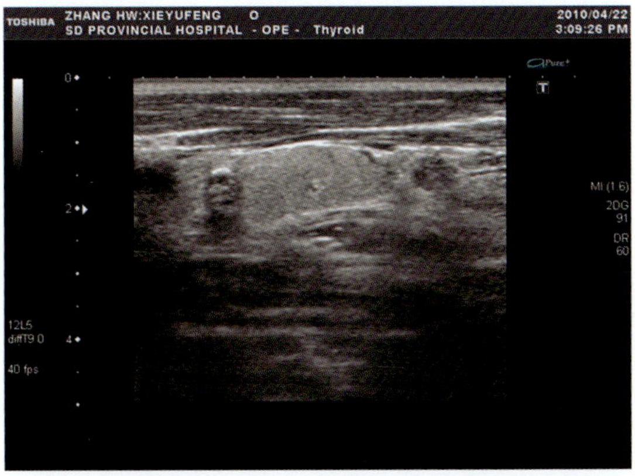

图 8-8 甲状腺结节内的粗大钙化

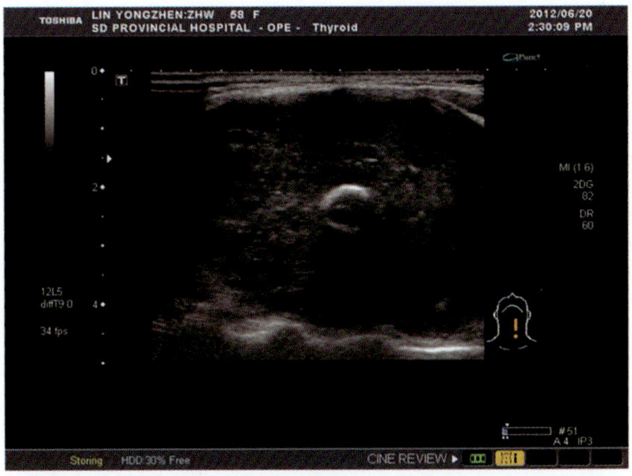

图 8-9 甲状腺结节内的环状钙化

4. 其他　①晕环：有时一个结节表现为伴有薄或厚的低回声晕环(图 8-10)。结节周边的晕环或低回声环是由一个纤维结缔组织假包膜，压迫甲状腺组织和慢性炎症性改变所组成。乳头状癌中 10%～24%有完整或不完整的晕环。②包膜外浸润：超过三分之一的甲状腺癌手术中可观察到包膜外浸润。③颈部淋巴结的诊断：甲状腺癌转移性淋巴结的术前规范化超声分区诊断能提高甲状腺癌的诊断符合率，超声显示颈部转移性淋巴结是诊断弥漫性硬化型甲状腺乳头状癌非常重要的间接征象(图 8-11)。④肿瘤血管：甲状腺癌表现为肿瘤内血流丰富(图 8 12)，但这是一个非特异性表现。多普勒超声中的阻力指数，收缩期峰值速度和血管充盈模式对于区分良性和恶性结节并没有帮助。

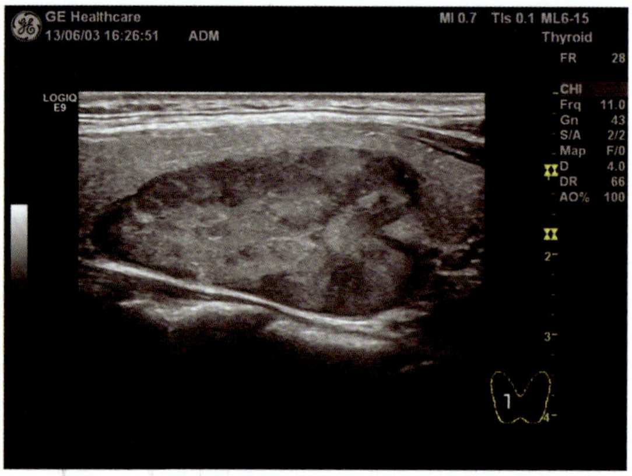

图 8-10　甲状腺结节周围可见低回声晕环

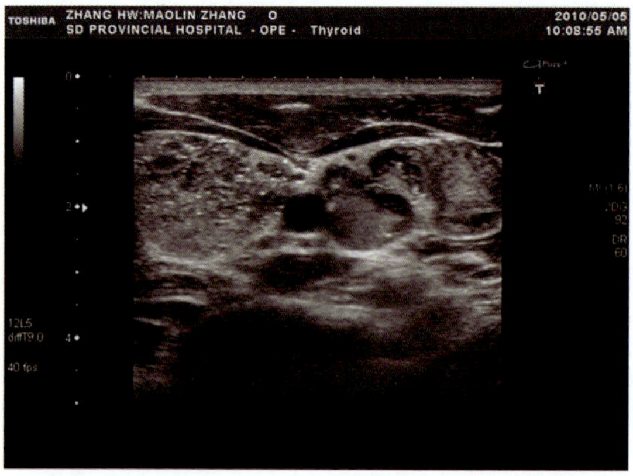

图 8-11　甲状腺弥漫硬化性癌的转移性淋巴结

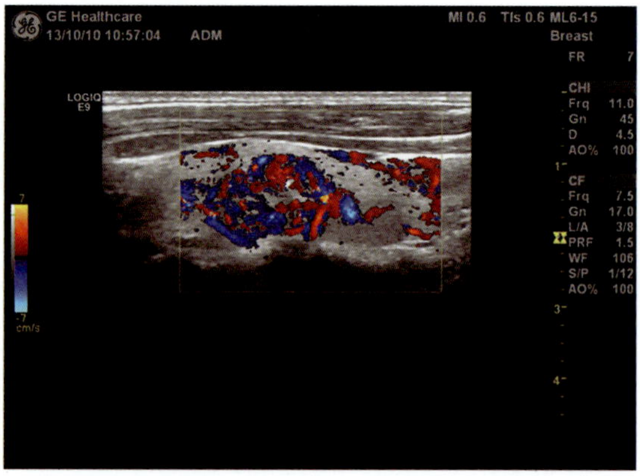

图 8-12　甲状腺癌内血流丰富

二、常见甲状腺肿瘤的超声诊断

1. 甲状腺腺瘤　在超声声像图上，甲状腺腺瘤表现为甲状腺内局限性实性肿物，多为单发，也可多发，边界清晰，包膜完整，内部回声均匀，有时可见囊性变，或于囊壁上见乳头状突起。彩色多普勒显像若瘤内血流异常丰富者，要注意高功能腺瘤的可能性。

2. 甲状腺乳头状癌　甲状腺乳头状癌的一般声像特点(图 8-13～图 8-16)：①回声特点：多表现为低回声或者极低回声实性肿块。②形态：表现为肿块周围有毛刺样突起或者蟹足、伪足。③边界：与正常组织分界多数不清晰。较大的瘤体如果挤压了周围正常

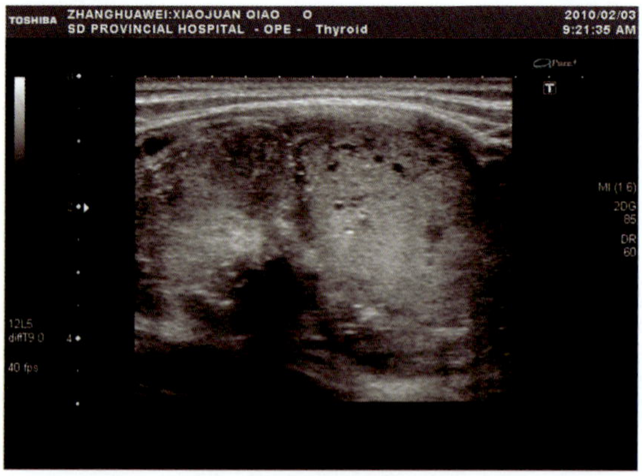

图 8-13　甲状腺乳头状癌，可见微钙化

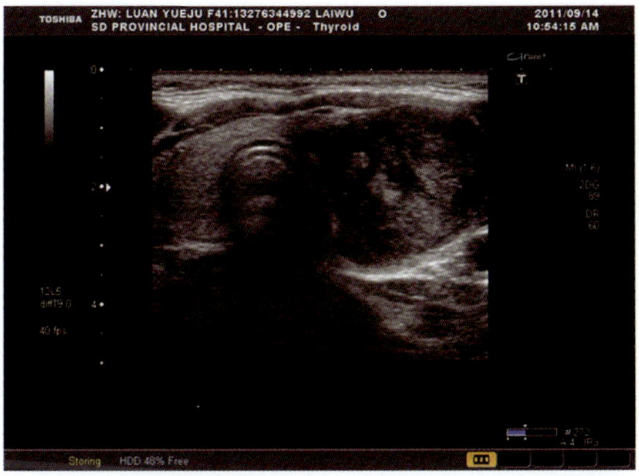

图 8-14 甲状腺乳头状癌，甲状腺左叶低回声肿块，形态不规整

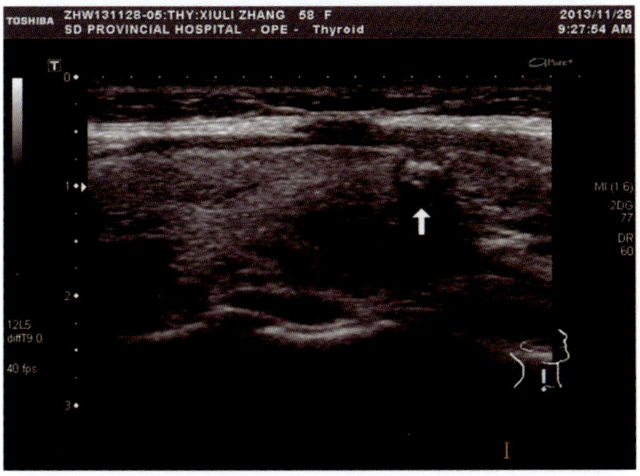

图 8-15 甲状腺微小乳头状癌，可见微钙化，肿瘤侵犯包膜

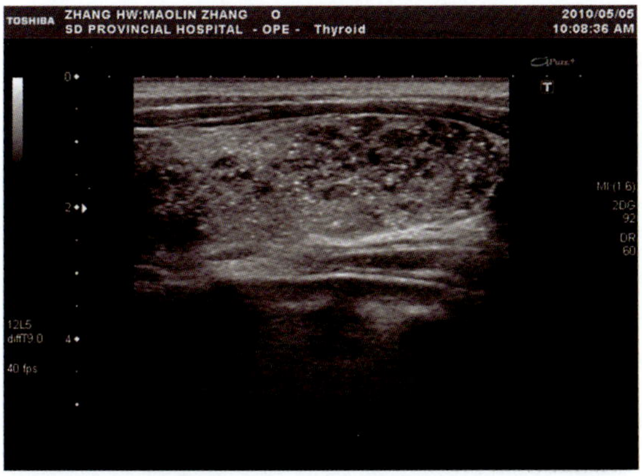

图 8-16 甲状腺乳头状癌的特殊类型，弥漫硬化性甲状腺癌

组织，局部边界会比较清晰。④微钙化：针尖样的微钙化对乳头状癌的诊断有一定的特异性。良性结节也可形成结节壁钙化和纤维隔离带钙化，这些钙化体积偏大。⑤血流：血流信号的丰富程度以及分布状态，与其组织病理分类关系不大，而与肿块大小有关。⑥微小癌：肿瘤纵径与横径之比>1，多为少量点状或者短条状血流，且内部阻力指数不高。⑦隐匿癌：是指临床检查不能探及、肿瘤直径<10mm 的恶性肿瘤，首发症状多为颈部转移淋巴结肿大，病理类型以乳头状癌多见。超声医师如发现颈部异常淋巴结而甲状腺未见肿块时应考虑到隐匿性甲状腺癌的可能，对肿大淋巴结行超声引导下细针穿刺细胞学检查或活检。

3. 甲状腺滤泡癌　滤泡癌声像图有下列特点：①回声：滤泡癌形态学变化丰富，既包含分化良好的滤泡，也存在细胞成分丰富的实体性增殖，同时滤泡中富含大量胶质，彼此之间有较大声阻抗，声束在肿瘤内部形成多界面反射，因而声像图多表现为高回声或等回声；②边界：滤泡癌可有包膜，部分癌细胞常突破包膜浸润到周围正常组织，声像图就会表现为厚度不一的暗环或局部暗带，甚至可呈毛刺样突起；③形态：肿块体积偏大，多数呈“卵圆状”，体积远远大于乳头状癌；④微钙化：内部细小微钙化极少，可在其液化区内的纤维分隔或囊实交界部分探及细小高回声光点。

4. 甲状腺髓样癌　是来源于甲状腺 C 细胞，能分泌降钙素的恶性肿瘤。声像图可表现为低回声实性肿块(图 8-17～图 8-19)，形态不规则，多数内部可见增强钙化。但其最大特点是钙化灶粗大，多发可连接成弧状或蛋壳状，并且钙化表面粗糙。同时颈部转移的淋巴结中也可以看到多发的粗大钙化(图 8-20，图 8-21)。彩色多普勒显像及阻力指数测定无特异性。

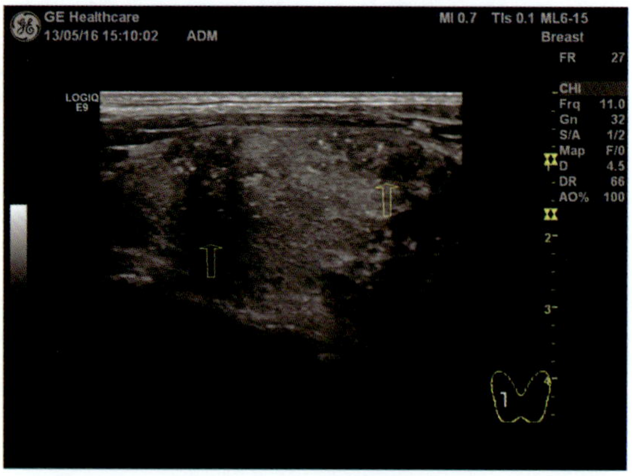

图 8-17　甲状腺髓样癌 1

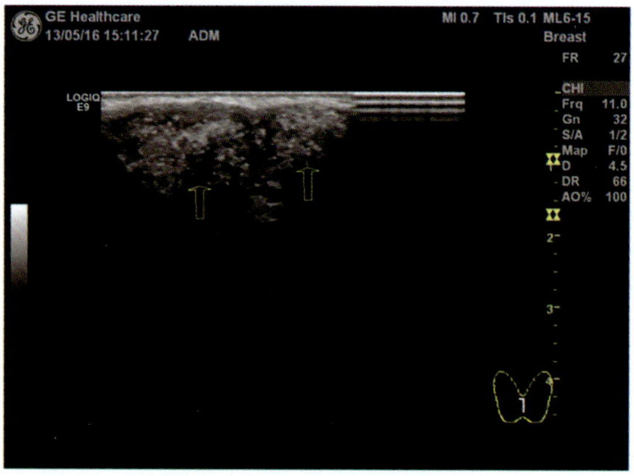

图 8-18　甲状腺髓样癌 2

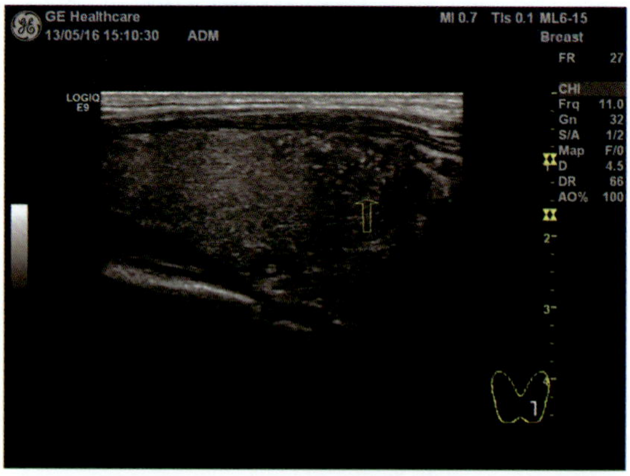

图 8-19　甲状腺髓样癌 3

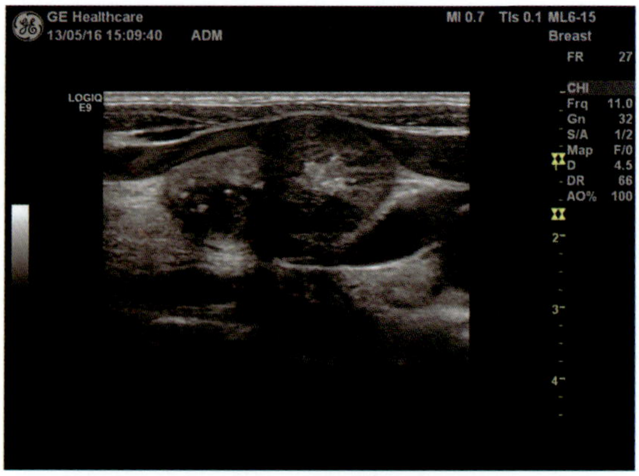

图 8-20　甲状腺髓样癌转移性淋巴结 1

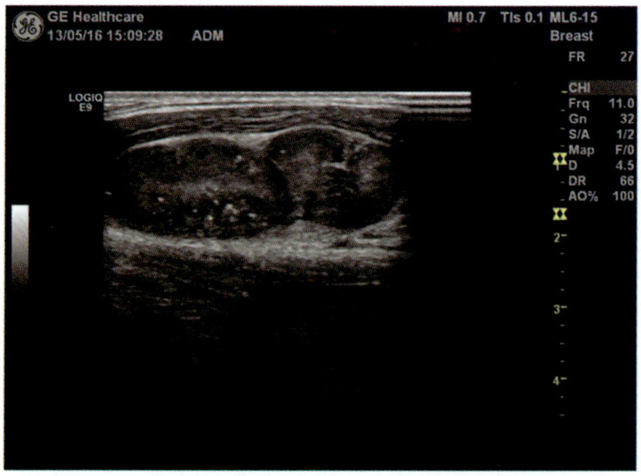

图 8-21　甲状腺髓样癌转移性淋巴结 2

三、超声引导下穿刺活检

是否进行细针穿刺活检取决于结节的超声表现。超声的表现可能是良性时，可以行超声随访或临床观察结节的变化。超声发现甲状腺结节至少存在一个可疑恶性超声表现，原则上不论结节大小，需要穿刺活检。对＜5mm 的结节，考虑到细胞学取材不足伴随的较高假阴性率，一般不主张穿刺活检；对于＞1cm 的结节，由于恶性的可能性不能排除，建议进行细针穿刺活检；如果没有超声可疑的结节，那么对最大的结节进行活检。超声的结节增长率无法区分良恶性结节，建议对增长的不定性结节进行细针穿刺活检。当颈侧区有可疑恶性淋巴结时，建议对任何可疑淋巴结以及甲状腺结节进行活检。

穿刺活检后结节的细胞学结果为良性，应根据超声表现制定随访策略。因存在超声引导下甲状腺结节穿刺活检的假阴性率，必要时重复穿刺是合理的，尤其是甲状腺结节有恶性超声表现时。当结节的细胞学结果是恶性，患者应接受手术和超声随访。当甲状腺结节的细胞学结果为不确定，不确定的细胞学分型和恶性的超声表现决定了下一步的结节处理。

超声引导下粗针穿刺活检的应用也较广泛并具有以下优缺点：①粗针穿刺活检的准确性明显优于细针抽吸活检；②快速实时、准确、安全及无电离辐射；③粗针切割活检取材较多，能进行免疫组织化学检查；④存在靠超声检查设备、操作者的经验及技巧以及受患者自身条件的影响等缺点；⑤可引起穿刺并发症，因而不提倡常规应用。

细胞学结果为可疑乳头状癌或嗜酸细胞肿瘤时需要手术（腺叶切除或全甲状腺切除术）和超声随访。当细胞学的结果表明为滤泡肿瘤，虽然重复穿刺活检在某些情况下是可取的，但多数情况下建议首先手术治疗。

四、甲状腺结节的 TI-RADS 分类

近几年，甲状腺超声检查 TI-RADS（Thyroid imaging reporting and data system for ultrasonography）分类逐渐被采用，并在运用过程中逐渐完善和统一。甲状腺的 TI-RADS 分类是源于乳腺的 BI-RADS 分类，近年来国内外大多数医院采用此方法对甲状腺病变进行分类。TI-RADS 分为 5 类，其中 1 类是阴性，恶性风险为 0；2 类是良性，恶性风险为 0；3 类可能良性，恶性风险 1.7%；4 类是可疑恶性，又分成 4a、4b 和 4c 三种亚型，恶性风险分别是 3.3%、9.2% 和 44.4%～72.4%；5 类是高度提示恶性，恶性风险 87.5%。甲状腺恶性结节的超声征象包括：实质性、低回声、显著低回声、微分叶或边缘不清、微钙化和结节纵径大于横径。一旦具有这些恶性征象，就判为 4 类，仅有一种恶性征象为 4a，有两种征象为 4b，有三种和四种征象为 4c，有 4 种以上征象为 5 类。不具有以上任何一种恶性征象，但又不是典型的良性结节，这种不确定的结节归为 3 类。TI-RADS 分类应该考虑以下因素：①桥本甲状腺炎可以合并良性和恶性结节，桥本甲状腺炎的病程中可出现亚急性甲状腺炎；②不同性质的结节同时存在，如腺瘤与结节性甲状腺肿，腺瘤、结节性甲状腺肿和恶性结节并存；③增生结节的不同阶段，如囊性、实性、混合性，粗钙化、环状钙化和微小钙化合并存在；④增生结节伴恶变等。应该对这些复杂多样结节分别进行分类，如：甲状腺右侧叶结节 2～3 类，左侧叶结节 4b 类，桥本甲状腺炎伴结节 4a 类等。

（张华伟　王　丹　王翠娟）

第二节　甲状腺肿瘤的细针吸取细胞学诊断

一、概　述

甲状腺细针吸取细胞（FNAC）的吸取材料中含有细小组织块和单个细胞，在涂片上除见散在单个滤泡上皮细胞外，还可见细小的甲状腺组织碎块，保存着病变的结构形式，很像组织切片见到的那样，只是比较厚，细胞重叠影响观察。Kini 将细小组织块概括出以下几种形式：①组织碎块：多细胞性组合形式；②细胞片：组织碎块内细胞相互规则排列，细胞有明确界限，细胞核极向保持；③合体结构：碎块内细胞不规则性排列，细胞界限

不清，细胞核极向消失；④细胞团：组织碎块呈三维立体结构，例如，完整的滤泡、乳头状癌乳头的尖部。吸取细胞实际上是细胞学和组织学的混合，一个正确的细胞学诊断必须建立在观察单个细胞的形态，又要观察组织碎块中呈现出的组织结构。病理医师在组织病理的基础上，作细胞学诊断是容易提高的；单纯做细胞学工作的医师应该注意经常去观察甲状腺病变的组织切片，这对观察和理解细胞形态和组织碎块的组织结构是有帮助的，有助于较快地提高细胞学的诊断能力。

在做甲状腺 FNAC 时，应该想到弥漫性甲状腺肿、结节性甲状腺肿、滤泡性腺瘤、增生性腺瘤和滤泡癌及乳头状癌滤泡上皮失分化，正常、增生到非典型增生形成一细胞变动谱，它们在细胞学和组织学上有重叠，在细胞学诊断中会有困难，了解滤泡上皮细胞，特别是细胞核、核仁、结构和胶质的规律性改变有助于对上述病变进行鉴别诊断。

二、甲状腺针吸检查的特殊要求

1. *穿刺解剖部位要明确*　穿刺前通过观察和触诊判断病变是位于甲状腺内还是甲状腺外，要想到紧贴甲状腺被膜可能有肿大的淋巴结、支气管源性囊肿等病变。

2. *进针要迅速*　甲状腺实质是甲状腺滤泡，其间有丰富的毛细血管和薄壁血管，所以在进行针吸活检时必须要进针迅速，否则会有较多的血液进入针头和注射器，导致所需要的甲状腺滤泡上皮细胞不足。

3. *退针后要压迫局部*　退针后迅速在局部敷上创伤贴，并嘱病人用手指压迫穿刺部位 5 分钟或更长时间，防止血肿形成。

4. *获取充足的细胞标本*　衡量甲状腺针吸标本是否合乎要求，唯一的标准是涂片中甲状腺滤泡上皮细胞的含量。一些研究者主张在两张涂片上至少见到 6 个以上滤泡上皮细胞团才被认为针吸标本合乎要求。为了确保这一点，要求针尖进入目的物后至少向两个方向迅速进退针两次。由不充分的细胞标本作出的诊断是漏诊和误诊的重要原因。

5. *涂片处理*　涂片后应及时固定于 95%乙醇中适用于巴氏或 HE 染色。涂片晾干后及时用瑞氏染色，或用甲醇固定适用于 MGG 染色。

适时固定涂片具有重要意义，干燥过久的涂片会使细胞涨大变形染色不佳；过湿的涂片固定使细胞易脱落或收缩过度聚集在一起影响观察。上述 4 种常规染色均适用 FNAC 涂片。我们主张用 HE 染色更利于与组织学对照分析。

6. *常见针吸合并症的表现及处理*　①出血及血肿：表现为针眼处出血或青紫变硬。应立即用棉签压迫穿刺点 5～10 分钟。②虚脱：表现为头晕、恶心、呕吐、甲床和口唇苍白、意识恍惚、血压下降、脉搏细速。应迅速平卧 10 分钟即缓解。③气胸：表现为轻微气促，1～2 小时自行缓解。④误入气管：表现为咳嗽及痰中带血。嘱咐患者咳嗽将血痰排净。

7. *甲状腺 FNAB 取样结果*　①满意的标本：至少六组滤泡上皮，每组应含有 15～20 个滤泡细胞，呈片状或滤泡结构；满意的涂片可再分为：良性、恶性和不能确定/可疑等类型。②不满意的吸出物：细胞量不足。

三、常见甲状腺肿瘤的针吸细胞学诊断

1. *滤泡性腺瘤*　滤泡性腺瘤针吸涂片镜下所见基本上同结节性甲状腺肿。非囊性变者，滤泡上皮细胞量较多，胞质淡染，境界不清，中心位圆形核，染色质纤细，分布均匀，有的呈粗颗粒状。细胞单个散在或成团片状，小团细胞似合体细胞；滤泡结构呈腺样、菊形团或细胞重叠球形立体结构（整个滤泡）（图 8-22）。因滤泡性甲状腺腺瘤有不同组织学亚型，涂片中胶质可有可无，可少可多。总之涂片中所见细胞类型较单一，不像结节性甲状腺肿那样细胞多样性。结合甲状腺内

局限性单结节，绝大多数细胞学上可以作出正确诊断。但以下两种情况需要予以说明：①滤泡性腺瘤继发出血、囊性变时，吸取为陈旧性出血或不同黏稠度的灰黄色液体，涂片镜下见少量巨噬细胞，偶见变性滤泡上皮细胞。此种情况除腺瘤出血、囊性变外，也可能是假性囊肿。如果部位符合，也可能是甲状舌管残余囊肿。吸出液体后，如果结节完全消失，针吸不仅达到诊断的目的，同时也达到了治疗的目的。如果吸出液体后，仍能触到部分实性区，应瞄准再行针吸涂片检查，除外乳头状腺瘤和囊性乳头状癌的可能。②如果涂片中见较多的滤泡上皮细胞，且比正常者大，细胞核内见小核仁。这种情况是增生性腺瘤，还是滤泡癌很难鉴别，鉴别标准见滤泡癌条目。

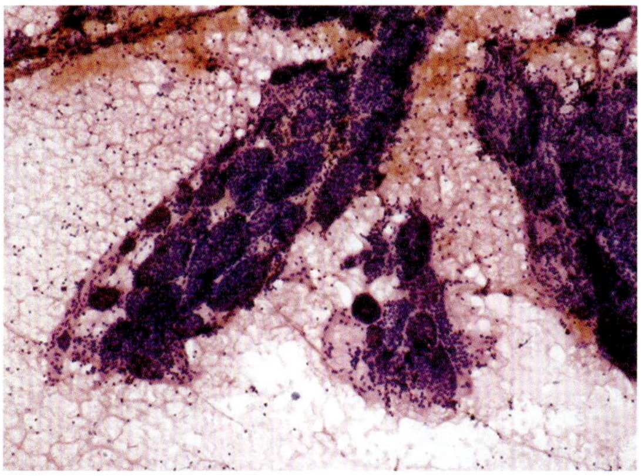

图 8-22 **滤泡性腺瘤，细胞较小，胞质淡染，中心位圆形核，染色质分布均匀。细胞单个散在或成团片状，小团细胞似合体细胞；滤泡结构呈细胞重叠球形立体结构(HE×40)**

2. 许特莱细胞肿瘤　该肿瘤又称嗜酸细胞肿瘤，2017 年 WHO 甲状腺肿瘤组织学类型修订版将许特莱细胞肿瘤分为腺瘤和癌。但许多作者认为细胞学和组织学的异常，常不能作为该肿瘤良恶性行为的依据。特别是细胞学检查时许特莱细胞腺瘤和癌很难区别。所以至今许多病理学家和细胞学家将这组肿瘤统称许特莱细胞肿瘤，并认为该肿瘤有潜在恶性的生物学行为，据统计大约10％的病例表现恶性行为，发生转移。

针吸涂片镜下见多量上皮细胞，细胞核圆形，中心位或偏心位，比正常滤泡上皮细胞核明显大，染色质呈颗粒状，多数有大的核仁。胞质丰富，嗜酸性，境界不甚清楚。细胞呈多边形、卵圆形或柱状。肿瘤细胞单个散在及呈小团或片状分布，滤泡结构罕见(图8-23)。Kini 提出恶性许特莱细胞肿瘤细胞学特征：比较小的圆形细胞，多形的大核仁，核内胞质，以及见到沙砾体，并认为沙砾体仅见于恶性许特莱细胞肿瘤。但 Koss 提到过没有包膜浸润等恶性证据的良性许特莱细胞瘤，在吸取物涂片中见多量的沙砾体。我们同意 Koss 的意见，针吸细胞学可以诊断许特莱细胞肿瘤，但不根据细胞学进一步判断良、恶性。

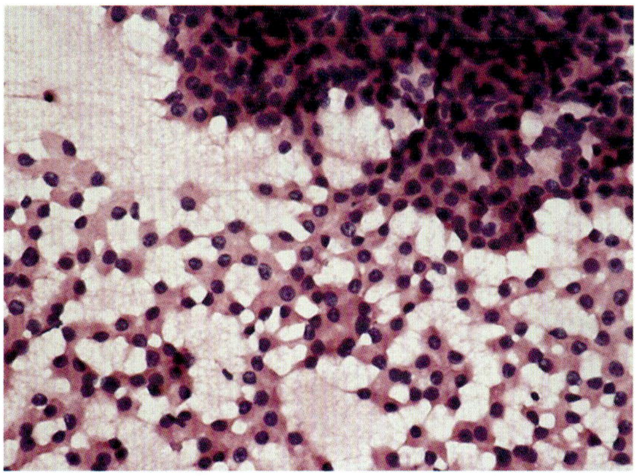

图 8-23 **嗜酸细胞肿瘤，肿瘤细胞体积大，呈多边形，核大，圆形，中心位或偏心位。胞质丰富，嗜酸性，境界不甚清楚。肿瘤细胞单个散在或片状分布，滤泡结构罕见(HE×100)**

3. 非典型性滤泡腺瘤　非典型腺瘤针吸涂片呈明显细胞性，组织碎块表现为细胞拥挤和重叠。在细胞铺展开的视野，见细胞核增大，而且轻度大小不一致，多数细胞含有小的核仁。这样的细胞学图像与甲状腺滤泡癌没有明显的区别。此种情况细胞学诊断为非典型滤泡性肿瘤最为恰当(图 8-24)。

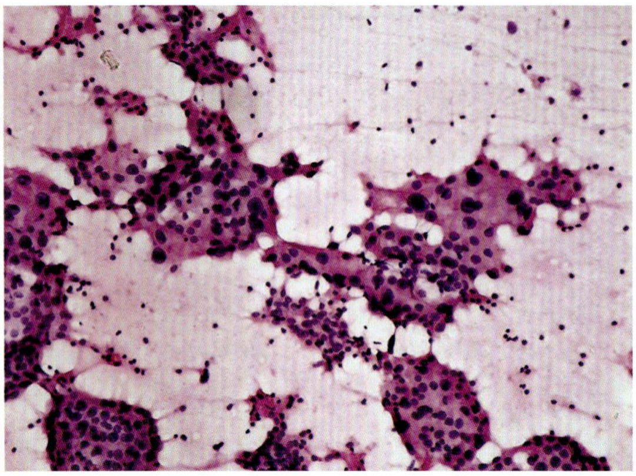

图 8-24 非典型性滤泡腺瘤，肿瘤细胞核增大，多含有小的核仁，构成拥挤重叠团块(HE×200)

4. 乳头状癌

(1)经典型乳头状癌：乳头状癌针吸物涂片镜下见呈乳头状结构的组织碎片和特征性细胞核两大特点：肿瘤细胞呈单个或团状分布，要寻找较大的细胞团片，低倍镜下细胞团片边缘锐利，多层细胞，经常呈分支乳头状结构，周边部细胞呈栅栏状排列，部分乳头结构的中心可见血管和纤维细胞轴心(图 8-25)。肿瘤细胞大小不一致，但多数较大，呈球形、多边形，胞质多呈嗜酸性，细胞界限比较清楚。癌细胞核有以下几个明显的特征(图 8-26)：①毛玻璃状核，核染色质纤细，弥漫均匀分布，致使呈淡蓝色毛玻璃状，常见小核仁。应指出不是所有的乳头状癌细胞核均呈毛玻璃状，但多数细胞核比较淡染。②线状核沟，部分细胞核内见纵行浓染细线状蓝线，可单条，也可多条。③假包涵体，有些细胞部分胞质陷入核内，核内出现大小不等的圆形淡染核内胞质，称为假包涵体，可单个，也可两个以上。假包涵体不是乳头状癌独有的，也可见于滤泡癌、髓样癌和许特莱细胞肿瘤中，但在乳头状癌细胞中最多见。沙砾体见于40%～50%的乳头状癌病例。典型的砂砾体为蓝染同心圆多层钙化蛋白物质，不多见。更常见者为不规则形钙化物质碎片，常附着少量上皮细胞。

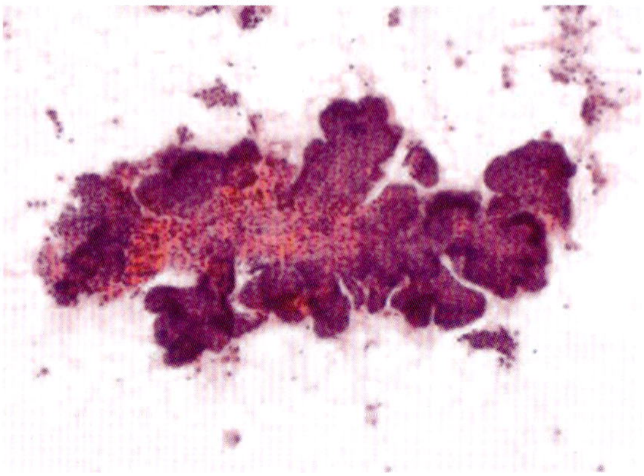

图 8-25 甲状腺乳头状癌，肿瘤细胞丰富，常排列成分支乳头状(HE×40)

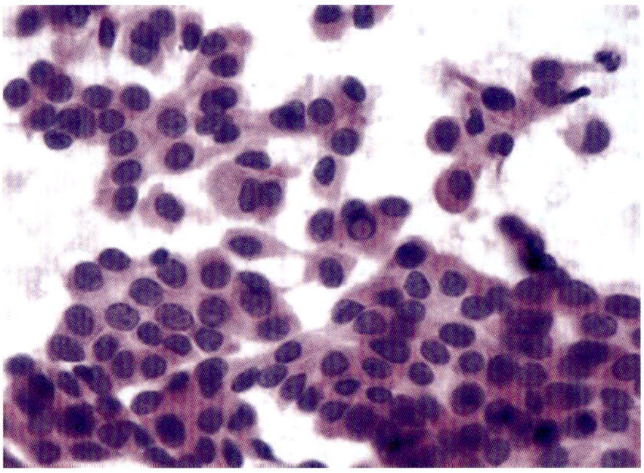

图 8-26 甲状腺乳头状癌，肿瘤细胞可见核内假包涵体及线状核沟(HE×400)

Kini 总结出甲状腺乳头状癌细胞学诊断的最低标准是：①合体型组织碎片，伴有或不伴有任何特征性结构；②细胞核大，具有尘埃或粉末状染色质；③多个微小或巨大的核仁；④核内有胞质包涵体；⑤线状染色质嵴(核沟)。

(2)滤泡型乳头状癌：针吸涂片富有细胞，癌细胞单个散在和成团分布，无乳头结构，但见滤泡结构，通常不见胶质。细胞较大，圆形或立方形，胞质嗜酸性，界限不清楚。细胞核有典型乳头状癌核的所有特征。

(3)囊性乳头状癌：针吸物为不同黏稠度的浑浊液体，涂片中镜下细胞成分较少，容易见到一些泡沫状或含有含铁血黄素的巨噬细胞、淋巴细胞和中性白细胞。涂片中见散在肿瘤细胞，单个或成团分布，部分细胞较小，部分细胞较大，胞质丰富嗜酸性。细胞核呈圆形或椭圆形，如发现一些毛玻璃状核、有线状核沟的核和具有核内胞质的核是诊断或考虑为甲状腺囊性乳头状癌的有力根据。如果发现乳头结构，被覆细胞具有甲状腺乳头状癌的特征，是确诊的更有力的根据。

5. 滤泡癌　分化好的滤泡癌针吸物常富有细胞，细胞比正常滤泡上皮细胞稍大。胞质淡染，界限不清。细胞核轻度大小不一致，颗粒状染色质，分布不均匀，多数核内见1～2个小而清楚的核仁。细胞单个散在、呈团簇或片状，其中可见球形立体结构的滤泡结构，也见平铺滤泡、腺样结构、中心部有或没有胶质核心，还可见到菊形团结构，这种结构应看作为小滤泡(图 8-27)。Koss 总结出提示滤泡癌的细胞学特点：①吸物富有细胞，胶质不多，通常限制在微小滤泡中心；②细胞倾向形成滤泡结构，特别是在分化好的肿瘤中；③细胞质少且淡染；④核染色质粗糙，可见核仁(滤泡性腺瘤罕见核仁)；⑤低分化肿瘤中，细胞片内细胞核重叠，细胞多形性，出现大核仁。失去分化的滤泡癌细胞学特点是涂片中易见拥挤、重叠的细胞团，核的大小、形状和着色深浅差异较大，多数核轮廓不规则且深染，染色质呈粗颗粒状，常有大的核仁，偶见核内胞质包涵体。

6. 髓样癌　吸取物涂片富有细胞，细胞单个或呈小团、假菊形团，滤泡或乳头结构不常见。细胞比正常滤泡细胞稍大，大小和形状不一致。一些细胞较小，圆形或柱状，胞质少且淡染，似类癌细胞。有些细胞甚大，三角形或多角形，胞质丰富，有多量嗜酸性颗粒。

有些细胞细长或梭形。细胞核常偏位，圆形或卵圆形，染色质粗颗粒状，常有1～2个小的核仁。核内胞质(假核仁)也可见到。双核、多核细胞也常见到。淀粉样物呈均匀嗜伊红性，球形或杆状，刚果红染色阳性，呈砖红色。涂片行免疫组织化学染色显示降钙素是诊断髓样癌的重要依据。细胞学诊断的要点是(图 8-28～图 8-30)：①涂片中富有细胞；②小细胞、大细胞相混杂分布；③双核、多核及梭形细胞易见；④经鉴定淀粉样物或降钙素阳性。如具备前 3 个条件可提示髓样癌，如果 4 个条件均具备可直接诊断髓样癌。

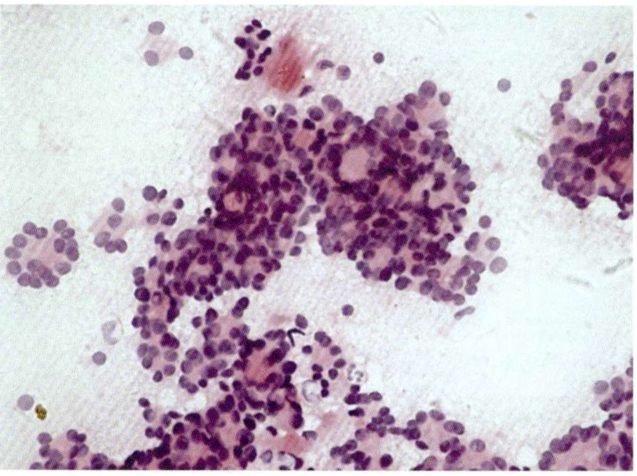

图 8-27　滤泡癌，涂片见肿瘤细胞量多，倾向形成菊形团样微小滤泡结构(HE×40)

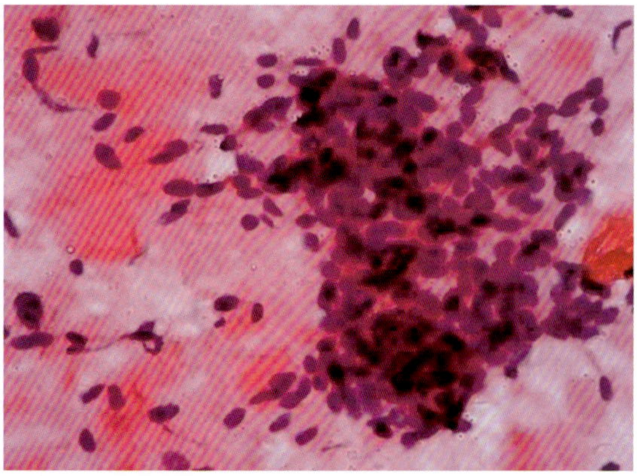

图 8-28　髓样癌，涂片见梭形细胞及均质粉染的淀粉样物(HE×40)

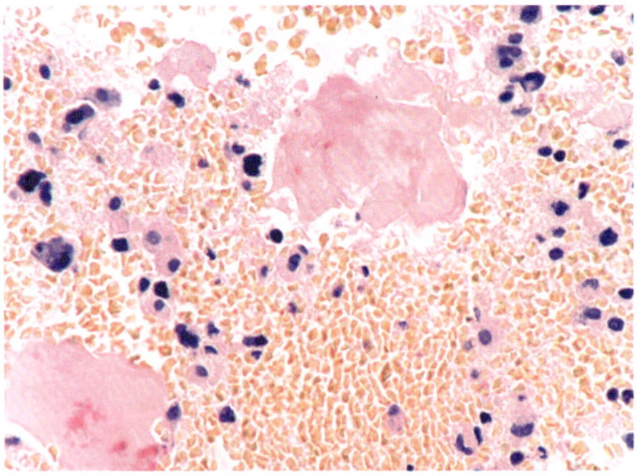

图 8-29　髓样癌间质成分刚果红染色呈砖红色（HE×400）

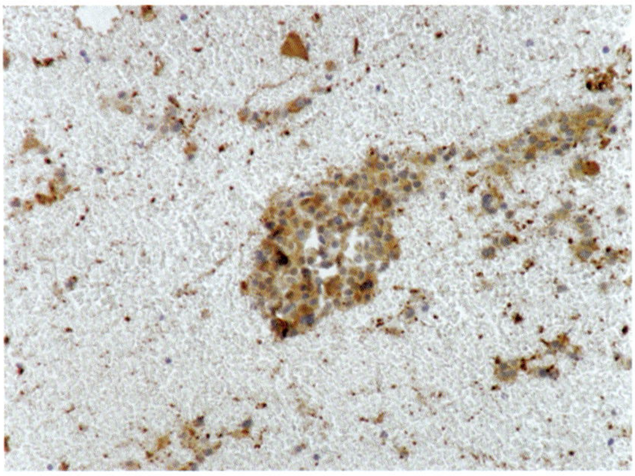

图 8-30　肿瘤细胞免疫组化染色 Cacitonin（CT）阳性（SP 法×400）

鉴别诊断应注意以下几点：①不要将小的癌细胞误认为是淋巴细胞；②不要将胞质嗜酸性大的多角形细胞误认为许特莱细胞；③不要将梭形细胞误认为是肉瘤细胞。

7. 未分化癌　未分化癌吸取物涂片是富有细胞的，细胞大小，形状差异大，多数细胞异型性明显，细胞巨大，呈梭形、多边形或畸异状。细胞核大小不等，染色质粗糙、密集，有大的核仁。涂片中常见到变性、坏死肿瘤细胞和反应性炎性细胞。Koss 指出未分化癌细胞学基本特点（图 8-31）：①畸异多核瘤巨细胞；②深染的核，有巨大核仁；③多量核分裂象，常是非典型的；④坏死细胞和炎症细胞多。

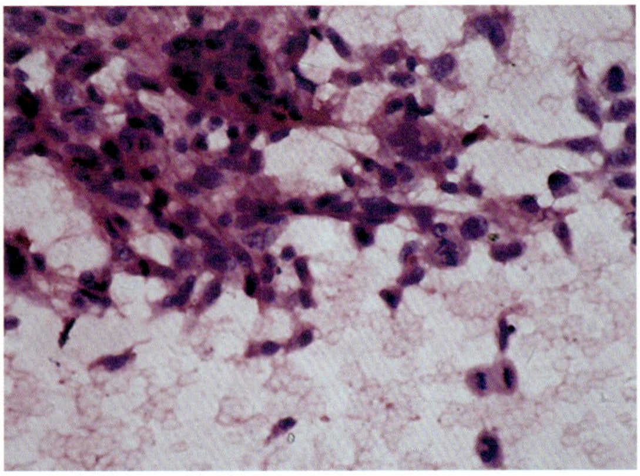

图 8-31　肿瘤细胞多形性，大小不一，小至巨大，核增大、不规则、多形性，染色质块状，核分裂增多并见异常核分裂（HE×200）

未分化癌应与恶性纤维组织细胞瘤、横纹肌肉瘤等相鉴别。如能寻找到具有滤泡癌和乳头状癌细胞学的特征，或行免疫组织化学 Keratin 染色阳性可确诊未分化癌。

尽管以前诊断的小细胞型未分化癌多数已证实为非霍奇金淋巴瘤或髓样癌，但少数以小圆形细胞为主的未分化癌还是存在的。涂片中富有小圆形细胞，胞质窄，核染色质粗颗粒状，核仁大，核分裂象多。涂片行免疫组织化学 LCA 和 Keratin 染色，可鉴别小细胞型未分化癌和淋巴瘤。

8. 甲状腺淋巴瘤　吸取物涂片见多量单一的淋巴细胞，细胞学形态取决于淋巴瘤的组织学类型。小细胞型淋巴瘤：细胞比成熟淋巴细胞稍大，核副染色质多，所以核着色比成熟淋巴细胞的核淡染，有或无小核仁。大无裂细胞型淋巴瘤的细胞大，大小为正常淋巴细胞的 2～3 倍，核淡染，核仁清楚，核膜平滑。淋巴母细胞或免疫母细胞型淋巴瘤：细胞核大，核膜较厚，有大的核仁。小细胞型淋巴瘤要与淋巴性甲状腺炎鉴别困难。如涂片中见多量不单一的淋巴细胞（成熟淋巴细胞、滤泡中心细胞），还见较多许特莱细胞团，则为淋巴性甲状腺炎的图像；如淋巴细胞较单一，特别是免疫组织化学染色证实绝大多数细胞是B淋巴细胞(图8-32,图8-33)或T淋巴细胞则支持淋巴瘤。大无裂细胞和淋巴母细胞型(包括免疫母细胞型)淋巴瘤要与小细胞性未分化癌鉴别。

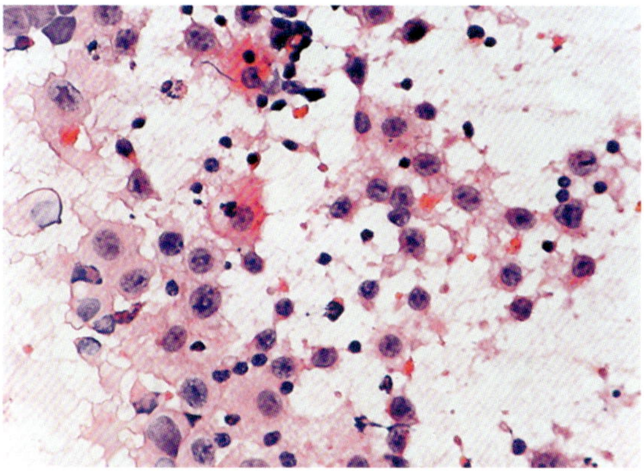

图 8-32 甲状腺弥漫大B细胞淋巴瘤,可见大量异形淋巴样细胞(HE×400)

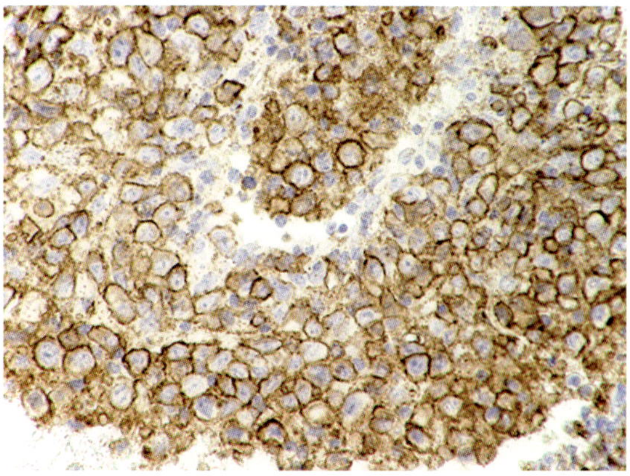

图 8-33 甲状腺弥漫大B细胞淋巴瘤,细胞块切片CD20免疫组化染色阳性(SP法×400)

(余小蒙　王强修　李新功)

第三节　甲状腺肿瘤的术中诊断

一、概　述

在综合性医院里,需要做术中快速冷冻诊断(又称冰冻诊断)来决定手术方案的疾病中,甲状腺疾病占的比例相当高,在许多地区甚至是最多见的。原因是甲状腺疾病的术前诊断(包括上述的超声诊断、穿刺活检及细针吸取细胞学诊断)很难确定病变性质,即使术前被超声、穿刺活检及细针吸取细胞学诊断为恶性,有的临床医生也习惯性地选择术中冰冻诊断以进一步求证,因为在目前所有的诊断性检查中,以病理诊断的准确率最高。但是,在此需要强调的是,术中冰冻诊断是一种高技术、高难度、高风险的病理检查项目,说病理诊断的准确率最高,并不是说病理诊断就不出错,目前国内各家医院的冰冻诊断符合率的质控要求为98%左右,但要达到这个水平是很难的。在大多数三级甲等医院里,要求具有副主任医师以上职称的专家或高年资主治医师承担术中诊断工作,但要想达到98%的诊断符合率也并非易事,甲状腺病变的术中诊断更是如此。甲状腺冰冻诊断要解决的问题除了确定甲状腺包块的良恶性外,明确区域淋巴结有无转移也是与手术范围相关的事情之一,部分病例冰冻检查时未见转移癌,但当常规切片检查时可以发现转移癌,主要原因是淋巴结内的转移灶有时很小,经常规组织包埋深切后被发现,遇到这种情况时应及时向手术医师说明,以便及时处理。再就是预料之外的颈部包块问题,术前未能想到的颈部包块主要有残余胸腺、甲状旁腺病变和淋巴结肿大,尤其是淋巴结肿大问题最多,有时淋巴结冰冻切片查见的癌并不是甲状腺来源的,此时应联系临床手术医生,进一步了解病史,以便采取合适的手术方案。至于甲状腺疾病术中冰冻取材的规范化管理问题,袁静萍等认为采取以下措施可减少漏诊或误诊:①甲状腺较小结节的取材:沿甲状腺每个腺叶的长轴从顶部到底部以3mm间隔连续横向切开;②含多个大小不等的结节者的取材：首先沿冠状面纵向分成两部分，然后沿长轴从前到后以 3mm 间隔连续横向切开；③可疑滤泡癌的取材：最厚和最薄处包膜均取材，每个组织块需包含大部分包膜、少量包膜下结节（2～3mm）和邻近的未受累甲状腺实质。

关于延迟术中冰冻诊断问题需要多说几句，冰冻诊断已有 100 多年的历史，病理医生一直在探索如何提高术中病理诊断的准确率，但直到今天，仍然有 3%～5%的误诊率。发生术中病理检查误诊的原因多样、复杂，有时可能造成不良的后果，是一个令病理医生、临床医生和患者都倍感棘手的问题。但要是把问题集中在一个点上去看，或者说集中在一个点上去解决，或许就不是很难了。到底这个点在何处呢？我们的回答是：病理医生、临床医生，以及患者、患者家属，都要充分认识和理解术中病理检查的局限性。在通过术中病理检查获得准确诊断这一点上，病理医生、临床医生和患者的愿望是一致的，但由于术中病理检查的局限性，对患者来说，有时延迟诊断是最好的处理措施。一般情况下，病理医生尽可能做出符合实际的术中病理诊断，临床医生根据病理诊断结果、临床病史等资料选择正确的手术方案，患者（多数情况下，此时患者已上全麻）或家属正确了解情况并在知情同意书上签字后，顺利完成手术，回病房等常规病理诊断结果。当常规病理诊断结果与术中病理诊断结果不一致时，以常规病理诊断结果（也称石蜡诊断结果或最终诊断结果）为准。至于病理医生何时应用术中延迟病理诊断，应具体情况具体分析：①形态学很不典型，缺乏详尽病史等必要的参考资料，难以确定肿瘤的良、恶性时应延迟诊断；②在基层单位，自己把握不准，又无法启动临时专家会诊，当遇到诊断为恶性肿瘤，就行双侧甲状腺切除手术的青少年患者时应延迟诊断；③2017 年甲状腺肿瘤分类明确提出了甲状腺交界性肿瘤这一新概念，临床和病理医生应正确使用，或者叫“善用”，有了交界性甲状腺肿瘤并不等于把疑难病例都归进来，交界性甲状腺肿瘤同样有其严格的诊断标准（详见第 7 章第五节）；④一旦遇到疑难病例，在大医院应启动应急预案，申请科内专家会诊，在允许的范围内，不要受 30 分钟内发出报告的时间限制，此时时间应服从质量，在基层可用远程医学会诊获得上级医院的专家帮助；⑤不同于其他器官的是，无论是在基层单位或综合性大医院，甲状腺病变因术中病理诊断误诊所导致的医患纠纷很罕见，但却因切除的甲状腺病变中（包括颈部清扫的淋巴结）含有甲状旁腺组织而引发的纠纷越来越多，是个值得引起大家重视的问题。

二、常见甲状腺肿瘤的术中诊断

1. 甲状腺乳头状癌　乳头状癌的典型大体改变为呈实性浸润性生长的肿块（图 8-34，图 8-35），少数肿瘤可有纤维包膜，包膜多厚薄不均，常常被肿瘤突破（图 8-36，图 8-37）。切面略呈灰白或棕黄色，粗糙或呈绒毛状外观（图 8-38），中央纤维化明显（图 8-39），有沙砾体形成者质地有沙砾感，偶尔有骨形成（图 8-40，图 8-41）。约有 10%的病例可见囊性变，内含血性液体或胶状物（图 8-42）。弥漫硬化型常累及一侧或双侧甲状腺，

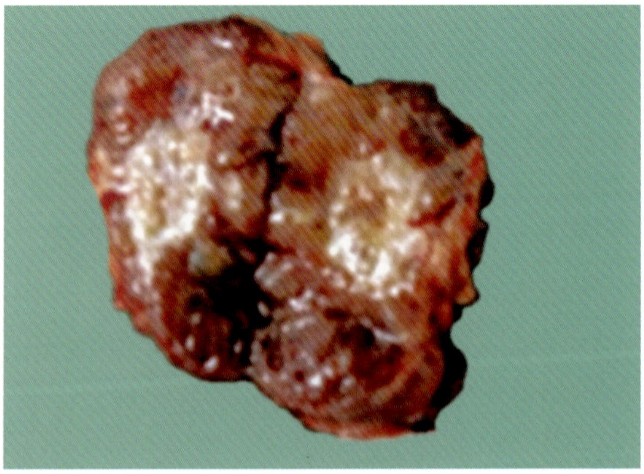

图 8-34　甲状腺乳头状癌大体所见：肿瘤呈灰白色，浸润性生长，边界欠清

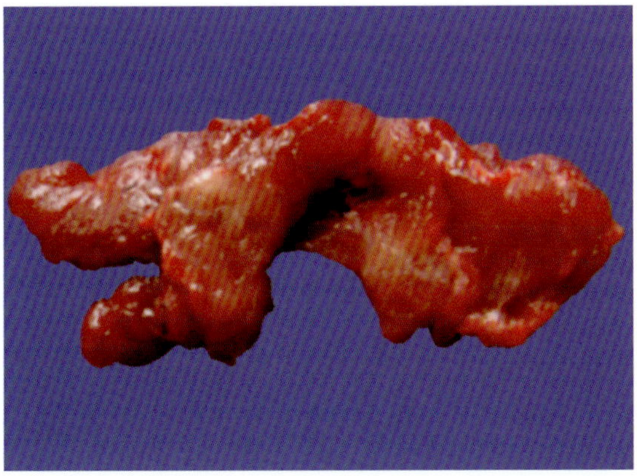

图 8-35 甲状腺乳头状癌大体所见：肿瘤边界欠清，呈浸润性生长

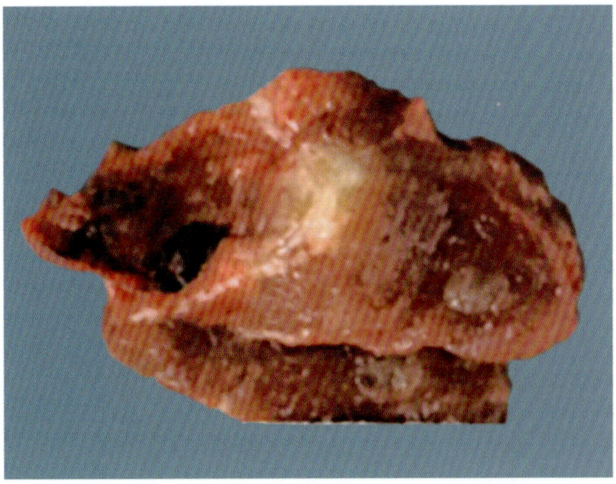

图 8-38 剖面可见肿瘤呈灰白色，粗糙

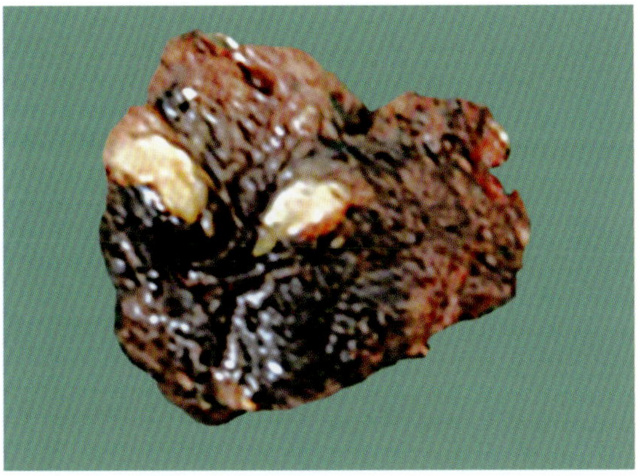

图 8-36 甲状腺乳头状癌：可见包膜厚薄不一，一处见肿瘤突破包膜

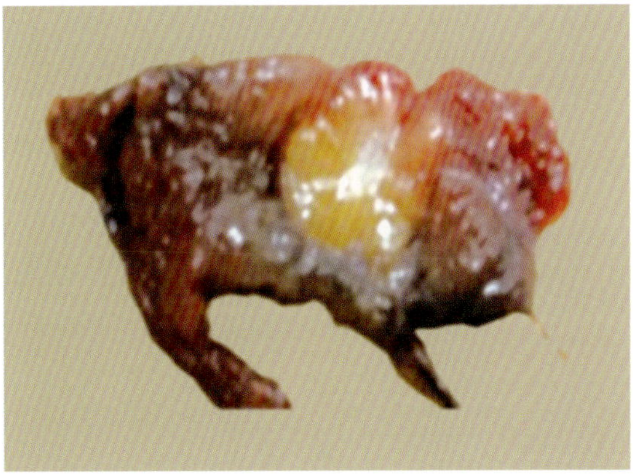

图 8-39 肿瘤呈结节状，灰白色，中央见纤维化区域

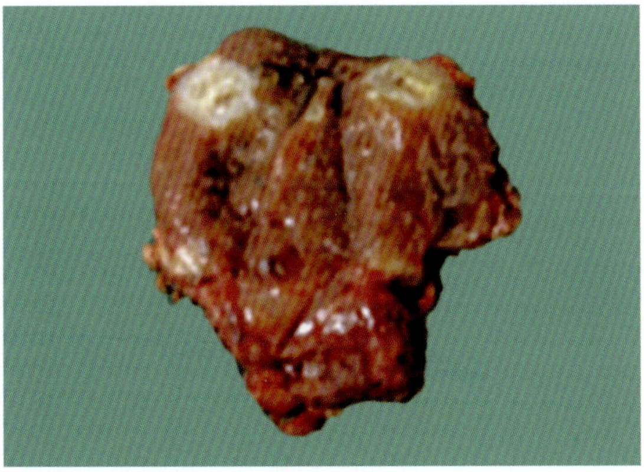

图 8-37 甲状腺乳头状癌：厚的包膜及肿瘤突破包膜侵入甲状腺组织

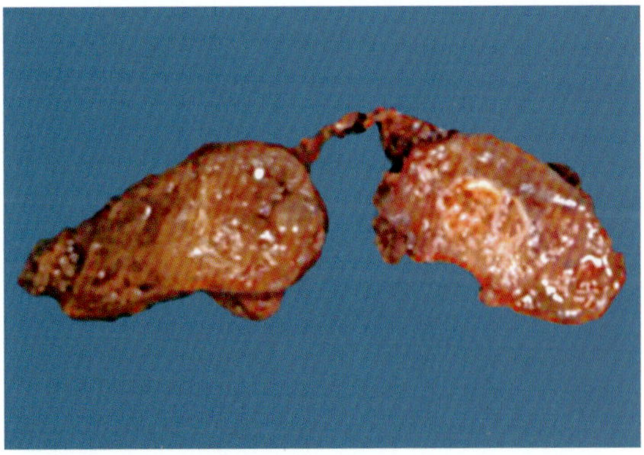

图 8-40 肿瘤质地中等，边界不清，有沙砾感

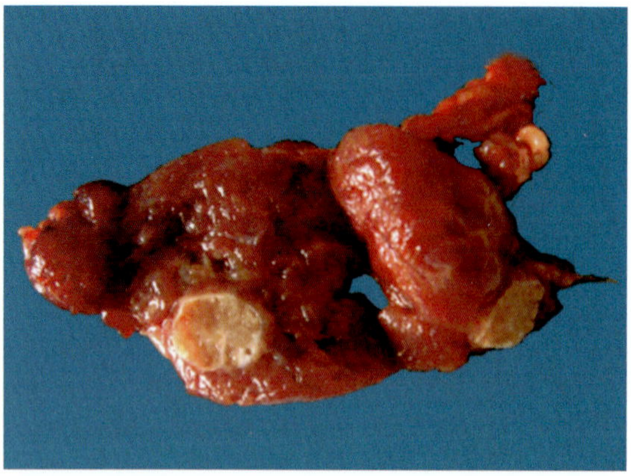

图 8-41 肿瘤质地较硬，边缘一处有钙化及骨形成

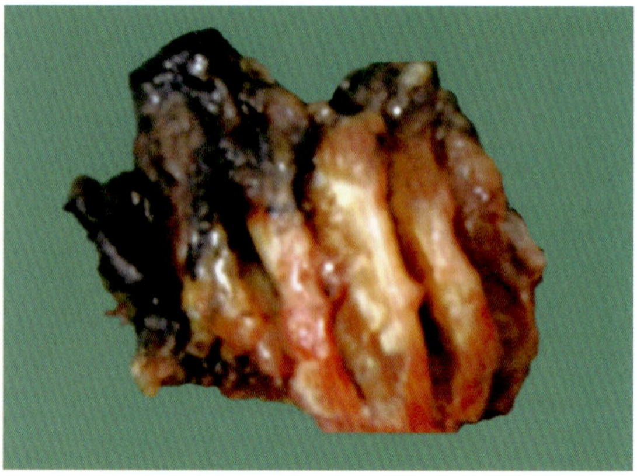

图 8-43 对标本进行多切面仔细检查，可防止遗漏微小病灶

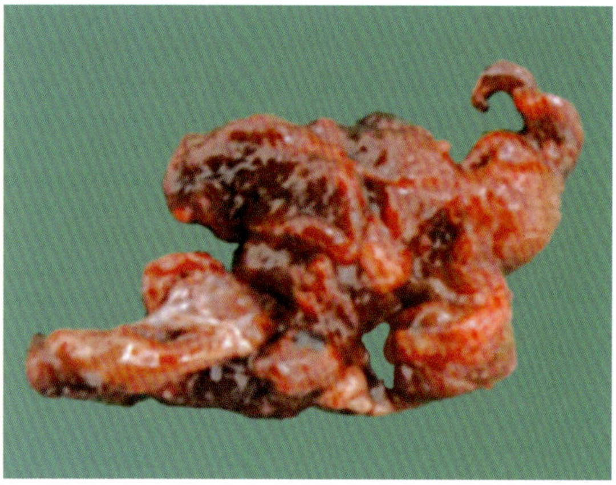

图 8-42 部分肿瘤可呈囊实性

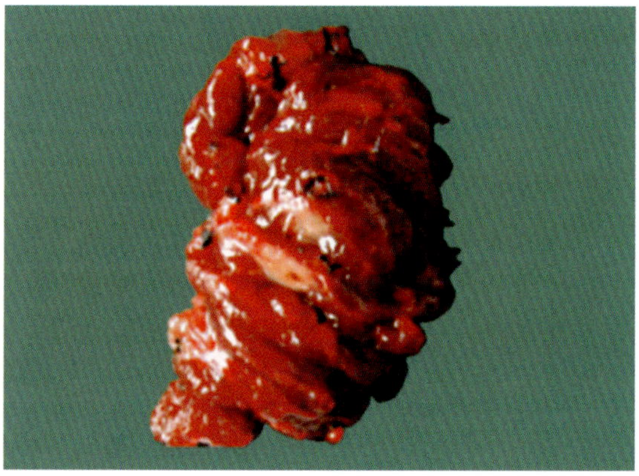

图 8-44 对送检的标本进行多切面仔细检查，间隔尽量小

使甲状腺呈弥漫肿大，切面灰白颗粒状，多数不见明显肿瘤结节，大体上与桥本氏病很难鉴别。乳头状癌可直接侵袭到甲状腺周围的脂肪、骨骼肌、食管、气管和喉。首次手术切除甲状腺癌时，约有一半以上的患者可发现有周围淋巴结转移。冰冻取材对作出正确诊断至关重要，因冰冻时间短（要求 30 分钟内出结果），取材有限，很容易漏取。我们的体会是，对送检的标本进行仔细检查（图 8-43，图 8-44），不放过任何小的病灶，即使肉眼不像癌的微小结节（图 8-45）、钙化灶、灰白区域（图 8-46）都应取材镜检，临床诊断结节性甲状腺肿，肉眼检查也符合结节性甲状腺肿

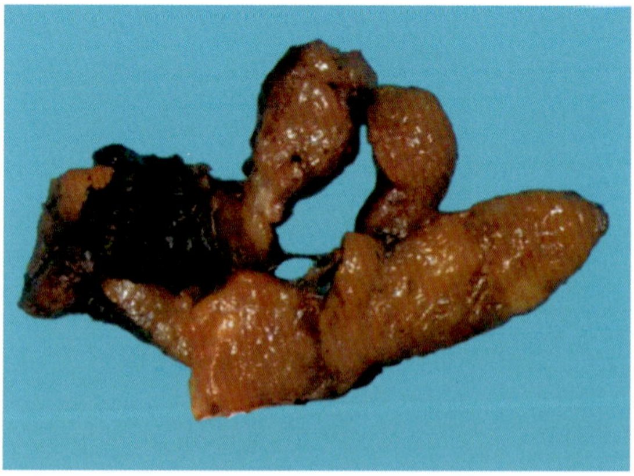

图 8-45 被膜下见微小结节，取材镜检发现为癌

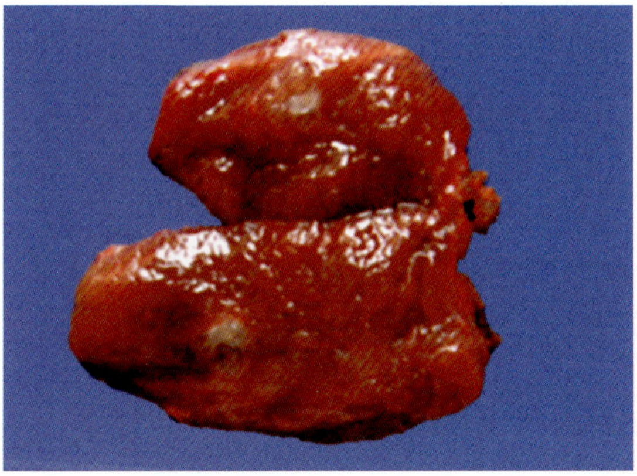

图 8-46 多切面显示微小灰白区域，镜检时发现为微小乳头状癌

改变，此时也需多剖面检查，一旦发现灰白或质硬区域（图 8-47），都要取材镜检。出问题最多的一是将结节性甲状腺肿和甲亢中的乳头状结构误诊为癌，一般来说，经验丰富的病理医生多数能够避免，仔细观察细胞形态并结合大体检查可作出正确诊断；二是把桥本甲状腺炎中伴有的癌漏诊了。文献资料显示，有近 20%的桥本甲状腺炎可伴有癌，当冰冻取材较少时，极易漏诊，甚至导致二次手术，不仅给患者带来精神及经济上的负担，也有可能造成医疗纠纷。在此需要提出的是，不管病理取材医生如何仔细，想在冰冻诊断中不漏诊桥本甲状腺炎中伴有的癌是极其困难的，因此术前谈话时必须与患者讲清楚，一旦术中诊断桥本甲状腺炎，术后常规病理检查发现微小癌不足为奇，应根据切除范围决定下一步治疗方案。

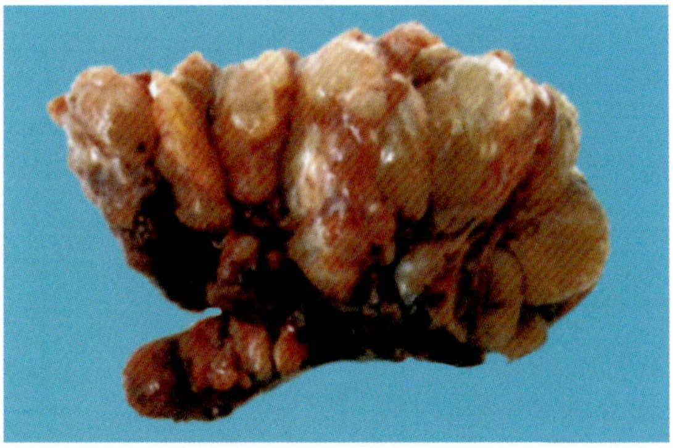

图 8-47 结节性甲状腺肿的多切面检查，有两处微小灰白区域，镜检时发现为结节性甲状腺肿伴有微小乳头状癌

乳头状癌具有明显的形态学特征。在组织结构方面表现为乳头状结构（图 8-48）。多数的乳头状癌都含有真正的乳头结构。乳头具有纤维血管性轴心（图 8-49，图 8-50，图 8-51），外层被覆单层或复层瘤细胞，通常有复杂分支，排列方向无序，排列紧密时会呈现实体样或条索状（图 8-52，图 8-53）。乳头的间质常有水肿或玻璃样变性，且可含泡沫状

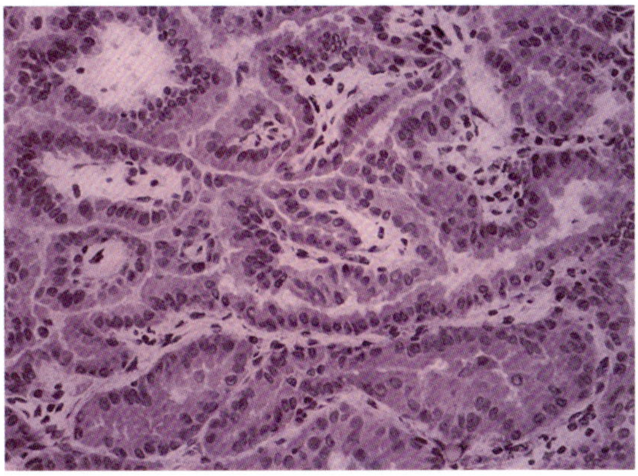

图 8-48 冰冻切片，示乳头状结构（HE×200）

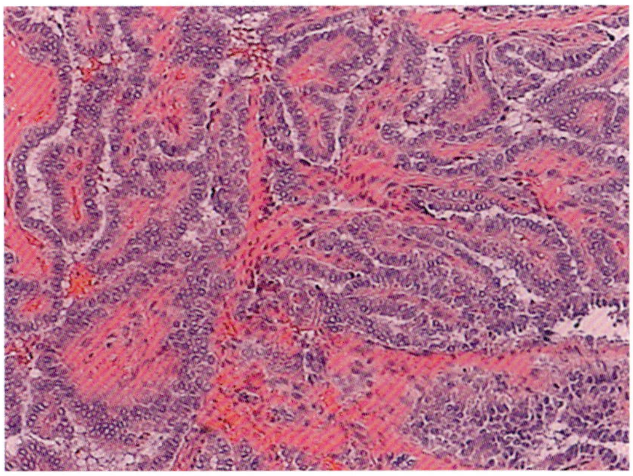

图 8-49 冰冻切片，示甲状腺乳头状癌的乳头结构（HE×100）

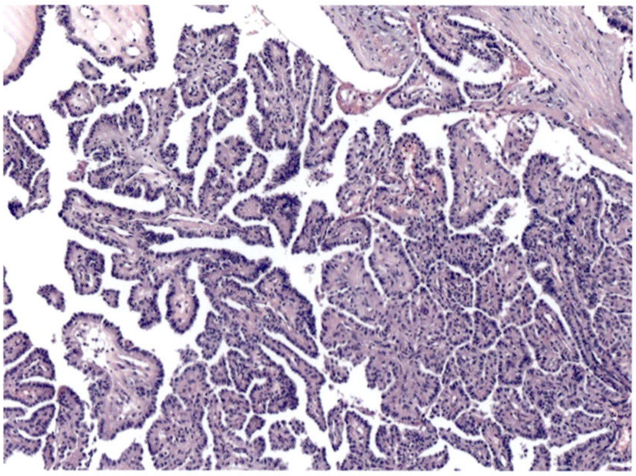

图 8-50 常规切片，示真性乳头分支状结构(HE×100)

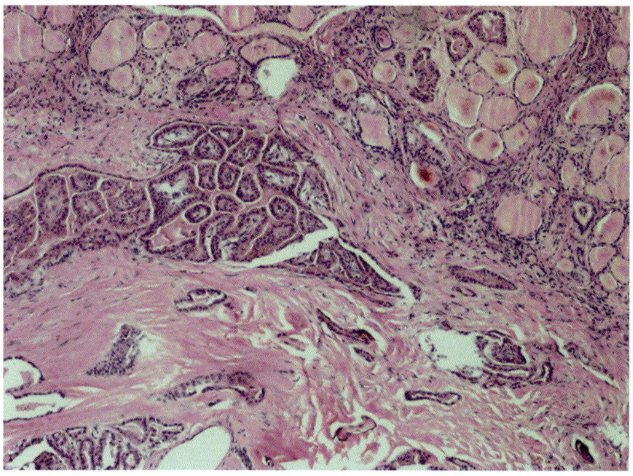

图 8-51 常规切片，示乳头具有纤维血管轴心，并浸润纤维性间质(HE×200)

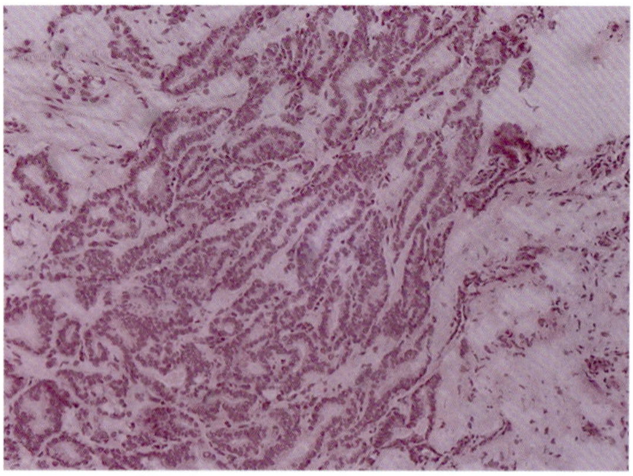

图 8-52 冰冻切片，乳头结构分支复杂，呈浸润性生长(HE×200)

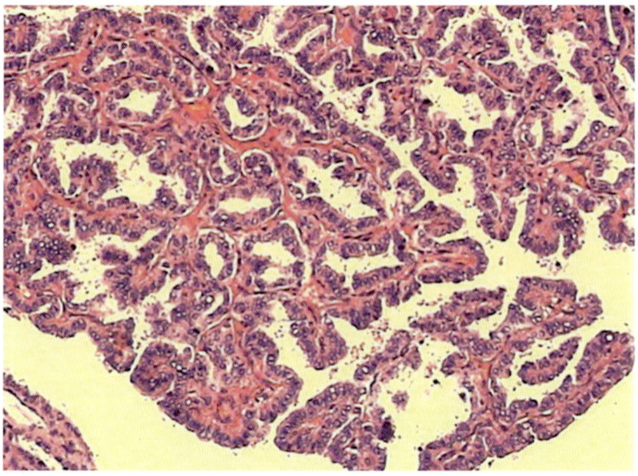

图 8-53 常规切片，乳头结构分支复杂，方向无序(HE×200)

巨噬细胞，以及淋巴细胞和浆细胞等。但在一些乳头状癌组织学图像中，乳头状结构可能不明显或完全缺如。一旦将假乳头判断为真乳头，就可导致误诊误治。最常出现假乳头的就是结节性甲状腺肿，值得关注。

在细胞形态学方面有特征性的细胞核的表现：①毛玻璃状(透明)核：所谓毛玻璃状核，是用来形容细胞核的着色较淡，半透明状，苍白色，水样，空虚。核常较大、卵圆形、长的并有重叠，常见不规则核沟。核仁通常不明显，推挤核膜，表现为核膜增厚。该特征在石蜡包埋切片中出现(图 8-54)，冰冻切片中则不明显甚至完全缺如(图 8-55)。据报

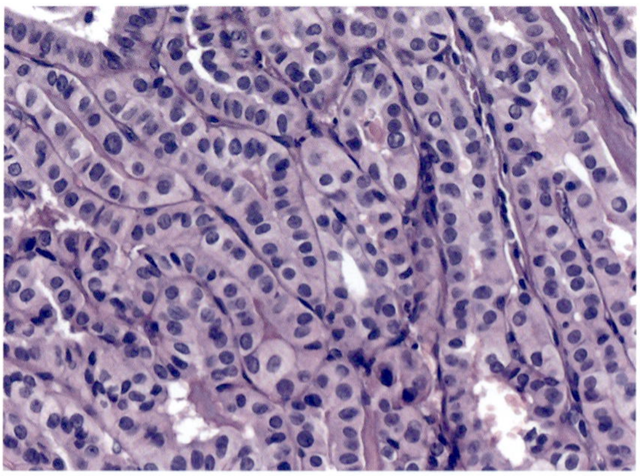

图 8-54 甲状腺乳头状癌，示毛玻璃核，核大，排列较拥挤，染色质细致弥散(HE×400)

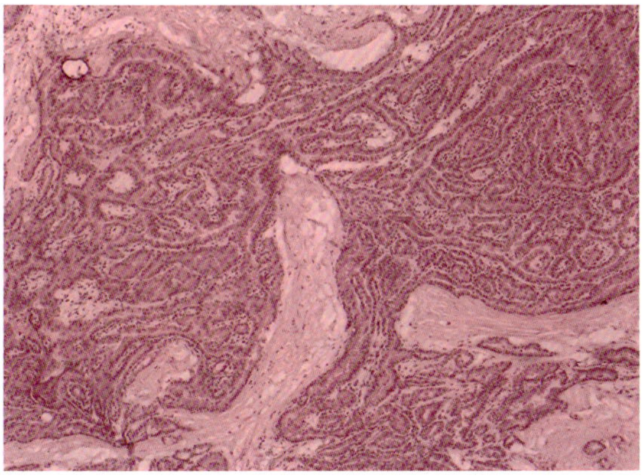

图 8-55 冰冻切片上，乳头状癌的毛玻璃状核特征并不明显（HE×100）

道，毛玻璃核的出现频率为 50%～80%，并且绝大多数瘤细胞核有此种改变的病例仅占 22.5%。②核内假包涵体：由胞质内陷形成，故称为“假包涵体”，表现为轮廓清楚的嗜酸性圆形结构。与毛玻璃核不同，核内假包涵体在冷冻切片（图 8-56）和细胞涂片中均易见到。核内假包涵体出现频率为 46%～100%不等，零星分散于组织内。由于在观察切片过程中核内假包涵体受观察者主观因素影响较小，所以显得比毛玻璃核或核沟更有诊断价值。③核沟：多见于卵圆形或梭形细胞核中，通常沿核长轴走行，其

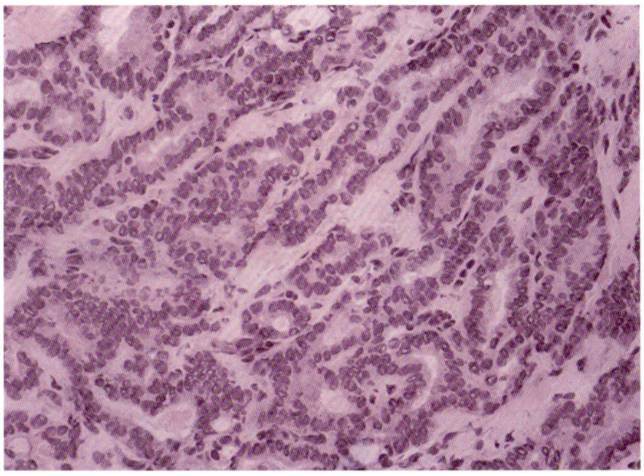

图 8-56 冰冻切片上，乳头状癌可见清晰的核内包涵体（HE×200）

本质为细胞核的核膜皱褶（图 8-57，图 8-58）。Chan 等研究了 89 例乳头状癌，发现每一例都能找到核沟，并且 78%的病例中大部分的细胞核有核沟出现，而在其他类型的癌中并未找到核沟，强调了核沟在乳头状癌诊断中的重要性。

细胞核的上述改变是诊断乳头状癌的重要依据，有重要价值。遗憾的是，并不是在所有病例中均出现。

从上述分析不难看出，诊断甲状腺乳头状癌的关键在于以下三点：①生长方式为浸润性生长；②要有促间质反应；③组织结构应具有异型性。

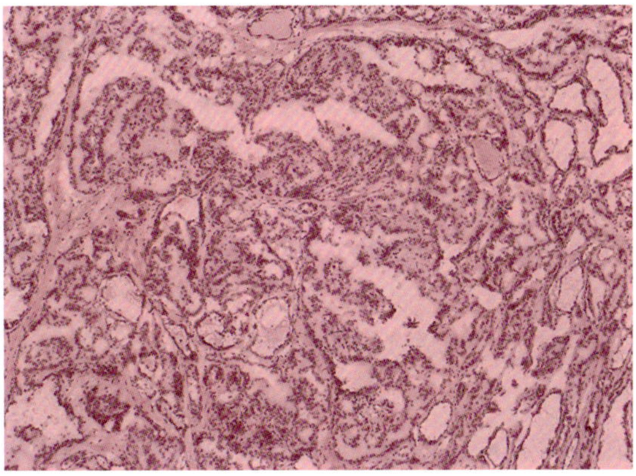

图 8-57 乳头状癌的冰冻切片上可见核沟（HE×100）

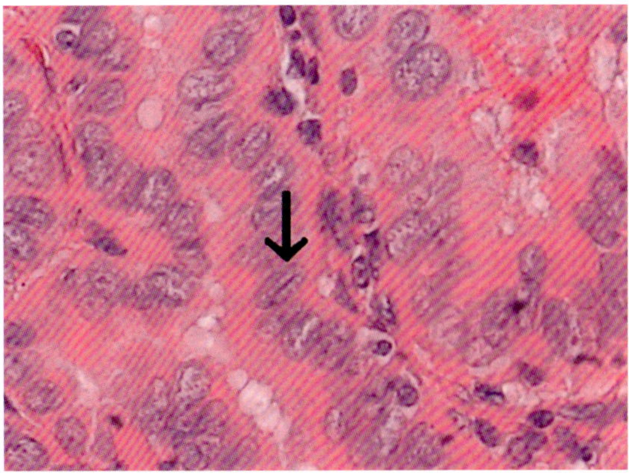

图 8-58 常规切片，示核沟（箭头）（HE×400）

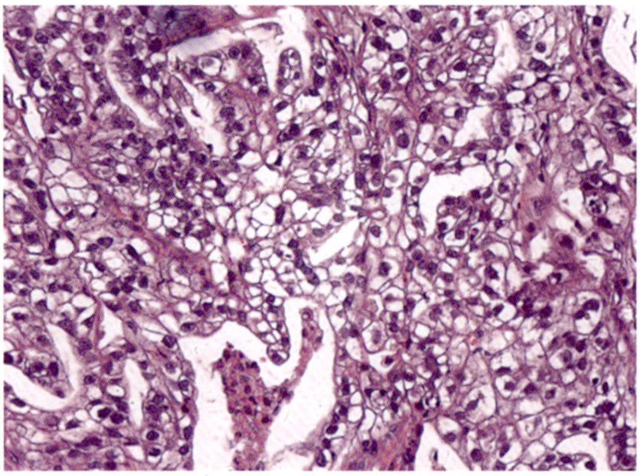

图 8-67 甲状腺乳头状癌，透明细胞亚型，细胞核具有乳头状癌核的特征（HE×400）

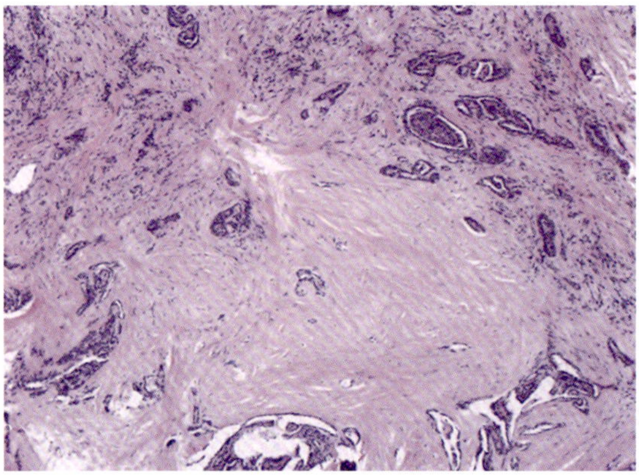

图 8-68 甲状腺乳头状癌，弥漫硬化型，示间质广泛纤维化（HE×100）

2. 甲状腺滤泡癌　滤泡癌与滤泡型乳头状癌的镜下结构极为相似，是乳头状癌诊断中的难点之一，在组织学上的鉴别主要依靠细胞核的形态特点。毛玻璃核、核沟、核内包涵体以及核的重叠、核染色质粗大、核的不规则等有助于乳头状癌的诊断。出现沙砾体、间质纤维化以及淋巴管的浸润者也往往是乳头状癌的表现。而诊断滤泡癌的关键点在于积极寻找包膜和血管的侵犯或转移。因此其判断标准一定要严格控制。

确定包膜浸润必须见到滤泡冲断包膜全层，或至少达包膜厚度的 1/2 以上，浸出的滤泡与包膜常呈垂直或一定角度（图 8-69）。如滤泡仅见于包膜内侧 1/2，肿瘤包膜的胶原纤维不被“切断”的挤压、内陷、残留等则不能称之为有包膜浸润（图 8-70）。为确定包膜有无浸润，应沿包膜区多取材，至少包括最大切面下的全周包膜（图 8-71），其余组织应作多个平行切面并仔细检查，尤其应注意包膜下有无灰白色或瘢痕样质硬区域，如有，则应全部包埋，并结合肉眼所见确定切片中的结缔组织究竟是包膜还是肿瘤内的结缔组织，此外还要注意下列几点：①包膜浸润常伴有局部组织反应，引起反应性纤维组织增生，或有纤维素样坏死；②在包膜内或纤维组织内的滤泡上皮增生活跃，形态与包膜内的滤

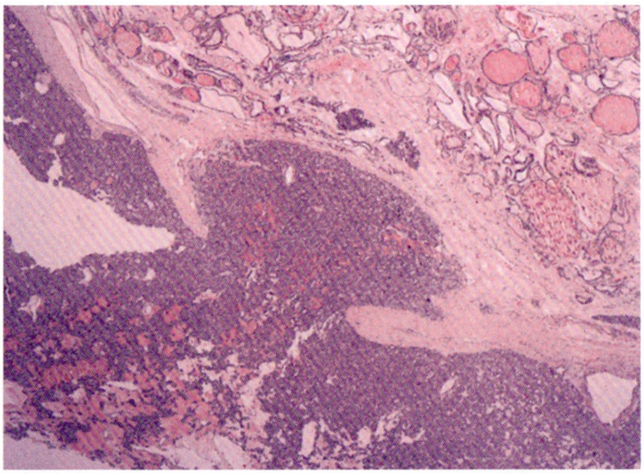

图 8-69 甲状腺滤泡癌，示浸透包膜并累及甲状腺组织（HE×100）

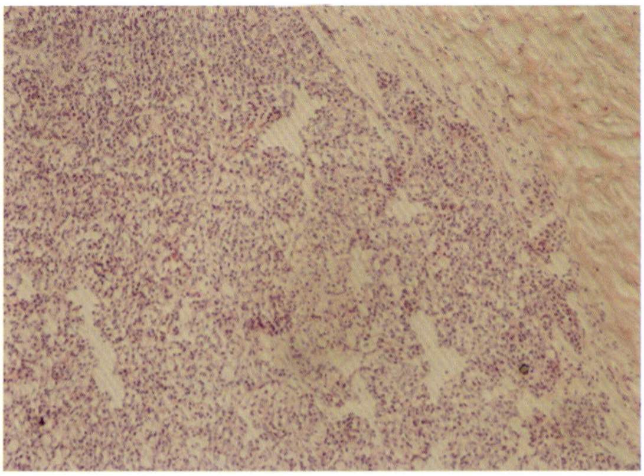

图 8-70 甲状腺滤泡性肿瘤，示包膜浸润未达到 1/2（HE×100）

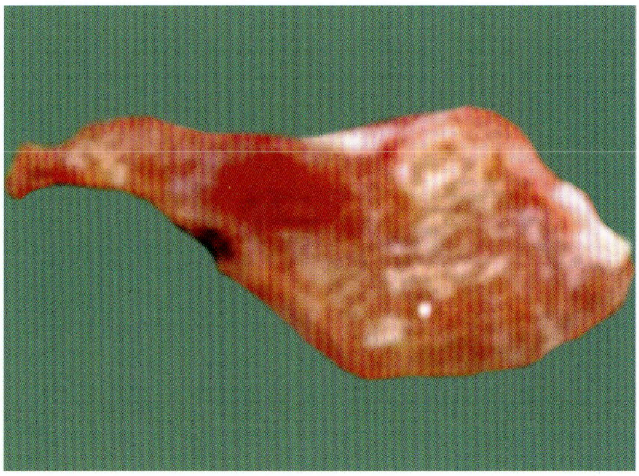

图 8-71　甲状腺滤泡性肿瘤，取材时应做最大切面观察，并多切面观察

泡相同甚至分化更差（图 8-72），是浸润性生长表现，而不要把萎缩的滤泡误认为是浸润的滤泡；③胚胎发育时甲状腺下降过程中，一部分甲状腺组织可保留在颈前肌肉内，这些滤泡不具有癌的形态特点，不要误认为是癌组织浸润。

确定血管浸润要具备三个条件：①受侵犯的血管应是静脉（图 8-73）。②包膜中（图 8-74）、包膜处或紧贴包膜外的血管，包膜内肿瘤中的血管内出现癌细胞团是常见的现象，无诊断及预后意义。③血管内的癌细胞团必须由血管内皮细胞加以包绕（图 8-75）。

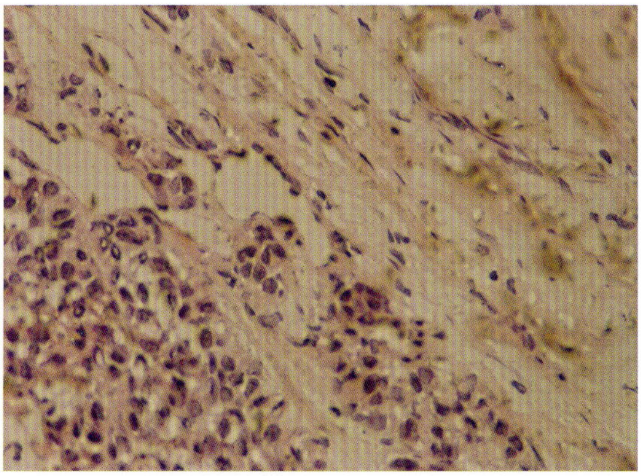

图 8-72　甲状腺滤泡癌冰冻切片，示在包膜内滤泡上皮增生活跃，形态与包膜内的滤泡上皮细胞相同或分化更差（HE×200）

因当滤泡侵入静脉时，首先附壁，很快引起凝血。在滤泡簇上，出现纤维素、白细胞堆积，继之成纤维细胞产生纤维组织并出现内皮细胞被覆癌细胞团，没有血管内皮包绕的血管内的癌细胞团视为人为假象，无诊断意义。如癌细胞团继续生长，有时可使静脉破裂，癌细胞向静脉外生长，其旁可见静脉的平滑肌层，对于判断浸润静脉也有帮助。由于滤泡癌有血管浸润的特点，因而，血管浸润比包膜浸润更具有诊断价值。④光镜判别困难时，行血管内皮细胞标记物 CD34 和 CD31 免疫组化染色有助于诊断，可见约 2/3 受累的血管内皮呈阳性表达。

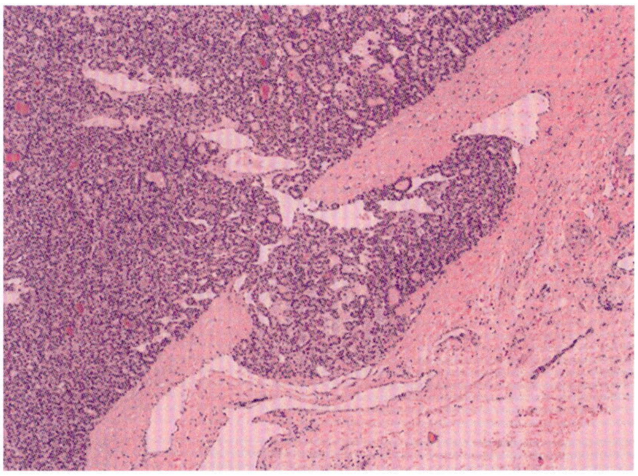

图 8-73　甲状腺滤泡癌，示血管浸润（HE×100）

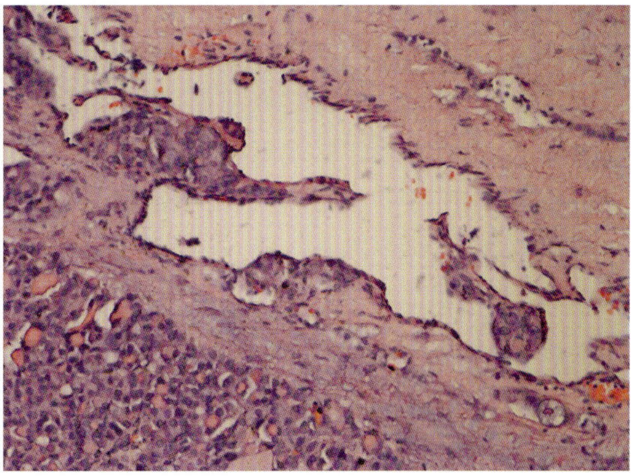

图 8-74　甲状腺滤泡癌，示包膜内血管浸润，注意肿瘤细胞与血管壁的关系（HE×100）

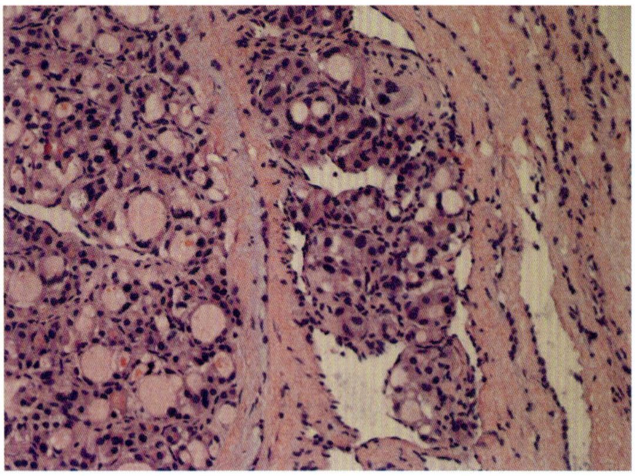

图 8-75 甲状腺滤泡癌冰冻切片，示血管浸润。血管内的癌细胞团由血管内皮细胞包绕（HE×200）

2017 年版 WHO 将其分为以下三型：①非特殊类型：为一个笼统的诊断，尚需进一步工作来证实。可以理解为属于甲状腺滤泡癌，但不足以明确分型，是在未充分取材、深切或连续切片，了解包膜侵犯程度比如小芽、尖刺状，突破大半包膜或鱼钩状/蘑菇样外观不十分明确，以及血管侵犯的数量不明或缺乏血管标志物的情况下作出的初步诊断，这种情况多见于术中冰冻切片诊断，甲状腺滤泡癌占全部甲状腺癌的 6%～10%，儿童罕见，成人有时首先表现为骨或肺转移。大体检查一般为实性，具有较厚的完整包膜，有时可见钙化，应注意其局灶性包膜侵犯。当广泛浸润，可见明显甲状腺外扩展及形成卫星结节。根据定义，透明细胞变异型的透明细胞需＞整个肿瘤的 50%，同时除外其他部位形似肿瘤转移到甲状腺。其他罕见变异型包括印戒细胞型滤泡癌、伴脂肪细胞的滤泡癌、肾小球样生长模式的滤泡癌及梭形细胞滤泡癌。这些独特的细胞形态温和，表达 CK 及 TTF-1，缺乏多形性、核分裂及坏死，可与间变性甲状腺癌鉴别。②微小浸润型滤泡癌：微小浸润型滤泡癌的诊断具有挑战性，因为存在较大的争议。一方面此型肿瘤复发或转移的风险最小，作出正确诊断意义较大；另一方面要做到精准诊断需要对包膜进行取材时至少取 10 块或者更多，甚至将包膜全部取材，对可疑之处，建议深切或连续切片。其诊断标准为肿瘤有局部包膜侵犯，但程度较轻，无肉眼浸润，仅镜下可见浸润（图 8-76），多局限于包膜内或浸润距离包膜较近，无血管浸润或不明显。此型的 Ki-67 标记也很重要，一般＜5%。③包裹性血管浸润型滤泡癌：与以往的标准类似，2017 年版之所以分出此变异型，是因为进一步强调了该型血管侵犯的重要性，生物学行为比微小浸润型更具侵袭性。并明确指出镜下可见包膜侵犯伴血管侵犯的标准（图8-77）。包膜侵犯的新

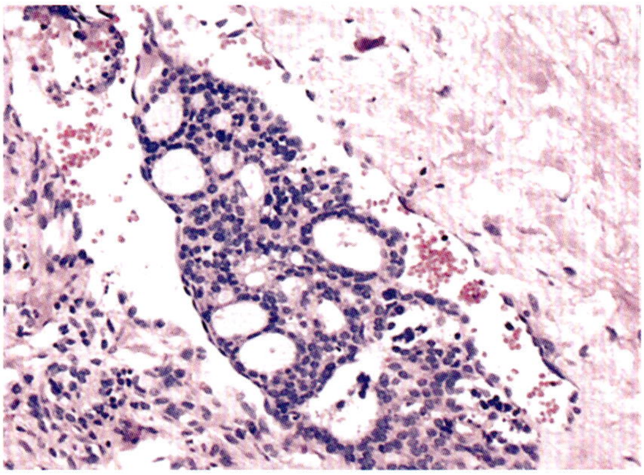

图 8-76 甲状腺滤泡癌，包膜微小侵犯型（HE×100）

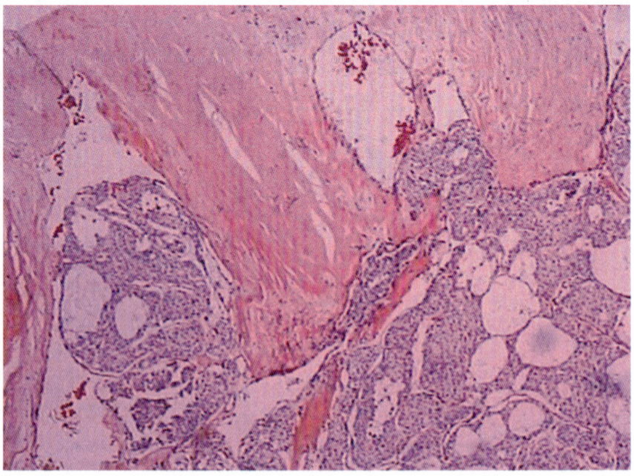

图 8-77 包裹性血管浸润型滤泡癌，包膜侵犯伴血管侵犯（HE×100）

标准为肿瘤连续的、全层地延伸并穿透。认为只有当包膜完全穿透才是真正的包膜侵犯。其镜下特点是肿瘤细胞垂直裂开或破坏包膜的胶原纤维，呈蘑菇样突出，并与先前细针穿刺的位置无关，或小的结节紧位于完整的包膜外，细胞结构与主瘤相同。然而，在对于包膜侵犯深度标准的问题上，意见仍未统一，有人认为必须达到包膜厚度的 1/2 以上、2/3 甚至全层，穿凿式破坏，也有学者认为肿瘤不规则浸润并破坏纤维包膜，即使未达包膜厚度的 1/2 也可诊断，前提是这些是真正的肿瘤细胞，与周围非肿瘤性滤泡上皮相比，具有细胞学上的非典型。对于血管侵犯的诊断标准，给出的定义是：血管内存在肿瘤细胞既可被覆内皮，也可与血栓相连两种情况。怎样确定首先要确定血管为静脉，受累血管的部位必须在包膜内或包膜外，而非肿瘤内部。这就是为什么强调取材的重要性，因为只有取到包膜的部位，而不是肿瘤内的血管才能观察血管浸润情况。同时还要与肿瘤细胞在内皮下聚集、由于毛细管虹吸现象导致的脉管内裹入的肿瘤细胞团、周围人为造成的收缩裂隙以及血管内皮细胞增生鉴别。鉴别要点一是裹入血管内的肿瘤细胞不与血管壁接触，二是收缩造成的周围空隙无内皮细胞覆盖。然而，真正掌握这一点并不容易，好在可用免疫组化标记血管内皮，一般增生的血管内皮细胞为梭形，表达 CD31 或 CD34，不表达 TG 或 TTF-1，从而可以鉴别。④广泛浸润型滤泡癌：此型最具侵袭性，预后极差。肿瘤体积通常较大，除了肉眼可见的包膜侵犯及相邻的甲状腺组织明显累及，经证实还具有广泛的血管侵犯，包括那些侵犯＞4 个血管的病例（图 8-78）。若肿瘤侵入正常甲状腺间质，可发生促结缔组织增生反应，强烈提示为恶性。Ki-67 标记增殖指数在广泛浸润性肿瘤为 5%～10%。且受累及的包膜内血管侵犯不足 4 个的滤泡癌比广泛血管侵犯者预后好。在病理报告中尽量写出上述与预后相关的病理组织学观察结果，以便指导临床医生判断预后。

另外，冰冻切片检查往往会遇到骨（图 8-79）和肺（图 8-80，图 8-81）的标本，当看到病变呈滤泡样结构时，应想到转移性甲状腺滤泡癌的可能。因为甲状腺滤泡癌的常见转移部位就是骨及肺。典型病变一般不难诊断，当遇到病变不典型时，请结合临床病史，如患者有无甲状腺肿瘤手术史或甲状腺占位性病变等。

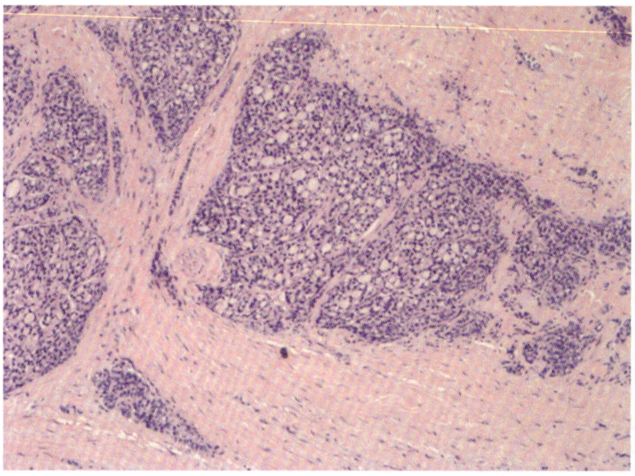

图 8-78 广泛浸润型滤泡癌，注意观测纤维组织内的微小浸润灶（HE×100）

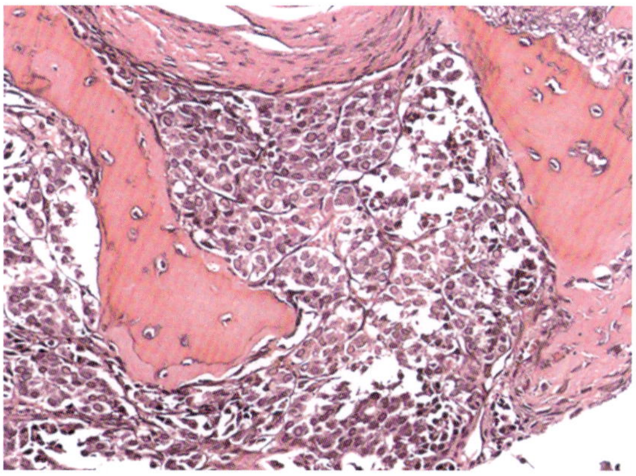

图 8-79 骨转移性甲状腺滤泡癌，患者 59 岁，因发现颈前肿物 2 年、步态不稳 4 个月就诊，B 超、CT 和 MRI 均提示甲状腺右叶占位和 C6 颈椎骨质破坏（HE×400）

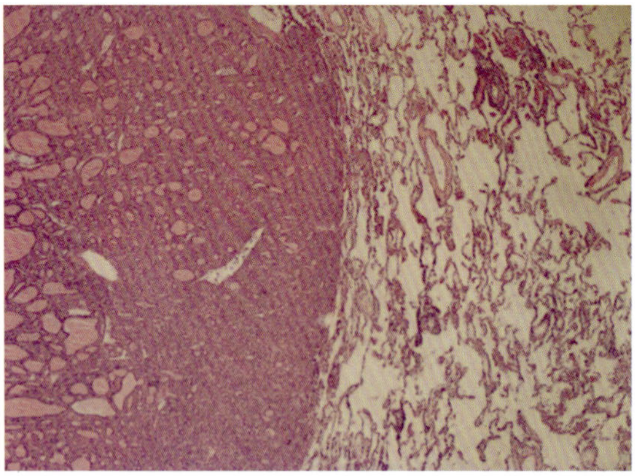

图 8-80 肺转移性甲状腺滤泡癌冰冻切片，示肺组织被挤压，需注意了解病史（HE×200）

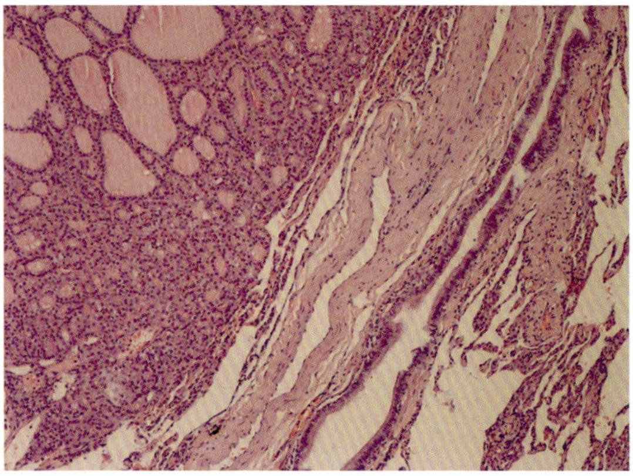

图 8-81 肺转移性甲状腺滤泡癌冰冻切片，示细支气管（HE×200）

3. 间变性癌　间变性癌是一种预后极差的高度恶性肿瘤，部分甚至全部由未分化细胞组成，占甲状腺癌的 5%～10%。发病年龄偏大，50 岁以下少见，男女之比为 1∶(1.4～4.3)。大部分未分化癌生长较迅速，且早期即可通过所有通道发生转移。致死率达 95%～100%，确诊后存活时间平均为 6～12 个月，由于病情发展较快，多数病人就诊时肿瘤组织已经侵犯至甲状腺外，临床症状多有周围组织的压迫症状，如呼吸不畅，声音嘶哑，吞咽困难，颈部疼痛等。切面呈鱼肉样，质地较硬，灰白至棕褐色，常见出血坏死。癌细胞的形状和大小均不一致，呈梭形、圆形或卵圆形，并见瘤巨细胞。细胞异型性明显，核分裂象多见。常能见到广泛的凝固性坏死伴不规则边缘和栅栏状结构（图 8-82），有时仅在血管周见到存活的肿瘤组织，常伴中性粒细胞浸润。肿瘤易侵犯静脉。

肿瘤内不形成滤泡、乳头、小梁或巢状结构，但是肿瘤在形态学和免疫组化水平上仍保留明显上皮特征，常呈肉瘤样排列。未分化癌中也常常有多种成分混合存在，其中包括纤维肉瘤、恶性纤维组织细胞瘤、平滑肌肉瘤、横纹肌肉瘤、破骨细胞样巨细胞，鳞状上皮细胞，血管内皮肉瘤样的肉瘤成分或骨肉瘤、软骨肉瘤。以梭形细胞为主区，似纤维肉瘤。胶原纤维形成较多时，可见车辐状结构，再加炎细胞浸润，显示恶性纤维组织细胞瘤样图像。当黏液样区存在且较丰富时，类似恶性纤维组织细胞瘤的黏液样型。主要由巨细胞构成的瘤组织区域似多形性平滑肌肉瘤或横纹肌肉瘤，此时的巨细胞大且畸形，可有 1～5 个核，深染、异型性明显，胞质丰富，个别呈现奇异细胞的图像。有时见破骨样多核细胞，其核可多达 100 个。少数病例以圆形和卵圆形细胞为主，呈片状结构，有时瘤组织中出现鳞状细胞癌灶，但无角化珠形成。个别病例见血管样裂隙，似血管肉瘤（图 8-83）。有软骨和骨质形成者似骨肉瘤或软骨

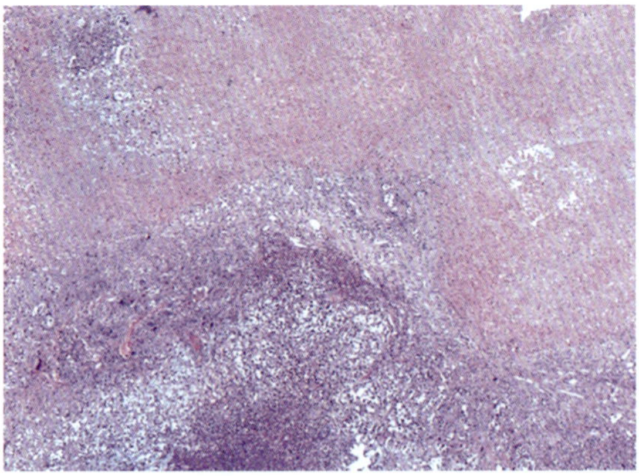

图 8-82 甲状腺间变性癌，可见广泛的凝固性坏死（HE×40）

肉瘤。有些可见灶性乳头状癌成分。肿瘤细胞也可呈嗜酸性改变。

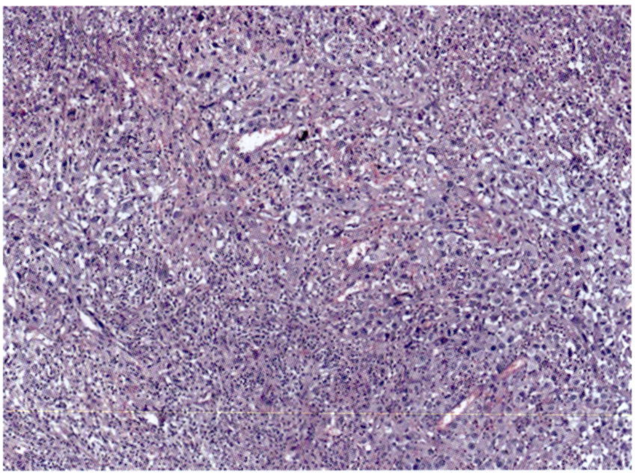

图 8-83 甲状腺间变性癌，可见血管样裂隙，酷似血管肉瘤(HE×100)

4. 甲状腺髓样癌 甲状腺髓样癌是来源于甲状腺 C 细胞，能分泌降钙素的恶性肿瘤。肿瘤常位于甲状腺侧叶的上 2/3，平均直径 2～3cm。肿瘤呈圆形或略分叶状，界限比较清楚，无明显包膜，常侵犯周围组织。切面灰白、灰红或棕褐色，实性，质软，可见颗粒状外观。病史长者，可见出血、坏死和广泛钙化，甚至骨质形成。冰冻切片镜检时，典型的髓样癌是由多边形、梭形、圆形、柱状、立方，部分可呈小细胞或浆细胞样的上皮细胞构成，细胞形态相对一致(图 8-84)。肿瘤虽然细胞成分较多，但核分裂少见(图 8-85)，核分裂多的肿瘤常常是以纺锤形细胞占优势，且具有预后不良的倾向。细胞界限清楚，细胞核较小，类圆形，可见小核仁，胞质颗粒状，嗜双色或者嗜碱性，常规切片更清楚(图 8-86)。肿瘤可呈典型的内分泌肿瘤的结构，或呈实性片状(图 8-87，图 8-88)、巢状、乳头或滤泡样结构的细胞团(图 8-89，图 8-90)。多数间质中有淀粉样物质或淀粉样变、钙化或沙砾体。髓样癌的特点是实性增生的细胞团之间有淀粉样物沉积(图8-91)。髓样癌

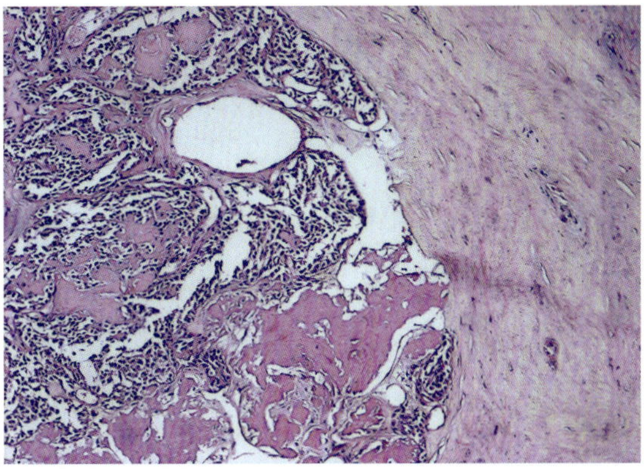

图 8-84 甲状腺髓样癌冰冻切片，由多边形、梭形、圆形、柱状、立方样上皮细胞构成，细胞形态相对一致(HE×200)

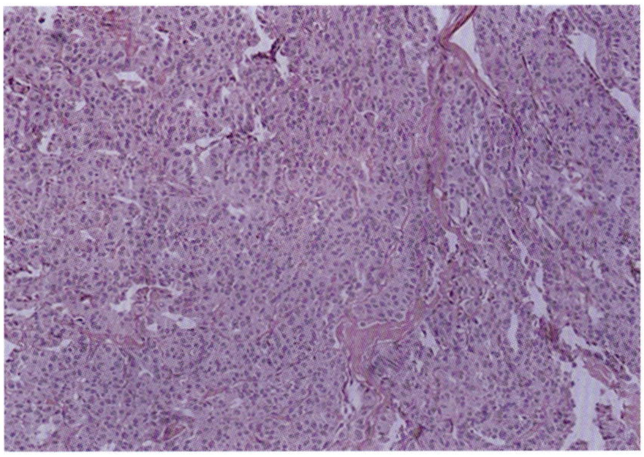

图 8-85 甲状腺髓样癌冰冻切片，细胞异型性小(HE×100)

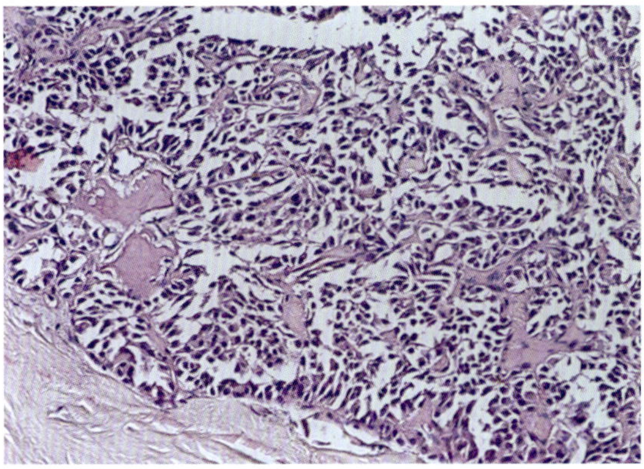

图 8-86 甲状腺髓样癌常规切片，示肿瘤细胞多边形，核圆形，可见核仁，胞质颗粒状(HE×100)

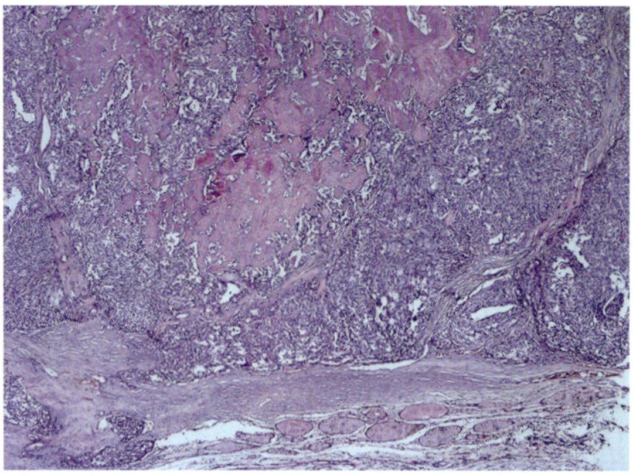

图 8-87　甲状腺髓样癌，示肿瘤细胞呈实性片状排列（HE×100）

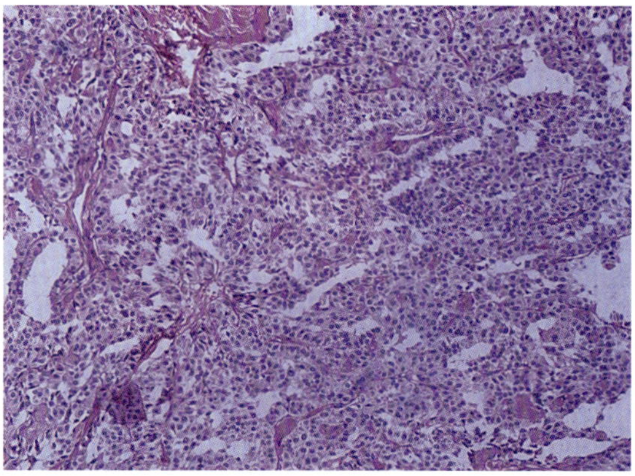

图 8-88　甲状腺髓样癌常规切片，示肿瘤细胞呈实性片状排列（HE×200）

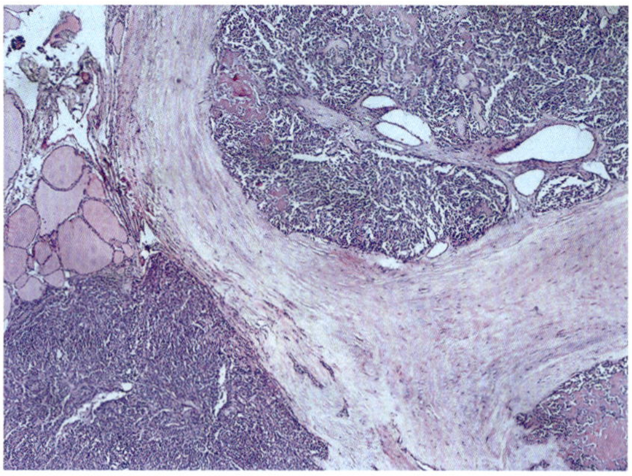

图 8-89　甲状腺髓样癌冰冻切片，示肿瘤细胞呈巢状（HE×100）

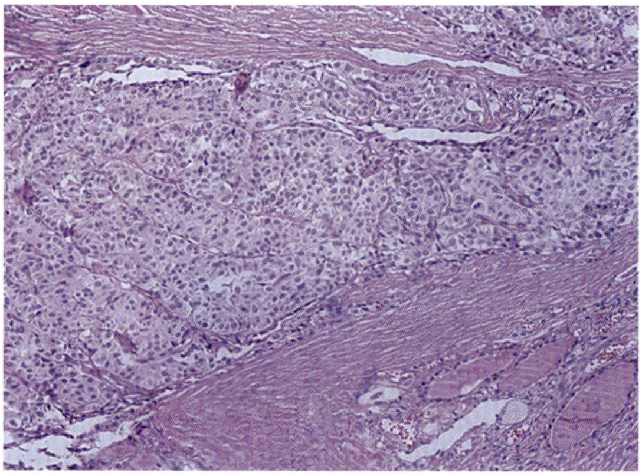

图 8-90　与图 8-89 为同一病例，甲状腺髓样癌常规切片，示肿瘤细胞呈巢状（HE×200）

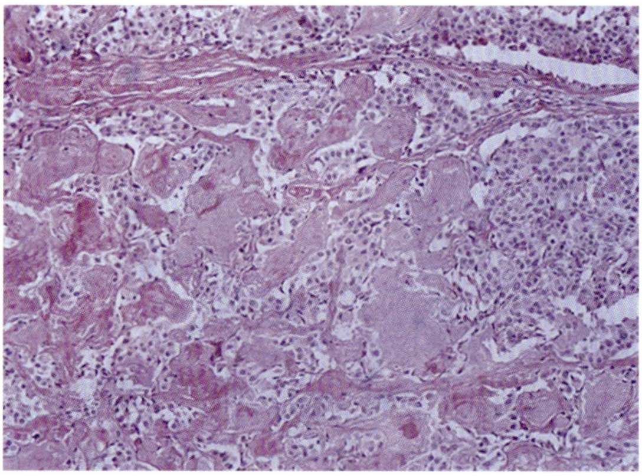

图 8-91　甲状腺髓样癌常规切片，示肿瘤细胞间淀粉样物质沉积（HE×200）

可产生多种肽类物质。除产生黏液外，还可产生促肾上腺皮质激素等多肽类物质。

免疫组化显示神经内分泌肿瘤标记，如 Syn（图 8-92），CgA（图 8-93）等。同时降钙素（CT）阳性（图 8-94）而 TG 阴性是诊断髓样癌最有诊断价值的免疫组化染色结果。

组织化学染色可见髓样癌的淀粉样物刚果红呈阳性反应（图 8-95）。

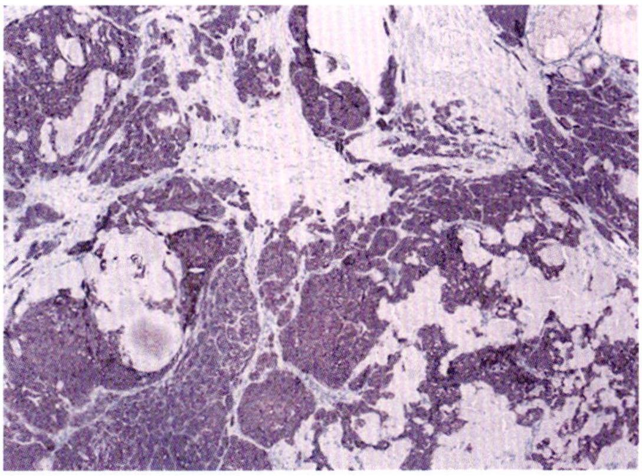

图 8-92 甲状腺髓样癌，免疫组化示肿瘤细胞 Syn 阳性（SP 法 ×200）

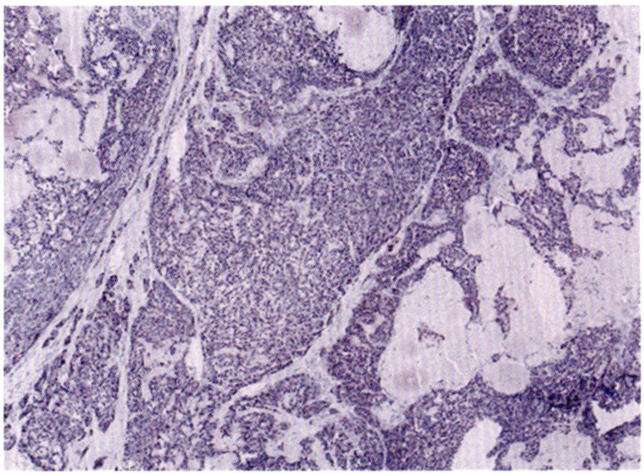

图 8-93 甲状腺髓样癌，免疫组化示肿瘤细胞 CgA 阳性（SP 法 ×100）

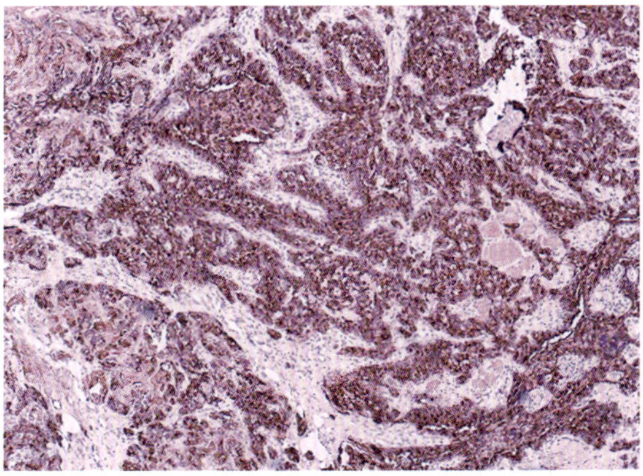

图 8-94 甲状腺髓样癌，免疫组化示肿瘤细胞降钙素阳性（SP 法 ×200）

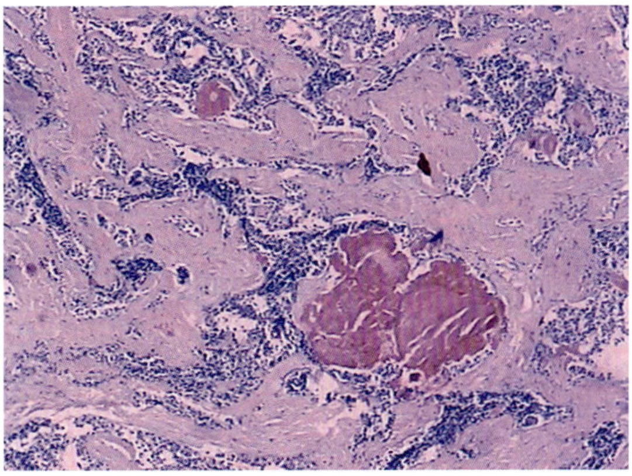

图 8-95 甲状腺髓样癌，示淀粉样物质组织化学染色刚果红阳性（HE×100）

三、甲状腺其他肿瘤及瘤样病变

1. *鳞状细胞癌* 是甲状腺罕见的恶性肿瘤，约占所有甲状腺恶性肿瘤的 1%，常见于老年人，特别是老年女性。该肿瘤恶性程度很高，侵袭性强，对放疗、化疗不敏感，生存率低。冰冻诊断时必须排除甲状腺转移性鳞状细胞癌，应仔细询问病史、进行相关检查，特别是对鼻咽、口咽、肺、食管、喉及皮肤等部位进行仔细检查。在排除其他原发灶的情况下才能诊断为原发性。

2. *黏液表皮样癌* 属低度恶性。镜下与涎腺的黏液表皮样癌相似。

3. *黏液腺癌* 甲状腺原发癌产生大量的细胞外黏液，且显微镜下占肿瘤面积的 50%以上，可诊断为黏液腺癌。诊断甲状腺原发性黏液腺癌需要与其他能够产生黏液的甲状腺癌亚型相鉴别。

4. *淋巴造血组织肿瘤* 原发于甲状腺的淋巴造血组织肿瘤非常少见，只占结外淋巴瘤的 2.5%，占甲状腺恶性肿瘤的 0.6%～5%。多见于老年患者，常为全身性淋巴造血组织肿瘤在甲状腺的局部表现。女性多见，男女比例约 1∶2.5。甲状腺原发的霍奇金恶性淋巴瘤非常罕见，多数是继发性的，常继发于桥本甲状腺炎或淋巴细胞性甲状腺炎。患者常以无痛性颈部包块为主诉，临床表现为甲状腺内孤立或多发的结节，较大，常出现压迫症状；甲状腺弥漫性肿大时，类似甲状腺炎。

5. 原发于甲状腺的间叶性肿瘤　良性肿瘤如脂肪瘤、血管瘤、神经鞘瘤、平滑肌瘤均有报道，少见。恶性肿瘤有纤维肉瘤、脂肪肉瘤、平滑肌肉瘤、横纹肌肉瘤、骨肉瘤、软骨肉瘤及血管肉瘤等。

（王强修　李亚琼　徐嘉雯）

参考文献

[1] 王强修，陈海燕. 甲状腺疾病诊断治疗学[M]. 上海：第二军医大学出版社，2015.

[2] 袁静萍，阎红琳，高利昆，等. 甲状腺疾病快速取材及诊断的规范化管理[J]. 临床与实验病理学杂志，2018，34(2)：221-223.

[3] 王强修，张珂，林晓燕. 现代内分泌肿瘤临床病理学[M]. 北京：中国医药科技出版社，2011.

[4] 郭万学. 超声医学[M]. 6版. 北京：人民军医出版社，2012.

[5] Ruchała M，Szczepanek E. Thyroid ultrasound-a piece of cake[J]. Endokrynol Pol，2010，61(3)：330-344.

[6] Anil C，Goksel S，Gursoy A. Hashimoto's thyroiditis is not associated with increased risk of thyroid cancer in patients with thyroid nodules：a single-center prospective study[J]. Thyroid，2010，20(6)：601-606.

[7] ew JI，Solorzano CC. Use of ultrasound in the management of thyroid cancer[J]. Oncologist，2010，15(3)：253-258.

[8] 岳林先. 实用浅表器官和软组织超声诊断学[M]. 北京：人民卫生出版社，2011.

[9] Mancini M，Vergara E，Salvatore G，et al. Morphological ultrasound microimaging of thyroid in living mice[J]. Endocrinology，2009，150(10)：4810-4815.

[10] Alexander EK，Hurwitz S，Heering JP，et al. Natural history of benign solid and cystic thyroid nodules[J]. Ann Intern Med，2003，183(4)：315-318.

[11] Kini SR. Guides to Clinical Aspiration Biopsy. 2nd ed. New York，Tokyo：lgaku-Shoin，1996.

[12] Alexander EK. Approach to the patient with a cytologically indeterminate thyroid nodule[J]. J Clin Endocrinol Metab，2008，93(11)：4175-4182.

[13] Kim MI，Alexander EK. Diagnostic use of molecular markers in the evaluation of thyroid nodules[J]. Endocr Pract，2012，18(5)：796-802.

[14] Chiacchio S，Lorenzoni A，Boni G，et al. Anaplastic thyroid cancer：prevalence，diagnosis and treatment[J]. Minerva Endocrinol，2008，33(4)：341-357.

[15] Diaconescu MR，Costea I，Glod M，et al. Unusual malignant tumors of the thyroid gland[J]. Chirurgia (Bucur)，2013，108(4)：482-489.

[16] Alexander EK，Hurwitz S，Heering JP，et al. Natural history of benign solid and cystic thyroid nodules[J]. Ann Intern Med，2003，183(4)：315-318.

[17] Kim MI，Alexander EK. Diagnostic use of molecular markers in the evaluation of thyroid nodules[J]. Endocr Pract，2012，18(5)：796-802.

[18] Venkatesh YS，Ordonez NG，Schultz PN，et al. Anaplastic carcinoma of the thyroid. A clinicopathologic study of 121 cases[J]. Cancer，1990，66(2)：321-330.

[19] Ezaki H，Ebihara S，Fujimto Y，et al. Analysis of thyroid carcinoma based on metarial registered in Japan during 1977-1986 withspecial reference to predominance of papillary type[J]. Cancer，1992，70：808-814.

[20] 王秀云，张艳华，郑秀兰. 甲状腺腺瘤临床特点及高频声像图分析[J]. 实用肿瘤学杂志，2000，14(4)：313-314.

[21] 周庚寅，觉道健一. 甲状腺病理与临床[M]. 北京：人民卫生出版社，2005.

[22] 张文书,张文忠. 甲状腺透明细胞腺瘤 1 例[J]. 肿瘤防治研究,2013,40(12):1204.

[23] 周晓军,刘晓红. 甲状腺腺瘤病理诊断进展[J]. 实用肿瘤杂志,2006,21(4):294-296.

[24] Montone KT, Baloch ZW, LiVolsi VA. The thyroid Hürthle (oncocytic) cell and its associated pathologic conditions: a surgical pathology and cytopathology review[J]. Arch Pathol Lab Med,2008,132(124):1241-1250.

[25] 曾铮,印洪林,陆珍凤,等. 甲状腺透明变梁状肿瘤临床病理观察[J]. 诊断病理学,2011,18(1):34-37.

[26] 罗胜兰,俞敏,龚巍巍. 甲状腺癌的流行现况及其危险因素[J]. 中国预防医学杂志,2013,14(4)):317-321.

[27] 葛荣,马捷,袁菊,等. 伴横纹肌样特征的甲状腺未分化癌临床病理观察[J]. 诊断病理学杂志,2011,18 (6):439-443.

[28] 陈曦. 甲状腺髓样癌诊治的若干问题[J]. 中国实用外科杂志,2011,31(5):398-402.

[29] 陈赞宇,尹华夏. 甲状腺破骨细胞样巨细胞性未分化癌细胞 2 例[J]. 中南医学科学杂志,2011,39(4):463-466.

[30] 胡志雄,王海,吴波,等. 原发性甲状腺鳞状细胞癌临床病理分析[J]. 中华肿瘤防治杂志,2010,17(23):1960-1963.

[31] Giovanella L,Ceriani L,Ghelfo A,et al. Circulating cytokeratin 19 fragments in patients with benign nodules and carcinomas of the thyroid gland[J]. Int J Biol Markers,2008,23(1):54-57.

[32] Wilkens L,Benten D,Tchinda J,et al. Aberrations of chromosomes 5 and 8 as recurrent cytogenetic events in anaplastic carcinoma of the thyroid as detected by fluorescence in situ hybridization and comparative genomic hybridization[J]. Virchows Arch, 2000, 436 (41): 312-318.

[33] 王晶,苗雨春,李合,等. 甲状腺混合性癌 4 例临床病理分析[J]. 诊断病理学杂志,2018,25(1):22-24.

[34] 杜雪梅,昌红,陈奕至,等. 甲状腺混合性髓样-滤泡细胞癌 2 例临床病理分析并文献复习[J]. 临床与实验病理学杂志,2012,28(11):1277-1280.

[35] 陆鸣,金妍,郑媛媛. 甲状腺伴嗜酸性粒细胞增多的硬化型黏液表皮样癌临床病理观察[J]. 诊断病理学杂志,2008,15(6):441-444.

[36] Chen Q,Li Q,Guo L,et al. Fine needle aspiration cytology of a granular cell tumor arising in the thyroid gland: a case report and review of literature[J]. J Clin Exp Pathol,2014,7(8):5186-5191.

第9章

甲状腺肿瘤

第一节　甲状腺腺瘤的少见亚型

一、临床病理特征

甲状腺腺瘤是指甲状腺发生的良性、具有包膜的肿瘤性结节，肿瘤具有甲状腺滤泡分化。但甲状腺腺瘤与甲状腺肿增生结节，难以设定硬性鉴别指标，甚至分子生物学检测的单克隆化都不是甲状腺腺瘤与甲状腺肿的可靠鉴别依据。因此，一般在临床病理工作中，如果结节不具有恶性特征，将其视为甲状腺肿的增生结节更为合适。在 WHO 分类中，甲状腺腺瘤被分为若干亚型，其中有些比较少见。

1. *嗜酸细胞腺瘤*（oncocytic adenoma）亦称许特莱细胞腺瘤。在 2017 年版 WHO 分类中，与嗜酸细胞腺癌一起列为嗜酸细胞肿瘤。甲状腺肿瘤中，若嗜酸性细胞数量>75%，则提示为嗜酸细胞腺瘤。多见于成年女性。肉眼呈实性，黄褐色，血供丰富。镜下肿瘤大部分或全部由大的嗜酸性细胞组成，瘤细胞多边形，核大，胞质丰富，核异型性明显，核仁明显，有时可见双核，胞质内富含嗜酸性颗粒（图 9-1）。组织结构多样，可呈滤泡状、梁索状、片块状或乳头状，常混合存在，滤泡中可见胶质（图 9-2）。有时瘤细胞可在毛细血管周围呈菊花样排列。

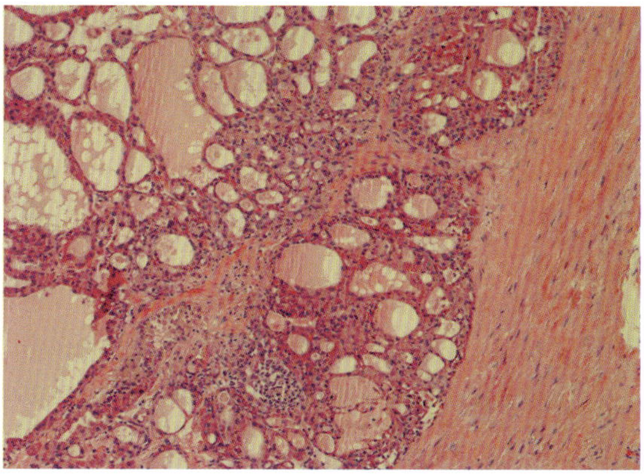

图 9-1　嗜酸细胞腺瘤，肿瘤细胞胞质丰富，胞质内富含嗜酸性颗粒（HE×100）

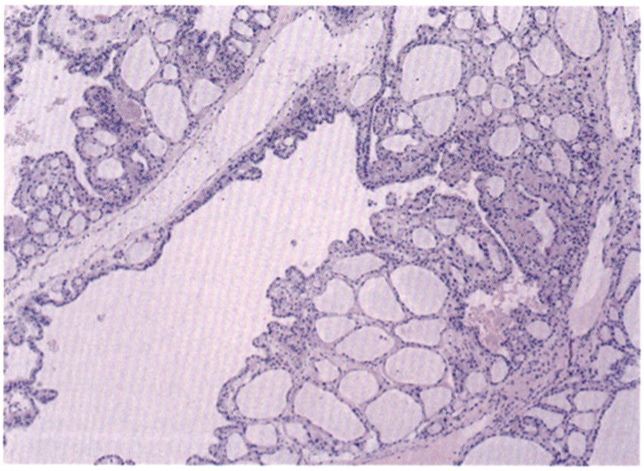

图 9-2　嗜酸细胞腺瘤，可见滤泡和乳头状结构（HE×100）

嗜酸细胞肿瘤多数表现为良性，称腺瘤。现认为区分良恶性的标准与滤泡性肿瘤相同。只要肿瘤具有完整的包膜，无包膜和血管浸润，临床均呈良性表现。该瘤细胞有一定的异型性，不能作为恶性特征。恶性者必须看到明显的包膜、血管浸润，包膜浸润者，包膜内被瘤细胞穿透或表现为包膜内有肿瘤细胞岛。血管浸润必须是静脉血管，且必须有一束瘤细胞侵及血管壁并突入腔内。从组织结构上分析，据文献报道肿瘤的生长过程中，滤泡结构占 100% 者为良性，占 48.5% 为交界性，而占 14.2% 者恶性居多，以小梁及实性占优势者 85.7% 为恶性。从肿瘤大小上看，直径>5cm 者提示潜在恶性。

2. 透明细胞滤泡腺瘤（clear cell follicular adenoma） 罕见，主要由胞质透明的细胞构成，排列成梁状或小滤泡状。瘤细胞大小较一致，圆形、卵圆形或多边形，胞质透明，胞界清楚，核小而一致，位于细胞中心或偏位，间质较少。透明细胞改变可发生于正常甲状腺、增生的甲状腺组织和各种甲状腺肿瘤。其发生机制包括线粒体肿胀、脂肪蓄积、糖原和甲状腺球蛋白积聚。

3. 毒性（高功能）腺瘤（toxic adenoma 或 hyperfunctioning adenoma） 少数甲状腺腺瘤为功能自主性，具有潜在发展为甲亢的可能，即毒性腺瘤，占滤泡性腺瘤的 1%～2%（图 9-3）。约 2.5% 的毒性腺瘤可发生甲状腺癌。该病多见于中老年人，碘缺乏地区更为常见。腺瘤能自主合成甲状腺激素并伴有甲状腺功能亢进症状。

组织学一般呈单纯性腺瘤图像（图 9-4、图 9-5），滤泡上皮细胞呈高柱状（图 9-6），常形成小乳头突入腔内（图 9-7，图 9-8），腔内胶质少，与 Graves 病的滤泡相似。诊断此型腺瘤必须结合临床表现、核素扫描及血清甲状腺激素测定。

4. 印戒细胞型滤泡性腺瘤（signet-ring cell follicular adenoma） 罕见亚型。关于

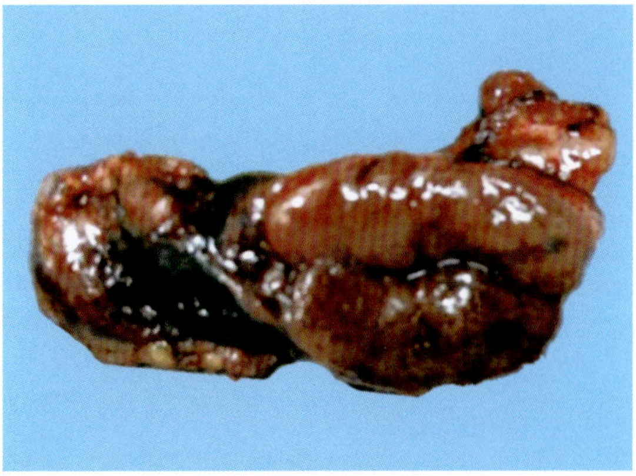

图 9-3 毒性腺瘤大体所见，呈结节状，暗红色，表面光滑，有包膜

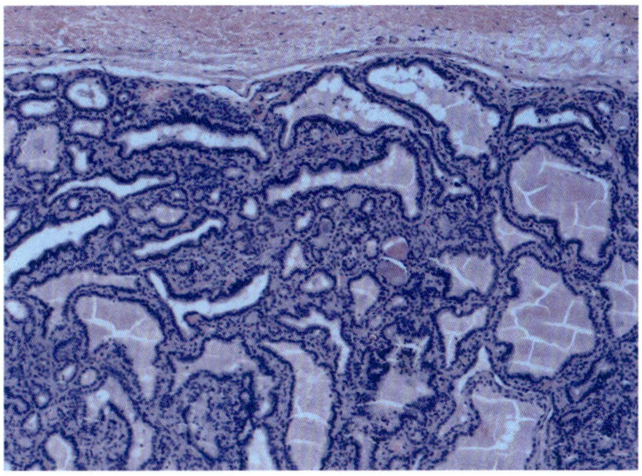

图 9-4 毒性腺瘤类似一般滤泡型腺瘤，有包膜，有较多滤泡结构（HE×100）

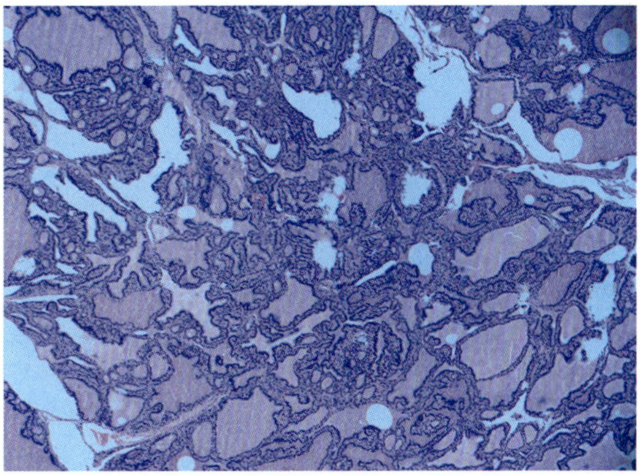

图 9-5 毒性腺瘤具有滤泡结构，滤泡大小不一，含类胶质（HE×100）

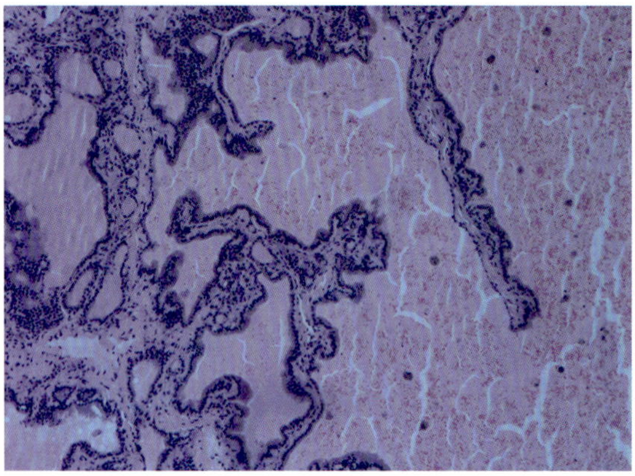

图 9-6　毒性腺瘤有较多滤泡结构，滤泡上皮细胞高柱状(HE×200)

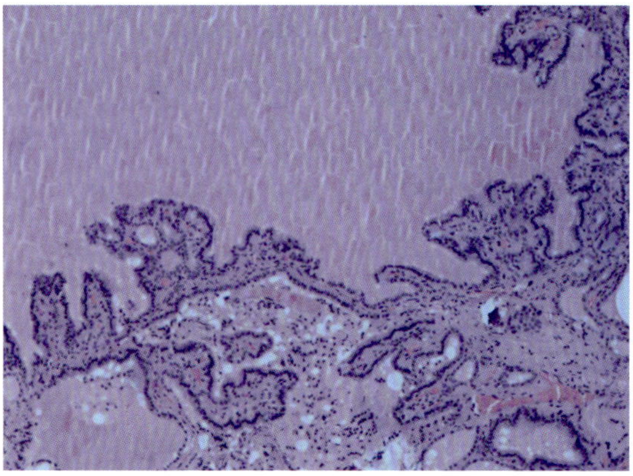

图 9-7　毒性腺瘤常见较多乳头结构，突向滤泡腔(HE×200)

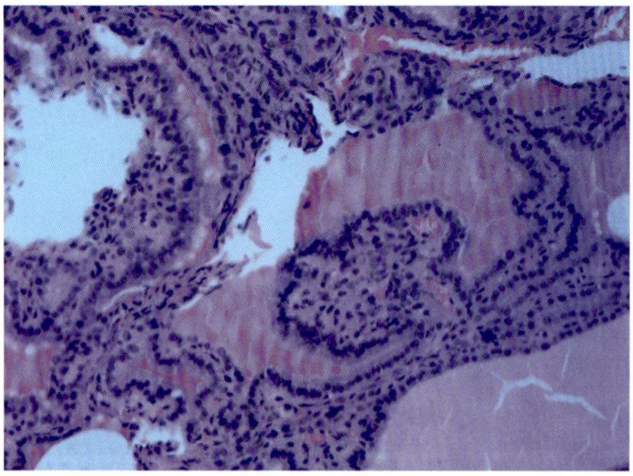

图 9-8　毒性腺瘤滤泡结构衬覆高柱状上皮细胞，形成乳头结构(HE×200)

其组织发生，各学者说法不一，有的认为是肿瘤细胞分化停滞于某一胚胎阶段，由细胞质内原始腔隙融合而成；也有人认为是非生理性的甲状腺球蛋白增加造成高尔基体膜融合；还有人认为是细胞内扩张囊变的腔隙源于连接复合体。

肿瘤大体呈结节状，切面灰粉，质软，境界清楚。镜下：瘤细胞大部分呈印戒细胞状，胞界欠清，胞质呈空泡状，核卵圆形偏一侧。空泡透明或淡嗜酸性，均质或伴有微细颗粒结构。空泡 TG 染色阳性，淀粉酶消化后 PAS 染色阳性，但对其他黏液染色常为阴性。瘤细胞呈弥漫排列；部分瘤细胞呈圆形或卵圆形，胞质丰富，红染细颗粒状，呈滤泡状排列；印戒状细胞与滤泡排列的瘤细胞有过渡；间质血管丰富，肿瘤组织周围有明显的纤维结缔组织包膜，无包膜浸润。肿瘤细胞特征为瘤细胞内含大量印戒样细胞，胞质中含相互分离的空泡。免疫组化证实胞质内充满甲状腺球蛋白。

5. 伴怪异核的腺瘤(follicular adenoma with bizarre nuclei)　其特征是出现巨大深染的细胞核，可有明显的核仁，细胞散在或聚集成簇，出现在正常显现的滤泡细胞背景中。该腺瘤不伴有其他恶性特征。这种现象类似于其他内分泌肿瘤。怪异核细胞罕见于甲状腺滤泡癌而多见于嗜酸细胞腺瘤及有放射性碘治疗病史的腺瘤患者。这些细胞可类似于间变型甲状腺癌细胞，此外癌细胞还会伴有成片分布、核染色质粗大、核分裂活跃及细胞坏死常见等特征。

6. 滤泡性腺瘤伴乳头状增生(follicular adenoma with papillary hyperplasia)　该肿瘤好发于儿童和青少年，可多发。肿瘤常呈包膜完整的囊实性改变，镜下特点为宽的或纤细的乳头状分支，乳头轴心可见滤泡结构，衬覆于乳头表面具有圆形、深染核的柱状细胞单层、规则地排列在基底部，极向一致。鉴别诊断主要是与包裹型乳头状癌鉴别。鉴别要点在于后者具有乳头状癌的核特征和沙砾体。易混淆的还有结节性甲状腺肿的乳头状增生结节，关键在于后者为多发性，常无完整包膜的结节。镜下结节性甲状腺肿结节组织学形态多样，结节附近多为弥漫非毒性甲状腺肿的形态。同时分子生物学方面的研究显示，甲状腺肿为多克隆性增生，而腺瘤则为单克隆性增生。

二、鉴别诊断

典型的甲状腺腺瘤诊断并不困难，但少见类型的甲状腺腺瘤则不尽然，极易与甲状腺癌等相混淆，在实际工作中误诊误治的例子时有发生，应加以鉴别(表 9-1)。

表 9-1 甲状腺腺瘤的鉴别诊断

主要肿瘤	临床特点	镜下特点	免疫表型
甲状腺腺瘤	绝大多数为孤立性病变；常见于20－50 岁女性，男女之比为 1∶6；发生率 3%～5%	肿瘤具有完整的纤维性包膜，包膜内外甲状腺组织结构不同，瘤组织压迫包膜外甲状腺组织。肿瘤性滤泡上皮细胞大小一致，核小，圆形，位于基部；滤泡或大或小，胶质或多或少；间质少，富于血管，偶尔可伴有乳头状增生	阳性表达 TPO、TG、TTF-1；阴性表达 HBME-1、galectin、CK19
结节性甲状腺肿	地方性甲状腺肿：某一地区人群中10%以上或 6－12 岁儿童中 5%以上因缺碘而引起甲状腺弥漫性或局限性肿大；散发性甲状腺肿：由致甲状腺肿因子或不明原因缺碘所致，普通人群中散发性结节性甲状腺肿的发病率为 3%～5%，而尸检的检出率约 50%	镜下可见多个大小不一的结节形成，结节包膜不完整，厚薄不一，结节内滤泡大小不一致，与周围甲状腺组织混杂无压迫现象；可伴有纤维化，肉芽组织形成、陈旧性出血和钙化；有些结节境界清楚，有包膜，称为腺瘤样甲状腺肿	阳性表达 TPO、TG、TTF-1；阴性表达 HBME-1、galectin、CK19
甲状腺滤泡癌	约占所有甲状腺癌的 10%；女＞男，高峰年龄 40－50 岁；预后好，10 年生存率＞90%，但广泛浸润性甲状腺滤泡癌的 10 年生存率约 30%	肿瘤细胞有不同程度的异型性，但缺乏甲状腺乳头状癌典型细胞核特点的滤泡细胞；肿瘤性滤泡细胞形成含有胶质滤泡，也可形成实性或小梁状结构；有包膜的微小浸润 FTC 必须见到包膜浸润和(或)包膜血管浸润	阳性表达 TG、TTF-1、CK7TPO＋/－，HBME-1 ＋/－、galectin-3＋/－，不表达或局灶性表达 CK19
甲状腺滤泡型乳头状癌	肿瘤好发于中青年女性，男∶女＝1∶4；高峰年龄 20－50 岁；大多表现为一侧甲状腺逐渐增大的肿块；预后极好，10 年生存率＞90%；其中弥漫滤泡性变型好发于青少年，易发生淋巴结(87.5%)、肺(75%)和骨(25%)转移，但对放射性碘治疗反应较敏感	一种完全或几乎由滤泡组成，但具有乳头状癌特征性核改变的肿瘤，核改变包括：核大；核互相重叠，排列不整齐；核染色质透明、空淡、“毛玻璃样”；核沟：纵行皱褶、“咖啡豆”样、“爆米花”样；核内假包涵体。肿瘤性滤泡拉长，大小不一，间质内常有沙砾体	阳性表达 TG、TTF1、CK19、HBME1、galectin3、CITED1；阴性表达 calcitonin、TPO

三、诊断思路

1. 概述　甲状腺肿瘤大部分为良性肿瘤，而良性肿瘤中又以滤泡性腺瘤最为多见。甲状腺腺瘤是常见的甲状腺良性肿瘤，约占甲状腺上皮性肿瘤的60%，来源于甲状腺滤泡上皮。甲状腺腺瘤以滤泡性腺瘤多见，其他类型腺瘤少见。

2. 临床诊断思路　甲状腺腺瘤发病率为3%～5%，可发生于任何年龄，但最常见于30－45岁之间的成年人，女性更多见。绝大多数腺瘤是单发的。病变早期临床表现往往不明显，早期和正确诊断有赖于详细的实验室检查和影像学检查。由于甲状腺肿是一个非常常见的疾病，在诊断甲状腺腺瘤时必须考虑鉴别。一般而言，结节性甲状腺肿的结节是多发性的。腺瘤与结节性甲状腺肿在治疗上并无太大区别。文献指出，单发的冷结节与结节性甲状腺肿癌变率相似。只是虽然男性发病较少，但恶变率相对较高，需要特别警惕。

3. 病理诊断思路　腺瘤常为单发，有完整的薄层包膜，与周围的甲状腺组织分界清楚。肿瘤呈圆形或卵圆形，直径从数毫米到10cm不等，一般为1～5cm。重几克至几十克或更重。切面淡黄褐色至褐色，质较软，可见多少不等的胶胨状物，体积较大的腺瘤常伴有出血、坏死及囊性变，囊腔内有含颜色不同、稀稠不定的液体，有时囊腔融合、扩大占据整个腺瘤，可发生纤维化、钙化，形成灰白色纤维瘢痕，自腺瘤中心向外呈放射状，甚者可有软骨及骨的化生等继发性改变。手术摘除甲状腺标本大体检测时务必仔细观察包膜内实性结节在包膜处有无不规则或明显的侵袭，应在结节包膜周围组织多取材镜检以判定有无肿瘤侵袭。

镜下观察瘤细胞呈滤泡状排列，较正常滤泡细胞略大，细胞核大小、形状较规则，核分裂象少见，偶见畸形深染的核。有完整的纤维包膜，较薄或中等厚度，包膜呈现平行多层，偶尔可见血管壁平滑肌产生的胶原镶嵌其中。包膜内的胶原纤维和血管壁可发生黏液变性，包膜有时可发生钙化。腺瘤无包膜和血管的侵袭。包膜内可嵌入滤泡细胞团，但这不是肿瘤侵袭的组织学证据。非常厚的包膜常提示滤泡癌的可能性大。腺瘤包膜内外组织结构不同，包膜内的组织结构相对一致，周围腺体常有受压现象。

以下几种情况需要特别注意：①印戒细胞型滤泡性腺瘤：出现印戒细胞不是恶变的指标，也没有特别的临床意义。在诊断时应与脂肪瘤及脂肪肉瘤、转移性印戒细胞癌及透明细胞型甲状腺癌相鉴别，相关免疫标记有助于鉴别。②不典型腺瘤：约占甲状腺腺瘤的2%，细胞高度增生，形态不规则，具有异型性，但缺乏包膜和血管浸润。细胞呈圆形、梭形或多边形，细胞核染色较深且不规则，具有不典型性，可见核分裂象，常无病理性核分裂及坏死，可出现巨核，间质往往较少，一般见不到水肿和炎细胞浸润。腺瘤呈重度不典型表现时，易误诊为恶性，但其包膜完整，临床经过为良性、无复发和转移。对于本瘤的诊断应十分慎重，需在广泛取材，排除包膜及血管浸润后方可诊断。③其他腺瘤：包括涎腺型腺瘤、腺脂肪瘤及腺软骨瘤等。④透明变梁状肿瘤：此型极少见，好发于40－70岁年龄段，平均年龄47岁，男性明显多见于女性，青少年患者极少见。该病常表现为颈部单发肿块，无症状。少数患者呈弥漫性或多结节性甲状腺肿大。大体检查：肿瘤通常呈实性，有包膜或界限清楚，直径0.3～4cm，平均2.5cm。切面呈均质性、不清晰的分叶状，淡黄色，偶见灰白色斑点。组织病理学：肿瘤局限于包膜内，肿瘤细胞呈实性或不完全分叶状，多角形或长梭形，排列成小梁状和巢状结构，细胞长轴与基底膜垂直排列。有些肿瘤细胞可形成实性的细胞团，故又称副节瘤样腺瘤。细胞核卵圆形，染色质细，可有假包涵体，可见核沟，胞质内有细颗粒,核分裂少见。细胞质淡伊红色、嗜双色性或透明。滤泡内胶质很少或缺失,可发生钙化甚至有沙砾体形成。间质纤维血管纤细,有丰富的透明变性物质,与淀粉样物质相像。故应与髓样癌、副神经节瘤等鉴别,PAS染色阳性,而淀粉或降钙素阴性。该病可伴发于桥本甲状腺炎、其他类型的滤泡型腺瘤或乳头状癌。免疫组化:肿瘤细胞甲状腺球蛋白(TG)部分阳性,神经特异性烯醇化酶(NSE)和嗜铬素呈灶状阳性表达,在很多病例还发现 Galectin-3 可呈现阳性。值得注意的是,MIB-1 抗体(抗原为 Ki-67)检测可使该肿瘤表现出弥漫的细胞质强阳性,沿细胞膜更明显。这种现象被认为是甲状腺透明变梁状肿瘤的一个特征。肿瘤中透明变区域由Ⅳ型胶原阳性的基底膜样物质构成。

甲状腺腺瘤的诊断难点在于与甲状腺癌的鉴别诊断上,掌握以下两点是至关重要的,一是有关甲状腺肿瘤脉管侵犯的标准问题,其要点为:①瘤细胞应突入包膜中或包膜外的脉管腔内,血管应为包膜中、包膜处或紧粘包膜外的血管,包膜内肿瘤中的血管内出现癌细胞团是常见的现象,无诊断及预后意义;②受侵犯的血管应是静脉,血管内的癌细胞团必须由血管内皮细胞加以包绕,即瘤栓表面应被覆内皮细胞(如果血管内肿瘤团附于管壁或伴有血栓时除外)。二是甲状腺肿瘤包膜侵犯的标准问题,其判断标准为:肿瘤出芽应完全穿透包膜(虽然蘑菇形出芽常有重要意义,但只有包膜完全穿透才能当作真正侵犯),或见紧贴于包膜外的小结节,结节中瘤细胞具有与主瘤完全一致的形态。同时,应注意鉴别由于细针穿刺导致的肿瘤包膜破裂和真正的包膜侵犯的差异。细针穿刺导致的“浸润性”芽常与针刺轨道或实质内的出血灶相连续,该区域可见血液、含铁血黄素和炎细胞浸润,芽常较小,无蘑菇样轮廓,细胞常为变性,细胞芽最常见于一个或两个病灶。此外,镜下如见到肿瘤有较厚的纤维包膜,细胞密度高,主要排列为实性、梁状或微滤泡,出现弥漫的核异型,核分裂象易见,嗜酸性细胞以及包膜内垂直排列的滤泡都提示腺癌的可能性,此时应充分取材,以免误诊。

诊断透明细胞滤泡腺瘤应与原发甲状腺透明细胞癌、异位的甲状旁腺腺瘤或转移性肾透明细胞癌相鉴别,应用免疫组织化学染色 TG(+),可以排除非甲状腺来源肿瘤。另外甲状旁腺透明细胞肿瘤常有骨骼的脱钙病变,患者血钙升高,降钙素阳性,而甲状腺转移性肾透明细胞癌有肾透明细胞癌病史,原发甲状腺透明细胞癌有血管或包膜浸润。由于本病非常少见,故容易误诊。因此当甲状腺肿瘤细胞胞质透明或嗜酸性时,应当充分取材、询问病史、行免疫组织化学检测及特殊染色以明确组织来源而排除转移性肾透明细胞癌、甲状旁腺腺瘤及甲状腺透明细胞癌,以免误诊误治。

(王强修　余小蒙　张华伟)

参考文献

[1] Ito Y, Hirokawa M, Miyauchi A, et al. Diagnosis and surgical indications of oxyphilic follicular tumors in Japan: Surgical specimens and cytology[J]. Endocr J, 2016, 63(11): 977-982.

[2] Bongiovanni M, Uccella S, Giovanella L, et al. Hürthle cells adenoma of the thyroid with post-surgical implants in the neck: clinical, morphological, and molecular analysis of three cases [J]. Endocr Pathol, 2016, 27 (4): 338-345.

[3] Tong GX, Mody K, Wang Z, et al. Mutations of TSHR and TP53 genes in an aggressive clear cell follicular carcinoma of the thyroid [J]. Endocr Pathol, 2015, 26(4): 315-319.

[4] Morita K, Sakamoto T, Ota S, et al. Ultrasound findings of diffuse metastasis of gastric signet-ring-cell carcinoma to the thyroid gland [J]. J Med Ultrason (2001), 2017, 44 (1):

133-139.

[5] Pusiol T, Zorzi MG, Morichetti D. Coexistence of atypical adenoma, adenoma with bizarre nuclei and follicular variant of papillary carcinoma of the thyroid[J]. Indian J Pathol Microbiol, 2013, 56(4): 399-401.

[6] Larrinaga G, Blanco L, Errarte P, et al. Altered peptidase activities in thyroid neoplasia and hyperplasia[J]. Dis Markers, 2013, 35(6): 825-832.

第二节 甲状腺透明变梁状肿瘤

一、临床特征

甲状腺透明变梁状肿瘤(hyalinizing trabecudarturnouts, HTT)是一种起源于滤泡上皮的罕见肿瘤,容易与甲状腺乳头状癌的实体亚型相混淆,在冷冻切片和针吸细胞诊断中尤为突出。查阅国内外文献,迄今国外报道不足120例,国内不足10例。以往文献中有透明变梁状腺瘤、副节瘤样腺瘤、伴大量胞质内微丝的透明变细胞肿瘤、透明变梁状腺瘤样病变、乳头状癌透明变梁状亚型等不同名称,也反映出对本病的一个认识过程。WHO(2004)内分泌系统肿瘤分类将本病命名为HTT。本病好发于40—70岁年龄段,平均年龄47岁,多见于女性,青少年患者极少见。通常表现为颈部单发肿块,无症状,有时因触及颈部肿块而就医,少数患者呈弥漫性或多结节性甲状腺增大。超声检查显示甲状腺内界限清楚的实性结节(图9-9)。细针穿刺活检,细胞学检查可见肿瘤细胞胞质丰富,柱状,具有核沟、核内假包涵体(图9-10)。临床治疗行单纯手术切除,术后需密切随访。目前的观点认为HTT的多数病例呈良性经过,极少数病例可出现恶变、转移,是一种具有低度恶性潜能的肿瘤。

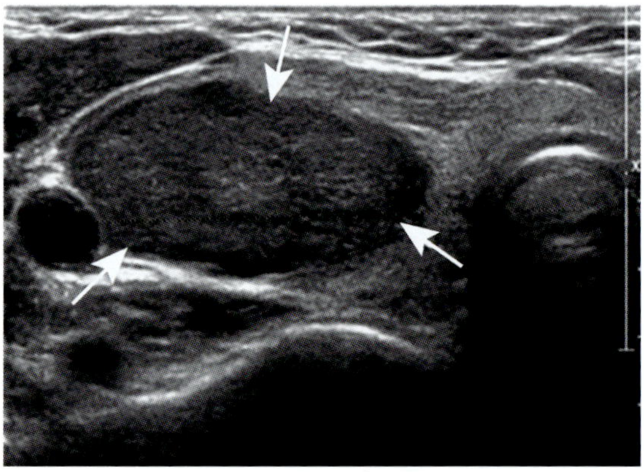

图9-9 超声显示甲状腺内界限清楚的实性结节

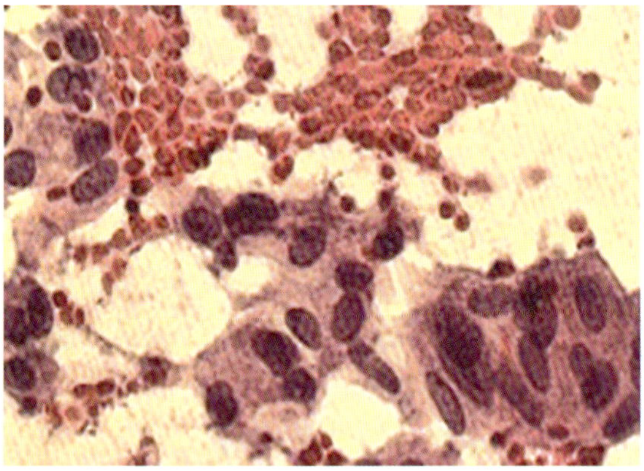

图9-10 细胞学检查见肿瘤细胞柱状,可见核沟(HE×400)

二、病理特征

1. 肉眼观察 甲状腺HTT特点为肿瘤境界清楚或包膜完整,直径0.3~4cm,平均直径平均2.5cm或更小,有些肿瘤仅见于显微镜下。切面呈均质性、不清晰的分叶状,淡黄色,偶见灰白色斑点。

2. 显微镜检查 镜下特征为肿块局限于包膜内(图9-11),肿瘤细胞呈实性或不完全分叶状,有时呈假滤泡结构。多角形、卵圆形、梭形细胞呈梁状或簇状分布,细胞长轴与基底膜垂直排列。有些肿瘤细胞可形成实性的细胞团，故又称副节瘤样腺瘤。细胞核卵圆形，染色质细，可有假包涵体，可见核沟，常见核旁空晕，胞质内有细颗粒，核分裂少见。细胞质淡伊红色、嗜双色性或透明（图 9-12）。滤泡内胶质很少或没有，可发生钙化甚至有沙砾体形成。间质纤维血管纤细，有丰富的透明变性物质，与淀粉样物质相似。小梁外周的细胞较中心的细胞伊红染色浅，并显示出核淡染或缺失，这种变化在出现透明变物质时最明显。HTT 可以伴发于桥本甲状腺炎、其他类型的滤泡型腺瘤或乳头状癌。部分 HTT 的组织切片中，可找见位于细胞质中的直径 2～5μm 的黄色小体。

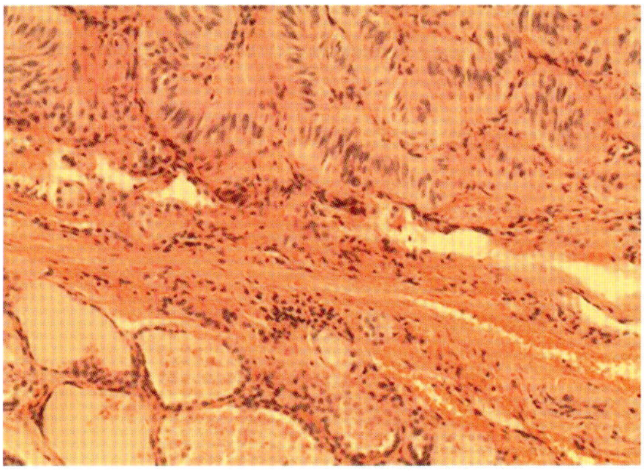

图 9-11 肿瘤与甲状腺组织界限清楚（HE×100）

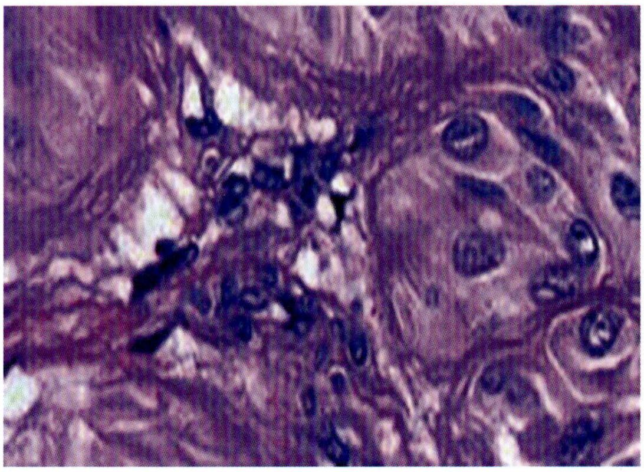

图 9-12 肿瘤呈小梁状，可见基底膜样物质（HE×400）

3. 免疫表型 肿瘤细胞甲状腺球蛋白（TG）部分阳性，神经特异性烯醇化酶（NSE）和嗜铬素呈灶状阳性表达。部分病例 Galectin-3 呈弱阳性表达。HTT 的透明变区域由Ⅳ型胶原阳性的基底膜样物质构成。值得注意的是，用 MIB-1 抗体（抗原为 Ki-67）检测可使该肿瘤表现出弥漫的细胞质强阳性，沿细胞膜更明显（图 9-13），这种现象在其他类型的甲状腺肿瘤中均未发现，在其他克隆的 Ki-67 抗体也未发现。这种现象被认为是甲状腺透明变梁状肿瘤的一个特征。CK19 和 Calcitonin 阴性表达（图 9-14）。

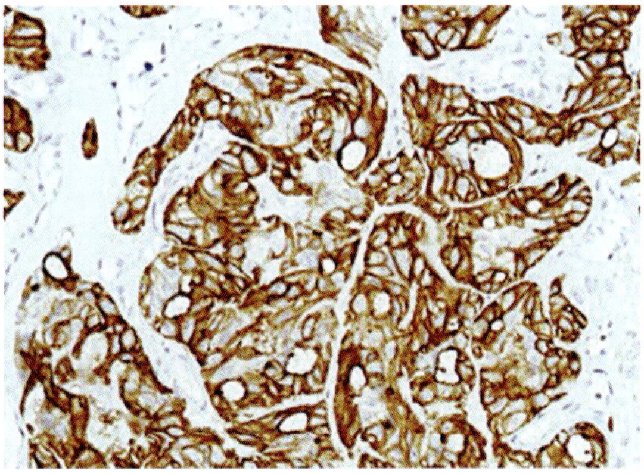

图 9-13 肿瘤免疫组化显示 MIB-1 阳性（EliVision 法×400）

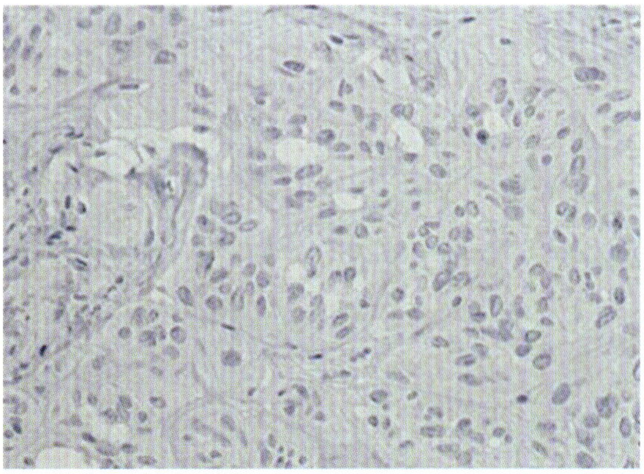

图 9-14 肿瘤免疫组化降钙素阴性（EliVision 法×100）

三、鉴别诊断

因为HTT肿瘤细胞的核具有乳头状癌细胞核的特征，细针穿刺活检标本的细胞学检查可能误为甲状腺乳头状癌。HTT多数病例显示临床良性经过，在治疗上并不需要过度的手术处理。当细胞学检查提示甲状腺乳头状癌可能时，手术中冷冻快速病理组织学检查以进一步确诊，是必要的。HTT具有独特的小梁状结构和特征性的PAS阳性基底膜样小梁内玻璃样变，典型病例的病例诊断并不困难。但由于小梁状结构在实性型乳头状癌、具有梁状结构的滤泡癌、髓样癌等肿瘤也可存在，仍需要认真做好鉴别诊断（表9-2）。

表9-2 甲状腺玻璃样变小梁状肿瘤的鉴别诊断

主要肿瘤	临床特点	大体表现	镜下形态	免疫表型
甲状腺玻璃样变小梁状肿瘤	多见于40－70岁年龄段，平均发病年龄47岁，女性显著多见，表现为无症状的甲状腺结节	单发，实性，有包膜或界限清楚，一般中等大小，平均直径2.5cm。切面均质，略分叶，淡黄色	弥漫一致的实性梁状结构，瘤细胞中等大小，胞质颗粒状，嗜酸性、嗜双色或透明。可见明显的透明变，这些基底膜样物质位于小梁内而不是间质。细胞核可见核沟和核内假包涵体，常见核旁空晕和胞质内黄色小体。极少胶质	阳性：TTF-1、TG、MIB-1、Galectin-3、CD56、Ki-67（膜阳性） 阴性：Calcitonin
甲状腺透明变性小梁状癌	多见于女性，常为单发实性结节	单发结节，边界清楚，包膜完整，直径2～8cm，平均直径3.8cm	类似HTT，但有血管和包膜浸润，常见特征性的小梁状结构，瘤细胞胞质内和间质中可见明显的玻璃样变性，瘤细胞极向与小梁长轴垂直排列。瘤细胞可呈梭形，可见核周空晕，可见较多的核内包涵体及核沟	阳性：TTF-1、TG、MIB-1 阴性：Calcitonin
甲状腺髓样癌	25%有遗传性，为常染色体显性遗传。散发病例平均年龄50岁。女性稍多见。可有激素异常表现	多见于甲状腺叶中1/3部位，常单侧发生。质硬，灰白色及棕红色，沙砾感。界限清楚，无包膜。大小不一	髓样癌成分的形态变化很多，典型结构包括片状、巢状、梁状，被纤细的小血管分隔，显示“器官样”。肿瘤间质可有玻璃样变的胶原纤维，常有刚果红染色阳性的淀粉样物质沉积。癌细胞多角形、圆形或短梭形。核圆形、卵圆形，较规则，染色质较粗，核仁不明显，核分裂较少见。偶尔可见深染、异型的大核。胞质颗粒状、略嗜酸或嗜双色	表达Calcitonin、CEA、CgA、Syn及TTF-1和低分子量CK可阳性。有些病例可能阳性表达生长抑素、蛙皮素、神经紧张素、组织胺酶、血清素、儿茶酚胺等 Galectin-3、CK19、HBME-1阴性

（续　表）

主要肿瘤	临床特点	大体表现	镜下形态	免疫表型
甲状腺混合性髓样-滤泡细胞癌	占甲状腺恶性肿瘤的0.15%，患者平均年龄48岁，男性比女性略多	甲状腺内结节，多为单发，平均直径3.7cm，实性，切面显示髓样癌及滤泡细胞癌瘤的形态重叠，灰白色，质地较硬，无包膜	肿瘤以髓样癌成分为主，其中混杂有不同比例的滤泡癌或乳头状癌成分。髓样癌成分的典型结构包括片状、巢状、梁状，被纤细的小血管分隔。癌细胞多角形、圆形或短梭形。核圆形、卵圆形，较规则，染色质较粗，核仁不明显，核分裂较少见。偶尔可见深染、异型的大核。胞质颗粒状、略嗜酸或嗜双色。肿瘤间质可有玻璃样变的胶原纤维，常有刚果红染色阳性的淀粉样物质沉积。肿瘤的滤泡癌或乳头状癌成分可能较少，需要仔细寻找	髓样癌成分表达Calcitonin，多数表达CEA、CgA、Syn阳性。TTF-1和低分子量CK可阳性。有些病例可能表达生长抑素、蛙皮素、神经紧张素、组织胺酶、血清素、儿茶酚胺等。滤泡癌或乳头状癌成分表达TG、TTF-1、Galectin-3、HBME-1、CK19阳性
甲状腺滤泡癌	女性多见，50岁以后年龄段多见，也可见于儿童	常有包膜，圆形、卵圆形，实性，切面灰白色、灰黄色	由滤泡结构或条梁状结构构成，滤泡大小不一，含胶质，可见被膜和脉管侵犯。细胞具有不同程度的非典型性。不具备髓样癌成分	阳性：TG、TTF-1、低分子量CK 阴性：P53、Calcitonin、CgA、Syn
甲状腺实体型乳头状癌	各年龄段均可发生，多见于20－50岁成年人。女性与男性之比为4∶1	灰白色，界限清楚或呈浸润性，可有钙化、骨化。大小不一，实性，偶尔可囊性	肿瘤呈片状排列，无显著典型乳头结构，但具有乳头状癌的典型细胞核特点，核增大，重叠，毛玻璃样，可见核沟、核内假包涵体	阳性：TG、TTF-1、Galectin-3、HBME-1、CK19、CK7、CK17、CK(AE1/AE3)及S-100蛋白 阴性：Calcitonin、CK20、CD56、p53

四、诊断思路

1. 概述　甲状腺玻璃样变小梁状肿瘤（HTT）罕见，是一种起源于甲状腺滤泡上皮细胞的肿瘤，具有独特的小梁状结构和明显的玻璃样变。以往名称较混乱，2004年版WHO内分泌系统肿瘤分类将本病命名为HTT，生物学行为编码标注为0，2017年新版WHO分类继续使用了HTT的名称，但生物学行为编码标注为1，表明对其生物学行为认识的不同，因为部分病例显示淋巴结转移，而有些文献还报道了呈浸润性生长的这类病例，并称其为甲状腺玻璃样变小梁状癌。由于组织学结构类似于甲状腺乳头状癌，细胞学又发现这类瘤细胞具有核沟、核内假包涵体，都提示HTT与甲状腺乳头状癌密切相关。分子生物学研究发现，HTT中存在RET/PTC基因广泛突变，也类似于甲状腺乳头状癌。但缺乏B-raf和N-ras基因突变。HTT具有独特的明显的小梁内PAS阳性的基底膜样玻璃样变物质，与乳头状癌不同，所以成为一个单独的肿瘤类型。

2. 临床诊断思路　甲状腺玻璃样变小梁状肿瘤不具有特征性的临床表现，临床的首发症状多为发现颈部肿块。影像学检查显示实性肿块，同位素扫描为冷结节。与甲状腺乳头状癌可发生在任何年龄不同，HTT几乎不发生在30岁以下人群。因为HTT肿瘤细胞的核具有乳头状癌细胞核的特征，细针穿刺活检标本的细胞学检查可能误为甲状腺乳头状癌。但HTT多数病例显示临床良性经过，在治疗上并不需要过度的手术处理。当细胞学检查提示甲状腺乳头状癌可能时，手术中冷冻快速病理组织学检查以进一步确诊，是必要的。

3. 病理诊断思路　甲状腺玻璃样变梁状肿瘤具有独特的小梁状结构和特征性的PAS阳性基底膜样小梁内玻璃样变，典型病例的病例诊断并不困难。但由于小梁状结构在实性型乳头状癌、具有梁状结构的滤泡癌、髓样癌等肿瘤也可存在，仍需要认真做好鉴别诊断。当细胞学检查提示乳头状癌时，不要忽视肿瘤存在的小梁内基底膜样物质，不要仅根据细胞核具有核沟、核内假包涵体，就匆忙诊断甲状腺乳头状癌，必要时做PAS染色以证实基底膜样物质的存在。免疫组化对鉴别HTT与乳头状癌、滤泡癌帮助不大，但对与髓样癌鉴别具有重要价值。

（王强修　孟　斌　刘晓红）

参考文献

[1] Román-González A, Simón-Duque C, Camilo-Pérez J, et al. Trabecular hyalinizing adenoma of the thyroid (HAT): A report of two cases[J]. Gac Med Mex, 2016, 152(1): 111-115.

[2] Jang H, Park CK, Son EJ, et al. Hyalinizing trabecular tumor of the thyroid: diagnosis of a rare tumor using ultrasonography, cytology, and intraoperative frozen sections[J]. Ultrasonography, 2016, 5(2): 131-139.

[3] 杨仙荷，郝华，汪庆余，等. 甲状腺透明变性梁状肿瘤一例[J]. 临床与实验病理学杂志，2018，34(4)：470-471.

[4] Riaz S, Bashir H, Jahangir S, et al. Hyalinizing trabecular neoplasm of thyroid[J]. J Ayub Med Coll Abbottabad, 2014, 26(3): 410-412.

[5] Sung SY, Shen HY, Hsieh CB, et al. Hyalinizing trabecular tumor of thyroid: does frozen section prevent unnecessarily aggressive operation? Six new cases and a literature review[J]. J Chin Med Assoc, 2014, 77(11): 573-577.

[6] 李秀珍，付燕飚，李百周. 甲状腺透明变性小梁状癌一例[J]. 中华病理学杂志，2014，43(2)：130-131.

第三节　甲状腺乳头状癌与复杂硬化

一、临床特征

甲状腺乳头状癌（papillary carcinoma）是最常见的甲状腺恶性肿瘤，显示滤泡细胞分化，具有特征性的细胞核。甲状腺乳头状癌多发生于20—50岁的成年人，女性多见，患者中女性与男性的比例为4∶1，但50岁以上的患者，女性优势并不明显。临床症状以甲状腺肿块为最常见，也有病例以发现癌转移引起的淋巴结肿大为最先出现的症状。超声及CT、MRI等其他影像学检查可见甲状腺结节，多为实性，也可局部囊性，常伴有钙化。放射碘同位素扫描显示为冷结节。甲状腺功能的实验室检查对甲状腺乳头状癌的诊断帮助不大，因为绝大多数甲状腺乳头状癌都不影响甲状腺的功能。细针穿刺细胞学检查有助于确诊。治疗一般采用手术切除，可根据情况施行颈部淋巴结清扫。术后可辅以放疗。甲状腺乳头状癌预后良好，10年生存率超过90%，年轻患者的10年生存率甚至达到98%。甲状腺病变中常见纤维化，有些会显示复杂硬化。这种复杂硬化，常常会引起诊断上的困惑，甚至造成误诊。根据临床观察，14%的甲状腺乳头状癌及13%的甲状腺微小乳头状癌伴有复杂性硬化改变，需要与伴有复杂硬化的其他甲状腺病变鉴别。在伴有复杂硬化的乳头状癌病例中，缺乏特殊临床特点，也未显示与其他病例的预后差别。但在部分甲状腺乳头状癌病例，癌灶中央常可以见到星芒状纤维化，成为特征性结构之一。尤其在手术中冷冻病理检查时，星芒状纤维化常被视为做出癌的诊断的重要依据。然而，这种复杂性硬化改变并非乳头状癌独有，也可见于某些甲状腺良性病变中（图 9-15～图 9-22），成为甲状腺病变病理诊断中的一个“陷阱”。了解不同甲状腺病变中出现纤维化的情况及其特点，有助于避免将良性病变误诊为癌，应该受到重视。甲状腺星芒放射状复杂硬化改变并非少见，更不是甲状腺乳头状癌及微小乳头状癌所独有的特征。具有复杂硬化改变的病例中包含甲状腺乳头状癌、甲状腺微小癌、甲状腺腺瘤、结节性甲状腺肿、桥本甲状腺炎、多灶性纤维性甲状腺炎、肉芽肿性甲状腺炎等多种甲状腺病变，认识这点，可以减少误诊。不同甲状腺病变中复杂硬化的发生机制有不同，注意观察复杂硬化病变中的各种细微差别，分析纤维化发生的原因，有助于做出正确病理诊断，以便临床医生正确处理此类病变。

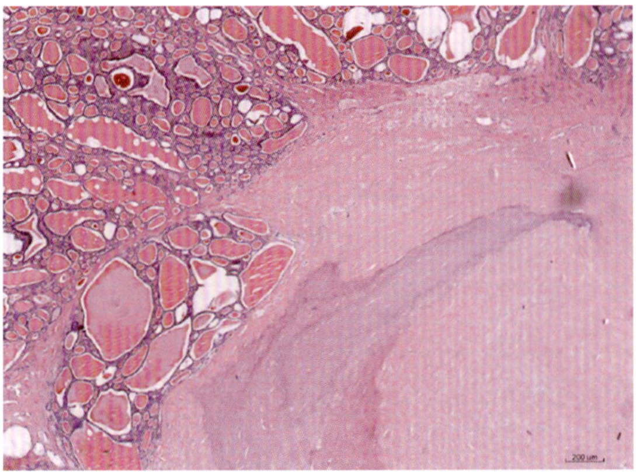

图 9-15　甲状腺腺瘤内部纤维硬化，可见骨化（HE×40）

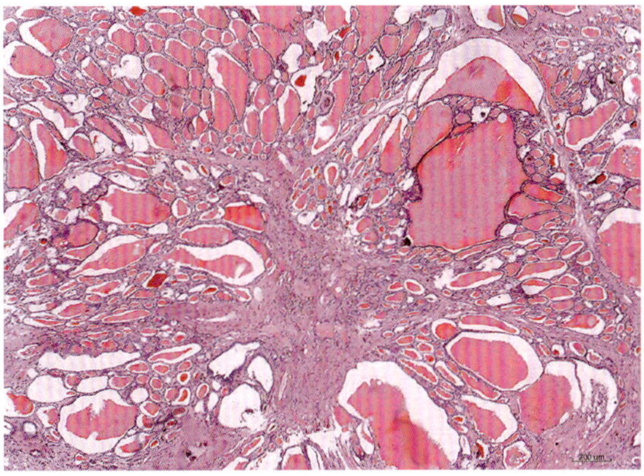

图 9-16　结节性甲状腺肿，复杂硬化可出现在增生结节间，周边甲状腺滤泡被挤压变形（HE×40）

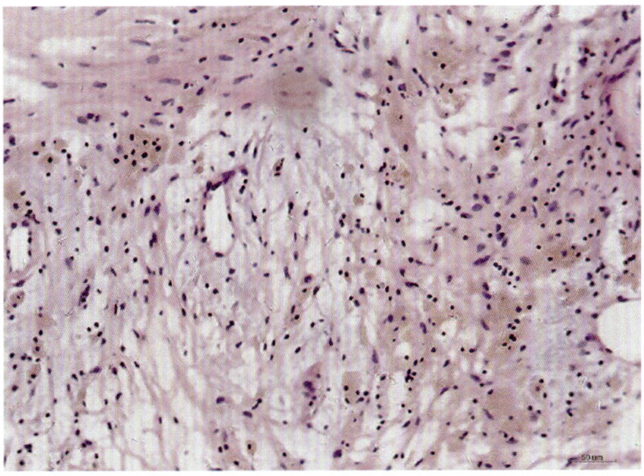

图 9-17　结节性甲状腺肿，复杂硬化病变中的陈旧出血（HE×200）

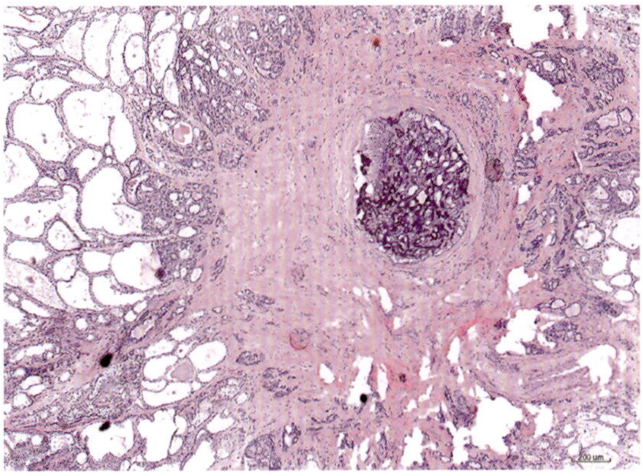

图 9-18　结节性甲状腺肿，结节内的复杂硬化病变界限较清，可见残留滤泡结构并有钙化（HE×40）

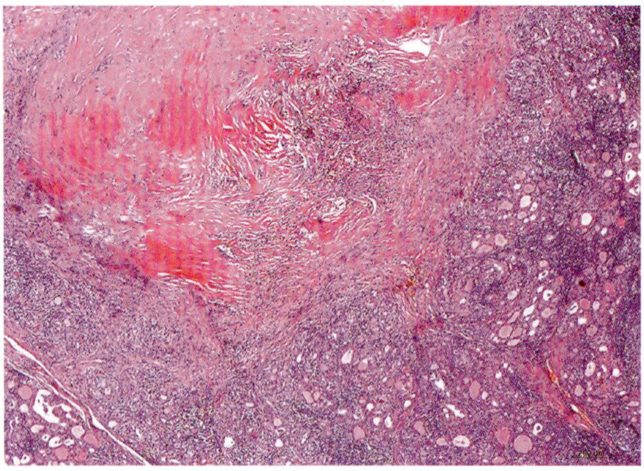

图 9-19 桥本甲状腺炎，复杂硬化性改变，胶原化明显，淋巴细胞浸润，未见滤泡残留（HE×40）

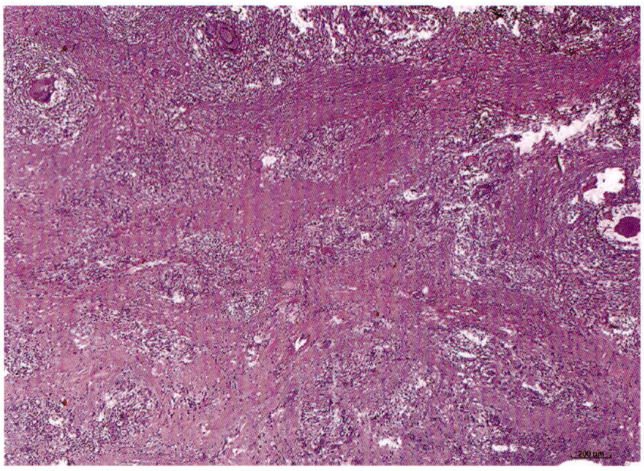

图 9-20 肉芽肿性甲状腺炎，增生的纤维组织伸入周边甲状腺小叶间，可见萎缩的甲状腺滤泡及肉芽肿结构，并有淋巴细胞浸润（HE×40）

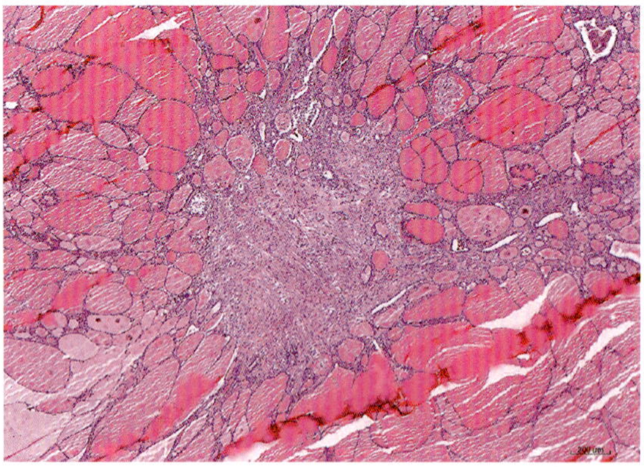

图 9-21 多灶性纤维性甲状腺炎，病灶范围较小，呈星芒状瘢痕样复杂硬化 （HE×40）

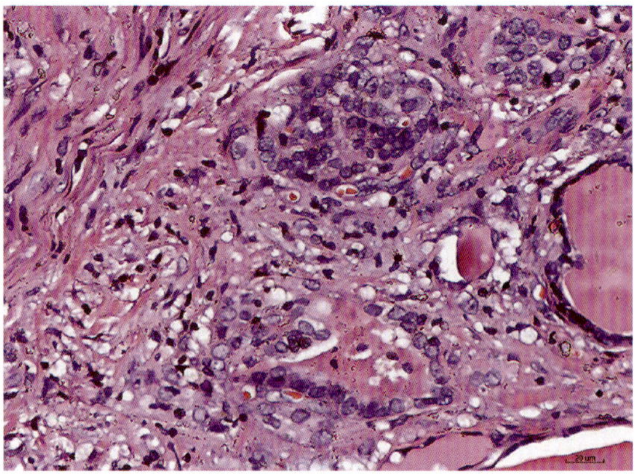

图 9-22 多灶性纤维性甲状腺炎，复杂硬化边缘滤泡结构扭曲，滤泡上皮细胞有一定异型性，但缺乏乳头状癌的核特征（HE×200）

二、病理特征

1. 肉眼观察 甲状腺乳头状癌也表现为甲状腺内结节，可单发或多灶性。结节大小不一，微小癌直径可<1mm。实性或部分囊性，切面灰白色，仔细观察可见呈细颗粒状，结节边界不规则，可见浸润周围甲状腺组织，甚至浸润周围软组织。有些病例有钙化、骨化。部分病例可有较完整的“包膜”。伴有复杂硬化的甲状腺乳头状癌切面可见肿瘤中央或略偏位有星形放射状瘢痕样区，质地较硬，有时瘢痕样区范围可占据肿瘤的大部分。

2. 显微镜检查 甲状腺乳头状癌有多种组织学亚型，包括滤泡型、巨滤泡型、包裹型、柱状细胞型、嗜酸细胞型及微小乳头状癌等，形态多样。典型形态为具有复杂的乳头结构，乳头较纤细，有纤维脉管轴心，可水肿样，被覆的癌细胞具有典型特征，即核增大，圆形或卵圆形，重叠，毛玻璃样，可见核沟和核内假包涵体。上皮排列紊乱。滤泡亚型多数区域为滤泡样结构，很少或几乎没有乳头结构，但核仍然具有乳头状癌的核特征。嗜酸细胞亚型的癌细胞多角形或柱状，胞质内见丰富的嗜酸性颗粒。柱状细胞亚型的癌细胞呈高柱状，假复层排列，常见核下或核上胞质空泡，肿瘤呈乳头状或滤泡状、梁状、实体状结构。实体型肿瘤癌细胞实性片状排列，几乎看不到乳头结构。这些亚型均具有典型乳头状癌的核特征。直径≤1cm 的乳头状癌被称为微小乳头状癌，结构同样可以为乳头状或滤泡样，同样具有典型的核特征。伴有复杂硬化的典型乳头状癌，可保持小叶结构，也可为密集或散在的滤泡簇，增生的纤维组织常呈星芒状插入周围甲状腺组织。复杂硬化改变也可仅在癌瘤部分区域呈现，既可位于癌的中央，也可见于部分周边区域。复杂硬化性纤维灶多显示胶原化，部分病例可见较多纤维细胞成分。纤维灶中可残留成巢的癌成分，可见不规则的乳头结构或拉长的滤泡结构。癌细胞多具有核膜清楚、染色质均细毛玻璃样的特点，可见核沟和核内假包涵体。纤维灶中可有钙化(图 9-23，图 9-24)。伴有复杂硬化的微小乳头状癌病灶较小，多数单发，也可为多灶，整个癌灶呈现复杂硬化性结构，边缘放射状，癌组织在纤维灶中不规则分布，具有乳头状癌的核特点，与周围甲状腺组织无形态移行(图 9-25，图 9-26)。

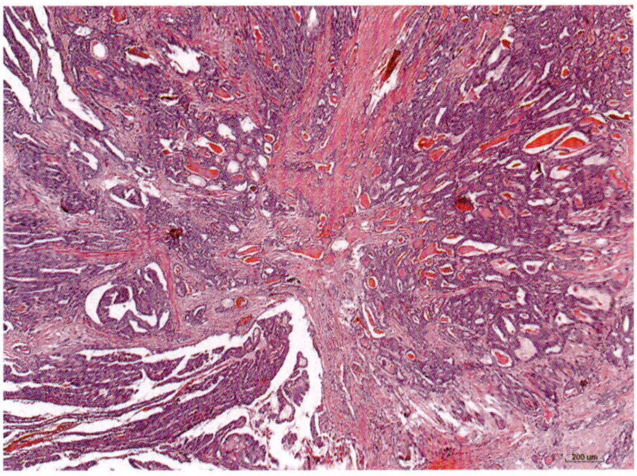

图 9-23　甲状腺乳头状癌，中央复杂硬化，癌组织及周围甲状腺组织呈放射状分布(HE×40)

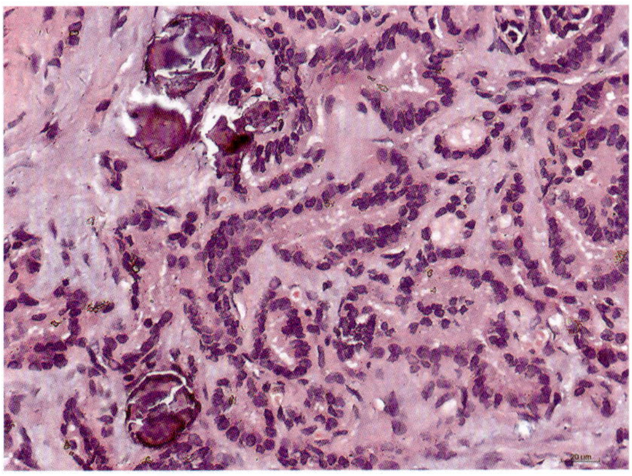

图 9-24　甲状腺乳头状癌，纤维灶内可见癌组织，癌细胞见核沟及核内假包涵体，可见沙砾体(HE×200)

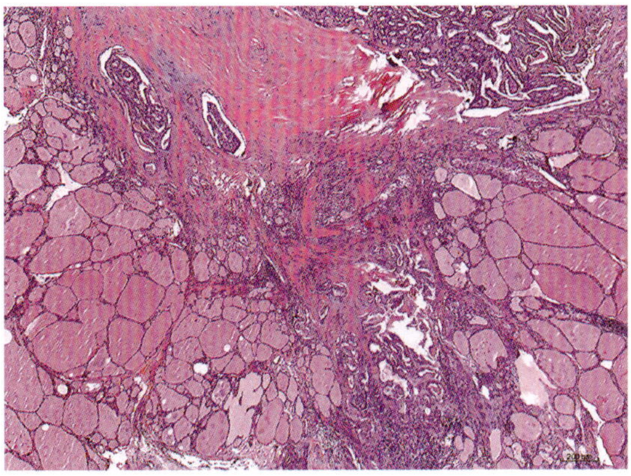

图 9-25　甲状腺乳头状癌，中央复杂硬化，癌组织及周围甲状腺组织呈放射状分布(HE×40)

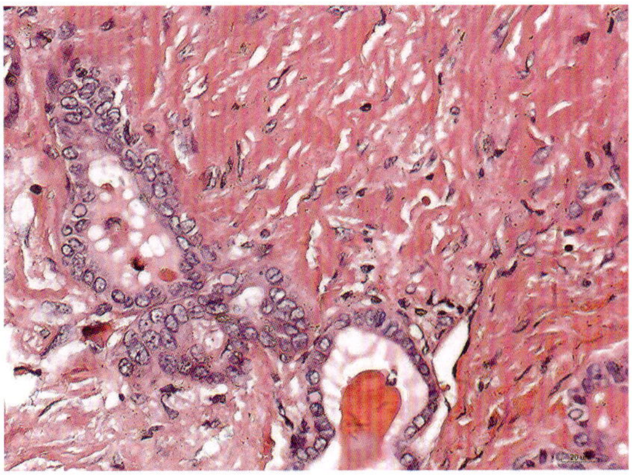

图 9-26　甲状腺微小乳头状癌，纤维灶内癌细胞见核沟及核内假包涵体(HE×400)

三、鉴别诊断

伴有复杂硬化的甲状腺乳头状癌需要注意与其他伴有复杂硬化的甲状腺病变鉴别。不同甲状腺病变中的复杂硬化既有相同的表现，又有各自的特点。相同点包括不同程度的明显纤维化，纤维化灶呈多星状放射状瘢痕样，纤维化灶内甲状腺滤泡不同程度的受压变形，纤维化灶中残留的甲状腺滤泡有继发性改变。不同点包括纤维灶的位置和数量、累及范围、周围甲状腺病变类型、周围甲状腺结构变化、纤维灶内有/无组织细胞和炎细胞等（表 9-3）。

表 9-3 不同甲状腺病变中复杂硬化的主要鉴别点

病变	病灶数量	大小	界限	纤维灶	残留腺体	细胞形态	周围甲状腺
乳头状癌	单个或多个	较大	不清	位置不定，多显示胶原化，部分可见较多纤维细胞成分。常呈星芒状插入周围甲状腺组织	乳头结构或拉长的滤泡	毛玻璃样核，可见核沟和假包涵体	可保持小叶结构或成簇，放射状分布
微小乳头状癌	单个，可多个	较小	不清	占据整个癌灶，边缘放射状	乳头结构或拉长的滤泡	毛玻璃样核，可见核沟和假包涵体	可保持小叶结构
腺瘤	单个	较大	较清	位于包膜内，多胶原化，瘢痕样，纤维灶内可见淡染区，内为多少不一的组织细胞	一般无，或有形态大致正常的滤泡	无乳头状癌核特点	保持小叶结构
结节性甲状腺肿	不定，常单个	较大	不清或较清	位于结节内或结节间，常沿甲状腺小叶间隔分布，增生的纤维组织内见较多扩张的脉管，可有淋巴细胞聚集。可见胆固醇结晶样裂隙和含铁血黄素沉积	滤泡上皮退变	无乳头状癌核特点	保持小叶结构或结节状
桥本甲状腺炎	不定	大小不一	不清	位置不定。胶原化明显，增生的纤维组织可伸入甲状腺小叶间，边缘部分可见淋巴滤泡	滤泡上皮退变或胞质嗜酸性	无乳头状癌核特点，可为嗜酸细胞	保持小叶结构，可见桥本病特点
多灶性纤维性甲状腺炎	常 2 个或更多	较小	不清	中心性病灶，星状瘢痕样复杂硬化，硬化灶中心细胞成分较少，外周边缘细胞成分较多	滤泡结构，数量较少	无乳头状癌核特点，可有不典型性	保持小叶结构

（续　表）

病变	病灶数量	大小	界限	纤维灶	残留腺体	细胞形态	周围甲状腺
肉芽肿性甲状腺炎	不定	较小	不清	位置不定，增生的纤维组织伸入周边甲状腺小叶间，可明显胶原化	滤泡常萎缩	无乳头状癌核特点	保持小叶结构，可见肉芽肿
侵袭性纤维性甲状腺炎	弥漫性病变	累及整个甲状腺	不清	甲状腺滤泡大部分破坏并有瘢痕样纤维组织增生，纤维化过程波及整个甲状腺组织，局限于一叶或部分腺叶。本病甲状腺增生纤维组织不仅破坏正常甲状腺组织，并且侵出被膜侵及周围组织	滤泡破坏	无滤泡细胞增生改变	可累及甲状腺外组织
IgG4 相关甲状腺病变	弥漫性病变	累及整个甲状腺	不清	大量淋巴浆细胞浸润，致密的间质纤维化，显著的甲状腺滤泡上皮细胞退变	滤泡上皮退变	无滤泡细胞的肿瘤性增生	其他器官可有类似改变

四、诊断思路

1. 临床诊断思路　甲状腺乳头状癌是最常见的甲状腺恶性肿瘤，而且几乎所有微小癌也都是乳头状癌，所以，对于临床表现显示恶性可能的甲状腺结节，首先应该考虑为甲状腺乳头状癌。甲状腺乳头状癌的临床表现可为甲状腺结节，多数界限不清，但也可为包裹性，可发生钙化，也别是沙砾样钙化。影像学检查，特别是超声检查可以提示结节的性质。临床常可发现颈部淋巴结转移。由于许多甲状腺病变可以发生复杂性硬化，在病变中发现致密的放射状结构并不能确定是否乳头状癌，需要通过病理检查确诊。

2. 病理诊断思路　存在复杂细乳头结构，具有特征性的核形态，是甲状腺乳头状癌的诊断要点。侵袭性生长，淋巴结转移是甲状腺乳头状癌常见的情况。由于甲状腺乳头状癌具有多种组织学亚型，把握核增大，圆形或卵圆形，重叠，毛玻璃样，可见核沟和核内假包涵体这些核的特征，是诊断的关键。甲状腺乳头状癌肿瘤内部常见纤维化，甚至是复杂硬化改变，这已成为病理诊断，特别是手术中冷冻快速病理诊断的重要依据。但许多其他类型的甲状腺病变，包括非肿瘤性病变，都可存在复杂硬化，因此需要特别慎重地进行鉴别。对不同具有复杂硬化的甲状腺病变诊断过程中，在观察星芒状纤维灶特征的同时，还应分析周围甲状腺组织形态。遇到甲状腺乳头状病变时，应排除具有乳头状结构的结节性甲状腺肿，其乳头常较宽大，乳头内可见含有胶质的滤泡；结节甲状腺肿结构可多样，一般常伴有炎症及组织细胞反应；甲状腺瘤具有明确的包膜，复杂性硬化改变位于肿瘤内部。如形态学鉴别有困难，免疫组化可作为补充诊断方法。甲状腺乳头状癌几乎均表达 CK19、不表达 TPO，而在结节性甲状腺肿和甲状腺腺瘤中 CK19 阴性、TPO 阳性。多灶性纤维化性甲状腺炎可见多个纤维灶，纤维灶中央细胞少，周边滤泡萎缩减少，滤泡上皮异型增生但没有乳头状癌核特征和沙砾体。桥本甲状腺炎、肉芽肿性甲状腺炎都具有各自独特的形态特征，桥本甲状腺炎纤维灶周围甲状腺滤泡上皮嗜酸性变，滤泡间淋巴组织增生、淋巴滤泡形成，也无甲状腺乳头状癌核特征。另外还要注意与侵袭性纤维性甲状腺炎及新近报道的 IgG4 相关甲状腺病变加以鉴别。

（尹迎春　王宏量　吕玉波）

参 考 文 献

[1] DeLellis RA, Lloyd RV, Heitz PU, et al. Pathology & genetics tumours of endocrine organs[M]. Lyon: IARC Press, 2004.

[2] 陈杰. Rosai&Ackerman 外科病理学[M]. 10 版. 北京：北京大学出版社，2014.

[3] 刘彤华. 诊断病理学[M]. 3 版. 北京：人民卫生出版社，2015.

[4] de la Torre NG, Buley I, Wass JA, et al. Angiogenesis and lymphangiogenesis in thyroid proliferative lesions: relationship to type and tumour behaviour[J]. Endocr Relat Cancer, 2006, 13: 931-944.

[5] Takeda MI, Mikami T, Numata Y. Papillary Thyroid Carcinoma With Heterotopic Ossification Is a Special Subtype With Extensive Progression[J]. Am J Clin Pathol, 2013, 139 (5): 587-598.

[6] Fellegara G, Rosai J. Multifocal fibrosing thyroiditis: report of 55 cases of a poorly recognized entity[J]. Am J Surg Pathol, 2015, 39 (3): 416-424.

[7] 吕晶，刘红刚. IgG4 相关硬化性疾病头颈部病变的研究进展[J]. 临床与实验病理学杂志 2012, 28(4): 432-435.

[8] Umehara H, Okazaki K, Masaki Y, et al. Comprehensive diagnostic criteria for IgG4-related disease (IgG4-RD) [J]. Mod Rheumatol, 2012, 22(1): 21-30.

[9] Dahlgren MI, Khosroshahi A, Nielsen GP. Riede's thyroiditis and multifocal fibroslerosis are part of the IgG4-related systemic disease spectrum[J]. Arthritis Care Res (Hoboken), 2010, 62(9): 1312-1318.

[10] Luiz HV, Gonçalves D, Silva TN, et al. IgG4-related Hashimoto's thyroiditis-A new variant of a well known disease[J]. Arq Bras Endocrinol Metabol. 2014, 58(8): 862-868.

[11] 李红静，孙希印，李青，等. 不同甲状腺病变中复杂性硬化的临床病理分析[J]. 诊断病理学杂志，2017, 24(6): 455-459.

第四节　甲状腺巨滤泡型乳头状癌

一、临床特征

甲状腺巨滤泡型乳头状癌（macrofollicular variant of papillary thyroid carcinoma）是甲状腺滤泡型乳头状癌亚型的一个变种，被认为是甲状腺乳头状癌中最罕见的类型。由于其以滤泡结构和巨滤泡结构为主，常缺少甲状腺乳头状癌的典型形态，特别是在巨滤泡内类胶质压迫滤泡上皮，使上皮细胞变低矮的情况下，容易误为甲状腺良性结节，在手术中冷冻制片快速病理诊断时更容易误诊，需要提高警惕。甲状腺巨滤泡型乳头状癌由 Albores-Saavedra 首先报道，但一直未被特别重视，文献报道也较少，对其进行深入了解，有助于避免误诊。2004 年版 WHO 内分泌器官肿瘤分类中将其作为一个独立亚型与滤泡型亚型并列，而 2017 年版 WHO 分类中因其罕见，并未单独分型，将其归类为滤泡亚型甲状腺乳头状癌的罕见亚型之一叙述。甲状腺巨滤泡型乳头状癌可发生于各个年龄段，文献报道，发病平均年龄为 41 岁。与其他类型甲状腺癌相似，甲状腺巨滤泡型乳头状癌也好发于女性，女性与男性患者比例为(3.6～4)∶1。临床首发表现为颈部肿块，无痛，活动或较固定，据文献报道，多数病例为单发，左侧略多于右侧，少数(<1/5)累及双侧。B超检查见肿瘤均为实性结节，可有钙化。甲状腺巨滤泡型乳头状癌很难作出正确的临床诊断，常考虑为甲状腺肿或腺瘤。临床治疗多采用甲状腺切除并颈部淋巴结清扫或改良根治性颈淋巴结清扫。甲状腺巨滤泡型乳头状癌预后较好，较少侵犯甲状腺周围软组织，约 1/4 的病例有淋巴结转移，甚至有些临床未发现颈淋巴结异常的病例，经病理检查也发现有淋巴结转移。甲状腺巨滤泡型乳头状癌远处转移较少，尽管约 90% 的病例经治疗后可以痊愈，但文献中有发生骨转移、肺转移的报道。

二、病理特征

1. 肉眼观察　甲状腺巨滤泡型乳头状癌表现为甲状腺内结节，多为单发，少数多发。结节大小不一，直径从小于 1cm 到 3cm，界限较清楚，常有假包膜包裹，假包膜可较完整。质地较典型乳头状癌为软。切面棕红色果冻样，有胶质光泽。

2. 显微镜检查　肿瘤外围纤维性假包膜，厚度不一。肿瘤间质较稀少，但部分病例可有硬化的纤维组织分割肿瘤实质。肿瘤实质由大小不同的甲状腺滤泡结构构成，其中可见大滤泡、巨滤泡，滤泡腔内含有类胶质(图 9-27，图 9-28)，部分滤泡靠近滤泡上皮处可见“吸收空泡”(图 9-29)，使类胶质呈扇贝样。大滤泡、巨滤泡成分占肿瘤面积的 50% 以上。肿瘤细胞体积中等大小，多数可呈低矮的柱状形态，细胞核稍大，非毛玻璃样，难以观察到核沟和核内包涵体。大滤泡、巨滤泡的滤泡上皮被类胶质挤压变扁平，更不具备典型的乳头状癌的细胞核特点。部分滤泡上皮形成细小乳头结构单独或聚集成扇形突入滤泡腔，这些乳头结构无明显纤维脉

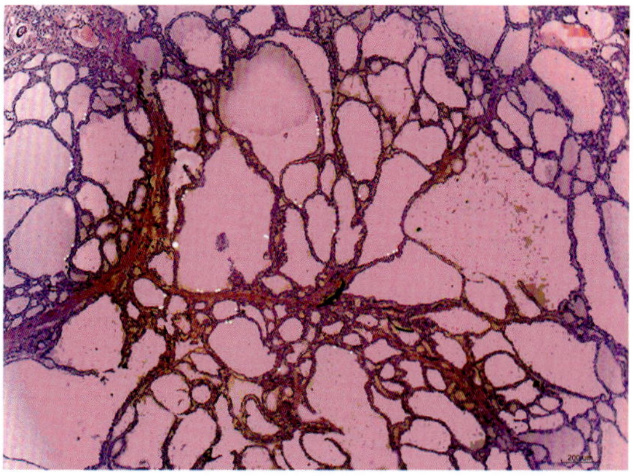

图 9-27　肿瘤有较多滤泡结构，部分呈巨滤泡(HE × 40)

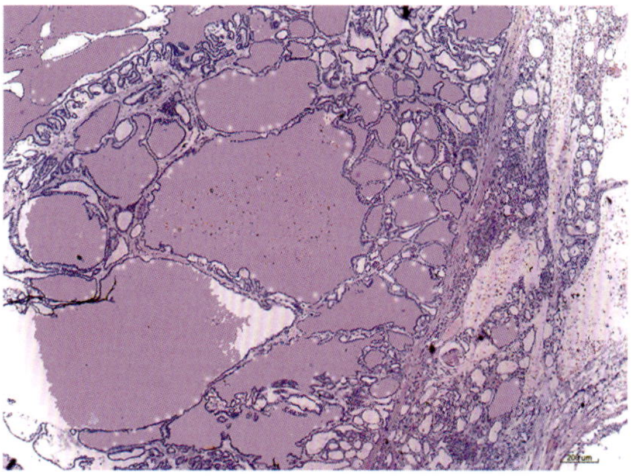

图 9-28　肿瘤性滤泡大小不一，部分为巨滤泡，可见乳头样结构(HE × 40)

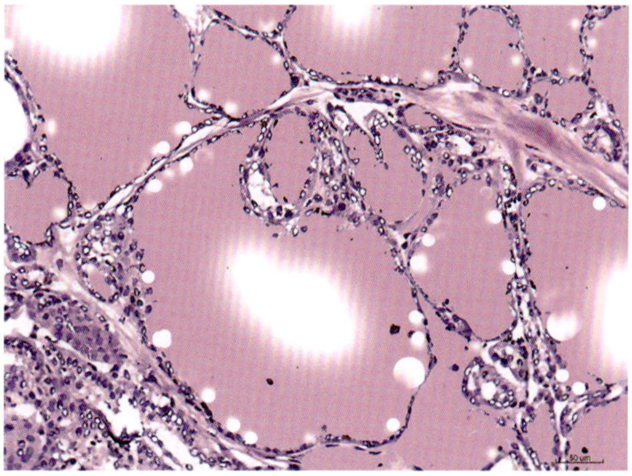

图 9-29　巨滤泡含胶质，可见吸收空泡(HE × 100)

管轴心。大滤泡、巨滤泡之间可见灶性密集的小滤泡。突入大滤泡的乳头结构和小滤泡的肿瘤性上皮细胞可观察到典型乳头状癌的核特征，核体积大，重叠，核膜清楚，染色质毛玻璃样，具有核沟、核内包涵体。肿瘤组织中，核分裂少见（图 9-30～图 9-32）。

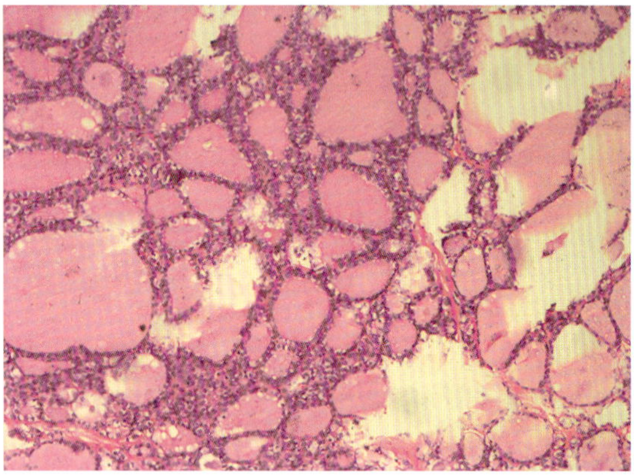

图 9-30　小滤泡上皮细胞具有乳头状癌的核特征（HE×200）

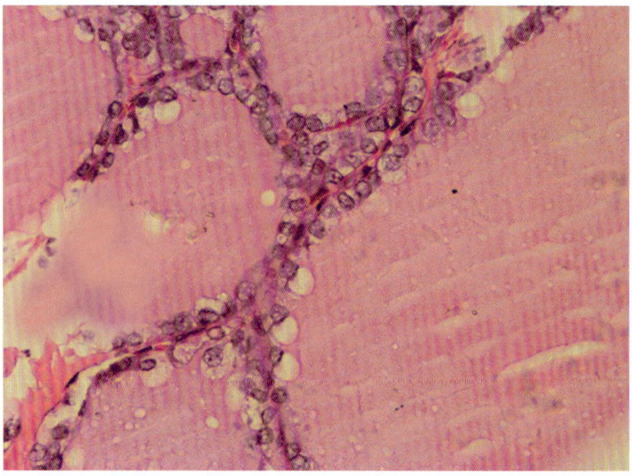

图 9-31　滤泡内含胶质，可见吸收空泡（HE×400）

3. *免疫表型*　肿瘤细胞标记甲状腺球蛋白（TG）阳性，TTF-1、Galectin-3、HBME-1、CK19（图 9-33，图 9-34）、CK7、CK17、CK（AE1/AE3）及 S-100 蛋白呈阳性表达。其中，HBME-1 在甲状腺巨滤泡型乳头状癌灵敏度达到 94.5%，特异性为 77.08%。Calcitonin、CK20、CD56、p53 阴性。

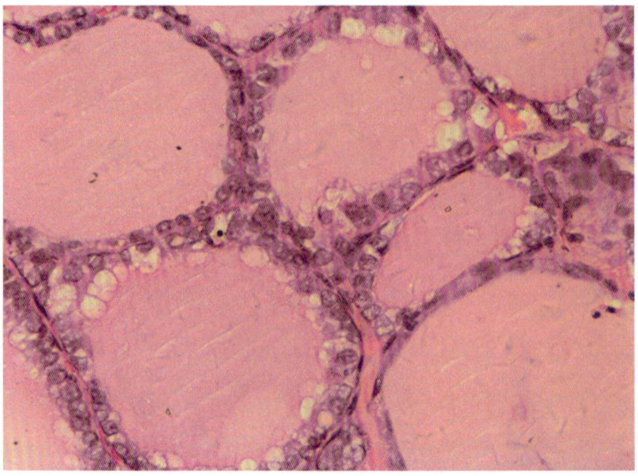

图 9-32　肿瘤滤泡衬覆上皮细胞具有乳头状癌的核特征，可见核沟（HE×400）

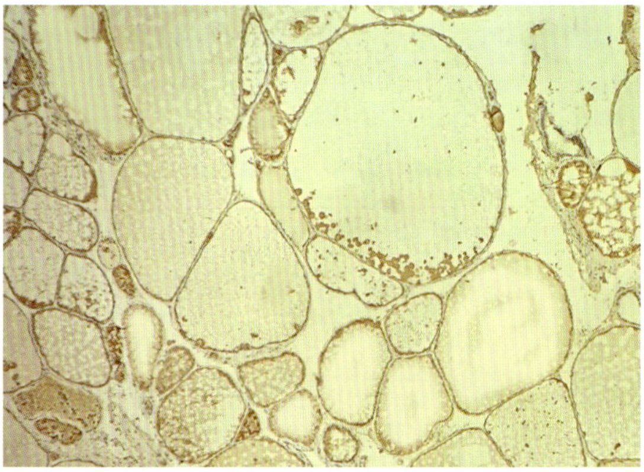

图 9-33　巨滤泡结构 CK19 阳性（EliVision 法×40）

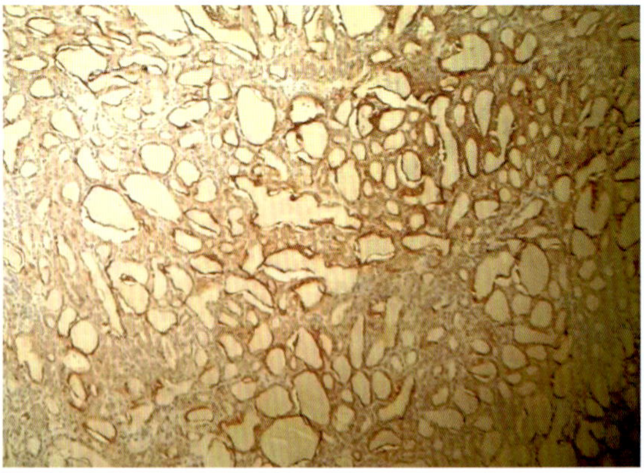

图 9-34　小滤泡结构 CK19 阳性（EliVision 法×100）

有文献报道了对甲状腺巨滤泡型乳头状癌的分子生物学研究，未发现 BRAF、NRAS、HRAS、KRAS 基因突变。

三、鉴别诊断

甲状腺巨滤泡型乳头状癌由于少见而未被重视，临床和病理均易发生误诊。由于肿瘤界限较清楚，超声检查常误为良性结节。细针穿刺细胞学检查 63% 诊断为良性，包括甲状腺肿、不典型增生和腺瘤。手术中冰冻快速病理检查约 45% 被误诊为良性甲状腺肿，18% 误为滤泡型腺瘤。由于甲状腺巨滤泡型乳头状癌是一种较少转移，临床预后相对较好，做出正确诊断，对治疗和判断预后具有重要意义（表 9-4）。

表 9-4　甲状腺巨滤泡型乳头状癌与甲状腺其他病变的鉴别诊断

主要肿瘤	年龄性别	大体表现	镜下形态	免疫表型
甲状腺巨滤泡型乳头状癌	成年人，平均年龄约 41 岁，女性略多于男性	缺乏特异性，表现为位于甲状腺组织内的实性结节，切面棕红色，果冻样，边界较清，有假包膜	常有假包膜，间质较少，偶有硬化的纤维组织分割肿瘤实质。肿瘤中大滤泡、巨滤泡结构占 50% 以上，滤泡内含类胶质，可有“吸收空泡”。大滤泡、巨滤泡的上皮细胞低矮或扁平，缺乏典型乳头状癌的核特征。大滤泡中可有乳头状结构扇形突入，大滤泡间有密集的小滤泡。滤泡内乳头结构和小滤泡的上皮细胞可具有典型甲状腺乳头状癌的细胞核特征，核大，出现核沟、核内包涵体	阳性：TG、TTF-1、Galectin-3、HBME-1、CK19、CK7、CK17、CK（AE1/AE3）及 S-100 蛋白 阴性：Calcitonin、CK20、CD56、p53
结节性甲状腺肿	各年龄组均可发生，人群中 3%～5% 可有，女性多见	甲状腺多发性结节，大小不一，可有胶质光泽，结节界限清楚	甲状腺增大，外形改变，被膜紧张。切面多结节性，结节界限较清楚，部分结节有部分或完整的纤维性包膜。可有出血、囊性变、钙化等继发改变。结节大小不一，多由大滤泡构成，富含胶质，部分为具有嗜酸性上皮的滤泡构成。可有乳头结构，乳头有纤维脉管轴心，乳头中可见小滤泡	阳性：TG 阴性：Galectin-3、CK19、HBME-1（个别病例可显示局灶性 CK19 阳性）
结节性毒性甲状腺肿	典型病例发生在年轻或成年女性，也可发生于儿童	甲状腺弥漫增生，并有结节形成，切面暗红色，稍韧	甲状腺滤泡增生，所形成结节中，上皮较高，呈低柱状，核位于基底部，胞质浅染，形成大小不一的滤泡，滤泡内含类胶质，周边见“吸收空泡”，部分区域上皮呈乳头状突入滤泡腔。细胞核稍大，染色较深，但缺乏乳头状癌的细胞核典型特点	阳性：TG 阴性：Galectin-3、CK19、HBME-1

(续 表)

主要肿瘤	年龄性别	大体表现	镜下形态	免疫表型
甲状腺滤泡型腺瘤	可发生于各个年龄段，女性多见	肿瘤单发，圆形或卵圆形，大小不一，有包膜，切面实性或因出血囊性变，灰白色或棕褐色	由厚薄不一的纤维性包膜包裹，没有包膜和脉管的侵犯。可由滤泡或小梁状结构构成。肿瘤细胞立方形、低柱状、多角形，核圆形，较一致，偶尔可较大，深染	阳性：CK、TTF-1、TG 阴性：CK19、Syn、CgA Calcitonin
甲状腺滤泡癌	多见于50岁年龄段，也偶见于儿童。女性较男性多发	常有包膜，圆形或卵圆形，切面灰红色及灰褐色，多难以判断存在侵袭。广泛侵袭者可无包膜	多有滤泡结构，滤泡内含类胶质，肿瘤也可为实性或呈小梁状结构，或多种结构并存。可见被膜、血管侵犯，瘤组织插入或突破纤维性被膜，血管腔内见癌栓。肿瘤细胞缺乏乳头状癌的核特征	阳性：TG、TTF-1、Galectin-3、HBME-1、CD44V6 部分病例CK19局灶阳性 阴性：Calcitonin
典型甲状腺乳头状癌	好发于20－50岁成年人，女性多见，女性与男性比例达4:1	肿瘤质硬，灰白色，可有钙化，沙砾感，大小不一，实性，多无包膜	典型的复杂性分支乳头，被覆上皮极向紊乱，胞质淡染或嗜酸。核增大，卵圆形，重叠，清澈或毛玻璃样，可见核沟和核内包涵体。肿瘤常见鳞状化生	阳性：TG、TTF-1、Galectin-3、HBME-1、CK19 阴性：Calcitonin、CD56
甲状腺滤泡型乳头状癌	好发于20－50岁成年人，女性多见	可有包膜，部分界限清楚，或呈浸润性，切面灰白至棕褐色	由小到中等大小的滤泡结构构成，滤泡形态可不规则，滤泡腔内含类胶质，类胶质强嗜酸性染色，细胞核具有乳头状癌的特点，较大，毛玻璃样，可见核沟和核内包涵体	阳性：TG、TTF-1、Galectin-3、HBME-1、CK19 阴性：Calcitonin、CD56

四、诊断思路

1. 概述　甲状腺乳头状癌是最常见的甲状腺恶性肿瘤，女性比男性多见，几乎可发生于任何年龄，患者包括10岁以下的儿童和70岁以上的老人，常发生局部淋巴结转移，远处转移较少见，治疗后预后较好。甲状腺乳头状癌具有不同的组织学类型，如滤泡型、包裹型、柱状细胞型、嗜酸细胞型，而几乎所有的甲状腺微小癌也都是乳头状癌。在乳头状癌的各个亚型中，甲状腺巨滤泡型乳头状癌最为罕见，2017年版的WHO分类不再将其单独分型，而是归为甲状腺滤泡型乳头状癌的罕见亚型之一。因对其认识不足，常造成误诊，在细针穿刺细胞学检查和手术中冷冻快速病理检查中，误诊率更高，需要提高警惕。

2. 临床诊断思路　仅通过临床症状、临床检查来确诊甲状腺巨滤泡型乳头状癌几乎是不可能的。甲状腺巨滤泡型乳头状癌不具有与典型甲状腺乳头状癌不同的特殊临床表现，也没有实验室检查、影像学检查的诊断性特征，最后的确诊只能依靠病理检查。如果说还有临床线索能够提示甲状腺巨滤泡型乳头状癌，那就是影像学检查显示肿瘤界限较清楚，临床经过较少见局部淋巴结转移。可惜这些表现在其他类型甲状腺癌中也可存在，仍然不具特异性。

临床能够做到的就是尽早发现甲状腺结节，并通过查体和超声检查判断结节性质。对于考虑为恶性肿瘤的结节，及时手术切除，送病理检查，做出明确诊断。

3. 病理诊断思路　必须了解甲状腺乳头状癌存在一个巨滤泡亚型。当看到界限清楚，甚至有包膜的肿瘤由多数大滤泡、巨滤泡构成时，仔细寻找诊断乳头状癌的证据，诊断标准就是肿瘤＞50％的区域存在大滤泡、巨滤泡，部分区域的肿瘤细胞具有乳头状癌的核特征，即核增大、重叠，见核沟和核内包涵体。注意观察大滤泡、巨滤泡腔内有无扇形乳头状结构突入，大滤泡、巨滤泡间的密集小滤泡及突向滤泡腔的乳头状结构的上皮细胞是否具有乳头状癌的核特征。当看到大滤泡、巨滤泡腔内含有的类胶质存在“吸收空泡”，而使类胶质显示扇贝样形态时，也提示甲状腺巨滤泡型乳头状癌的诊断。大滤泡、巨滤泡上皮受类胶质压迫可变低矮、扁平，使人误认为良性结节，此时应注意全面观察，不要遗漏提示甲状腺巨滤泡型乳头状癌的证据。

细针穿刺细胞学检查有助于确诊肿瘤是否恶性，但难以确诊是否乳头状癌的巨滤泡亚型。手术中冷冻制片快速病例检查，常常因为制片原因或取材的局限难以明确诊断甲状腺巨滤泡型乳头状癌，而误诊为良性结节、滤泡型腺瘤、其他类型乳头状癌的概率很高，尤须慎重。在大滤泡、巨滤泡较多，而缺乏肯定的乳头状癌核特征的病例，使用免疫组化有助诊断。常用抗体与一般典型甲状腺乳头状癌一致，Galectin-3、HBME-1、CK19 阳性表达和 CD56 阴性表达有重要诊断价值。

（宋　琳　苏文敬　张廷国）

参 考 文 献

[1] Sak SD. Variants of papillary thyroid carcinoma: multiple faces of a familiar tumor[J]. Turk Patoloji Derg, 2015, 31(Suppl 1): 34-47.

[2] Yeo MK, Bae JS, Oh WJ, et al. Macrofollicular variant of papillary thyroid carcinoma with extensive lymph node metastases[J]. Endocr Pathol, 2014, 25(3): 265-272.

[3] Marques P, Leite V, Bugalho MJ. Remarkable response to radioiodine therapy in a case of metastatic macrofollicular variant of papillary thyroid carcinoma[J]. Clin Nucl Med, 2014, 39(2): 219-221.

[4] Policarpio-Nicolas ML, Sirohi D. Macrofollicular variant of papillary carcinoma, a potential diagnostic pitfall: A report of two cases including a review of literature[J]. Cytojournal, 2013, 10: 16.

[5] Fukushima M, Ito Y, Hirokawa M, et al. Macrofollicular variant of papillary thyroid carcinoma: its clinicopathological features and long-term prognosis[J]. Endocr J, 2009, 56(3): 503-508.

[6] 张静，李道明，李振乾. 巨滤泡型甲状腺乳头状癌 3 例并文献复习[J]. 临床与实验病理学杂志，2017，33(9)：1025-1027.

第五节　甲状腺低分化癌

一、临床特征

甲状腺低分化癌（poorly differentiated thyroid carcinoma，PDTC）是恶性程度较高的甲状腺癌，发生率远远低于乳头状癌，也低于滤泡癌。文献报道，在意大利北部山区，低分化的甲状腺癌占所有原发甲状腺恶性肿瘤的 6.7％，而在美国其所占的相应比例为 1.8％，这种差异提示 PDTC 在碘缺乏区域可能会有较高的发病率。有人总结国外报道的671例患者中,男:女为1:2,年龄6—69岁,平均年龄56.3岁,发病高峰在45岁以上,由此看见,PDTC更常见于女性及50岁以上的老年患者。最常见的临床症状是甲状腺肿块,瘤体较大时可出现吞咽及呼吸困难,但无声音嘶哑,大多数患者甲状腺功能正常。有11.7%的患者有放射线暴露史,核素扫描78.3%的病例为冷结节,9.5%为热结节。肿瘤平均体积5.3cm,部分患者手术时就有局部脉管侵犯、甲状腺外侵犯和远处转移,而淋巴结转移者相对较少。所以甲状腺低分化癌以局部脉管侵犯、包膜外侵犯以及远处转移为特点,淋巴结的转移率与高分化癌类似。

甲状腺低分化癌的治疗主要根据肿瘤的分期及局部包膜和血管的侵犯程度,因为初次发现时肿瘤体积较大,且常有包膜和血管的侵犯,局部复发率高,多数学者建议采用双侧甲状腺癌根治性手术。术后或转移的患者再应用 ^{131}I 治疗,必要时采用放化疗。影响PDTC的预后因素包括年龄、原发灶的大小、肿瘤外侵程度、血管侵犯、远处转移、对放射碘治疗的反应等。近期研究表明,在PDTC中IMP3的阳性表达是其预后较差的独立性危险因素。总体看其预后介于高分化癌(滤泡癌和乳头状癌)与未分化癌(间变性癌)之间。最近的研究表明,PDTC的5年及10年生存率分别为71.6%及46.3%,且不同国家病例之间预后没有明显差异。尽管PDTC的预后较分化好的甲状腺癌差,但优于未分化癌,临床上对该病应引起重视。有人总结国外报道的671例患者中,5年生存率为40%~50%,死亡主要原因为远处转移,常见的转移器官为肺及骨。抑制BRAF激酶的靶向性治疗以及TP53基因治疗,未来成为一种有前景的治疗方案。

二、病理特征

1. 肉眼观察　肿块位于甲状腺腺体内,体积较大,无包膜,界限不清,质地较硬脆,多灰白色,也可灰褐色,较乳头状癌细腻,无颗粒状乳头状区域,部分可见出血、坏死。

2. 显微镜检查　PDTC镜下观察首先要有侵袭性的生长方式和/或明显的血管侵犯等甲状腺滤泡源性恶性肿瘤所具有的一般特点,并在此基础上存在岛状(图9-35,图9-36)、梁状或实性结构,癌组织浸润周围组织(图9-37)。岛状形态被定义为围以薄层纤维血管间隔境界清楚的肿瘤细胞巢;梁状形态特征为癌细胞排列成索状或缎带状;实体形态则为大片块肿瘤细胞,偶尔可见到小的流产型滤泡或一些胶质滴(图9-38)。诊断PDTC至少出现如下3种形态学特征之一:

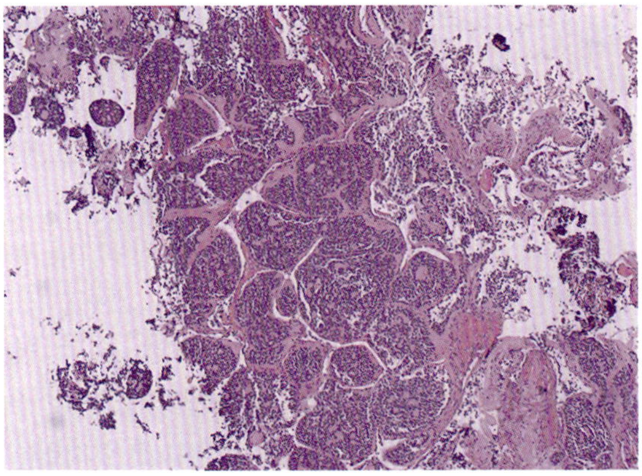

图9-35　低分化甲状腺癌呈巢状结构(HE×40)

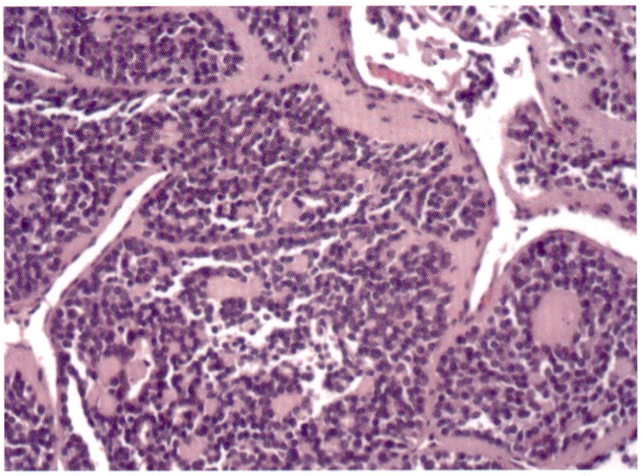

图9-36　低分化甲状腺癌组织由薄层纤维组织分割为巢状结构(HE×100)

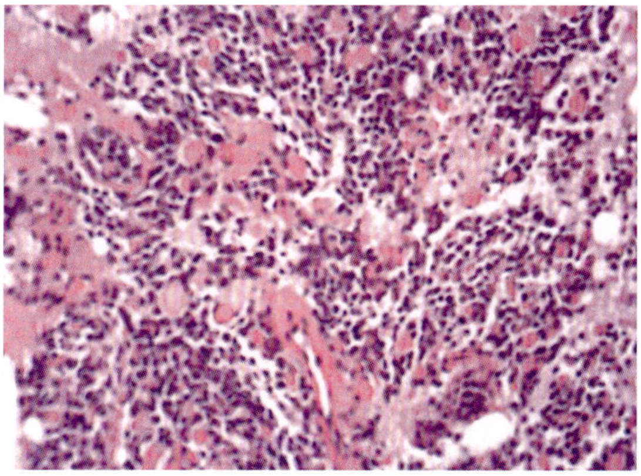

图 9-37 低分化甲状腺癌组织浸润性生长(HE×100)

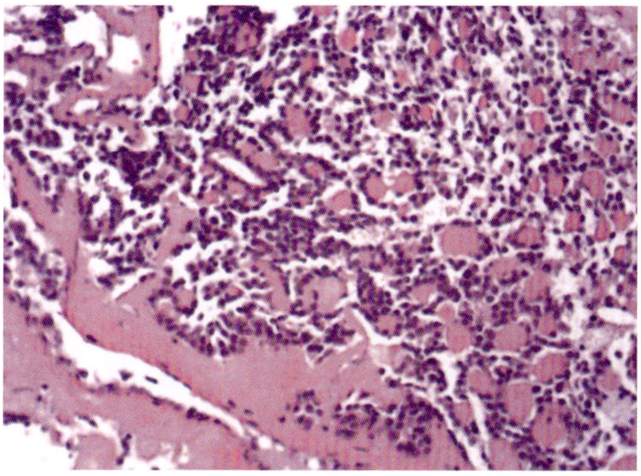

图 9-38 低分化甲状腺癌可见流产型滤泡样结构，可见类胶质(HE×100)

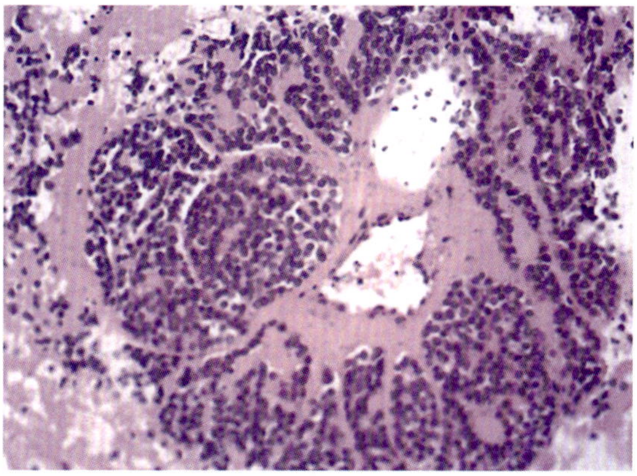

图 9-39 低分化甲状腺癌癌细胞核较小，有扭曲(HE×100)

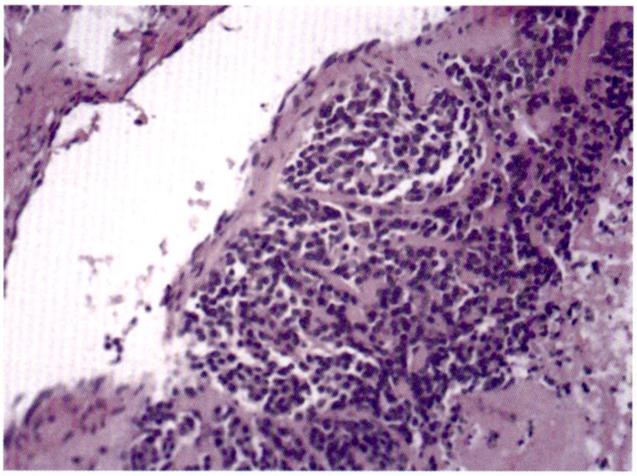

图 9-40 低分化甲状腺癌肿瘤细胞密集，核较小(HE×100)

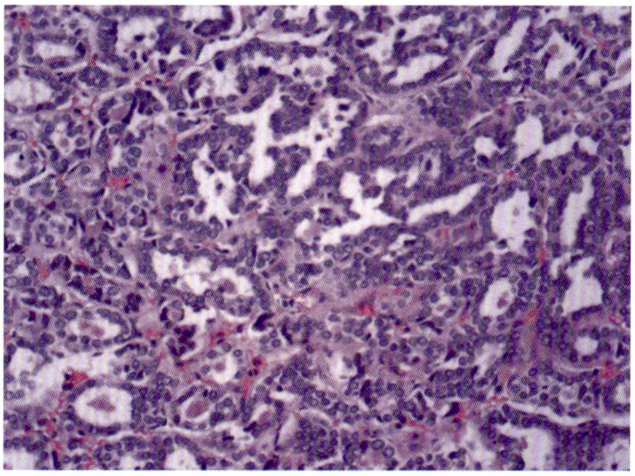

图 9-41 低分化甲状腺癌局部可见滤泡和乳头样结构(HE×200)

核扭曲、核分裂象≥3/10 HPF 或坏死(图 9-39，图 9-40)，其中坏死及较多的核分裂象并不是诊断 PDTC 的必要条件，在肿瘤细胞核呈扭曲状(核扭曲时核膜呈扭曲状，核小、深染，核膜不规则)的情况下，即使没有坏死及较多的核分裂象仍然可以诊断 PDTC。部分 PDTC 中可含有少量高分化甲状腺乳头状癌(图 9-41)或甲状腺滤泡癌成分，并可据此将 PDTC 分为乳头状型(基于伴存的甲状腺乳头状癌成分或具有核扭曲的形态)及非特殊类型，这两型之间的预后没有差异。需要注意的是，如果在 PDTC 病例中见到灶性的未分化区域，则需明确指出，因为这些肿瘤往往具有甲状腺未分化癌的行为表现。

3. 免疫表型　PDTC 的诊断主要基于常规 HE 染色所出现的形态学特征，迄今为止尚无 PDTC 特异的免疫组织化学指标，CK、TG、TTF-1（图 9-42）、HME-1 和 Galectin-3 常阳性表达，CK19 部分阳性表达（图 9-43）。其中 TG 常表现为独特的核旁点状阳性（图 9-44，图 9-45），但此种特点亦非 PDTC 所独有，其他主要囊实性或小梁状生长的甲状腺滤泡源性肿瘤中有时也可以见到。目前研究者相继提出 E-cadherin（图 9-46）、P27、Bcl-2、P53（图 9-47）、CyclinD1 等对低分化癌诊断有帮助。与正常甲状腺和高分化甲状腺癌相比，甲状腺低分化癌E-cadherin

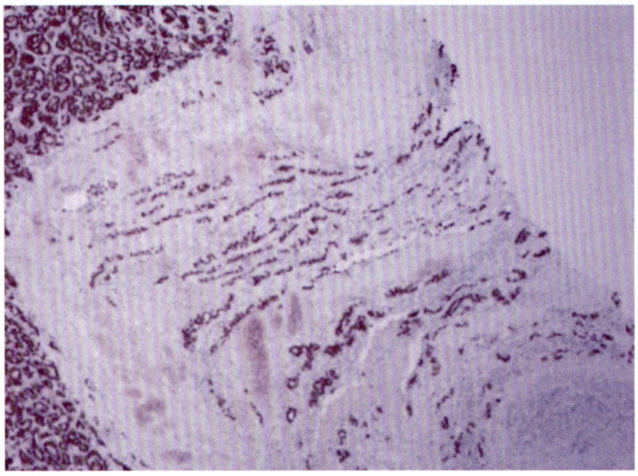

图 9-42　低分化甲状腺癌 TTF 阳性（EliVision 法 ×100）

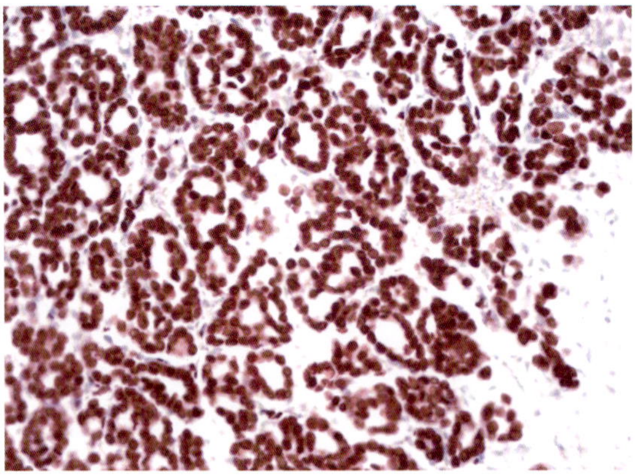

图 9-43　低分化甲状腺癌 CK19 阳性（EliVision 法 ×200）

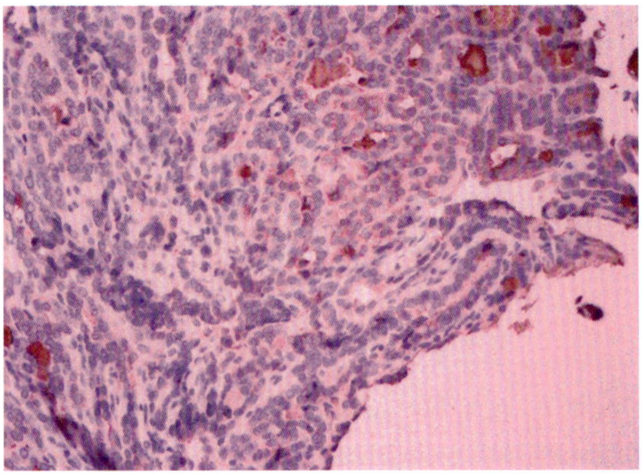

图 9-44　低分化甲状腺癌 TG 部分阳性（EliVision 法 ×100）

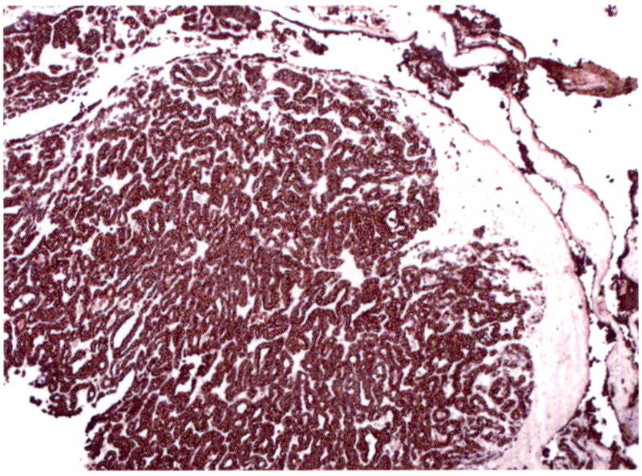

图 9-45　低分化甲状腺癌 TG 弥漫阳性（EliVision 法 ×100）

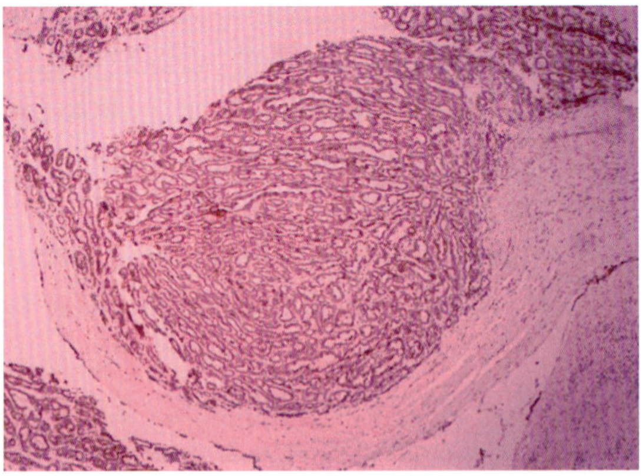

图 9-46　低分化甲状腺癌 E-CA 阳性（EliVision 法 ×40）

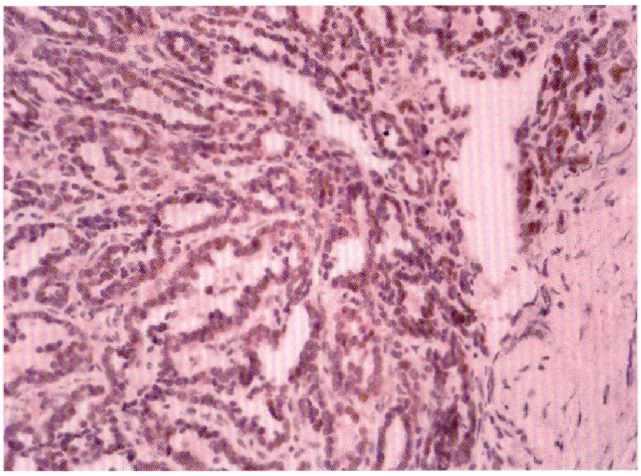

图 9-47 低分化甲状腺癌 P53 阳性(EliVision 法×200)

膜表达减弱，而在未分化癌中则不表达，可用于甲状腺高分化滤泡癌、低分化癌及未分化癌的鉴别。低分化癌中 CyclinD1 表达水平升高。

三、鉴别诊断

PDTC 曾被冠以多种名称，如低分化滤泡癌、实性型滤泡癌、低分化乳头状癌、梁状癌及岛状癌等。PDTC 不论从组织学还是从免疫组化均提示滤泡上皮来源，但部分病例常合并滤泡癌和乳头状癌，少数报道原有甲状腺高分化癌的病史，术后几年或 10 多年局部复发及远处转移的病灶中发现低分化癌成分。目前多数人认为以 50%为低分化癌的分界线具有明确的临床意义及诊断上的可操作性(表 9-5)。

表 9-5 甲状腺低分化癌的鉴别诊断

主要肿瘤	临床特点	病理特点	免疫表型
低分化甲状腺癌	在某些地区可占所有甲状腺肿瘤的 4%～7%。多表现为较大的甲状腺实性结节，同位素扫描显示冷结节。生长迅速或近期生长迅速，常伴有淋巴结肿大。可有淋巴结、肺、骨转移	具有侵袭性的生长方式和/或明显的血管侵犯。呈岛状、梁状或实性结构。岛状形态为围以薄层纤维血管间隔境界清楚的肿瘤细胞巢；梁状形态特征为癌细胞排列成索状或缎带状；实体形态则为大片块肿瘤细胞，偶尔可见到小的流产型滤泡或一些胶质滴。瘤细胞核扭曲、核分裂象≥3/10 HPF，可有坏死	TG、TTF-1、CK、HME-1 和 Galectin-3 阳性表达，TG 核旁点状阳性，E-cadherin、P27、Bcl-2、P53、CyclinD1 等对低分化癌诊断有帮助。CyclinD1 表达水平升高
甲状腺髓样癌	25%有遗传性，为常染色体显性遗传。散发病例平均年龄 50 岁。女性稍多见。可有激素异常表现。多见于甲状腺叶中 1/3 部位，常单侧发生	髓样癌血窦更丰富，癌细胞胞质呈细颗粒状，核染色质呈细粉尘状髓样癌的肿瘤组织中常有淀粉样物沉积	CT、CgA 和 Syn 强阳性而 TG、TTF-1 阴性，刚果红染色阳性

（续 表）

主要肿瘤	临床特点	病理特点	免疫表型
甲状腺间变性癌	体积较大，高度恶性，进展快，转移早。主要见于老年人，只有25%患者确诊时低于60岁。女性多于男性	由梭形细胞、巨细胞、上皮样细胞混合构成。未分化甲状腺癌胞核呈多形性，核分裂象多见，无微小滤泡样结构。梭形细胞为主时类似神经鞘膜肿瘤，肉瘤样。梭形细胞细长，核分裂多见，束状排列，出现卷云状结构	CK、EMA（较少）阳性，Ki-67常＞30% TG、TTF-1、SMA、S-100蛋白阴性
乳头状癌实体亚型	通常发生在有放射线暴露史的年轻人发病年龄较轻，常发生于儿童	独特的弥漫或多结节状的分布结构，具有典型的甲状腺乳头状癌细胞核形态（毛玻璃样核，核沟及核内包涵体），侵袭性更明显	TG、TTF-1、Galectin-3、HBME-1、CK19、CK7、CK17、CK（AE1/AE3）及S-100蛋白阳性 Calcitonin、CK20、CD56、P53阴性

四、诊断思路

1．概述　传统的甲状腺癌分类方法中，滤泡来源的恶性肿瘤一端被分为高分化的甲状腺乳头状癌和滤泡癌，另一端为高度恶性的未分化癌也即间变性癌。越来越多的证据表明，上述两类肿瘤之间确实还存在着一组肿瘤，即甲状腺低分化癌，其形态学特点和生物学行为介于两者之间，为此2004年版的WHO肿瘤组织学分类中正式把PDTC作为一个单独类型。PDTC概念的提出就是用来描述在临床病理特点上介于分化型癌（滤泡癌和乳头状癌）与未分化型癌（间变性癌）之间的一种甲状腺滤泡源性肿瘤，但自PDTC概念提出以来，就存在各种不同的定义，如PDTC曾被冠以多种名称，如低分化滤泡癌、实性型滤泡癌、低分化乳头状癌、梁状癌及岛状癌等。既往由于PDTC的诊断标准不一致，使得关于其临床病理及分子生物学的研究重复性较差，PDTC的治疗也存在颇多争议，缺乏共识。2006年3月由欧洲国家、美国及日本的甲状腺病理专家在意大利都灵，达成了PDTC的如下三条诊断标准（也称为都灵建议）：①存在梁状、实性和岛状的生长方式，缺乏典型乳头状癌核的特点；②至少有脑回状卷曲的核（convoluted nuclei）、核分裂≥3个/10HPF；③坏死。三者中必须符合一个，才能考虑为低分化癌。PDTC不论从组织学还是从免疫组化均提示滤泡上皮来源，但部分病例常合并滤泡癌和乳头状癌，少数报道原有甲状腺高分化癌的病史，术后几年或10多年局部复发及远处转移的病灶中发现低分化癌成分。从病理切片中有时能见高分化癌组织与低分化癌组织相互穿插，且有移行过渡区域。所以与甲状腺未分化癌一样，部分病例确实是从原有的高分化癌中转化而来，但另有50%左右的病例第一次手术时肿瘤组织中并无高分化癌成分，所以这部分肿瘤存在原始甲状腺滤泡细胞直接突变至低分化癌也即干细胞起源的可能。

2．临床诊断思路　甲状腺低分化癌临床表现为甲状腺结节，可发生局部淋巴结转移，但发生率并不显著高于一般的甲状腺乳头状癌。低分化癌远处转移较多，局部呈浸润生长，应该是与其他分化高的甲状腺癌的鉴别点。影像学检查，甲状腺肿块界限不清，实性，同位素扫描显示为冷结节，较少为热结节。最终诊断需要依靠病理组织学检查。细针穿刺活检细胞学检查应该有帮助，因为低分化癌的癌细胞常有核扭曲，呈脑回状，不同于乳头状癌的核有核沟和核内假包涵体。

3. 病理诊断思路　低分化甲状腺癌是甲状腺高分化癌与未分化癌之间的一组肿瘤，既不同于高分化癌具有典型乳头或滤泡的情况，也不同于未分化癌较少显示甲状腺滤泡起源的形态，免疫组化也常常难以显示甲状腺滤泡细胞特征的情况。当甲状腺癌的结构特点处于高分化癌和未分化癌之间时，应该考虑为低分化甲状腺癌。低分化甲状腺癌具有梁状、实性和岛状排列方式。当梁状、实性和岛状的生长区域仅是肿瘤的一部分，其余为乳头状癌或滤泡癌时，则以梁状、实性和岛状的生长区域占肿瘤组织的 50% 为分界线。高分化区域面积超过 50%，则不诊断为低分化癌。目前多数人认为以 50% 为低分化癌的分界线具有明确的临床意义及诊断上的可操作性。在此需要指出的是，病理诊断 PDTC 时，要以核扭曲为必要条件，它是指小而深染的核的核膜呈扭曲状。与经典的甲状腺乳头状癌的核相比，此种类型的细胞核往往较小且深染，具有不规则，或称扭曲、葡萄干样的核膜，偶见核沟，而不具有典型乳头状癌三个核特征中的毛玻璃样及核内假包涵体特征，仅保留了核型不规则的特点。

（苏文敬　王　丹　王宏量）

参考文献

[1] Lam AF. Pathology of Endocrine Tumors Update: World Health Organization New Classification 2017-Other Thyroid Tumors [J]. AJSP, Reviews & Reports, 2017.

[2] 杨雅洁，温文，关弘，等. 甲状腺低分化癌三例报道并文献复习[J]. 中华临床医师杂志(电子版)，2011，5(4)：1145-1148.

[3] 孙健，杨堤，崔全才. 低分化甲状腺癌临床病理学进展[J]. 中华病理学杂志，2011，40(12)：850-853.

[4] 方铣华，葛明华，罗娟，等. 甲状腺低分化癌(岛状癌)的病理诊断[J]. 肿瘤学杂志，2011，17(8)：625-629.

[5] 许婷婷，李楠，谢峰梅，等. 甲状腺低分化癌 3 例临床病理分析[J]. 临床与实验病理学杂志，2017，33(12)：1388-1390.

[6] 苏哲. 甲状腺乳头状癌 14 年后再发为甲状腺低分化癌 1 例[J]. 诊断病理学杂志，2007，14(5)：400.

[7] Walczyk A, Kowalska A, Sygut J. The clinical course of poorly differentiated thyroid carcinoma(insular carcinoma) own observations[J]. Endokrynol Pol, 2010, 61 (5): 467-473.

第六节　甲状腺混合性髓样-滤泡细胞癌

一、临床特征

甲状腺混合性髓样-滤泡细胞癌（mixed medullary and follicular cell carcinoma）是一种非常罕见的甲状腺肿瘤类型，由免疫组化表达降钙素阳性的髓样癌成分和免疫组化表达甲状腺球蛋白阳性的滤泡癌（或乳头状癌）成分混合构成。甲状腺髓样癌占甲状腺所有恶性肿瘤的 5%～10%，而混合性髓样-滤泡细胞癌则低于 0.15%。文献报道，甲状腺混合性髓样-滤泡细胞癌患者平均年龄为 48 岁，稍低于单纯的甲状腺髓样癌平均发病年龄（50 岁）。与多数甲状腺肿瘤不同，混合性髓样-滤泡细胞癌男性比女性略多，男女之比为 1.3∶1。约 25%的甲状腺髓样癌与遗传有关，为 RET 原癌基因功能性种系突变获得所致的常染色体显性遗传，甲状腺混合性髓样-滤泡细胞癌也有病例显示与甲状腺髓样癌患者有血缘关系，由 RET 种系突变引起。但更多的病例与遗传学因素的关系并没有得到证明。多数患者临床表现为甲状腺肿块，常常在查体或偶然情况下被发现，超声检查显示为实性结节性病变，而同位素扫描多显示为冷结节。与典型的甲状腺髓样癌一致，肿瘤多发生于富于 C 细胞的甲状腺叶中间 1/3 部位。文献报道的大多数病例在确诊时或肿瘤进展过程中出现淋巴结转移，约 26% 发生包括肺、肝、纵隔、骨等器官或部位远隔部位的转移。由于肿瘤主要成分包括髓样癌，产生降钙素，临床表现为血清降钙素水平升高，患者可能出现腹泻、面色潮红症状。有些病例由于肿瘤产生其他肽类和胺类激素，也可能会有 Cushing 综合征等其他副肿瘤综合征。甲状腺混合性髓样-滤泡细胞癌肿瘤成分以髓样癌为主，其预后也与典型髓样癌类似，而较单纯的滤泡癌或乳头状癌预后差，10 年生存率约为 74%。文献指出，性别、年龄和淋巴结转移情况是甲状腺混合性髓样-滤泡细胞癌预后的独立相关因素。男性、年龄较大、有淋巴结转移者预后较差。治疗采用手术切除、淋巴结清扫，必要时辅以放疗、化疗。

二、病理特征

1. 肉眼观察　甲状腺混合性髓样-滤泡细胞癌表现为甲状腺内结节，多为单发，结节大小不一，平均直径 3.7cm，实性，切面显示髓样癌及滤泡细胞癌瘤的形态重叠，灰白色，质地较硬，无包膜，如果滤泡细胞癌为滤泡型甲状腺癌，有时可见胶质光泽，如果混合成分为乳头状癌，切面可见细乳头结构，乳头簇状，质脆。

2. 显微镜检查　甲状腺混合性髓样-滤泡细胞癌具有极大的异质性，髓样癌是肿瘤的主要优势成分，其中混杂有不同比例的滤泡细胞癌成分，可以是滤泡癌，也可能是乳头状癌（图 9-48）。这些滤泡细胞肿瘤成分必须显示甲状腺球蛋白标记阳性。髓样癌成分的形态变化也很多，典型结构包括片状、巢状、梁状，被纤细的小血管分隔，显示“器官样”。癌细胞多角形、圆形或短梭形。核圆形、卵圆形，较规则，染色质较粗，核仁不明显，核分裂较少见（图 9-49～图 9-51）。偶尔可见深染、异型的大核。胞质颗粒状、略嗜酸或嗜双色。肿瘤间质可有玻璃样变的胶原纤维，常有刚果红染色阳性的淀粉样物质沉积。肿瘤的滤泡细胞癌瘤成分可能较少，需要仔细寻找。滤泡癌成分衬覆滤泡的是癌细胞，

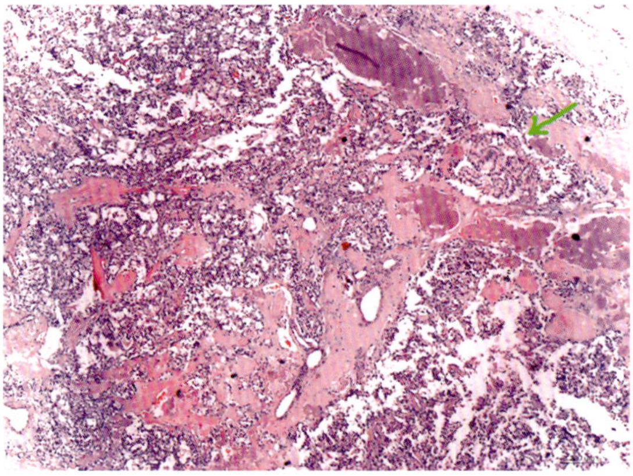

图 9-48　肿瘤组织主要有髓样癌成分构成，右上角可见小灶乳头状癌结构（HE×40）

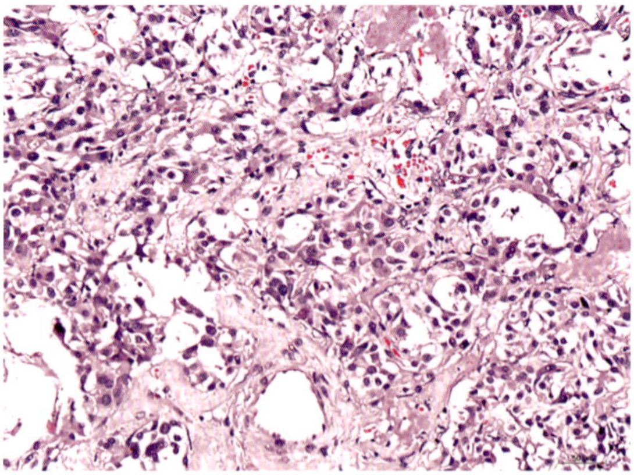

图 9-49　髓样癌成分显示器官样分布，瘤细胞胞质丰富，大小相对一致（HE×200）

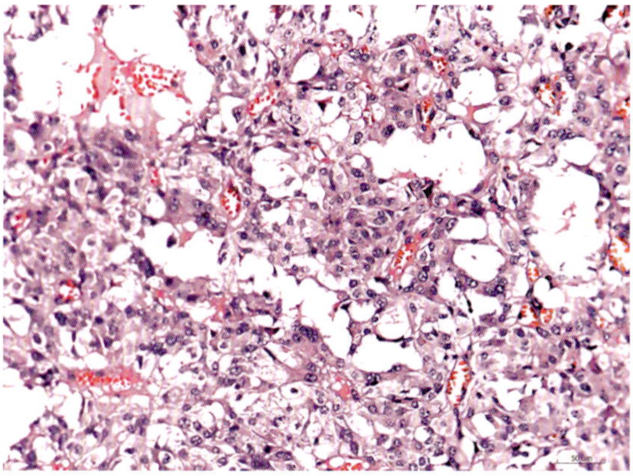

图 9-50 髓样癌成分血管丰富，呈器官样结构（HE×200）

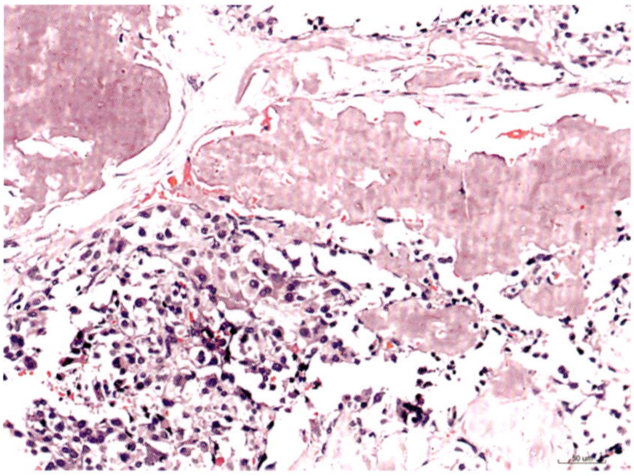

图 9-51 髓样癌间质可见淀粉样物质沉积（HE×200）

体积较周围正常滤泡上皮显著为大，同时核增大，染色深。乳头状癌成分具有乳头状结构，具有典型的核特征，核体积增大，重叠，核膜清楚，染色质毛玻璃样，可见核沟和核内假包涵体（图 9-52）。少见的情况下，肿瘤的滤泡细胞癌瘤成分也可为嗜酸性癌、低分化癌及灶状的未分化癌。

3. *免疫表型* 肿瘤不同成分显示不同的免疫组化表达。髓样癌成分表达降钙素（Calcitonin），多数表达 CEA、CgA、Syn 阳性。有些病例 TTF-1 和低分子量 CK 阳性。有些病例可能表达生长抑素、蛙皮素、神经紧张素、组织胺酶、血清素、儿茶酚胺等。滤泡细胞癌瘤成分表达甲状腺球蛋白（TG）阳性，TTF-1、Galectin-3、HBME-1、CK19 阳性（图 9-53）。

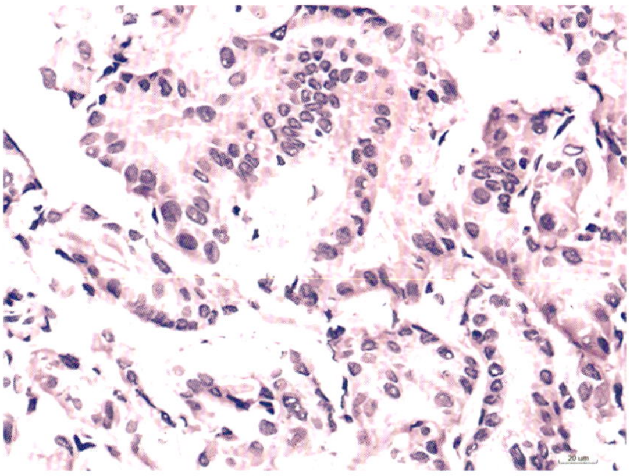

图 9-52 乳头状癌成分显示典型的核形态，可见核沟和包涵体（HE×400）

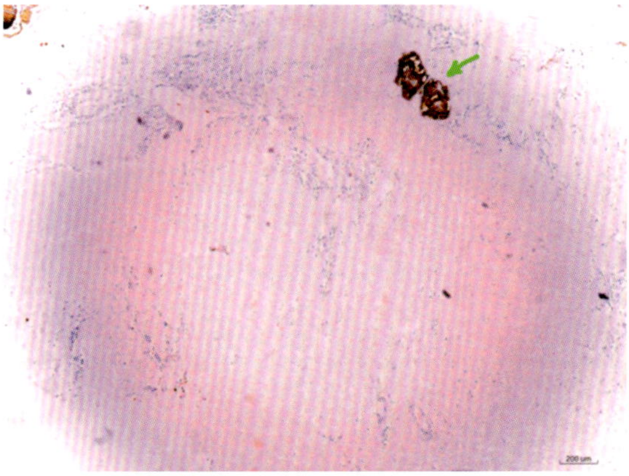

图 9-53 免疫组化标记乳头状癌成分 CK19 阳性，髓样癌成分阴性，免疫组化（EliVision 法×40）

三、鉴别诊断

甲状腺混合性髓样-滤泡细胞癌少见，且可能由于取材等原因观察不到髓样癌以外的滤泡细胞癌成分而误诊（表 9-6）。

表 9-6 甲状腺混合髓样-滤泡细胞癌的鉴别诊断

主要肿瘤	临床特点	大体表现	镜下形态	免疫表型
甲状腺混合性髓样-滤泡细胞癌	占甲状腺恶性肿瘤的0.15%，患者平均年龄48岁，男性比女性略多	甲状腺内结节，多为单发，平均直径3.7cm，实性，切面显示髓样癌及滤泡细胞癌瘤的形态重叠，灰白色，质地较硬，无包膜	肿瘤以髓样癌成分为主，其中混杂有不同比例的滤泡癌或乳头状癌成分。髓样癌成分的典型结构包括片状、巢状、梁状，被纤细的小血管分隔。癌细胞多角形、圆形或短梭形。核圆形、卵圆形，较规则，染色质较粗，核仁不明显，核分裂较少见。偶尔可见深染、异型的大核。胞质颗粒状、略嗜酸或嗜双色。肿瘤间质可有玻璃样变的胶原纤维，常有刚果红染色阳性的淀粉样物质沉积。肿瘤的滤泡癌或乳头状癌成分可能较少，需要仔细寻找	髓样癌成分表达Calcitonin，多数表达CEA、CgA、Syn阳性。TTF-1和低分子量CK可阳性。有些病例可能表达生长抑素、蛙皮素、神经紧张素、组织胺酶、血清素、儿茶酚胺等。滤泡癌或乳头状癌成分表达TG、TTF-1、Galectin-3、HBME-1、CK19阳性
甲状腺髓样癌	25%有遗传性，为常染色体显性遗传。散发病例平均年龄50岁。女性稍多见。可有激素异常表现	多见于甲状腺叶中1/3部位，常单侧发生。质硬，灰白色及棕红色，沙砾感。界限清楚，无包膜。大小不一	髓样癌成分的形态变化很多，典型结构包括片状、巢状、梁状，被纤细的小血管分隔，显示“器官样”。肿瘤间质可有玻璃样变的胶原纤维，常有刚果红染色阳性的淀粉样物质沉积。癌细胞多角形、圆形或短梭形。核圆形、卵圆形，较规则，染色质较粗，核仁不明显，核分裂较少见。偶尔可见深染、异型的大核。胞质颗粒状、略嗜酸或嗜双色	表达Calcitonin、CEA、ChA、Syn及TTF-1和低分子量CK可阳性。有些病例可能阳性表达生长抑素、蛙皮素、神经紧张素、组织胺酶、血清素、儿茶酚胺等。 Galectin-3、CK19、HBME-1阴性
甲状腺滤泡癌	女性多见，50岁以后年龄段多见，也可见于儿童	常有包膜，圆形、卵圆形，实性，切面灰白色、灰黄色	由滤泡结构或条梁状结构构成，滤泡大小不一，含胶质，可见被膜和脉管侵犯。细胞具有不同程度的非典型性。不具备髓样癌成分	阳性：TG、TTF-1、低分子量CK 阴性：P53、Calcitonin、CgA、Syn
甲状腺实体型乳头状癌	各年龄段均可发生，多见于20—50岁成年人。女性∶男性为4∶1	灰白色，界限清楚或呈浸润性，可有钙化、骨化。大小不一，实性，偶尔可囊性	肿瘤呈片状排列，无显著典型乳头结构，但具有乳头状癌的典型细胞核特点，核增大，重叠，毛玻璃样，可见核沟、核内假包涵体	阳性：TG、TTF-1、Galectin-3、HBME-1、CK19、CK7、CK17、CK(AE1/AE3)及S-100蛋白 阴性：Calcitonin、CK20、CD56、P53
甲状腺透明变梁状肿瘤	多见于40—70岁年龄段，不见于30岁以下人群。平均发病年龄47岁，女性显著多见，表现为无症状的甲状腺结节	单发，实性，有胞膜或界限清楚，一般中等大小，平均直径2.5cm。切面均质，略分叶，淡黄色	弥漫一致的实性梁状结构，粒细胞中等大小，胞质颗粒状，嗜酸性、是双色或透明。可见明显的透明变，这些基底膜样物质位于小梁内而不是间质。细胞核可见核沟和核内假包涵体，常见核旁空晕和胞质内黄色小体。极少胶质	阳性：TTF-1、TG、MIB-1、Galectin-3 阴性：Calcitonin

四、诊断思路

1. 概述　甲状腺混合性髓样-滤泡细胞癌罕见，是一种异质性很强的肿瘤，由髓样癌成分夹杂滤泡癌（或乳头状癌）成分构成。这些不同的肿瘤成分，免疫组化标记分别显示降钙素阳性和甲状腺球蛋白阳性。部分甲状腺髓样癌与遗传有关，可能伴有其他内分泌肿瘤。甲状腺混合性髓样-滤泡细胞癌也有部分具有分子遗传学改变。由于肿瘤以髓样癌成分占优势，所以临床特点及预后等均与典型的甲状腺髓样癌类似。有意思的是，一般认为甲状腺髓样癌起源于甲状腺滤泡旁的C细胞，而甲状腺乳头状癌和滤泡癌则起源于甲状腺滤泡上皮，但有关甲状腺混合性髓样-滤泡细胞癌的组织发生有多种学说，干细胞学说认为，肿瘤干细胞一方面向甲状腺滤泡旁C细胞分化，于是发生了甲状腺髓样癌，同时也可向滤泡上皮分化，就发生了甲状腺滤泡细胞癌（或乳头状癌）。还有一种学说认为，之所以发生甲状腺混合性髓样-滤泡细胞癌，是因为二者发生了碰撞，产生了碰撞瘤。碰撞瘤是指组织学起源完全不同的两个独立肿瘤，彼此相互靠近或相互融合，即两种不同的肿瘤同时发生在同一宿主的同一个器官或同一部位，其内两种成分相互独立存在，紧密并列，因为距离较近，彼此邂逅或融合成一个肿瘤，故又称邂逅性肿瘤。碰撞瘤的两种成分无移行、过渡及混合，并排除互为转移的可能性。发生在甲状腺的碰撞瘤文献已有报道。

碰撞瘤的发病机制主要有以下几种假说：第一种观点认为碰撞瘤的发生可能是偶然并发，即两种或两种以上的肿瘤偶然性的同时发生在同一器官或同一部位。第二种观点认为，碰撞瘤中的两种成分分别来自独立的肿瘤克隆细胞，具有同质遗传基因的肿瘤克隆细胞有两种遗传基因表型，表现为完全不同的两种组织学分化潜能的肿瘤类型。在同一肿瘤克隆细胞发展过程中，遗传基因的异质性使肿瘤细胞发展为并列的两种组织学表现形式，其实质是密切相关的亚克隆肿瘤细胞的组装。还有一种观点认为，第一种肿瘤的发生改变了周围环境导致了第二种肿瘤的发生。

目前对碰撞瘤组成成分的理解不一，有人认为碰撞瘤是一种恶性肿瘤类型，只有两种成分，并认为两种成分都是恶性的。多数学者认为两种成分可以是共同恶性或共同良性，也可为良性与恶性共存，如癌与肉瘤的碰撞，两种癌的碰撞，癌与淋巴瘤的碰撞，也可以是两种间叶性肿瘤的碰撞。因此，从甲状腺混合性髓样-滤泡细胞癌的镜下形态看，髓样癌是肿瘤的主要优势成分，其中混杂有不同比例的滤泡细胞癌瘤成分，可以是滤泡癌，也可能是乳头状癌，因此很难用碰撞瘤这一学说解释。

2. 临床诊断思路　甲状腺混合性髓样-滤泡细胞癌不具有特征性的临床表现，多数病例以颈部肿块为首发症状，影像学检查显示实性肿块，同位素扫描为冷结节。因为肿瘤以髓样癌成分为主，髓样癌患者出现的临床症状在甲状腺混合性髓样-滤泡细胞癌也可发生，如出现血清降钙素水平升高，腹泻、面色潮红等症状。有些病例由于肿瘤产生其他肽类和胺类激素，也可能会有 Cushing 综合征等其他副肿瘤综合征。通过临床症状、临床检查可能诊断为甲状腺髓样癌。由于甲状腺混合性髓样-滤泡细胞癌需要通过病理形态学和免疫组化特征确诊，仅仅根据临床表现一般不能作出正确诊断。临床需要了解的是，存在髓样癌与其他组织学类型的滤泡细胞癌的混合性肿瘤，而混合性髓样-滤泡细胞癌的生物学特点与髓样癌一致，其治疗也与髓样癌一致。

3. 病理诊断思路　甲状腺髓样癌具有明确的组织学特点，多成片状、巢状、梁状结构，其间有小血管分隔，呈“器官样”。癌细胞多角形、圆形或短梭形。核圆形、卵圆形，较规则，染色质较粗，核仁不明显，核分裂较少见。特别是肿瘤间质可有玻璃样变的胶原纤维，常有刚果红染色阳性的淀粉样物质沉积，一般与典型的滤泡癌、乳头状癌易于鉴别。与低分化、未分化癌及实体型乳头状癌鉴别虽然有一定困难，但结合免疫组化 Calcitonin 标记，仍然可以明确地加以鉴别。甲状腺混合性髓样-滤泡细胞癌是以髓样癌成分为主的一种混合性癌，诊断中主要是发现和识别在髓样癌成分中混杂存在的滤泡细胞癌的成分，而且需要通过免疫组化进行证实。甲状腺髓样癌来自 C 细胞，分泌降钙素，而滤泡癌、乳头状癌的癌组织成分来自甲状腺滤泡细胞，分泌甲状腺球蛋白(TG)。因此，在髓样癌中看到滤泡样结构、乳头样结构时，通过标记 TG 和 Calcitonin，即可明确是否是真正的滤泡癌或乳头状癌成分。只有经免疫组化标记证实为滤泡癌或乳头状癌成分时，才能诊断为甲状腺混合性髓样-滤泡细胞癌。由于甲状腺髓样癌呈侵袭性生长，在髓样癌组织中可能有残留的正常甲状腺滤泡，此时仅 TG 阳性并不能证明其为滤泡型癌成分。所以在分析髓样癌中滤泡结构的性质时，还需要使用 CK19、Galectin-3、CD15、HBME-1 等免疫组化标记配合。

（王　丹　王宏量　李新功）

参考文献

[1] 王晶，苗雨春，李和，等. 甲状腺混合癌 4 例临床病理分析[J]. 诊断病理学杂志，2018，25(1)：22-24.

[2] 王宏量，孙亚昕，李加美，等. 食管碰撞瘤的研究进展[J]. 国际肿瘤学杂志，2017，44(3)：221-223.

[3] 王强修，陈海燕. 甲状腺疾病诊断治疗学[M]. 上海：第二军医大学出版社，2015.

[4] Ueki I，Ando T，Haraguchi A，et al. A case of mixed medullary and follicular cell carcinoma of the thyroid[J]. Intern Med，2011，50(12)：1313-1316.

[5] Hasney CP，Amedee RG. Mixed medullary-papillary carcinoma of the thyroid：a case report[J]. Laryngoscope，2010，120 Suppl 4：S153.

[6] Sadow PM，Hunt JL. Mixed Medullary-follicular-derived carcinomas of the thyroid gland[J]. Adv Anat Pathol，2010，17(4)：282-285.

[7] Hsieh MH，Lin MC，Shun CT，et al. Fine needle aspiration cytology of mixed medullary-follicular thyroid carcinoma：a case report[J]. Acta Cytol，2008，52(3)：361-365.

[8] Maruna P，Duskova J，Limanova Z，et al. Mixed medullary and follicular cell carcinoma of the thyroid in a 71-year-old man with history of malignant melanoma[J]. Med Sci Monit，2008，14(4)：CS31-CS36.

[9] 周兵，王洁，刘浩茹，等. 甲状腺髓样癌伴乳头状癌 1 例[J]. 临床与实验病理学杂志，2017，33(9)：1059-1060.

第七节　甲状腺内胸腺癌

一、临床特征

甲状腺内胸腺癌(intrathroid thymic carcinoma)又称甲状腺显示胸腺样分化的癌(carcinoma showing thymus-like differentiation)主要见于甲状腺内，少数可位于甲状腺外邻近软组织。第 4 版 WHO(2017)内分泌肿瘤学分类将甲状腺显示胸腺样分化的癌更改为甲状腺内胸腺癌并作为甲状腺独立肿瘤纳入分类中来。甲状腺内胸腺癌是一种罕见的甲状腺癌，迄今文献报道不足 100 例，多见于亚洲国家。国外统计资料占甲状腺恶性肿瘤的 0.08%～0.15%，好发于成年人，平均年龄约 48.5 岁，男女比例约为 1∶1.3。本病临床症状及影像学检查无特异，多数以颈部无痛性包块就诊。甲状腺超声提示低回声，CT 检查常显示为境界清楚的软组织块影，伴或不伴区域性淋巴结肿大，缺乏甲状腺鳞状细胞癌或间变性癌常见的钙化。需要指出的是，头颈部甲状腺外甲状腺内胸腺癌很罕见，文献中仅见 4 例报道，其临床病理特点与发生于甲状腺内者相同。EBER 原位杂交检测 EB 病毒阴性，突变扩增阻滞系统检测 $BRAF^{V600E}$ 基因突变表现为野生型，提示 EB 病毒感染和 $BRAF^{V600E}$ 基因突变可能不参与甲状腺内胸腺癌的发生。

甲状腺内胸腺癌的治疗主要以手术为主，病变呈浸润性生长，易侵犯气管，有淋巴结转移以及术后复发者可辅以放、化疗，据报道其对放疗较敏感，而对化疗效果尚不明确。本病进展缓慢，呈惰性经过，恶性程度低，预后较好，5 年生存率和 10 年生存率分别为 90%和 82%。尽管晚期可有淋巴结或血道转移，但死亡病例少见。

二、病理检查

1. 肉眼观察　大体形态缺乏特异性，肿物多位于甲状腺组织内，为实性结节或分叶状，切面灰白色，质地中等，边界较清。

2. 显微镜检查　光镜观察：肿物无包膜，局部侵袭周围组织。肿瘤呈大小不等的巢状或交互吻合的梁带状结构，此形态排列特征与胸腺瘤或胸腺癌极相似。其间有宽大的纤维间隔，分叶状结构较明显（图 9-54），间质见较多淋巴细胞浸润（图 9-55）。癌细胞呈多角形或短梭形，细胞间界限不十分清楚，多成合体状，常呈弱嗜酸性。核呈较大卵圆形、泡状，其内可见清晰的小核仁（图 9-56），核分裂象为 1～2/10HPF，部分细胞可出现不同程度的鳞状分化（图 9-57）。

3. 免疫表型　特异性免疫标记物：多数研究表明，CD5 表达于胸腺癌及甲状腺内胸腺癌的肿瘤细胞膜，其中 CD5 对诊断甲状腺内胸腺癌的敏感性和特异性分别为 82%和 100%（图 9-58）；CD117：有研究发现 CD117 在甲状腺内胸腺癌中常高表达（图 9-59），而在胸腺瘤及非肿瘤性胸腺组织内常阴性。目

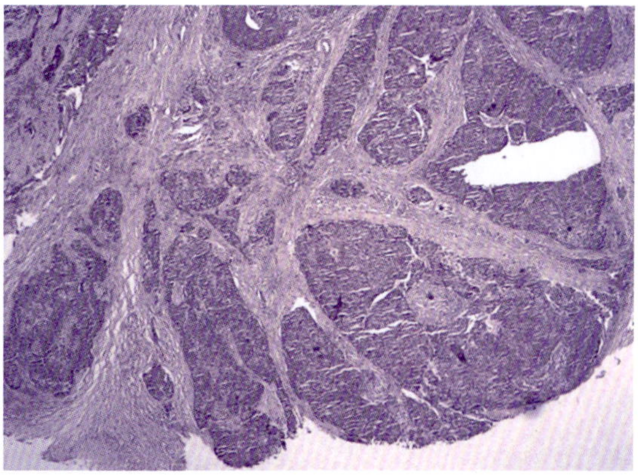

图 9-54　肿瘤呈巢状或梁带状结构，其间由纤维间隔分隔（HE×100）

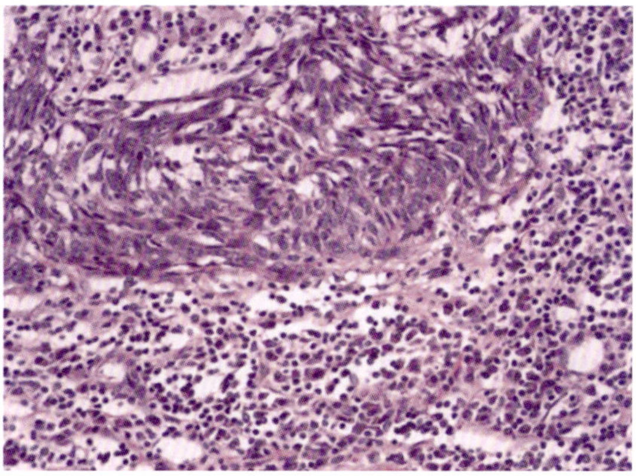

图 9-55　间质淋巴细胞浸润（HE×100）

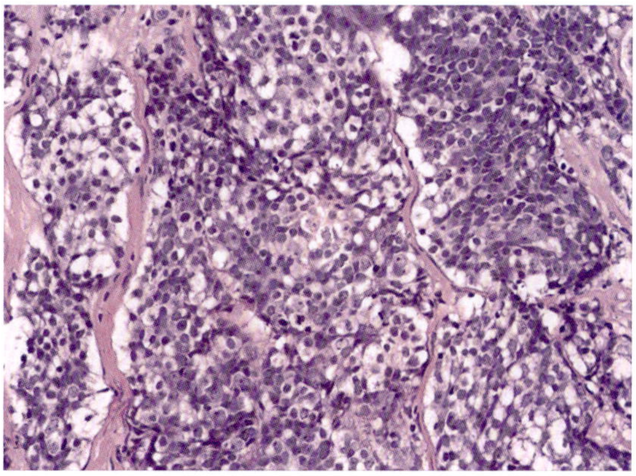

图 9-56　瘤细胞可见清晰的核仁（HE×200）

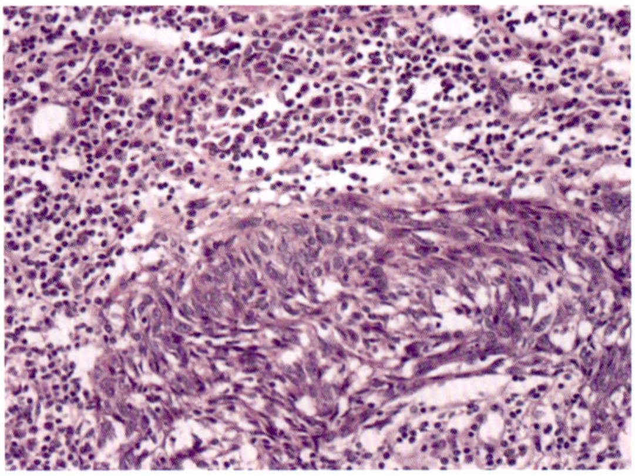

图 9-57　瘤细胞出现不同程度的鳞状分化(HE×400)

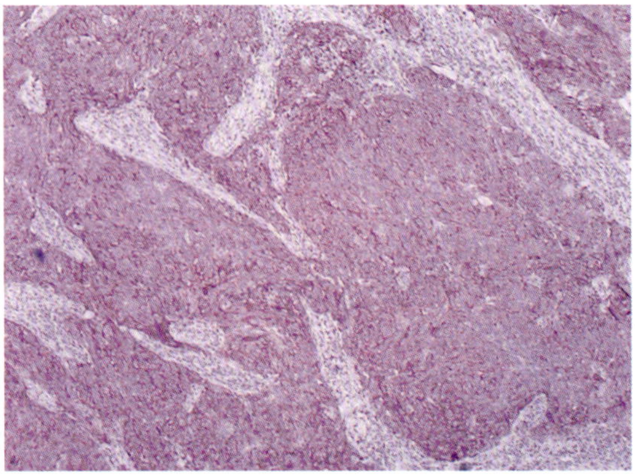

图 9-58　瘤细胞 CD5 免疫组化染色阳性(SP 法×100)

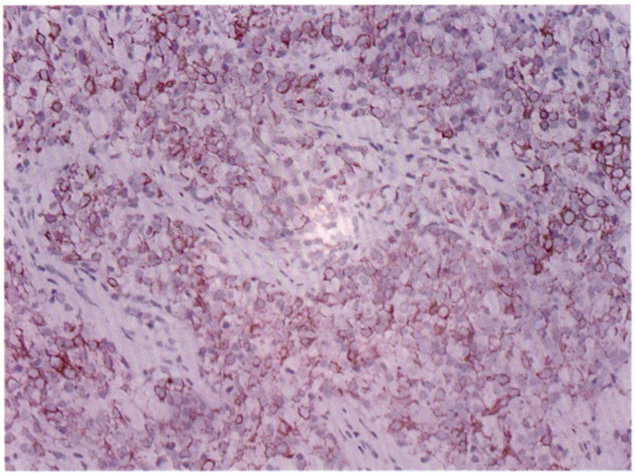

图 9-59　瘤细胞 CD117 免疫组化染色阳性(SP 法×200)

前,CD5/CD117 的双阳性表达可作为诊断甲状腺内胸腺癌的特异性免疫标记。此外,甲状腺内胸腺癌还可表达 CK、EMA、P63、CK5/6(图 9-60)、CEA、CK34βE12、CK7、CK19(图 9-61)等。TG、CT 和 TTF-1 均阴性,不支持甲状腺组织来源。Ki-67 为 10%～30%。

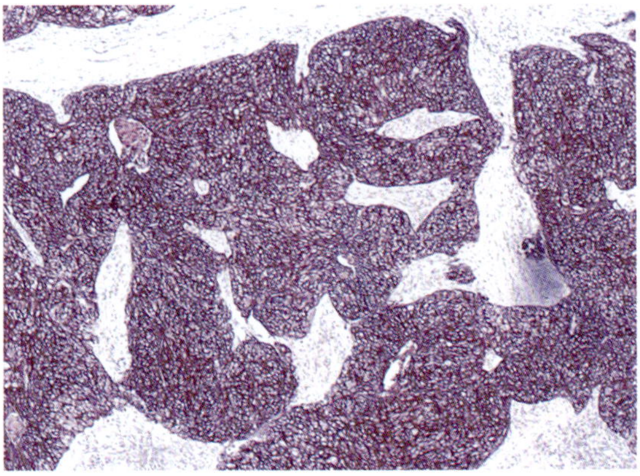

图 9-60　瘤细胞 CK19 免疫组化染色阳性(SP 法×100)

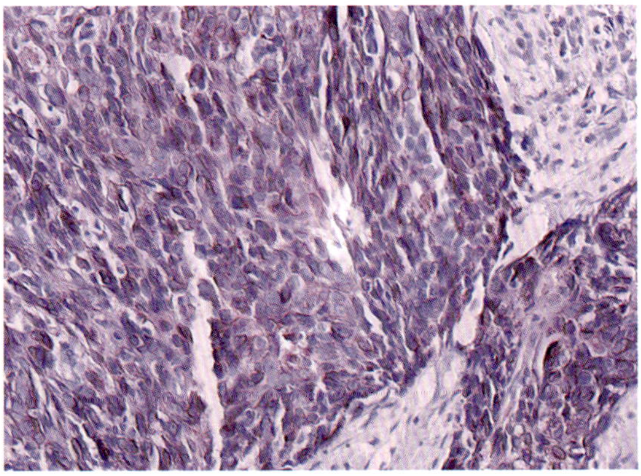

图 9-61　瘤细胞 CK5/6 免疫组化染色阳性(SP 法×400)

三、鉴别诊断

虽然甲状腺内胸腺癌具有独特的组织形态学和免疫标记特点,但因本病少见,常与下列疾病相混淆,应注意鉴别(表 9-7)。

表 9-7 甲状腺内胸腺癌与甲状腺其他肿瘤的鉴别诊断

主要肿瘤	年龄	大体表现	镜下形态	免疫表型
甲状腺内胸腺癌	成年人，平均年龄约48.5岁	缺乏特异性，表现为位于甲状腺组织内的实性结节，切面灰白色，质地中等，边界较清	无包膜，局部侵袭性生长。肿瘤呈巢状或交互吻合的梁带状结构；其间有宽大的纤维间隔，分叶状结构较明显；肿瘤细胞呈多角形或短梭形，多呈合体状。核较大卵圆形、泡状，其内可见清晰的小核仁，核分裂象为1～2/10HPF，部分细胞可出现不同程度的鳞状分化	阳性：CD5/CD117（双阳性较为特异）、CK、EMA、P63、CEA、CK34βE12、CK7、CK19 阴性：TTF-1、TG、Calcitonin
鳞状细胞癌	老年人，女性多见	肿瘤较大，常伴坏死，侵犯周围软组织	应该完全由鳞状细胞分化的肿瘤细胞构成，可见角化和细胞间桥，无胸腺分化结构	阳性：P40、P63、EMA、Ki-67（指数高） 阴性：CD5/CD117、TG
未分化癌	老年人，女性多见	肿瘤较大，常侵犯周围组织	由梭形细胞、多形巨细胞和上皮样细胞组成，细胞异型性明显，核分裂象多见并常伴有广泛的凝固性坏死	阳性：CK、P53（强阳性）、EMA（30%～50%病例） 阴性：TTF-1、TG、CD5
梭形细胞髓样癌	平均发病年龄50岁，女性稍多见	肿瘤质硬，灰白至棕褐色，沙砾感，界限清楚，包膜不完整	癌细胞多角形、圆形或梭形，黏附性差，呈片状、巢状或梁状，被不等量的纤维血管间质分隔，肿瘤细胞核圆形或椭圆形、规则，核仁不明显，胞质嗜酸性或双嗜性。间质常伴淀粉样物质沉积	阳性：CT、Syn、CgA、 阴性：CD5、CD117、TG 特染：刚果红阳性
伴胸腺样分化的梭形细胞肿瘤	多见于儿童、青春期和青年人，平均年龄19岁，男性多见。临床表现为孤立性包块，晚期血行转移	有包膜，部分界限清楚，或呈浸润性，切面灰白至棕褐色，略呈分叶状，可见小囊腔	富于细胞，由纤维间隔分隔成小叶结构。多呈双相性：梭形细胞核长，核仁不明显，呈致密交织或网状微妙地混入管样乳头状腺体中；腺样成分形成小管状、乳头状、索状、淡染的小岛和有上皮衬覆的囊腔，腺样细胞呈立方或柱状，可为黏液性或有纤毛	阳性：EMA 和 CK（梭形细胞和腺样细胞），vimentin（梭形细胞） 阴性：TG、TTF-1、S-100、CD5、P53
滤泡树突细胞肉瘤	成人，男女性别相当	多发于颈部淋巴结，界限清晰，切面实性，棕灰色	增生的梭形和卵圆形细胞形成束状、层叠状，瘤细胞胞质轻度嗜酸性。胞核长形，有小核仁。核内假包涵体也可见到。多数病例的细胞学特征吻合，但在部分病例中可以看到明显的细胞异型性	阳性：CD21、CD35、CD23；阴性：CD1a、溶菌酶、CD3、CD79a、CD30、HMB-45、CK

四、诊断思路

1. 概述　因甲状腺和胸腺均起源于鳃囊，目前多数学者认为，甲状腺内胸腺癌的发生与异位胸腺或鳃囊残留组织有关。胸腺来源于胚胎时期的两侧第3对咽囊，其腹侧细胞增生，形成左右两条细胞索，向胚体尾侧延伸，在胸骨柄后方，左右细胞索汇拢，形成胸腺原基，细胞索根部退化并与咽脱离。在迁徙的任意环节均可能遗留异位胸腺组织，当遗留发生在甲状腺时，即可导致甲状腺内胸腺癌的形成。Reimann等研究认为甲状腺内的实性细胞巢（solid cell nest，SCN）多位于甲状腺两侧叶近中线1/3后侧面，而SCN来自第4、5鳃囊衍化的后鳃体残留物，免疫组化标记结果显示SCN、胸腺肿瘤及甲状腺内胸腺癌表达一致，认为SCN可能是甲状腺内胸腺癌的来源。

2. 临床诊断思路　甲状腺内胸腺癌的临床特点为颈部生长较慢的无痛性包块，多数位于甲状腺的下极，我们曾统计国内近年来报道的CASTL共计26例，男女比例约为1∶1.36（男11例，女15例），发病年龄最小者27岁，最大65岁，平均45.5岁。肿瘤位于左侧叶者10例，右侧叶16例，有详细部位记录者中16例位于甲状腺的下极。肿瘤直径最小2.5cm，最大8.0cm。在有淋巴结记录的11例中，3例发生了淋巴结转移。本病临床症状及影像学检查无特异，多数以颈部无痛性包块就诊。据文献报道甲状腺肿块CT检查提示明确的软组织密度影，造影后稍增强，常显示为境界清楚的软组织块影，伴或不伴区域淋巴结肿大，缺乏甲状腺鳞状细胞癌或间变性癌常见的钙化。颈部甲状腺B超提示纵向声像图显示病灶呈分叶实体的非钙化肿块，内部回声不均匀，中等血流信号；MRI检查提示病灶呈等T_1和长T_2信号，T_2压脂序列肿块呈高信号，动态MRI显示肿块外周轻度增强。甲状腺静态核素扫描（ECT）显像表现为“凉结节”。总之，甲状腺内胸腺癌比较罕见，临床上缺乏特异性表现，组织学检查时易与甲状腺高度恶性的肿瘤相混淆，确诊主要依靠形态学改变和免疫组化标记；其治疗以手术为主，影响预后的主要因素为淋巴结转移及周围组织器官侵犯情况。

3. 病理诊断思路　甲状腺内胸腺癌的确诊需靠病理检查，细胞学检查目前尚缺乏大组病例观察资料，即经验有限。虽然甲状腺内胸腺癌具有独特的组织形态学和免疫标记特点，但因本病少见，常与甲状腺其他疾病相混淆，应注意鉴别。以下特点有助于本病的诊断：①肿瘤细胞的分布特点是呈巢状及片状分布；②瘤细胞间有丰富的纤维性间隔；③瘤细胞的特点是细胞异型性小，核呈卵圆形、空泡状，可见清楚的小核仁；④间质内有较多的淋巴细胞浸润；⑤免疫组化标记时可同时标记两组抗体。一组是与诊断本病有关的抗体，如CD5/CD117和P63（均呈弥漫强阳性表达）；另一组为鉴别诊断所用的抗体，如TG、TTF-1和Calcitonin（均呈阴性表达）。Kakudo等将甲状腺内胸腺癌分为以下3型：①鳞状细胞癌型；②淋巴上皮癌型或基底细胞样型；③神经内分泌型。神经内分泌型的瘤细胞可表达突触素，但不表达CgA，可能伴有神经内分泌分化，且少数病例呈CD5阴性表达，此时加做CD117是必要的，以除外CD5阴性的甲状腺内胸腺癌。

（王　丹　李亚琼　王强修）

参考文献

[1] 王强修，陈海燕. 甲状腺疾病诊断治疗学[M]. 上海：第二军医大学出版社，2015.

[2] Chow SM，Chan JK，Tse LL，et al. Carcinoma showing thymus-like element (CASTLE) of thyroid：combined modality treatment in 3 patients with locally advanced disease[J]. Eur J Surg Oncol，2007，33：83-5.

[3] 肖秋香,罗穆云,李杨,等. 甲状腺呈胸腺样分化的癌 1 例[J]. 临床与实验病理学杂志,2012,28:225-226.

[4] 王强修,张珂,林晓燕,等. 甲状腺显示胸腺样分化的癌诊治进展[J]. 中华临床医师杂志(电子版),2013,7(3):143-144.

[5] 梁伟,马捷,姜少军,等. 甲状腺显示胸腺样分化的癌 6 例临床病理分析[J]. 临床与实验病理学杂志,2012,28:1002-1005.

[6] 李加美,王强修,张珂,等. 甲状腺乳头状癌分子标记物研究进展[J]. 中华临床医师杂志(电子版),2012,6:83-85.

[7] 徐红,杨昌伟,杨守京. 甲状腺伴胸腺样分化的梭形细胞癌并淋巴结转移性甲状腺乳头状癌 1 例报告[J]. 诊断病理学杂志,2012,19(6):464-465.

[8] Kakudo K, Bai Y, Ozaki T, et al. Intrathyroid epithelial thymoma (ITET) and carcinoma showing thymus-like differentiation (CASTLE): CD5-positive neoplasms mimicking squamous cell carcinoma of the thyroid[J]. Histol Histopathol, 2013, 28(5): 543-556.

第八节　甲状腺恶性神经鞘膜瘤

一、临床特征

甲状腺可以发生多种软组织肿瘤,神经鞘膜肿瘤是其中之一。神经鞘膜肿瘤是来源于周围神经或显示神经鞘瘤细胞、神经束衣细胞分化的肿瘤,可包括良性的神经鞘瘤和恶性周围神经鞘膜瘤。恶性周围神经鞘膜瘤(malignant peripheral nerve sheath tumor)占软组织恶性肿瘤的 5%～10%,近半数病例伴有Ⅰ型神经纤维瘤病。患者多为 30—60 岁成年人,伴有Ⅰ型神经纤维瘤病的病例平均发病年龄低 10 岁左右,儿童和青少年也可发生,女性略多。一般认为,恶性神经鞘膜瘤的发生除遗传因素外,可与接受放射治疗有关。其发生多与周围神经干关系密切,最常见于臀部、大腿、上臂、脊柱旁,少数发生于头颈部,发生于甲状腺者非常罕见。其临床特点,除发生于甲状腺叶外,与其他部位发生的恶性神经鞘膜瘤相似。临床表现为逐渐增大的肿块,伴有疼痛。影像学检查与其他类型软组织肿瘤一致,显示为密度不均匀、低密度的肿块,外形不规则,可见浸润性生长,破坏甲状腺组织,并可压迫上呼吸道。但没有特异性表现。治疗以手术切除为主,可辅助放化疗。肿瘤恶性程度较高,局部复发率 42%～54%,远处转移率 28%～43%,常转移至肺、骨、肝、脑等部位。

二、病理特征

1. 肉眼观察　甲状腺恶性神经鞘膜瘤常表现为甲状腺结节,卵圆形、梭形、不规则球形,肉眼可看不到与神经的关系体积多较大,多为单发,界限较清楚,有假包膜,但可有周围组织浸润。质地较脆,切面灰白色及灰红色,细腻,常有出血坏死。

2. 显微镜检查　肿瘤缺乏组织学结构特征,一般要证明肿瘤起源于神经纤维瘤或其他神经源肿瘤、起源于外周神经,免疫组化或电镜观察提示瘤细胞具有施万细胞分化。肿瘤多由梭形细胞构成,弥漫分布或细胞丰富区和稀疏区交替分布(图 9-62,图 9-63),间质常黏液样,血管丰富,多为厚壁血管,部分病例可见“血管外皮瘤”样结构或核的栅栏状排列。瘤细胞核染色深,形状不规则,一端顿圆或尖锥样,可逗点样、子弹头样,核分裂多见(图 9-64)。肿瘤中常见大细胞、巨细胞。梭形肿瘤细胞束状、旋涡状、触觉小体样排列。许多病例可见片状坏死,呈地图样(图 9-65,图 9-66)。肿瘤中可见异源性成分,如不同分化的横纹肌、软骨、骨、腺体、鳞状细胞和神经内分泌成分等。当肿瘤去分化时,可见多形性未分化肉瘤、纤维肉瘤、黏液性纤维肉瘤成分。

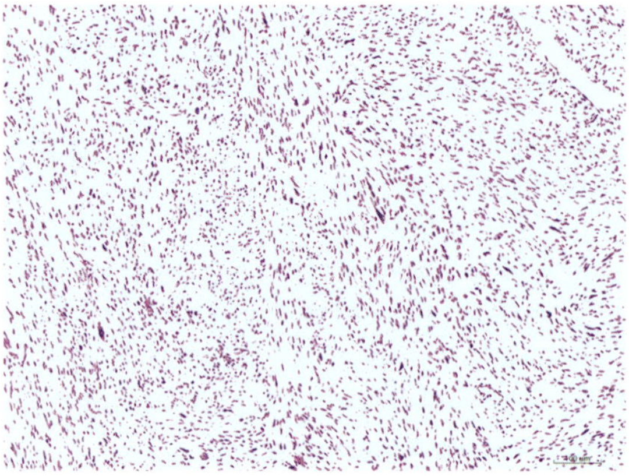

图 9-62 梭形肿瘤细胞束状、编织状排列(HE×40)

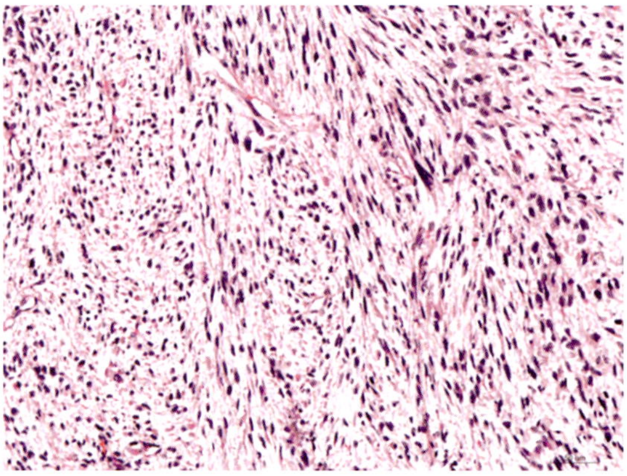

图 9-63 肿瘤细胞核染色深，有异型性(HE×100)

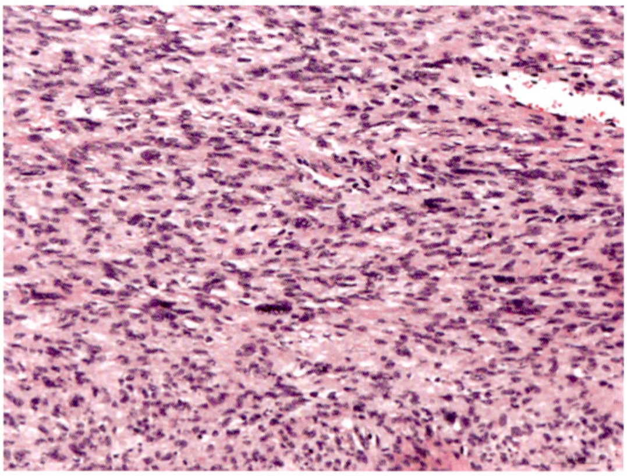

图 9-64 肿瘤细胞异型性明显，核不规则，染色深(HE×200)

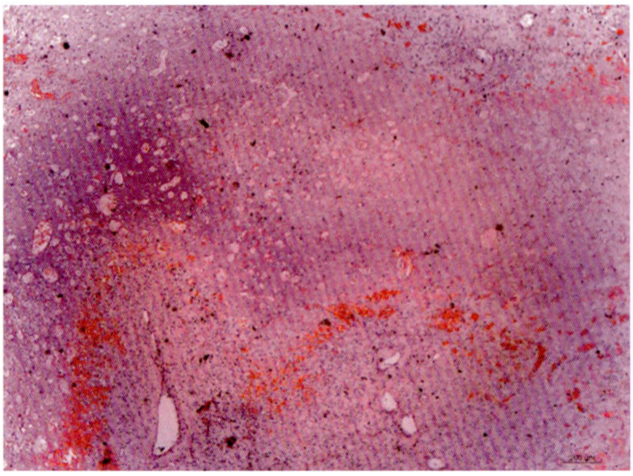

图 9-65 肿瘤组织可见片状出血坏死(HE×100)

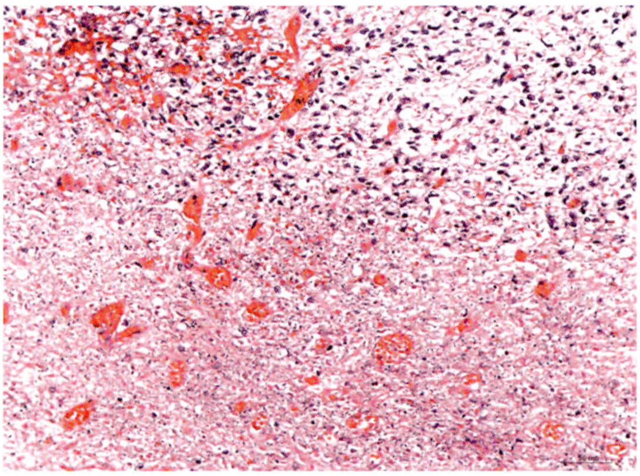

图 9-66 肿瘤组织坏死(HE×200)

3. *免疫表型* 肿瘤细胞标记 S-100 蛋白阳性，可局部弥漫性(图 9-67)但常为灶性(图 9-68)。肿瘤分化越差，恶性程度越高，S-100 蛋白的阳性率越低。肿瘤多表达 P53，Ki-67 指数高(图 9-69)，可达 65%。少数病例可能表达 CK8、CK18，但不表达 CK7、CK19。

三、鉴别诊断

甲状腺恶性神经鞘膜瘤罕见，临床和病理在诊断时较少考虑。由于肿瘤多以梭形细胞为主，排列方式又缺乏特征，诊断常会感到困难(表 9-8)。

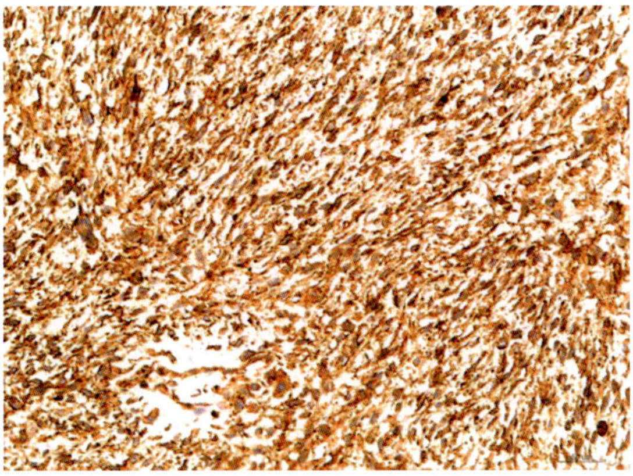

图 9-67 肿瘤细胞弥漫表达 S-100 蛋白阳性(EliVision 法×100)

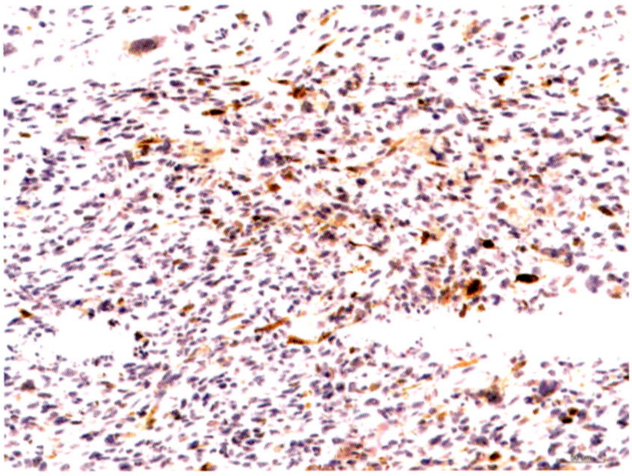

图 9-68 肿瘤组织灶性 S-100 蛋白阳性(EliVision 法×200)

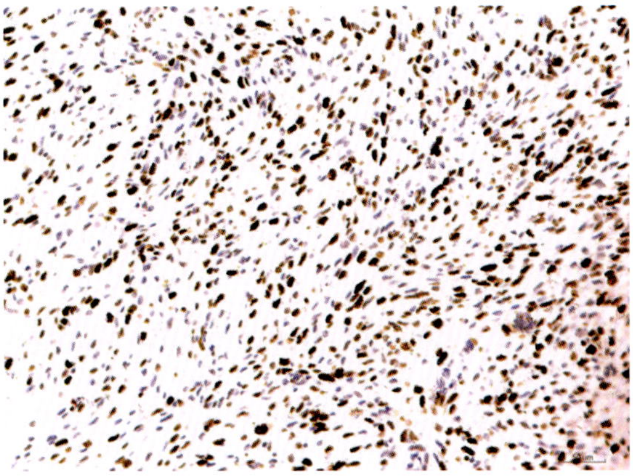

图 9-69 肿瘤组织 Ki-67 阳性指数高(EliVision 法×200)

表 9-8 甲状腺恶性神经鞘膜瘤的鉴别诊断

主要肿瘤	临床特点	大体形态	镜下形态	免疫表型
甲状腺恶性神经鞘膜瘤	成年人，多为30－60岁，儿童和青少年也可发生，女性略多于男性	缺乏特异性，表现为位于甲状腺组织内的实性结节，切面灰白色，较细腻，边界较清，有假包膜，可有浸润	常有假包膜，间质黏液样，可见较多厚壁血管，有“血管外皮瘤”样结构。肿瘤细胞梭形，束状、旋涡状、触觉小体样排列。核染色深，形状不规则，一端顿圆或尖锥样，可逗点样、子弹头样，核分裂多见。肿瘤中常见大细胞、巨细胞。可见地图样坏死。部分病例可见异源性成分，如横纹肌、骨、软骨、上皮等	阳性：S-100 蛋白、P53 阴性：SMA、CD99、EMA、CD34、bcl-2

（续 表）

主要肿瘤	临床特点	大体形态	镜下形态	免疫表型
甲状腺神经鞘瘤	各年龄组均可发生，多见于30－50岁，无明显性别差异	甲状腺结节，大小不一，结节界限清楚，切面灰白色，半透明，有光泽	甲状腺结节界限较清楚，有完整的纤维性包膜。可有出血、囊性变、钙化等继发改变。结节大小不一。肿瘤细胞梭形，典型形态为交替分布的束状区和网状区构成。瘤细胞核一端尖细，可见栅栏状排列。可见厚壁血管、含铁血黄素沉积及泡沫样组织细胞反应。肿瘤有多种亚型。退变型核深染，畸形、增大；富于细胞型瘤细胞可非常丰富，密集。色素型可在瘤细胞胞质中间多数黑色素颗粒；上皮样型可有束状条索状排列的上皮样细胞	阳性：S-100蛋白（核、胞质）、Vimentin，GFAP（部分病例）、CD34（边缘，血管周、退变纤维化区） 阴性：TG、P53
甲状腺平滑肌肿瘤	罕见，良性者多见于成年人，恶性者多见于老年	肿瘤多见于甲状腺外围。平滑肌肉瘤可较大，平滑肌瘤体积一般较小。肿瘤界清，有包膜。质地韧或较软，切面灰白色。恶性者常见坏死	瘤细胞梭形，束状、编织状排列，胞质丰富，较嗜酸性，核杆状、卵圆形，两端钝圆。恶性的肉瘤可见包膜侵犯、瘤细胞异型，核分裂较多，出现肿瘤性坏死。肿瘤标记可见被卷入的残留甲状腺组织	阳性：SMA\、actin、desmin 阴性：TG、CK、S-100蛋白
甲状腺孤立性纤维性肿瘤	不常见，好发于中年人，女性稍多见。甲状腺功能正常，同位素扫描为冷结节，超声显示实性界清结节	肿瘤可发生于甲状腺任何部位，界限清楚，包膜完整，2～8cm大小，较硬，实性，切面灰板色、灰褐色、偶尔囊性变	瘤细胞梭形，结构多样，可呈波纹状、卷云状、“血管外皮瘤”样、纤维瘤样等结构。可见囊性变。瘤细胞可浸润周围甲状腺组织。其特征性结构是细胞丰富区核胶原丰富区混合。间质可见肥大细胞浸润	阳性：CD34、Vimentin、CD99、bcl-2 阴性：CK、TG
甲状腺髓样癌	占甲状腺恶性肿瘤的5%～10%，平均发病年龄50岁，女性稍多	质硬，灰白色及棕褐色，沙砾感界限较清楚，但常见浸润周围甲状腺组织	髓样癌形态多样，瘤细胞呈梭形者类似神经鞘膜肿瘤。肿瘤巢状分布，有薄壁细血管围绕是其特点。间质可见胶原化及淀粉样物质沉积，特殊染色：刚果红呈红色	阳性：Calcitonin、Syn、CgA 阴性：TG
甲状腺未分化癌	高度恶性，进展快，转移早。主要见于老年人，只有25%患者确诊时低于60岁。女性多于男性	体积较大，切面鱼肉样，细腻，灰白色及棕红色。破坏甲状腺组织，累及周围软组织，常见出血坏死	由梭形细胞、巨细胞、上皮样细胞混合构成。梭形细胞为主时类似神经鞘膜肿瘤，肉瘤样。梭形细胞细长，核分裂多见，束状排列，出现卷云状结构	阳性：CK、EMA（较少） 阴性：TG、SMA、S-100蛋白

四、诊断思路

1. 概述　恶性神经鞘膜瘤曾被称为神经源肉瘤、神经纤维肉瘤、恶性神经鞘瘤，起源与Ⅰ型神经纤维瘤病密切相关。Ⅰ型神经纤维瘤病是最常见的常染色体显性遗传性疾病，由Ⅰ型神经纤维瘤病基因的功能丢失突变或缺失引起。Ⅰ型神经纤维瘤病基因位于17号染色体长臂，近着丝粒(17q11.2)，邻近神经生长因子受体基因，部分具有肿瘤抑制基因的功能，在细胞增殖分化环节发挥作用。发生于甲状腺的恶性神经鞘膜瘤比较罕见。像其他部位发生的恶性神经鞘膜瘤一样，甲状腺发生的恶性神经鞘膜瘤显示高度恶性。尽管肿瘤多发生于成年人，但儿童、青少年也可发生，但6岁以下幼儿罕见。肿瘤临床进展较快，预后较差。

2. 临床诊断思路　因为罕见，甲状腺恶性神经鞘膜瘤患者在临床就诊时几乎不会被确诊。但患者的Ⅰ型神经纤维瘤病临床表现，如多发性的皮下结节、皮肤多处“牛奶咖啡斑”、虹膜表面隆起的色素斑点或斑块(色素型虹膜错构瘤)等典型表现，可给予提示。甲状腺体积较大、增长较迅速地的肿块，同位素扫描显示冷结节，细针穿刺活检感觉肿块实性，阻力较一般甲状腺来源的结节大，缺乏甲状腺上皮成分和胶质，涂片以梭形细胞为主，都需要考虑甲状腺的软组织肿瘤。甲状腺恶性神经鞘膜瘤的最后确诊只能依靠病理检查。临床需要针对甲状腺结节通过查体和超声检查判断病变性质。对于考虑为恶性肿瘤的结节或不能排除恶性肿瘤的结节，及时手术切除，送病理检查，作出明确诊断。

3. 病理诊断思路　甲状腺发生的软组织肿瘤虽然少见，但并非没有。当肿瘤细胞具有梭形形态，而又与典型的髓样癌、未分化癌不同时，需要考虑到甲状腺原发性软组织肿瘤的可能。甲状腺原发的软组织肿瘤，特别是梭形细胞肿瘤，包括良性或恶性的神经鞘膜肿瘤、平滑肌肿瘤、纤维母细胞肿瘤、肌纤维母细胞肿瘤等许多类型，需要仔细观察，发现肿瘤的诊断线索。因为恶性神经鞘膜瘤的组织学形态不具有特异性，有时是一个排他性诊断过程，即通过鉴别诊断，逐一排除髓样癌、未分化癌、平滑肌肉瘤、纤维肉瘤、孤立性纤维性肿瘤等。在鉴别诊断中，免疫组化标记是非常有帮助的。髓样癌，不管形态如何，由于起源自C细胞，Calcitonin显示阳性，也可以表达其他神经内分泌细胞的标志物，如Syn、CgA。未分化癌可以表达上皮性标志物，尽管肿瘤细胞分化越差，上皮标志物阳性程度越低，但总会有所显示。平滑肌肿瘤SMA、actin等标志物阳性，而S-100蛋白阴性。纤维肉瘤表达Vimentin，不表达S-100蛋白。孤立性纤维性肿瘤特征性表达CD34，也不表达S-100蛋白。如果临床资料提示患者有Ⅰ型神经纤维瘤病，或有Ⅰ型神经纤维瘤病的家族史，则更加支持恶性神经鞘膜瘤的诊断。

（苏文敬　刘晓红　李亚琼）

参考文献

[1] Lee YS, Kim JS, Chung AM, et al. Primary neurilemmoma of the thyroid gland clinically mimicking malignant thyroid nodule[J]. J Pathol Transl Med, 2016, 50(2): 168-171.

[2] Yildirim G, Gillenwater AM, Ordonez NG, et al. Concurrent epithelioid malignant peripheral nerve sheath tumor and papillary thyroid carcinoma in the treated field of Hodgkin's disease[J]. Head Neck, 2008, 30(5): 675-679.

[3] Pallares J, Perez-Ruiz L, Ros S, et al. Malignant peripheral nerve sheath tumor of the thyroid: a clinicopathological and ultrastructural study of one case[J]. Endocr Pathol, 2004, 15(2): 167-174.

[4] Chen G, Liu Z, Su C, et al. Primary peripheral nerve sheath tumors of the thyroid gland: A

case report and literature review[J]. Mol Clin Oncol,2016,4(2):209-210.
[5] Vázquez-Benítez G,Pérez-Campos A,Masgrau NA,et al. Unexpected Tumor: primary asymptomatic Schwannoma in thyroid gland [J]. Endocr Pathol,2016,27(1):46-49.

第九节 甲状腺血管肉瘤

一、临床特征

甲状腺血管肉瘤(angiosarcoma)是指原发于甲状腺内的具有血管内皮细胞分化的恶性肿瘤。血管肉瘤属于软组织肿瘤,比较少见,占所有肉瘤的1%～2%,可以发生于任何部位和器官,如乳腺、肝脏、骨、脾脏、肺、子宫、膀胱、小肠等,但极少起源于大血管,多数病例位于浅表的软组织甚至皮肤,在深部软组织较少发生,与其他类型软组织肉瘤多见于深部组织不同。发生于甲状腺的血管肉瘤约占所有甲状腺恶性肿瘤的2.3%。有文献指出,甲状腺血管肉瘤患者多见于山区居民,考虑与碘缺乏有关。但发生于非山区居民的报道并不支持这种认识。患者以老年人为主,多发生在70岁年龄段,女性较男性患者显著为多,比例达4.5∶1。甲状腺血管肉瘤进展迅速,预后很差。临床多表现为生长迅速的甲状腺无痛性肿块,较晚期病例可有疼痛、声音嘶哑、呛咳及压迫症状,并发生局部和远处转移。影像学检查可为实性、密度不均匀,界限清楚或有浸润的肿块。甲状腺血管肉瘤采用手术切除治疗,术后局部放疗、化疗。无法手术者采用放疗和化疗,但治疗效果不佳。影响预后的因素为肿瘤的甲状腺外浸润、转移。多数病例后期伴有淋巴结和远处转移。生存时间多小于6个月,仅有少数病例生存超过5年。

二、病理特征

1. 肉眼观察　甲状腺血管肉瘤可以界限较清楚,也常显示局部浸润性生长。肿块位于甲状腺内,常较大,直径在3～10cm。质地脆,切面灰红色、暗红色、灰白色、灰黄色多彩性。实性或有囊性变。实性区可见坏死,囊性区常见出血。肿瘤侵袭时可见破坏甲状腺组织。

2. 显微镜检查　甲状腺血管肉瘤的组织学形态与软组织发生者一致。肿瘤界限可较清楚,也可浸润性分布。部分病例肿瘤可有厚薄不均的纤维性假包膜。肿瘤细胞梭形、上皮样或不规则形,呈束状、片状或弥散分布。部分区域见陈旧性出血灶,有大量含铁血黄素沉积(图9-70,图9-71),并见大片出血区,血湖样,其内见少数梭形瘤细胞(图9-72)。肿瘤细胞异型性明显,核大,不规则,染色深或空泡样,核膜厚,染色质粗糙,部分可见嗜碱性大核仁。肿瘤分化较好的区域可见不规则血管腔形成,腔扩张或闭塞,内衬不规则肿瘤细胞(图9-73)。瘤组织中可见坏死灶。甲状腺血管肉瘤常为上皮样型,肿瘤细胞较大,上皮样,形态较单一,胞质丰富,嗜酸性(图9-74),核圆形,空泡状,核膜清楚,有明显的嗜酸性核仁(图9-75,图9-76),部

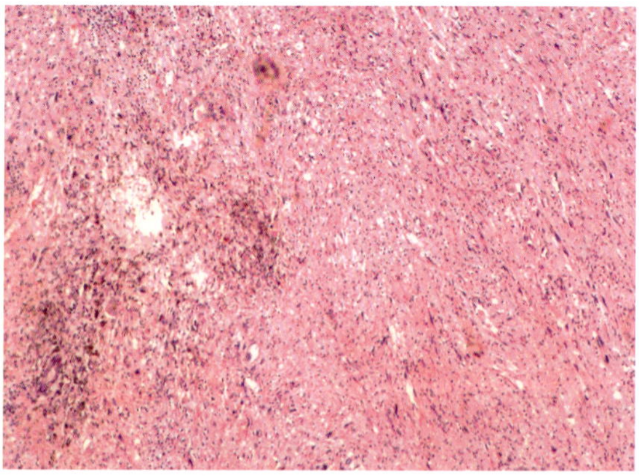

图9-70　肿瘤细胞梭形,可见陈旧出血灶(HE×40)

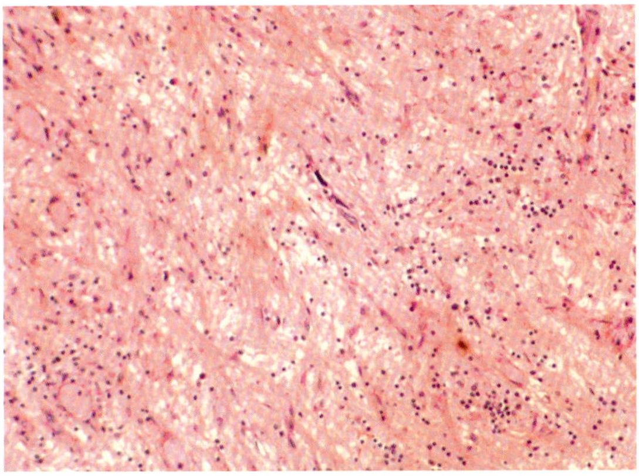

图 9-71　大片出血区内见梭形瘤细胞（HE×100）

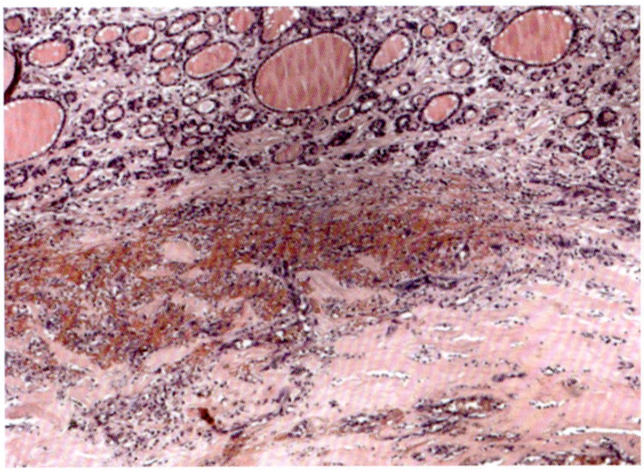

图 9-74　甲状腺组织中间衬覆不规整内皮细胞的血管结构（HE×40）

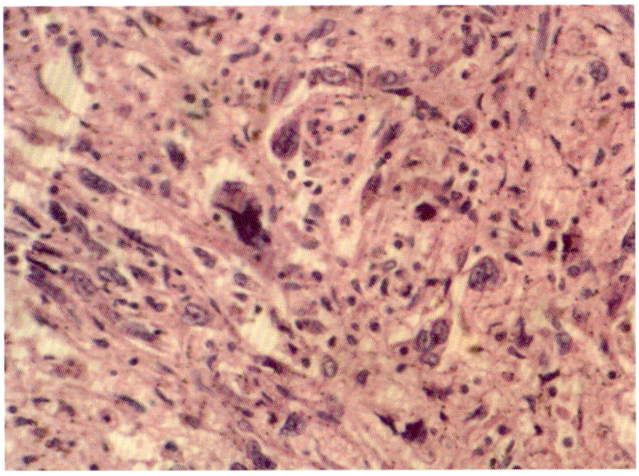

图 9-72　肿瘤细胞显著异型性（HE×400）

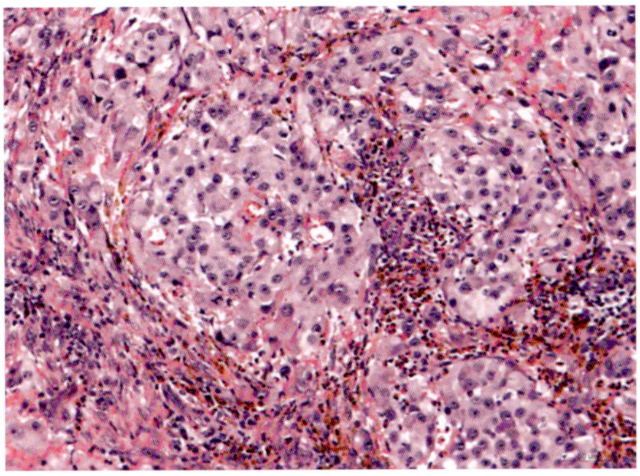

图 9-75　上皮样肿瘤细胞巢状分布，其间可见不规则小血管（HE×200）

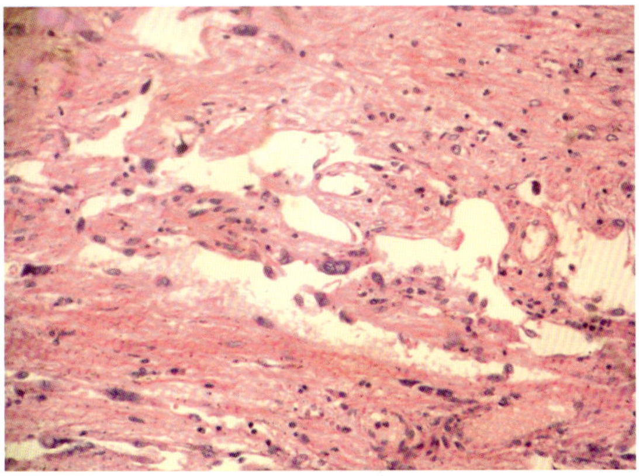

图 9-73　瘤细胞衬覆不规则血管腔（HE×400）

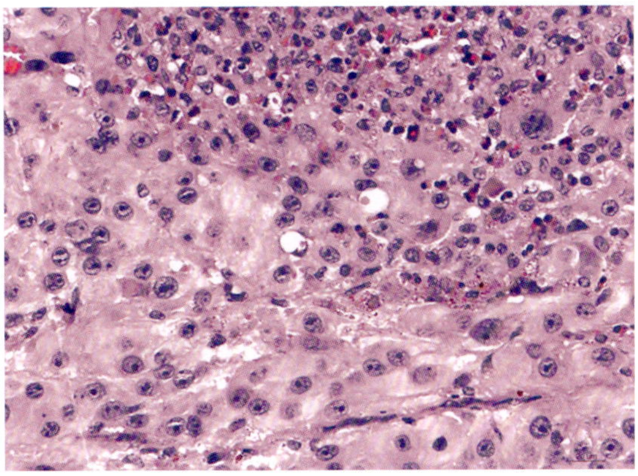

图 9-76　上皮样血管肉瘤瘤细胞核大，可见明显核仁（HE×400）

分瘤细胞可见胞质内微小腔隙或空泡，并可见其中有红细胞，显示新生血管的形态（图9-77）。

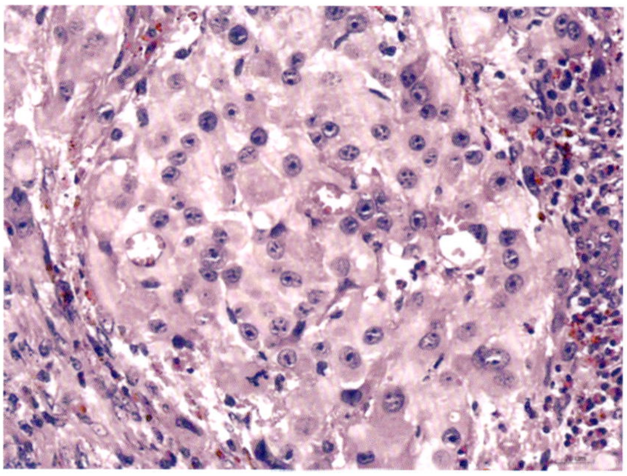

图 9-77 瘤细胞胞质丰富，可见小腔隙腔内有红细胞（HE×400）

3. 免疫表型 肿瘤细胞标记 CD31、CD34、Vimentin 阳性（图 9-78，图 9-79），Desmin、actin、Myosin、SMA、S-100 蛋白、CKpan、EMA 阴性。

三、鉴别诊断

甲状腺血管肉瘤比较少见，但具有独特的组织学特点，多数易与其他类型肿瘤鉴别，分化差的血管肉瘤则诊断较困难，上皮样型血管肉瘤也需要与多种其他肿瘤鉴别（表 9-9）。

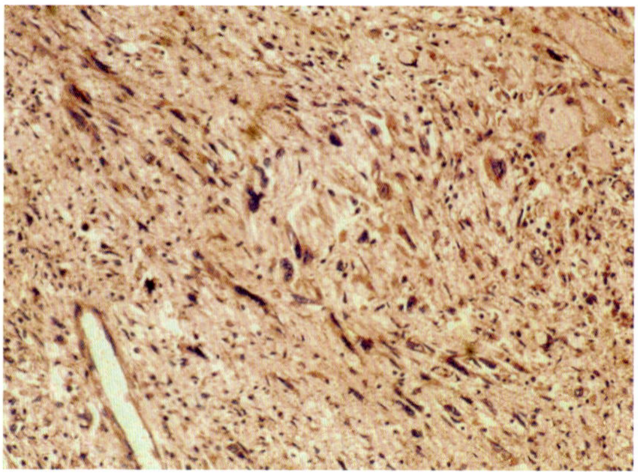

图 9-78 肿瘤细胞免疫组化 CD31 阳性（EliVision 法×200）

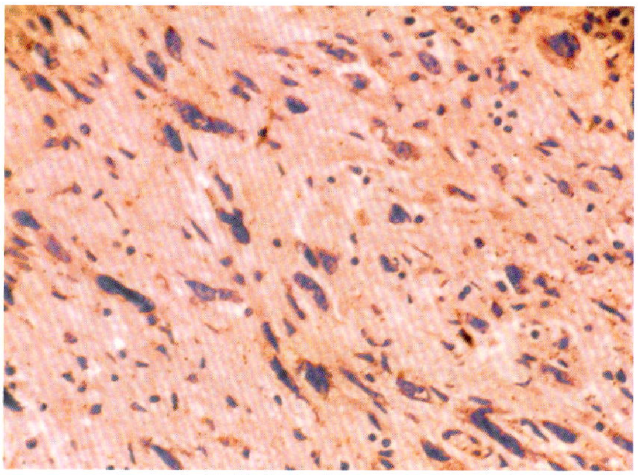

图 9-79 肿瘤细胞 CD34 阳性（EliVision 法×400）

表 9-9 甲状腺血管肉瘤的鉴别诊断

主要肿瘤	临床特点	大体形态	镜下形态	免疫表型
甲状腺血管肉瘤	老年人为主，70 岁年龄段多见。女性多于男性，女性与男性之比为 4.5:1	甲状腺组织内的结节，界限清楚或浸润生长，切面多彩样，实性区常见坏死，囊性区常有出血	肿瘤细胞梭形、上皮样或不规则形，束状、片状或弥散分布。可见陈旧性出血灶，大片出血区呈血湖样，其中间有少数梭形瘤细胞。肿瘤细胞异型性明显，核大，不规则，染色深或空泡样，核膜厚，染色质粗糙，部分可见嗜酸性大核仁。肿瘤分化较好的区域可见不规则血管腔形成，腔扩张或闭塞，内衬不规则肿瘤细胞。上皮样型肿瘤细胞较大，上皮样，形态较单一，胞质丰富、嗜酸性，核圆形，空泡状，核膜清楚，有明显的嗜酸性核仁，部分瘤细胞可见胞质内微小腔隙或空泡，并可见其中有红细胞	阳性：CD31、CD34、FⅧRAg、UEA-1 阴性：SMA、EMA、TG、TTF-1

（续 表）

主要肿瘤	临床特点	大体形态	镜下形态	免疫表型
甲状腺血管瘤	少见，可发生在任何年龄，儿童居多	甲状腺结节，界限不清，质软，海绵状，暗红色，切面挤出血性液体	甲状腺组织中间呈簇的血管，壁薄，管腔扩张，充满血液，内皮细胞可较大，拥挤，但无异型性，也无迷路状吻合的血管结构，无上皮样细胞	阳性：CD31、CD34 阴性：TG
甲状腺未分化癌	高度恶性，进展快，转移早。主要见于老年人，只有25%患者确诊时低于 60 岁。女性多于男性	体积较大，切面色肉样，细腻，灰白色及棕红色。破坏甲状腺组织，累及周围软组织，常见出血坏死	由梭形细胞、巨细胞、上皮样细胞混合构成。梭形细胞为主时需要与低分化的血管肉瘤鉴别。梭形细胞细长，核分裂多见，束状排列，出现卷云状结构，无衬覆肿瘤细胞的扩张血管腔隙，上皮样细胞胞质内无小腔隙和空泡	阳性：CK、EMA(较少) 阴 性：CD31、CD34、TG、SMA、S-100 蛋白
甲状腺恶性黑色素瘤	罕见。无特殊临床表现	肿瘤实性，切面实性，暗红色或灰褐色、灰黑色，界限不清	肿瘤结构和细胞形态多样，可类似上皮样血管肉瘤。不形成吻合的血管腔结构，无胞质含有空泡或腔隙的上皮样细胞。肿瘤细胞之内可有黑色素颗粒	阳 性：S-100 蛋 白、HMB-45 阴 性：CD31、CD34、CK、TG
甲状腺髓样癌	占甲状腺恶性肿瘤的 5% ～ 10%，平均发病年龄 50 岁，女性稍多	质硬，灰白色及棕褐色，沙砾感界限较清楚，但常见浸润周围甲状腺组织	髓样癌形态多样，瘤细胞呈梭形者需要与血管肉瘤鉴别。肿瘤巢状分布，有薄壁细血管围绕是其特点。间质可见胶原化及淀粉样物质沉积。肿瘤无衬覆肿瘤细胞的扩张血管腔隙，上皮样细胞胞质内无小腔隙和空泡	阳性：Calcitonin、Syn、CgA 阴性：CD31、CD34、Vimentin
甲状腺上皮样肉瘤	患者中位年龄 35.5 岁，平均 40 岁。主要表现为深部染指中肿块。发生于甲状腺者罕见	灰白色或灰褐色，结节状，体积常较大，有出血坏死	结节状分布，有胶原纤维围绕。结节中央常有坏死。多个结节可融合成地图样。肿瘤细胞上皮样和梭形。其血管瘤样变异型显示大的扩张的血管样腔隙，易与血管肉瘤混淆，其上皮样瘤细胞胞质内缺乏空泡核细小腔隙	阳 性：AE1/AE3、EMA、CK8、CK19、Vimentin 阴性：CD31、CD34

四、诊断思路

1. 概述　血管肉瘤是软组织肿瘤的一种，具有许多组织学类型，有些病例具有器官相关性，像发生在乳腺、肝脏的血管肉瘤。甲状腺血管肉瘤也可以归为器官相关性肿瘤，部分病例被认为与长期缺碘有关。乳腺癌术后放疗常可能导致血管肉瘤发生，文献中也有鼻咽癌、子宫颈癌、阴道癌、前列腺癌手术后放疗发生血管肉瘤的报道，提示血管肉瘤的发生与放射因素的相关性。甲状腺血管肉瘤少见，与放射的关系也不明显。和其他部位的血管肉瘤一样，甲状腺血管肉瘤恶性程度高，临床进展较快，预后较差。

2. 临床诊断思路　甲状腺肿瘤类型很多，最多见的是癌，肉瘤相对少见。甲状腺血管肉瘤缺乏临床特点，很难通过临床检查得到确诊。但甲状腺血管肉瘤临床进展快，转移早，与一般甲状腺癌还是有所不同。甲状腺血管肉瘤会破坏甲状腺组织，但一般不会影响甲状腺功能，仅通过临床实验室检查也不能与其他类型甲状腺恶性肿瘤鉴别。细针穿刺活检细胞学检查获得的标本可以血液为主，其中可见内皮样细胞或梭形细胞，最多可能做出提示性诊断。甲状腺血管肉瘤的最终确诊，只能依靠病理检查。临床考虑为恶性肿瘤的甲状腺结节或不能排除恶性肿瘤的甲状腺结节，都应及时手术切除，送病理检查，作出明确诊断。

3. *病理诊断思路* 甲状腺血管肉瘤虽然少见，但多数显示具有一定的组织学特点，就是存在肿瘤性异常血管，呈互相吻合的迷路样结构，肿瘤细胞显著异型，具有恶性细胞的形态特点，对典型病例做出诊断并不十分困难。肉眼观察，分化好的肿瘤切面海绵状、周边充血样。低分化的肿瘤质地较硬，界限不清。组织形态多样性是血管肉瘤的组织学特点之一，也是诊断的困难所在。具有血管内皮细胞的形态和功能的分化是血管肉瘤的诊断依据。组织学分级常采用 Donnell 分级系统：Ⅰ级由互相吻合的血管构成，穿插于小叶间质内，肿瘤性血管腔较宽，开放，互相吻合，充满红细胞，内皮细胞单层分布，没有或少有乳头结构，内皮细胞核深染，分裂象罕见，类似良性血管肿瘤。Ⅱ级≥75%成分由Ⅰ级肿瘤形态构成，在整个肿瘤中有散在的实性瘤细胞灶，增生的内皮细胞突入管腔形成小簇或乳头，有时局灶瘤细胞丰富，瘤细胞呈多角形或梭形。Ⅲ级可见互相吻合的血管与实性内皮细胞或梭形细胞区混杂，有坏死和较多核分裂。>50%区域具有高级别恶性特征，可见细胞学恶性的内皮细胞团或实性乳头，瘤细胞具有空泡状核，有明显的核仁。同一肿瘤的不同部分可能显示不同的分化程度，需要多处取材，全面观察才能作出正确的分级。肿瘤组织学分级与发病年龄及预后有相关性。当肿瘤细胞呈梭形形态，要注意寻找异常的血管结构，寻找肿瘤细胞与异常血管形成有关联的证据。免疫组化具有很好的辅助作用，甲状腺血管肉瘤 CD31、CD34、FⅧRAg 及 UEA-1 阳性表达，而需要鉴别一些肿瘤都具有各自的免疫组化表达谱。像髓样癌 Calcitonin 阳性，也可以表达其他神经内分泌细胞的标记物，如 Syn、CgA；未分化癌可以表达上皮性标记物；平滑肌肿瘤 SMA、actin 等标志物阳性；纤维肉瘤表达 Vimentin；孤立性纤维性肿瘤表达 CD34；恶性神经鞘膜瘤表达 S-100 蛋白。超微结构观察，Weiber-Palade 小体是正常内皮细胞存在的特异性小管状细胞器，被认为对血管肉瘤的诊断和鉴别具有决定性意义，但并非所有病例都能见到。

（欧海玲　王翠娟　王强修）

参考文献

[1] Cabibi D, Pipitone G, Porcasi R, et al. Pleural epithelioid angiosarcoma with lymphatic differentiation arisen after radiometabolic therapy for thyroid carcinoma: immunohistochemical findings and review of the literature[J]. Diagn Pathol, 2017, 12(1): 60.

[2] Collini P, Barisella M, Renne SL, et al. Epithelioid angiosarcoma of the thyroid gland without distant metastases at diagnosis: report of six cases with a long follow-up[J]. Virchows Arch, 2016, 469(2): 223-232.

[3] Yoon Moon S, Su Park H, Young Woo J, et al. Primary Thyroid Angiosarcoma with Tracheal Invasion [J]. Intern Med, 2016, 55 (9): 1165-1169.

[4] Surov A, Gottschling S, Wienke A, et al. Primary thyroid sarcoma: a systematic review [J]. Anticancer Res, 2015, 35(10): 5185-5191.

[5] Rotellini M, Vezzosi V, Bianchi S. Epithelioid angiosarcoma of the thyroid: report of a case from an italian non-alpine area and review of the literature[J]. Endocr Pathol, 2015, 26(2): 152-156.

[6] Lang J, Chen L, Chen B, et al. Epithelioid angiosarcoma of the spine: a case report of a rare bone tumor[J]. Oncol Lett, 2014, 7(6):

2170-2174.

[7] Prather J, Mehrotra S. Thyroid nodule. Primary thyroid angiosarcoma[J]. JAMA, Otolaryngol Head Neck Surg, 2014, 140(5): 469-470.

[8] Kaur A, Didolkar MS, Thomas A. Angiosarcoma of the thyroid: a case report with review of the literature[J]. Endocr Pathol, 2013, 24(3): 156-161.